L'ART DE VI[...]

TRAITÉ COMPLET

D'HYGIÈNE ET DE MÉDECINE

A L'USAGE DES GENS DU MONDE

PAR

le Dr Hubert BOËNS

Membre de l'Académie royale de médecine de Belgique et de la
Société des Gens de lettres de Paris.

TROISIÈME ÉDITION

BRUXELLES

LIBRAIRIE UNIVERSELLE

Ch. ROZEZ, Éditeur

81, RUE DE LA MADELEINE, 81

1893

AVERTISSEMENT.

En écrivant l'ART DE VIVRE, *Traité complet d'hygiène et de médecine à l'usage de toutes les familles*, qui sera le *vade-mecum* de
quiconque s'intéresse au maintien de son existence ou de celle
de ses proches, j'ai voulu montrer que, pour tout homme intelligent, grâce aux progrès de la biologie, aujourd'hui l'*hygiène* est
une science *positive* et la *médecine* une science *rationnelle*.

De telle sorte que, dans toutes les conditions sociales et tous les
cas pathologiques possibles, il sera permis aux gens du monde,
à l'aide du guide que je livre au public, de déterminer, sans hésitation et sans incertitude, ce qu'ils doivent faire, ou de comprendre
ce que leur médecin veut faire, soit pour diriger et sauvegarder
leur santé, soit pour la recouvrer quand elle est altérée et compromise par n'importe quelles causes.

On demandera, sans doute, dans quel esprit ce guide universel,
nécessaire aux familles, utile aux hommes de l'art, a été conçu
et écrit ?

Je me suis toujours attaché, dans toute ma carrière, à l'observation scrupuleuse des faits et à l'étude consciencieuse des lois de la nature; suivant, en cela, les traditions et l'exemple des plus grands maîtres dans l'Art de vivre.

L'*Art de vivre*, aussi bien dans sa partie hygiénique que dans sa partie médicale, sera donc exempt de toute conception philosophique, de toute théorie doctrinale, de toute hypothèse et de toute méthode préconçues.

Je me suis inspiré uniquement, dans cet écrit, ainsi que dans tous mes écrits antérieurs, des principes de la seule *École médicale* — dont je me réclame comme un disciple dévoué et l'un des plus fervents apôtres — qui a eu pour représentant, dans l'antiquité, Hippocrate, dans le moyen âge, Sydenham, et qui, de nos jours, s'est incarnée dans trois hommes que j'ai toujours considérés et que je considère encore comme les plus remarquables cliniciens de mon époque : le professeur Lombard, de Liége, le professeur Craninex, de Louvain, et le professeur Peter, de Paris.

En quoi se distingue, demandera-t-on aussi, l'École hippocratique des autres Écoles médicales contemporaines ? En ceci : l'École hippocratique favorise, facilite ou tempère par tous les moyens et les agents dont la science dispose, les *manifestations* et les *modifications* que l'organisme, suivant les lois de la nature, tend à produire pour revenir de l'état morbide à l'état sain; les autres Écoles médicales, au contraire, partant d'idées systématiques, s'efforcent d'enrayer, d'empêcher ou de juguler ces manifestations et ces modifications naturelles, nécessaires, inévitables, espérant ainsi parvenir à supprimer la maladie... ou le malade.

Mais l'École hippocratique ne se borne point à combattre les *effets* produits par les agents pathogènes de toute espèce, externes ou internes, qui peuvent assaillir l'économie humaine et la faire dévier de son état physiologique, elle remonte aux *causes* mêmes, si diverses et si multiples, qui ont permis à ces agents d'exercer leur influence morbide. Et c'est par la connaissance exacte de ces causes, qu'elle arrive à déterminer positivement le mode de *traitement* qui convient à *chaque malade* en particulier, et les *mesures préventives* à l'aide desquelles celui-ci aurait pu ou pourra désormais éviter les atteintes de la *maladie*.

Il suffira de lire quelques articles de mon *Dictionnaire de Médecine* (SECONDE PARTIE de ce livre) pour saisir la différence qui existe, au point de vue thérapeutique, entre l'École hippocratique, à laquelle j'appartiens, et les autres Écoles médicales de notre temps.

Raismes (France), 1er janvier.

DOCTEUR HUBERT BOËNS.

L'ART DE VIVRE.

APERÇU GÉNÉRAL.

L'*Art de vivre* c'est, pour chacun de nous, l'art de conserver sa santé, ce qui fait l'objet de l'*hygiène ; et* l'art de la rétablir, quand elle a été affectée par une cause morbide quelconque, ce qui est l'objet de la *médecine.*

L'*Art de vivre* comprend donc à la fois l'*hygiène* et la *médecine.*

PREMIÈRE PARTIE : HYGIÈNE.

Rechercher les conditions nécessaires et les moyens les plus avantageux pour que tout être doué de vie jouisse le plus long-temps possible de la plénitude·de ses forces et de l'intégrité de ses fonctions, tel est le *but* de l'hygiéniste et *l'objet* de l'hygiène.

Depuis quelques années, par suite d'une réaction scientifique salutaire contre les exagérations des doctrines médicales exclusives, qui ont successivement envahi la science depuis les temps anciens jusqu'à nos jours, l'hygiène occupe une place de plus en plus large et joue un rôle de plus en plus prépondérant dans la thérapeutique. Aux saignées à outrance des anciens partisans de

Broussais, aux drogues tirées des plus violents poisons de la chimie organique et inorganique, telles que l'arsenic, le mercure, l'aconitine; aux inoculations virulentes dites vaccinations des hommes, des chiens, des moutons et des bœufs, qui semblaient devoir prémunir les races humaines et animales contre les maladies contagieuses : la petite vérole, le choléra, la rage, la clavelée, le typhus, le charbon et la morve, on commence à substituer chaque jour davantage, tant pour traiter les malades que pour éviter les maladies, les ressources et les procédés rationnels que l'hygiène offre au praticien, qui, sans parti pris, sans idées systématiques préconçues, étudie, observe et comprend ce qui se passe dans la nature.

Il y a, pour les plantes aussi bien que pour les animaux, un art de vivre, puisque chez les unes comme chez les autres on rencontre la concurrence vitale, la lutte pour l'existence des faibles contre les forts, des malades contre la maladie, et des sujets sains contre les parasites et les vampires de toutes espèces.

Et, chose remarquable, les progrès accomplis dans l'étude de la *Vie universelle*, qui constitue aujourd'hui le domaine de la *biologie*, nous permettent de déclarer que les principes, les règles et les moyens recommandés par les hygiénistes pour entretenir la santé et la vie de l'homme, ainsi que pour améliorer son organisme, sont identiquement semblables à ceux qui conviennent aux races animales et aux espèces végétales pour atteindre le même but.

J'ai tenu, dans le travail que je livre au public, à généraliser les lois de la *biologie* et à résumer les principes de *sociologie*, sciences modernes à l'aide desquelles l'hygiène et la médecine peuvent être dorénavant rangées au nombre des sciences exactes, positives et rationnelles.

L'hygiène doit être considérée comme définitivement fixée dans ses éléments essentiels. Les acquisitions et les découvertes futures de la science ne changeront rien aux règles, qui sont aujourd'hui établies et appliquées pour apprendre à nos semblables l'art de conserver leur santé.

On peut en dire autant de la médecine, au moins en ce qui concerne le traitement de la plupart des maladies.

La *première partie* de ce livre, l'*hygiène*, dont diverses éditions petites et grandes ont été déjà publiées, a été complétée et refondue d'un bout à l'autre. Plusieurs chapitres sont absolument nouveaux, par exemple : le *cinquième*, qui traite des *ateliers d'apprentis et des écoles ménagères ;* d'autres sont complètement transformés, notamment les *sixième, septième* et *neuvième*, qui sont devenus les *septième, huitième* et *dixième* de ce volume. Enfin, tout le texte a été soigneusement revu et a reçu, pour ainsi dire à chaque paragraphe, de nombreuses additions : citons, entre autres, les articles relatifs aux *dépôts de mendicité*, aux *prisons* et à la *criminalité*, qui n'avaient paru dans aucune des éditions antérieures.

En revanche, j'en ai élagué les considérations exclusivement médicales qui ont trouvé une place plus convenable, avec des détails plus circonstanciés, dans la *seconde partie.*

Enfin, je me suis attaché à supprimer toutes les considérations incidentes qui n'avaient pas de rapport direct avec les sciences positives.

En réalité, cette première partie forme un traité d'hygiène nouveau, original, inédit jusqu'à ce jour.

SECONDE PARTIE : MÉDECINE.

Il est temps, me semble-t-il, de faire connaître aux gens du monde les ressources dont ils peuvent disposer d'eux-mêmes pour rétablir l'équilibre fonctionnel de leur organisme, dans les cas si divers où cet équilibre est rompu soit par les maladies, soit par les accidents, soit par les infirmités, qui peuvent survenir à toutes les périodes de la vie.

Il est temps aussi qu'ils apprennent à apprécier le médecin auquel ils accordent leur confiance, soit pour la direction de leur santé, soit pour le traitement de leurs maladies ou de celles des personnes qui leur sont chères. Comme le dit très bien M. le Dr Raspail, dans son *Annuaire de la santé*, « jusqu'à ce jour le médecin, en vertu de son diplôme, a été absolument irresponsable ; il avait droit de tout oser sans en rendre raison à personne ; il lui était permis, de par la loi, de ne pas penser, de ne pas réfléchir, de ne pas savoir même avant de prescrire les remèdes les plus violents. »

Or, ce que je veux, c'est mettre toutes les familles en état : 1° de se soigner elles-mêmes dans la plupart des maladies ordinaires qui peuvent atteindre l'un ou l'autre de leurs membres; 2° de se rendre compte de ce que pense, dit et fait leur médecin dans toutes les circonstances délicates ou graves, pour lesquelles elles ont recours à ses lumières et à son expérience.

Mais cela ne suffit pas. Le médecin aussi bien que le pharmacien doivent devenir responsables, devant la loi commune, de leurs actes professionnels. Il faut aussi que chaque citoyen ait le droit de se traiter à sa manière et de traiter les membres de sa famille selon ses convenances, sous sa *responsabilité personnelle*. En un mot, il serait digne de notre temps que les diplômes accordés aux personnes qui veulent exercer une ou plusieurs branches de l'art de guérir, ne fussent plus considérés comme des privilèges exclusifs, mais comme de simples garanties de capacité, qui feront toujours, d'ailleurs, distinguer les praticiens du commun des mortels, dans l'exercice des professions médico-chirurgicales.

Nous marchons, d'ailleurs, à grands pas vers ces réformes sociologiques nécessaires.

Mais pour y parvenir, il faut commencer par se persuader de cette vérité, que j'ai déjà émise : la médecine et l'hygiène peuvent définitivement prendre place au nombre des sciences précises et exactes, autrement dit : positives et rationnelles.

Un mot, à ce sujet, avant d'entrer en matière.

M. le Dr Raspail, que je citais tout à l'heure avec éloge, me parait donner dans l'exagération quand il prétend que « la médecine, en tant qu'elle est l'art de soigner les malades, n'est pas une science, mais un *tâtonnement*. »

Cela fut vrai jusque dans ces derniers temps. L'arbitraire et le caprice des savants fondèrent, en effet, des théories médicales et des systèmes thérapeutiques sur les hypothèses les plus ridicules, aussi longtemps que les lois universelles de la *biologie* ne furent pas nettement déterminées. Les médecins qui ne se sont pas tenus au courant des récents progrès de cette science, en sont encore réduits auprès de leurs malades à ces incertitudes, à ces tâtonnements, que leur reproche avec raison M. Raspail. Mais les biologistes de la bonne école peuvent remonter maintenant avec certitude aux causes de chaque maladie, et indiquer avec précision les moyens les plus convenables pour la combattre, ou pour en atténuer les effets prévus, ou pour en retarder les conséquences inévitables.

La médecine est donc entrée résolument, comme je l'ai dit, dans le domaine des sciences exactes, positives et rationnelles, à la portée de tous les esprits tant soit peu éclairés, et à plus forte raison à la portée de tous les médecins intelligents.

C'est ce qui m'a décidé à résumer, dans ce volume, après les considérations détaillées sur l'*hygiène*, le résultat de mes études cliniques.

Un fait important que je cherche à mettre partout en relief, et sur lequel je m'efforcerai toujours d'appeler la sérieuse attention des malades, des familles et des médecins, c'est le rôle immense que les fonctions transpiratoires de la peau jouent dans l'organisme de l'*homme civilisé*, et le rôle non moins étendu de la chaleur dans le traitement de la plupart des maladies.

L'*homme civilisé*, en s'habituant à porter des vêtements, a modifié involontairement les conditions physiologiques de sa peau. Celle-ci s'est dépouillée peu à peu des poils qui la protègent chez les animaux et est devenue moins épaisse, moins dense, moins résistante à tous égards, que celle de l'homme à l'état sauvage.

On conçoit combien ces modifications organiques ont rendu la peau de l'*homme civilisé* impressionnable. Toutes les vicissitudes des saisons l'affectent facilement. Tantôt excitée, tantôt enrayée dans ses fonctions émonctoires, elle est une cause fréquente de *perturbation* dans les autres fonctions de l'économie.

Aussi, à chacune des maladies que les perturbations de cette nature occasionnent, est-il nécessaire, si l'on veut ramener dans le corps l'équilibre fonctionnel qui constitue la santé, de rétablir la transpiration cutanée.

De là, l'importance que j'attache à tous les moyens qui entretiennent la chaleur de la peau dans la plupart des maladies sérieuses.

Un autre fait, que je tiens également à signaler ici, c'est l'importance que j'attache aussi à l'étude et à l'analyse des *causes directes* des maladies. N'est-ce pas sur la connaissance précise des causes morbides que toute la prophylaxie, ou toute mesure préventive, est fondée? Et n'est-ce pas à l'étiologie même que la thérapeutique, ou l'art de guérir, emprunte ses principales indications curatives?

PREMIÈRE PARTIE : HYGIÈNE.

DIVISION ET PLAN.

Le champ de l'hygiène est immense. Il comprend l'étude de l'homme, en particulier, dans toutes les conditions de l'existence, et celle de l'homme, en général, dans toutes les circonstances de l'état social.

De là, la distinction qu'on a faite autrefois de cette science en deux branches : l'*hygiène privée* et l'*hygiène publique*.

Cette distinction est devenue inutile. En effet, l'*hygiène privée* s'occupant de tout ce que l'homme peut réaliser individuellement pour vivre bien et longtemps, et l'*hygiène publique* embrassant seulement ce qui doit être ordonné, entrepris et exécuté, dans le même but et pour la même fin, par les administrations civiles, il en résulte que les prescriptions de celles-ci sont la simple codification des règles de l'hygiène privée selon les temps et les lieux, et rentrent plutôt dans le domaine de la législation que dans celui de la science hygiénique.

La plupart des auteurs qui ont écrit des traités d'hygiène ont suivi une marche bien faite pour les égarer dans des répétitions fatigantes ou dans des dissertations oiseuses.

Quant à moi, voici le plan que j'ai adopté.

Nous prendrons l'homme ou le corps humain, au moment où il vient d'*être conçu*, et nous le suivrons, à travers les âges et les péripéties de son existence, *jusqu'après la mort.*

De cette manière, nous aurons à décrire l'hygiène : de la vie fœtale ; de la première enfance (à partir de la naissance jusqu'à l'âge de 2 ans) ; de la seconde enfance (2 à 7 ans) ; de l'adolescence (7 à 12 ans) ; de la jeunesse (12 à 18 ans) ; de la virilité (18 à 30 ans) ;

de l'âge mûr (36 à 50 ans); de l'âge de retour (50 à 65 ans); de la vieillesse, jusqu'à l'agonie et la mort.

Cette division nouvelle des différentes périodes de la vie humaine est conforme aux modifications profondes que la marche de la civilisation et les progrès des sciences positives ont apportées dans l'organisme et les fonctions des individus, chez les peuples civilisés, aussi bien dans la phase mouvementée de croissance et de développement corporel, que durant la période monotone de déclin, qui tend à s'allonger depuis un siècle.

CHAPITRE PREMIER.

VIE FOETALE.

Les époux jeunes et vieux doivent savoir que tout rejeton conçu dans le cours d'une perturbation vive du corps ou de l'esprit de l'un des conjoints, telles que l'ivresse, la colère, la frayeur, une grande fatigue musculaire, une maladie grave ou une convalescence imparfaite, a toute chance de n'être qu'un avorton ou un être mal conformé.

On a beaucoup écrit sur la *Callipédie* ou l'art d'avoir des enfants de belle et bonne complexion. Je me suis moi-même donné la peine de rechercher les causes ordinaires des ressemblances qu'on remarque si fréquemment entre les physionomies de certains sujets appartenant à la même famille ou à des familles étrangères, et je suis arrivé à cette conclusion, entre autres, que les souvenirs qui ont réveillé habituellement dans le cerveau de la mère des images agréables ou désagréables pendant la grossesse, jouent un grand rôle à cet égard. C'est pour cela que les anciens ornaient les chambres nuptiales de beaux portraits, de statuettes représentant des génies, des anges, des ancêtres illustres ou regrettés, et de tableaux gais et riants.

En vertu de la loi universelle *d'attraction*, qui régit les phénomènes de la nature, le bien et le beau créent le bien et le beau, le mal engendre le mal, au physique comme au moral, le moral et le physique ne constituant qu'une même entité chez l'homme.

Durant la gestation, deux existences sont en jeu, s'influençant d'une manière réciproque. Les impressions de la mère se répercutent sur l'enfant, et les divers états de ce dernier modifient plus ou moins profondément le caractère et la constitution de la première. Ces deux êtres sont solidaires. C'est pour cela qu'on doit les étudier l'un et l'autre dans cette période, avant leur séparation définitive.

MALAISES ET SOINS DE LA GROSSESSE.

Chez tous les peuples, policés ou sauvages, on a des égards exceptionnels pour les femmes qui se trouvent dans une position intéressante. Avec plus ou moins de conscience, les hommes les plus arriérés comprennent que la future mère porte en elle les destinées et l'avenir de leur race, et ils l'entourent de soins et de prévenances qui s'adressent moins souvent à elle qu'à son fruit. Combien ne voyons-nous pas d'hommes, ordinairement grossiers envers leurs compagnes, devenir attentifs pour elles dès qu'elles sont entrées dans les phases de la maternité? Nos sentiments, nos mœurs, nos coutumes et nos lois ne protègent-ils point d'ailleurs, tout particulièrement, les personnes du sexe qui sont dans cet état?

On ne doit guère se préoccuper des malaises des premiers jours de la conception. Le repos, le calme des sens, un peu de réserve dans l'alimentation et dans les plaisirs suffiront presque toujours pour les apaiser. Cependant ils prennent parfois, chez certains sujets, des proportions pénibles. Les traits s'altèrent, l'appétit disparaît et des vomissements rebelles surviennent tous les matins et quelquefois pendant la journée. Ces phénomènes sont la conséquence de la fluxion sanguine qui se porte naturellement vers les viscères du bassin. Il se produit sur ce point une véritable congestion, accompagnée d'un sentiment de tension, de lourdeur, de pesanteur, qui s'irradie dans les reins et les jambes. Tout ce qui tend à accroître cette congestion, comme tout ce qui occasionne des secousses brusques dans cette région, peut provoquer l'expulsion du germe. Aussi l'usage des purgatifs énergiques qui s'administrent sous forme de pilules, de poudres ou d'élixir, les chocs de voitures cahotées sur les pavés, les grands efforts musculaires et les grandes fatigues, la marche forcée, la course, le saut, les violents écarts de bras pour atteindre des objets élevés ou pour soutenir de lourdes charges, les excitations et les impressions nerveuses, vives ou prolongées de toute espèce, doivent être absolument interdits, dans les premiers mois de la grossesse surtout, époque à laquelle l'embryon n'adhérant pas encore fortement à l'utérus, est le plus exposé à s'en détacher.

Les lavandières, les polisseuses, les hiercheuses et les botteresses sont, pour ces raisons, extrêmement sujettes aux fausses-couches.

A part ces précautions, la femme grosse doit continuer à vivre, agir et travailler à l'ordinaire, pour entretenir la régularité de la circulation sanguine dans tout le corps. L'immobilité, le séjour prolongé au lit ou sur des fauteuils, lui seraient aussi préjudiciables que des veilles excessives, le sang, dans ces cas, se portant de plus en plus vers les régions sacrées qui sont déjà le siège d'une congestion insolite.

Quand les malaises de la grossesse prennent des proportions inquiétantes, il faut les combattre activement.

On verra dans la *Seconde partie* ce qu'il convient de faire contre la *constipation habituelle*, les *vomissements opiniâtres*, les *congestions sanguines* et les *varices*.

Cependant, il est bon de faire remarquer ici qu'en général, dans ces divers accidents de la grossesse, les médicaments énergiques deviennent rarement nécessaires. Des soins et des précautions hygiéniques suffisent d'ordinaire pour prévenir ou pour combattre la constipation et les vomissements, ainsi que pour éviter ou faire disparaître les principales causes des congestions sanguines du bassin, de la tête et des jambes qui les accompagnent fréquemment.

Laissons donc la mère future accomplir paisiblement et naturellement ses destinées selon les lois de la nature, et n'intervenons pas à tort et à travers, avec nos lancettes et nos drogues intempestives, dans les phénomènes plus ou moins réguliers de cette phase de leur existence.

Mais les malaises et accidents, ainsi que les maladies aiguës ou chroniques, plus ou moins graves, dont la femme peut être affectée, à l'état de grossesse, doivent toujours être traités convenablement et soigneusement, parce qu'ils finiraient par exercer une influence morbide sur le fruit lui-même.

Quant à ce dernier, en dehors des vices de conformation, il n'est guère sujet, avant la naissance, à des affections qui lui soient exclusivement propres. Intimement uni à sa mère, il souffre surtout de ce dont elle pâtit. Cependant il peut contracter la jaunisse, devenir hydropique, s'étioler, se dessécher et mourir longtemps avant d'être expulsé, sans que la mère paraisse sérieusement malade.

Il est évident qu'on ne peut constater l'existence de ces maladies fœtales avant la sortie de l'embryon.

— La grossesse se termine *naturellement* par le travail de parturition, ou accidentellement par une fausse-couche. Disons un mot de ce dernier cas : *l'avortement.* Nous nous occuperons plus loin du premier.

L'*avortement* ou fausse-couche, qui est très souvent la suite d'imprudences occasionnées par l'ignorance des gens du monde en matière d'hygiène, est toujours un événement sérieux, plus grave que l'accouchement naturel, principalement chez les primipares et dans les quatre premiers mois de la grossesse. Dès que ce phénomène semble devoir se produire — on s'en aperçoit tout de suite à un écoulement de sang, *plus ou moins douloureux* — il est urgent de réclamer les soins d'un excellent accoucheur et de ne pas s'en rapporter à ceux des sages-femmes, qui manquent généralement de connaissances et d'habileté suffisantes pour triompher heureusement de tous les incidents qui peuvent se présenter, et dont le plus à redouter est la rétention des annexes de l'embryon dans la matrice.

J'ai vu beaucoup de jeunes femmes devenir stériles à la suite d'un premier avortement, dans lequel elles avaient été assistées par des gens incapables ou inhabiles.

Cette remarque a la plus haute importance pour l'avenir des mères de famille.

— Il existe des *préjugés* regrettables en ce qui concerne la vie fœtale.

Ainsi l'on prétend que les enfants sont moins viables à huit mois qu'à sept.

Voici la vérité :

Vers le septième mois, le fœtus, déjà fort, prend sa position définitive ; la tête, suivant les lois de la pesanteur, se place en bas sur le col utérin. Or, il peut se faire que la pression continue de la tête sur le col de la matrice excite des contractions expulsives dans cet organe et détermine la naissance prématurée, à sept mois, d'un enfant viable.

Mais, après le septième mois révolu, tout étant bien disposé, il faut généralement une cause *accidentelle*, plus ou moins violente, pour provoquer l'accouchement avant terme, par exemple à huit mois ; et c'est alors l'*action* de cette cause anti-physiologique, qui en constitue le danger pour l'enfant et pour la mère. Sinon, le petit être naissant naturellement, sans cause morbide provoquante, aurait plus de chances de vie à huit mois qu'à sept mois, puisque son évolution est plus avancée.

— Parlerons-nous des *envies* qui surviennent chez certaines personnes et que, selon les femmes du bon vieux temps, il faudrait satisfaire coûte que coûte?

Il n'y a certainement nul danger à satisfaire les *envies raisonnables*. Quant aux *envies déraisonnables*, si les maris ou les familles ne parviennent pas à les déraciner de l'esprit de la femme, qu'ils s'adressent aux médecins. Ceux-ci trouveront toujours bien dans leur imagination et, au besoin, dans leur arsenal thérapeutique, le moyen de vaincre, sans dommage pour personne, les plus bizarres exigences.

— On attribue aussi trop légèrement à certaines *impulsions dominantes* de la grossesse la cause de certains délits, larcins, vols, etc., que commettent des femmes plus ou moins aisées et pourvues de plus ou moins d'instruction. Dans les cas bien rares où cette *cause* serait réelle, elle n'aurait fait que développer un penchant vicieux, et il n'y aurait pas lieu d'absoudre complètement la coupable : on devrait tout au plus lui appliquer des circonstances atténuantes.

— Dans les annales de l'ancienne médecine classique, de même que dans les préjugés du monde, on exagère aussi trop généralement les conséquences de ce que nous appelons l'atavisme ou l'hérédité, qui prennent leur source dans la vie fœtale.

Le germe de tout être nouveau dans la nature organique est constitué par un embryon microscopique, qui est la miniature ou la réduction de l'individu dont il émane. Ce germe est alimenté d'abord par quelques granules assimilables qui lui

2

adhèrent ordinairement. Ensuite, ce sont les sucs mêmes de la
mère chez les animaux supérieurs, ou du sol chez les végétaux,
qui fournissent à l'embryon les éléments nécessaires à son
développement. On sait que chez les ovipares c'est dans l'albumine de l'œuf même que l'embryon trouve tous ces éléments,
jusqu'à l'heure où il sort de la coquille.

Or, en vertu de la loi biologique que j'aurai souvent l'occasion
de rappeler : *Similia similibus nascuntur*, tout germe organique
quelconque, fût-il un simple granule, tend à reproduire son
semblable, son identique peut-on dire, lorsqu'il est placé dans
des conditions favorables à son développement ou à sa prolifera-
tion. Un pépin de poire de l'espèce bergamote, par exemple, ne
donne-t-il pas naissance, s'il rencontre des conditions vitales
favorables, à un poirier de la même espèce ?

L'*atavisme* ou la tendance des enfants à retourner au type
ancestral, quand une ou deux générations en ont été plus ou
moins détournées, est un fait réel, mais pour qu'il se produise il
faut que les germes successifs n'aient subi que des altérations ou
des modifications de détail, qui n'ont nullement influencé l'organisme principal des individus.

L'*hérédité* ou la transmission aux germes des caractères des
parents est dans le même cas que l'atavisme. Les traits essentiels
de la race se transmettent nécessairement ; mais les particularités
individuelles qui sont spéciales aux procréateurs ne se transmettent pas nécessairement ni surtout d'une manière complète.

Sous le double rapport de l'*atavisme* et de l'*hérédité*, il faut
donc établir les distinctions suivantes : les caractères de la race
sont transmissibles intégralement par hérédité, et ne se perdent
que par la destruction de la race ou par la fusion ou l'absorption
de la race dans une race voisine. Les caractères de l'espèce se
transmettent aussi, mais moins intégralement que ceux de la
race.

Les particularités organiques, propres seulement à l'individu,
ne se transmettent pas toujours, et quand elles persistent dans
les germes, elles sont généralement incomplètes et instables.

Il résulte de là que l'influence de l'éducation et des milieux
ambiants s'exerce principalement sur les particularités indivi-

duelles, physiologiques ou pathologiques, et peut les faire disparaître en totalité; tandis que, sur les caractères d'espèces et de
races, cette influence n'a d'efficacité sérieuse que par une longue
suite de générations ou sélections bien ordonnées ou fatalement
réussies.

Ces remarques biologiques nous aideront à montrer plus tard
que les *maladies héréditaires,* dont les auteurs classiques font
encore si souvent un épouvantail aux yeux des familles, ne sont
ni aussi tenaces, ni aussi redoutables qu'ils veulent bien le dire.

Certainement, il n'est pas, pour l'enfant, d'héritage plus direct
ni plus certain que celui de la santé de ses parents. La constitution, le tempérament et les prédispositions de tout individu se
transmettent, par la fécondation et la conception, avec la vie;
mais ces propriétés originelles peuvent être ensuite modifiées par
l'éducation, par l'habitude, par tous les moyens diététiques et
gymnastiques que l'hygiène possède, et peuvent se transformer,
si pas toujours complètement, au moins en grande partie très
souvent.

Unissez un homme et une femme qui ont un tempérament
nerveux : l'enfant issu de cette union court risque d'être un jour
atteint de chorée, d'hystérie ou d'épilepsie ; le fruit de deux
sujets lymphatiques est presque toujours scrofuleux.

Les conséquences de l'hérédité sont toutefois assez graves pour
engager les jeunes gens à veiller sur leur conduite et à ne pas
suivre pour unique guide, dans le choix réciproque d'une épouse
ou d'un époux, les caprices inconstants de l'amour.

Les proverbes, qui sont la sagesse des nations, déclarent que
l'harmonie résulte des contrastes. Ceci est plus profondément
vrai qu'on ne le croit, aussi bien sous le rapport physique qu'au
point de vue moral.

Au nombre des principales maladies héréditaires, il faut
signaler : la goutte, la gravelle, l'épilepsie, la syphilis, les altérations profondes du sang et des tissus, et tous les vices de
conformation.

On peut atténuer les inconvénients de l'hérédité de deux
manières : en soumettant le plus tôt possible à un régime et à
un genre de vie convenables, tout sujet dont le tempérament trop

accusé, ou la constitution vicieuse, ou les prédispositions organiques spéciales, peuvent être considérés comme un achemine-
ment vers certaines maladies plus ou moins graves, aptes à se
transmettre de génération en génération ; et en se gardant bien
ensuite d'unir ce sujet, par les liens du mariage, à une personne
qui se trouverait dans les mêmes conditions de santé.

C'est, en d'autres termes, par une éducation hygiénique bien
entendue et par la *sélection rationnelle* des individus, qu'on arrivera à prévenir la reproduction des vices héréditaires et à perfectionner la race humaine.

DEUXIÈME CHAPITRE.

PREMIÈRE ENFANCE — DE LA NAISSANCE A 2 ANS.

HYGIÈNE DE LA PREMIÈRE ANNÉE.

La révolution qui s'opère dans l'organisme de l'enfant à l'instant même où il entre, pour la première fois, en rapport avec le monde extérieur, est l'une des plus étonnantes merveilles de la nature. Sa peau, tendre et spongieuse, qui avait subi une longue incubation dans un milieu chauffé à plus de 40° centigrades, se trouve tout à coup en contact avec l'atmosphère d'un appartement qui atteint une température, tout au plus, pour la Belgique du moins, de 20° centigrades en hiver et 26° en été.

De là une sensation étrange de froid, accompagnée d'un frissonnement intime, d'une horripilation imperceptible, qui se communique par le système nerveux à l'appareil cérébral et qui de là, par mouvement réflexe du réseau électro-vital, se transmet aux poumons, qui se dilatent (première inspiration); au cœur, qui ferme sa soupape fœtale (trou de Botal) et ouvre ses orifices pulmonaires; aux paupières, qui s'écartent et clignotent pour saluer la lumière ; aux cordes vocales, qui vibrent à l'unisson pour annoncer qu'un être nouveau vient demander aussi sa part de soleil et d'aliments.

Tous ces phénomènes mécaniques naturels s'enchaînent comme les effets successifs, mais quasi instantanés, d'une seule et même cause : le contact de l'air.

L'enfant est frêle, sa peau est délicate, il produit par lui-même peu de calorique vital et il en perd facilement, par rayonnement, dans l'air relativement froid où il se trouve.

De là découle l'hygiène des premiers mois de la vie.

Il faut empêcher la déperdition de la chaleur naturelle de

l'enfant, par une chemise de toile ou de coton et un ample maillot à larges manches, de laine fine et douce qui l'enveloppe des pieds au cou, et par un bonnet léger, simple en été, double, en hiver.

J.-J. Rousseau, après beaucoup d'autres écrivains, s'est élevé avec raison contre le maillot étroit, raide, dans lequel tant de maladroites matrones ficelaient et s'obstinent encore à ficeler les enfants. Ces petits êtres doivent toujours avoir les bras et les jambes *complètement libres* dans le maillot à larges manches, fendu de haut en bas par devant, que nous recommandons vivement.

Les nouveau-nés, ne produisant pas assez de chaleur propre, doivent être couvés, si je puis m'exprimer ainsi, pendant les premiers mois, non à l'aide de la chaleur naturelle de la mère ou de la garde, ce qui est peu praticable et pourrait devenir dangereux, mais à l'aide d'une chaleur artificielle douce, par exemple de briques légèrement chauffées ou de cruchons d'eau tiède, renouvelés autant que de besoin dans leur berceau.

L'oubli de cette précaution — qui doit être prise pendant les cinq ou six premiers mois de la vie, ou même plus longtemps si l'on se trouve en hiver — est certainement la cause la plus fréquente des maladies graves, et souvent mortelles, des jeunes nourrissons, telles que : *endurcissement* du tissu cellulaire, *diarrhées* opiniâtres, *muguet* (rainette), *ophtalmies*, *bronchites*, *fluxions de poitrine*, *convulsions*.

A sa naissance, l'enfant doit être dégraissé au moyen d'une huile douce ou de graisse non salée, puis lavé à l'eau tiède et habillé. Après cela, on lui donne quelques cuillerées à café d'eau sucrée tiédie, et on le couche dans son berceau, qui doit être un petit lit fixe, immobile, entre deux briques ou carreaux chauffés légèrement ou deux cruchons remplis d'eau chaude, jamais bouillante ! A son premier réveil, lorsque sa mère a pris, de son côté, un peu de repos, on le met au sein. S'il tette, c'est bien. S'il ne tette pas, on regarde s'il n'a pas le filet, qu'il faudrait couper très légèrement tout de suite.

Nous verrons au chapitre de l'*accouchement* quels sont les autres soins qu'il faut donner au nouveau-né.

Alimentation. — Toute femme doit allaiter son enfant. C'est une loi universelle qu'on ne peut enfreindre sans compromettre la santé de l'un aussi bien que de l'autre de ces sujets.

Dans les cas exceptionnels où l'allaitement maternel est impossible, il est nécessaire de recourir à une nourrice ou à l'allaitement artificiel au moyen de la cuillère.

Rejetons de la manière la plus absolue l'allaitement direct par un animal, chèvre ou âne, ainsi que l'allaitement au *biberon*, instrument *aussi inutile que nuisible*, sous tous les rapports.

J'ai déclaré à l'Académie de médecine que les meilleurs biberons ne valent rien, qu'il faut toujours leur préférer l'allaitement à la cuillère, parce que ces appareils, même les plus simples, sont d'un entretien difficile, que le lait s'y aigrit facilement, que l'enfant se livre à des efforts de succion désordonnés, qui lui occasionnent des dérangements divers ; parce que les mères ou les bonnes trop occupées, mal renseignées, laissent volontiers le nourrisson sucer à intervalles irréguliers le contenu du biberon, soit au berceau, soit en promenade dans les petites voitures ou sur les bras de la garde, ce qui provoque des indigestions fréquentes et peut amener des inflammations d'estomac et d'intestins.

Personne ne s'est levé, dans la savante Compagnie, pour prendre la défense des biberons que je proscrivais d'une manière aussi absolue.

Comment faut-il composer l'allaitement à la cuillère :

Un peu d'eau tiède sucrée, le premier jour.

Dès le second jour, une cuillerée de lait de vache frais, non bouilli, pour quatre cuillerées d'eau tiède, à peine sucrée.

Le cinquième jour, on met, pour faire ce mélange, partie égale de lait et d'eau sucrée.

Du dixième au quinzième jour, on arrive à deux cuillerées de lait pour une d'eau sucrée ; après cela on donne le lait pur.

Après le second ou le troisième mois, on peut préparer des soupes ou panades de la manière suivante : prenez un morceau de pain de ménage de la grosseur d'une forte noix ; faites-le bouillir dans deux verres à vin d'eau pendant trois à cinq minutes ; rejetez l'eau qui reste et délayez le pain bien imbibé dans un bon quart de demi-litre de lait, bouilli ou non : assaisonnez avec un tout petit grain de sel et une petite pincée de sucre. Donnez-la partie la plus liquide de cette soupe, en repoussant la plus épaisse au moins jusqu'au quatrième et cinquième mois.

L'enfant doit teter cinq, six ou sept fois au plus dans les vingt-quatre heures ; quatre, cinq ou six fois le jour et une seule fois la nuit, après le dixième jour.

La quantité de lait nécessaire pour un nourrisson, chaque jour, est de quelques cuillerées à potage les deux premiers jours, un quart de litre le troisième et le quatrième, un demi-litre jusqu'à la fin du premier mois, deux tiers de litre et plus, un litre même, jusqu'à l'époque du *sevrage*, qui doit se faire vers le dixième ou le douzième mois, sans égard aucun pour ce qu'on appelle les *malaises de la dentition*.

Nous engageons vivement les mères de famille à rejeter impitoyablement du régime alimentaire des nouveau-nés toutes les fécules et farines quelconques du commerce, que certains médecins, pharmaciens ou chimistes industriels recommandent à grands frais de réclame. Rien ne vaut sous ce rapport le bon pain gris de ménage.

Dans les derniers mois de la première année, l'enfant doit commencer à prendre de légers potages aux légumes ; un peu d'œuf délayé dans de l'eau sucrée et salée ; des pommes de terre bien cuites et bien écrasées.

Choix d'une nourrice. — Le corps humain doit être considéré comme un vaste cristal dont toutes les particules possèdent individuellement les mêmes propriétés essentielles. L'attraction est la propriété universelle de la matière. Un grain de sable possède une force attractive semblable, toute proportion gardée quant à la masse, à celle de la terre, du soleil et de tous les astres. De même une cellule du corps humain participe aux propriétés de tout l'organisme. Le lait procède du sang, le sang ou la chair coulante procède des tissus et des viscères. Enfin, il est démontré aujourd'hui que les viscères ont des propriétés ou accomplissent des fonctions en rapport avec leur structure et leur composition intime. L'intelligence, l'esprit, les sentiments, les diathèses, les tempéraments, toutes les facultés psychiques et les propriétés biologiques sont tels que les organes les forment, en réagissant.

contre les impressions sensorielles qu'ils reçoivent du dedans et du dehors.

On conçoit, après cela, la portée des relations qui s'établissent par l'allaitement entre la nourrice et l'enfant, et l'importance qu'on doit attacher au choix de la première.

Examinons ici quelques règles qui permettront aux gens du monde de se diriger dans ce choix.

Il faut rejeter les nourrices trop lymphatiques. Le lymphatisme, qui se caractérise par la mollesse, la pâleur des chairs et des poils, et l'inertie du physique et du moral, touche de bien près aux scrofules.

Il faut rejeter aussi les nourrices colériques, méchantes, passionnées, quelle que soit la qualité de leur lait, ou la teinte de leurs cheveux : rousse, blonde, brune ou noire.

Si le père et la mère de l'enfant sont blonds, prenez une nourrice brune ou noire.

S'ils sont bruns ou noirs, prenez une nourrice aux cheveux châtains ou blonds n'allant toutefois pas jusqu'au roux.

Enfin si père et mère sont de tempéraments différents, choisissez pour nourrice une personne qui ait le tempérament du père.

Indépendamment de ces considérations, il est indispensable qu'une nourrice soit saine et intelligente, peu importe du reste son degré d'instruction littéraire ; qu'elle soit bien conformée et que les seins bien développés offrent des bouts de facile accès pour l'enfant ; enfin qu'elle n'ait pas encore allaité pendant plus de 4 à 5 mois si elle est primipare, ou pendant 6 à 7 mois si elle a eu déjà plusieurs enfants.

On se préoccupe généralement beaucoup de la qualité que peut avoir le lait des nourrices et l'on s'en rapporte aux médecins pour l'apprécier. Quand une nourrice présente les conditions que nous venons d'énumérer, il y a tout à croire que son lait est excellent, et la meilleure manière de s'en assurer c'est de se faire montrer son premier nourrisson.

Quel doit être le régime ou le genre de vie de la nourrice ? Il est prudent de s'inspirer de ses habitudes ordinaires, afin de ne pas révolter son estomac par des aliments trop nouveaux pour elle.

Il faut éviter surtout les régimes extrêmes : trop de boissons insipides et de substances féculentes appauvrissent la qualité du lait, qui devient abondant mais aqueux ; trop de viandes et de boissons fermentées font un lait irritant, âcre, qui dérange les voies et les fonctions digestives du nourrisson.

Le régime de la nourrice doit donc être mixte, nutritif, additionné des condiments ordinaires, et parfaitement réglé, suivant les usages de la famille.

On se gardera bien d'exiger que la nourrice donne fréquemment le sein à l'enfant soit le jour, soit la nuit. Le lait de bonne qualité ne se produit que lentement, peu à peu. La plupart des nourrices qui le perdent prématurément sont victimes, ou de l'imprévoyance exigeante des parents, ou de leur condescendance pour les caprices inconscients de l'enfant : ceci est très important pour la santé des nourrissons.

Le retour des évacuations menstruelles n'est pas un obstacle à la continuation de l'allaitement ; mais, en cas de nouvelle grossesse, il faut y mettre immédiatement fin.

Choix d'une bonne d'enfants. — La nourrice est la bonne naturelle de l'enfant, durant la première année. C'est à elle de le promener, de le soigner, de lui faire prendre l'air en temps convenable, de l'aider dans tous ses besoins et de régler tous ses exercices.

Quand il n'y a pas de nourrice pour remplir cette charge secondaire, les gens aisés ont l'habitude de confier l'enfant à une bonne, au moins de temps en temps.

Le choix d'une bonne ne doit pas se faire à la légère. Il faut donner la préférence aux fillettes, propres et actives, de 14 à 15 ans, qui s'occupent avec plus d'attention et de zèle de leurs poupons que les filles d'un certain âge : inutile de dire pourquoi.

Voyons maintenant les soins à donner et les précautions à prendre pour habituer l'enfant à l'action des agents extérieurs au milieu desquels il devra vivre, et pour le préparer à tirer avantageusement parti de toutes ses facultés dans la lutte pour l'existence, qu'il commence à l'heure même de sa conception.

Précautions générales. — Le nouveau-né doit être tenu dans un berceau doucement chauffé, ai-je dit.

Il faut aussi veiller à ce que la clarté du jour ne soit pas trop vive autour de lui, sous peine de voir bientôt se développer une ophtalmie souvent longue, quelquefois grave, les yeux des nouveau-nés, en général, étant très sensibles à l'action de la lumière à laquelle ils étaient complètement soustraits dans la matrice.

Donc, pas de rideaux blancs autour d'eux : mais toujours une demi-obscurité, durant au moins six semaines.

Placez le berceau-lit de manière qu'en s'éveillant l'enfant, qui cherche toujours la clarté, n'ait pas besoin de tourner les yeux de côté pour la trouver, sinon il devient louche (strabisme).

Baptême. — Dans certaines religions, on a pris l'habitude d'envoyer les nouveau-nés à l'église pour les faire baptiser. Cette coutume est, nous devons le dire, cause de la mort de bien des nourrissons. Courir pendant l'hiver, par exemple, à 2, 3, 4 et 5 kilomètres de chez soi avec un nouveau-né sur les bras, attendre dans un local froid et humide que le prêtre ait terminé ses cérémonies, n'est-ce pas le comble de l'imprudence?

Comment s'étonner dès lors si, après le voyage nécessité par le baptême, tant de petits enfants sont frappés d'une maladie des yeux, d'une fluxion de poitrine ou de toute autre affection grave? Ces conséquences du froid sont très souvent mortelles ; car, d'après mes relevés personnels, parmi cent enfants qui meurent à l'âge de trois jours à trois semaines, dix au moins succombent à une maladie contractée à l'occasion ou à cause du *baptême* : 10 pour 100!...

Les parents qui désirent se conformer aux pratiques du baptême doivent ou attendre que les nouveau-nés puissent impunément être transportés à l'église, ou prier les prêtres de se rendre à domicile pour administrer le baptême.

Circoncision. — Les juifs soumettent leurs petits garçons à une pratique, la *circoncision*, qui semble avoir une origine ou un but hygiénique. Nous ne voyons à cette opération cruelle que des inconvénients sous tous les rapports. Les juifs intelligents devraient y renoncer.

Vaccination. — Beaucoup de médecins engagent encore les familles à faire vacciner l'enfant le plus tôt possible. C'est une erreur. La vaccination occasionne une grande révolution dans l'économie des jeunes sujets ; le vaccin est un virus de nature suspecte, qu'il vienne d'un enfant ou d'une génisse ; la petite vérole est très rarement sérieuse dans la première année de la vie ; la préservation qu'on attribue *à tort* au vaccin serait, de l'avis même des partisans de cette détestable routine, d'autant moins durable que les vaccinés sont plus jeunes.

Pour ces raisons et beaucoup d'autres, j'ai toujours conseillé aux parents qui veulent *absolument* faire vacciner leurs enfants, de remettre cette *inutile et dangereuse opération* à la deuxième année, en attendant que les progrès de notre civilisation trop routinière nous permettent de la supprimer.

Nous reviendrons encore, d'ailleurs, sur cette importante question au chapitre dans lequel nous examinerons les moyens de se préserver des maladies contagieuses.

Précautions particulières. — L'enfant doit être libre dans tous ses mouvements, ai-je dit aussi.

Ayez soin de le vêtir très chaudement en hiver, légèrement en été, et de l'abandonner le plus possible à lui-même sur des tapis, nattes, paillassons, ou sur du sable sec, à l'air libre, chaque fois que le temps le permet.

Les petites voitures, tant à la mode, constituent un véhicule peu recommandable, à cause des secousses et surtout à cause des vibrations continuelles qu'il imprime à tout le corps. Il en résulte fréquemment des indigestions, des congestions cérébrales et des convulsions. L'enfant qu'on veut transporter d'un lieu à un autre, doit être pris à bras ou porté à dos.

On ne doit jamais bercer les enfants, pas même sur les genoux ni sur les bras de la garde ou de la mère.

Les petits chars imaginés pour les soutenir et leur apprendre à marcher sont détestables. Ils sont cause de bien des courbures vicieuses des os, des jambes et du rachis.

C'est accroché à la main de ses parents ou aux bords des chaises et des pieds de table, que l'enfant doit essayer ses premiers pas.

Surtout pas de suçons, ni d'eau d'orge, ni aucune espèce de ces tisanes que les *commères* donnent si volontiers aux enfants pour les faire taire, ou pour les rafraîchir.

Pour toute boisson, en santé, de l'eau pure un peu sucrée ou additionnée de quelques gouttes de lait.

En cas de maladie, c'est le médecin qui doit régler le régime.

L'enfant crie volontiers, c'est son premier langage. Bientôt il sourit, c'est déjà un progrès dans l'organisation cérébrale, Enfin, il murmure et bégaye. On doit alors commencer l'éducation du langage, la gymnastique de la langue, des yeux et des oreilles, qui se développent ensemble.

Les premiers sons et les premiers mots qu'il convient de dire, d'articuler et de répéter pour atteindre ce but, sont : PA-PA, MA-MAN, TAR-TI-NE, A BOI-RE, KA-KA, PI-PIS. Les autres viendront à la file, et facilement après ceux-là, qui résument tous les sentiments et tous les besoins de la première année.

Tenir la liberté du ventre est une affaire très importante à tout âge. Il y a pour les nourrissons deux moyens excellents, les seuls qui soient recommandables : le *petit lavement* d'eau légèrement chargée d'huile d'olive, qu'on passe à l'aide d'une seringue de métal, dont le bout de la canule doit être bien arrondi ; et le *sirop de rhubarbe*, qu'on administre par cuillerée à café.

On emploie tantôt l'un, tantôt l'autre de ces moyens, quelquefois tous les deux, quand il y a constipation opiniâtre, coliques violentes, ou apparences de convulsions.

L'enfant, dans la première année aussi bien que dans tout le reste de son existence, doit avoir au moins une selle par jour. Si cette évacuation ne se produit pas naturellement, il faut sans rémission la provoquer, comme nous venons de le dire.

Certains hygiénistes recommandent les bains chauds pour les jeunes nourrissons, d'autres les bains froids.

Le froid tue les jeunes animaux, mal garantis ou mal protégés par leur mère. L'homme n'est ni amphibie ni poisson. Des bains tièdes courts, suivis d'une douce friction sèche, peuvent être donnés, une ou deux fois par semaine au plus, aux enfants, comme à tout le monde, pendant l'hiver.

Pendant l'été, de simples lavages à l'eau dégourdie, tous les jours, suffisent pour entretenir et fortifier la peau des jeunes enfants ; ce n'est qu'après la seconde année que l'enfant pourra être soumis aux lotions froides et aux bains froids, très courts, en été seulement.

GYMNASTIQUE DE LA PREMIÈRE ANNÉE.

La gymnastique est l'une des branches essentielles de l'*Art de vivre*. Elle ne fait pas seulement partie de l'hygiène, elle est l'hygiène appliquée au développement harmonique de l'organisme humain.

Dans l'exposé des principes et des méthodes gymnastiques, comme dans tout ce qui concerne l'*Art de vivre*, nous nous dégagerons de toute conception philosophique et de toute considération religieuse, qui n'ont rien à voir dans ces matières, et dont le souci ou le respect scrupuleux ne servirait qu'à fausser le point de départ et, par suite, les déductions de notre travail.

Nous prenons l'homme tel que les sciences modernes, exactes, positives, nous le présentent.

On l'a souvent dédoublé en corps et âme, matière et esprit, instruments et facultés. On lui avait attribué, autrefois, une intelligence distincte de l'instinct et du sentiment. Le cerveau était le pivot de l'une, le cervelet et le cœur étaient présumés les centres des autres.

Laissons de côté ces hypothèses. Au point de vue scientifique, l'homme n'est qu'un système organique vivant, très compliqué, qui reçoit des impressions ou des sensations multiples du dehors et du dedans, et qui réagit plus ou moins vivement sur chacune de ces impulsions par des actes déterminés.

La gymnastique a pour objet de former, développer et perfectionner de plus en plus, tous les organes qui constituent l'économie propre de l'homme.

Mais on aurait tort de considérer chacun de ces organes comme de simples instruments qui obéissent exclusivement à une volonté ou à une impulsion étrangère ; ces organes vivent, agissent et réagissent par eux-mêmes, suivant des lois naturelles, parfaitement connues. De là, la nécessité, pour l'application de la gymnastique, d'examiner les diverses parties constitutives du corps humain en elles-mêmes, d'abord, et ensuite dans leurs rapports directs et indirects avec l'ensemble de l'organisme, et avec le monde extérieur.

Au moment de la naissance, la vie souvent dépend d'un mouvement spécial que le nouveau-né exécute inconsciemment, mais que l'intervention des assistants peut aider ou paralyser. Quiconque, homme ou femme adulte, est exposé à se trouver accidentellement appelé à prêter des soins à une personne du sexe qui accouche, doit être au courant des détails suivants :

Aussitôt que l'enfant a donné le premier signe de vie, on doit lier et couper le cordon ; les animaux le mâchonnent et le broient, ce qui les dispense de toute ligature, dont l'unique but est d'empêcher une hémorragie mortelle du nouveau-né.

Cela ne suffit pas.

Des glaires peuvent obstruer la bouche de l'enfant; il peut avoir le cordon serré autour du cou ; sa tête peut être congestionnée par un travail trop long, par l'application du forceps, ou par un froid excessif (accouchement en plein air, l'hiver).

Dans ces divers cas, une personne tant soit peu expérimentée sauvera souvent la vie du petit être, en essuyant lestement les lèvres et les narines, en coupant le cordon sans attendre le premier vagissement, et en laissant couler quelques gouttelettes de sang, avant de le lier *à trois centimètres du ventre de l'enfant.*

Si le nouveau-né tarde à donner signe de vie, il faut s'empresser de frictionner vivement tout le corps, surtout à la plante des pieds, le long de l'épine dorsale et sur la poitrine ; et de le plonger dans un bain chaud. En même temps, on introduit de l'air dans sa poitrine, en appliquant la bouche près de celle de l'enfant et en soufflant fortement dans sa gorge, coup sur coup.

Tous les pères de famille et toutes les gardes de couches devraient connaître ces détails.

Après la naissance, s'ouvre la période active de l'existence. La gymnastique, alors, a un double but : développer l'organisme *(gymnastique physiologique),* et corriger ses imperfections ou ses anomalies *(gymnastique thérapeutique).*

GYMNASTIQUE PHYSIOLOGIQUE : La machine humaine fonctionne dans toute sa contexture au moyen du système nerveux, qui se compose d'un *appareil central* principal : le cerveau et les ganglions sympathiques ; et de *fils récepteurs et transmetteurs* accessoires : les nerfs, qui se composent de filaments continus, simples

ou agglomérés en cordons plus ou moins gros, comme les fils
téléphoniques, et qui aboutissent aux cellules de l'appareil nerveux central (nerfs afférents ou nerfs sensoriels, etc.), ou bien en
émergent (nerfs efférents ou nerfs moteurs, etc.).

De même que tous les autres éléments de cette machine, le
système nerveux est susceptible de modifications, bonnes ou mauvaises, selon qu'il est soumis à une gymnastique favorable ou
défavorable à son évolution normale.

1° *Gymnastique du cerveau.* — Aux premiers jours de l'existence,
il ne faut pas chercher à agir directement sur le *cerveau* délicat
des nouveau-nés; mais on doit déjà s'attacher à diriger convenablement l'exercice de leurs sens et des autres appareils organiques,
qui sont les stimulants directs du cerveau.

2° *Gymnastique des organes des sens.* — Les yeux doivent être
mis en rapport avec les rayons lumineux du jour ou des lampes,
lentement, progressivement, durant les premières semaines de la
vie, sous peine de voir ces organes devenir sérieusement malades.
Bien des difformités oculaires, le strabisme, la myopie, etc...,
datent de cette époque, lorsqu'on néglige de poser les enfants bien
directement en face des objets brillants qui attirent leur attention.
- Une lumière trop vive éblouit la rétine en lui imprimant des
secousses vibratoires trop énergiques, qui se répercutent sur le
cerveau et peuvent occasionner une réaction (mouvements réflexes)
sur toute l'économie, réaction qui peut aller jusqu'aux convulsions.

Il en est de même des sons trop violents et des chocs physiques
trop brusques.

Une demi-obscurité, un demi-silence, le calme du corps, telles
sont les conditions extérieures qui doivent présider aux premiers
exercices de la vue, de l'ouïe et du reste de l'organisme.

Quant aux organes des sens moins délicats : peau, langue, nez, ils
réclament aussi des soins spéciaux. Ainsi, il faut habituer le tissu
cutané au contact de l'air et des objets mous ou durs, avec une
sage méthode, selon les localités et les saisons, en se souvenant
toujours que l'enfant au berceau ne produit pas encore beaucoup
de chaleur propre; qu'il doit être prémuni et protégé contre le
froid, son ennemi le plus redoutable; qu'il ne réagit pas encore

facilement contre les impressions pénibles, et que toutes les sensations fortes qui le frappent brusquement, sous l'action du chaud, du froid, de l'humidité, du soleil, du vent, du bruit, sont de nature à jeter le trouble dans les éléments encore imparfaits de son système nerveux.

De là, tant de cas d'arrêts de développement cérébral, d'idiotie, de dégénérescences ou de difformités organiques, qui surviennent si fréquemment chez les jeunes sujets dont on n'a pas surveillé, dès la naissance, les rapports corporels avec les agents extérieurs.

De leur côté, les *organes* et les *appareils internes* exigent des précautions et des mesures diverses.

Quand les enfants se trouvent entourés de conditions favorables, à l'air libre ou dans les appartements, il faut laisser la plus grande latitude à tous leurs mouvements, afin qu'ils apprennent à se mouvoir en tous sens, à s'appuyer sur les mains, les pieds, à se rouler, à la façon des petits chats ou des petits chiens, dont nous admirons tant la grâce et la souplesse. Cette gymnastique naturelle doit être dirigée avec méthode pour éviter les accidents qui pourraient résulter de l'inconscience du danger chez ces petits êtres.

GYMNASTIQUE THÉRAPEUTIQUE. — Dans la première année, il y a plutôt des précautions à observer que des moyens curatifs à recommander à l'égard de l'enfant.

Ainsi, au moment de la naissance, des accoucheuses et des accoucheurs inexpérimentés brisent quelquefois les bras ou les jambes si frêles du nouveau-né, en voulant corriger certaines positions vicieuses que celui-ci occupe dans la matrice.

C'est parce qu'ils oublient ce principe que toutes les familles devraient connaître : Il ne faut jamais saisir les jambes, les cuisses, ni les bras et les avant-bras de l'enfant, *à pleines mains*, quand on veut lui imprimer des mouvements partiels ou de totalité, soit pendant l'accouchement, soit plus tard pour le laver, l'habiller ou le promener. On doit toujours le prendre par le poignet, le coude, l'aisselle, la cheville, le genou ou les aines, c'est-à-dire par les points *correspondant à une articulation*.

En effet, les os longs chez l'enfant sont non seulement très fragiles, mais faciles à se courber dans tel ou tel sens, sous l'action d'une force même légère. Les articulations, au contraire, grâce

3

aux ligaments qui les entourent, sont déjà solides et se prêtent aisément aux mouvements modérés et réguliers qu'on veut imprimer, soit aux diverses parties des membres, soit à tout le sujet lui-même.

Ne laissez jamais *comprimer* ou *façonner* la tête ni les seins des nouveau-nés, soit avec les mains des garde-couches, soit à l'aide de bandages spéciaux; ce sont là des pratiques aussi dangereuses qu'insensées.

Si les pieds ont une tendance exagérée à se replier en dedans, il faut savoir que c'est par suite de l'attitude prolongée de l'enfant durant la grossesse, et qu'il suffit, pour les redresser, de les tenir droits dans les langes servant à l'emmaillotement.

Au bout de quelques semaines ou de deux ou trois mois de précautions, les membres inférieurs auront pris et garderont une bonne direction.

Après la chute du cordon, il est urgent de maintenir la petite ceinture abdominale, destinée à empêcher les hernies ombilicales, jusqu'à la fin du deuxième ou du troisième mois. Si, néanmoins, une légère tumeur venait à se produire à l'ombilic, on remplacerait la ceinture simple par un bandage élastique, pourvu d'une petite pelote de caoutchouc ou de peau de chamois.

Les *becs-de-lièvre* et autres vices de conformation réclament les secours de l'art de guérir.

HYGIÈNE DE LA DEUXIÈME ANNÉE.

Le *sevrage* se fait progressivement. On donne au nourrisson de moins en moins le sein du huitième au dixième mois, et de plus en plus de soupes au lait, de pain beurré, de léger café, de fécules diverses bien cuites, à l'eau, au lait, ou au bouillon léger, de mouillettes aux œufs frais ou préalablement mis, une seule minute, dans l'eau bouillante.

Dans le cours de la seconde année, l'enfant doit suivre un régime alimentaire doux et régulier : par jour, 4 ou 5 repas, au plus, dans lesquels les potages aux légumes très cuits, des marmelades diverses, quelques fruits bien mûrs, des bières jeunes du pays, avec ou sans addition d'eau, auront une large part.

On évitera surtout de laisser grignoter les enfants à toute heure, en dehors des repas; de les bourrer de sucreries ou de viandes grillées, qui leur gâtent l'estomac et les dents.

La viande crue est un *poison* pour les enfants et un mauvais aliment pour tout le monde. Elle occasionne des diarrhées chroniques, des maladies du foie et le ver solitaire, chez les sujets en bonne santé; elle aggrave les symptômes morbides chez les malades.

Abandonnez l'enfant à lui-même; pas de marches forcées, pas de longs voyages en hiver, ni surtout durant les fortes chaleurs. Habituez-le à dormir une heure ou deux pendant la journée.

Continuez l'éducation des sens : vue, ouïe, toucher, odorat, goût. Commencez à développer le cerveau en lui communiquant des sensations et des idées combinées, et des sentiments affectifs à l'égard de tout le monde, grands et petits, riches et pauvres, maîtres et serviteurs, même à l'égard des animaux.

Façonnez et fortifiez les muscles et les os de l'enfant en le laissant se livrer à des gambades et à des mouvements naturels en tous sens.

Il faut — cela dépend du père et de la mère — que l'enfant soit bon, fort et sain. C'est le triple but que chaque famille qui élève un enfant doit se proposer : BON, FORT et SAIN.

Chaque enfant doit coucher seul. Mieux vaudrait faire quatre compartiments séparés dans un lit que d'y mettre quatre enfants pêle-mêle.

Tout jeune sujet, qui coucherait habituellement avec une personne âgée, deviendrait nécessairement malingre, maladif, cacochymique, lors même que cette personne jouirait d'une parfaite santé. Chaque être a ses effluves qui s'exhalent continuellement de la peau et des voies respiratoires, et qui constituent, surtout pendant la nuit, une atmosphère impure, même pour lui, à plus forte raison pour les autres individus de son espèce. L'effet funeste de ces effluves est d'autant plus prononcé que les individus sont plus rapprochés les uns des autres et que leur peau est plus jeune, plus tendre, plus spongieuse, plus apte, par conséquent, à l'absorption des vapeurs et des gaz divers.

On conçoit maintenant pourquoi chaque enfant doit coucher

seul, et doit surtout éviter d'être en contact permanent avec des gens d'un âge avancé.

Les crèches et les écoles gardiennes, qui sont des institutions publiques très utiles, doivent s'inspirer des principes précédents pour former leurs règlements d'ordre intérieur.

GYMNASTIQUE DE LA SECONDE ANNÉE.

GYMNASTIQUE PHYSIOLOGIQUE. — Au commencement de la deuxième année, l'enfant marche seul. Il faut éviter de lui charger la tête d'un bourrelet. Sa robe doit être *courte* ; ses petites bottines à semelle large, monteront jusqu'au-dessus de la cheville. Souvent on le laissera courir nu-pieds. Pas de cravates ni de ceintures, surtout en été.

L'éducation du cerveau et des sens, commencée dès la première année, sera continuée, ainsi que les exercices gymnastiques des membres, qui se compliquent de plus en plus.

Les fonctions de la langue méritent une attention spéciale : pour développer méthodiquement cet organe, il faut l'habituer de bonne heure à se prêter à toutes les intonations et à toutes les vibrations des sons syllabiques.

Attachez-vous de bonne heure à faire bien prononcer les mots les plus usuels par vos enfants.

GYMNASTIQUE THÉRAPEUTIQUE. — Les courbures vicieuses provenant de l'hérédité, des mauvaises attitudes ou d'accidents, peuvent être combattues par des moyens gymnastiques, tels que frictions, mouvements combinés, tractions, exercices spéciaux, souvent avec plus d'avantages que par les procédés et les engins orthopédiques. Ces appareils offrent de nombreux inconvénients : on n'y aura recours qu'en certaines occasions, sur l'avis d'un médecin et avec les précautions d'emploi ou d'application que ce dernier prescrira.

Nous aurons l'occasion de revenir avec plus de détails sur ce sujet, dans la gymnastique de la deuxième enfance.

Bornons-nous à signaler, ici, les principales maladies des petits enfants, qui seront l'objet d'une étude détaillée dans la seconde partie : *ophtalmies, muguet, constipation, diarrhée, convulsions, fièvres éruptives, syphilis constitutionnelle, vaccination, dentition.*

Remarquons tout de suite que la dentition n'est pas une maladie réelle. La plupart des femmes attribuent à la dentition un grand nombre de dérangements de leurs nourrissons. C'est une erreur et un danger. Sous prétexte de *malaise de la dentition,* elles négligent bien des incommodités qui ont une autre cause et qui exigent des soins immédiats.

Avec une bonne croûte de pain, des bâtonnets d'iris assez longs et assez gros, à mâchonner, au besoin quelques bains chauds, les dents pousseront toutes seules, généralement.

Répétons-le, la dentition n'est pas une maladie. Aussi, lorsque l'enfant paraît sérieusement malade, faites-le visiter par votre médecin et ne dites jamais vous-même : « Ce n'est rien, il n'y a rien à faire ; ce sont les dents ! »

Les dents — comme les cheveux, les poils et les ongles — poussent sans efforts, d'elles-mêmes.

TROISIÈME CHAPITRE.

SECONDE ENFANCE — 2 A 7 ANS.

On pourrait appeler la seconde enfance : l'âge d'or de la vie.

Nous n'avons pas encore à tenir compte ici de la distinction des sexes. Dans le cours de cette période, éducation, instruction, exercices, vie privée et vie publique, tout doit être exactement semblable pour les garçons et pour les filles.

Sans doute, les uns témoignent déjà par leur turbulence de leur future virilité, et les autres révèlent leur destinée intime par les soins doux et affectueux qu'elles consacrent à leurs poupées.

Ajoutons qu'on a pris l'habitude, recommandable du reste, de les vêtir différemment à partir de la seconde année.

Ces particularités signalées, ce que nous avons à dire dans ce chapitre s'appliquera à tous les sujets de l'un et de l'autre sexe, sans distinction.

L'enfant digère plus vite que l'adulte ; il devra donc faire chaque jour un ou deux repas de plus que ce dernier. Les muqueuses de la bouche et de l'estomac sont peu exercées et peu sensibles, elles absorbent vite et s'accommodent rapidement aux impressions nouvelles. De là, la facilité avec laquelle, si on n'y prenait garde, l'enfant s'habituerait aux aliments les plus toniques et aux boissons excitantes.

Les viandes fortes, grillées, saignantes, ne lui conviennent jamais, ni en santé ni en maladie ; pas plus que les vins vieux, les bières fortes ou les liqueurs alcooliques.

Les vêtements, chauds en hiver, légers en été, doivent être toujours confectionnés de manière à laisser la plus grande aisance à tous les muscles du corps.

La gymnastique comprendra tous les exercices musculaires, tous les jeux infantiles d'adresse et le fonctionnement progressif de tous les organes des sens, depuis les mains et les pieds jusqu'aux oreilles et aux yeux.

Toute l'hygiène et toute la gymnastique de la seconde enfance consistent dans l'*éducation*, pourrait-on dire; *c'est l'éducation qui décide de l'avenir de l'individu.*

Quelle doit être cette éducation? Essentiellement maternelle. C'est à la mère, dans la famille, à la femme, dans les écoles gardiennes, les orphelinats et les asiles, qu'incombent cette grande tâche et cette lourde responsabilité. L'homme ne doit intervenir dans cette première phase de l'éducation familiale et sociale que pour la surveiller et la diriger. Il ne peut songer à la donner luimême.

L'instruction aura pour objet les idées, la mémoire, l'esprit d'imitation, la prononciation, la lecture, l'écriture et les premières notions du calcul décimal.

Dans quel ordre ce programme devra-t-il être exécuté?

J.-J. Rousseau, après Rabelais et Montaigne, dont il a suivi souvent les traces dans ses écrits, a dit que le grand secret de l'éducation est de faire que les exercices du corps et ceux de l'esprit servent toujours de délassement les uns aux autres.

Il y a du vrai dans cette maxime. Mais elle est incomplète.

D'autres ont prétendu qu'il fallait chercher à développer le corps avant l'esprit.

C'est une erreur. L'esprit et le corps ne font qu'un. L'esprit est une fonction cérébrale qui naît et meurt avec l'organe qui le produit. Le nourrisson qui sourit, qui suit sa mère des yeux et lui tend les bras, exerce déjà une fonction intellectuelle, que l'éducation ne tardera pas à développer de plus en plus chaque jour.

Disons donc, mieux que J.-J. Rousseau : l'éducation doit développer alternativement tous les organes, tous les muscles, tous les sens et le cerveau, les uns par les autres.

Nous avons dit que l'éducation de la seconde enfance devait être confiée exclusivement à des femmes. Malheureusement, il est peu de mères assez instruites, assez intelligentes, pour suffire par elles seules à cette première éducation. Chaque commune, chaque hameau devrait donc posséder une ou plusieurs *écoles gardiennes* dirigées par des *institutrices* et destinées à compléter l'éducation familiale.

L'institutrice est, pour les petits enfants, une seconde mère, une mère adoptive, qui vient établir une transition salutaire entre l'éducation maternelle de la première enfance et l'enseignement public, qui doit commencer vers l'âge de 7 ans.

Elle exerce sur leur esprit, surtout sur celui des petits garçons, une influence fascinatrice qui les rend plus souples et plus dociles vis-à-vis d'elle que devant n'importe quel instituteur, jeune ou vieux. N'est-elle pas, pour eux, l'image de cette mère dévouée et tendre vers laquelle ils accourent si souvent, les bras tendus?

L'institutrice, cette seconde mère de l'enfant, sera choisie dans la *société laïque*.

Qu'on ne l'oublie pas, l'éducation des enfants de 2 à 7 ans exige des soins spéciaux, des attentions délicates réellement maternelles, autant que des leçons et des enseignements scolastiques. On choisira donc de préférence, pour remplir cette mission, des personnes qui soient imprégnées de sentiments affectueux pour les enfants, pour la famille et pour la société, en général.

Ceci nous amène à dire un mot des *châtiments* et des corrections ridicules, odieuses quelquefois, qu'on inflige encore trop souvent aux petits enfants, surtout dans les maisons d'éducation qui ne sont pas soumises à la surveillance des autorités locales.

J'ai dit tantôt qu'il faut former en même temps le *corps* et l'*esprit*. En effet, songeons que si la fonction relève de l'organe, elle lui est inhérente : il n'y a pas d'organe sans fonction ni de fonction sans organe, comme il n'y a pas de matière sans propriété ni de force sans substance.

L'esprit, c'est l'intelligence, l'instinct, le caractère et les sentiments tout à la fois, qui constituent les facultés corporelles de l'organisme humain.

Pour former l'esprit, soyez toujours bon, juste et affectueux à l'égard de l'enfant.

Pas de cris inutiles ni de réprimandes imméritées.

Le sentiment du bien et du vrai est instinctif; il résulte de l'amour de soi, du besoin de bien-être qui est le fond de notre nature. Ne faussez pas ce sentiment.

L'enfant a conscience de sa faiblesse et de son impuissance. Ne le rudoyez point, ne l'aigrissez pas.

Savoir refuser net quand il le faut, fermement, sans rémission, c'est le meilleur moyen de prévenir ces mutineries enfantines qui commencent par des sollicitations obstinées et finissent par l'indocilité.

De deux à sept ans, l'enfant est une pâte molle qui garde dans son cerveau vierge, sa vie durant, l'empreinte de l'*éducation* qu'il a reçue. Le caractère, les sentiments, les opinions reflètent dans l'âge mûr les impressions qui ont été communiquées dans l'enfance.

Que d'hommes intelligents ne peuvent se soustraire à l'influence prédominante des idées fausses, des préjugés ridicules, dont ils ont été imbus dans leurs familles ou dans les écoles primaires.

GYMNASTIQUE DE LA SECONDE ENFANCE.

GYMNASTIQUE PHYSIOLOGIQUE. — De deux à sept ans, l'enfant marche, court, s'isole, s'appartient : c'est un individu. Son éducation devient plus complexe à mesure que sa surveillance est plus difficile. Cet individu, étant destiné à vivre en société, doit nécessairement être initié, de bonne heure, à la vie sociale. De 2 à 4 ans il est convenable cependant qu'il reste attaché à sa famille, sous la direction du père et de la mère. Mais de 4 à 7 ans, il faut le confier, à certaines heures et certains jours, à cette belle institution qu'on appelle : l'*école gardienne*, qui rend à la société tant d'excellents services.

L'*école gardienne* vient en aide à la famille pour former la première éducation de l'enfant; d'un autre côté, elle ouvre la série d'enseignements scolaires et d'entraînements ou d'exercices corporels qui seront continués dans les écoles primaires, de 7 à 12 ans, et, ensuite, dans les écoles moyennes, de 12 à 18 ans, et plus tard enfin, dans les écoles spéciales professionnelles du degré supérieur.

Les chefs de famille, d'une part, les administrateurs et les directrices des écoles gardiennes, de l'autre, doivent se faire une

idée nette et juste de ce que peut et doit être l'enfant de 2 à
7 ans.

Dans la seconde enfance, pas plus que dans la première, à
l'école gardienne pas plus qu'au berceau, il n'y a pas encore lieu
de distinguer les sexes, ni surtout de les séparer.

A la tête de l'école gardienne, il faut *toujours* placer une excellente *institutrice* pourvue de beaucoup de tact et d'expérience.
L'institutrice, avons-nous dit, est l'image de la mère : nos bambins les plus turbulents ont plus d'affection et de respect pour
l'éducatrice que pour n'importe quel éducateur. Affaire d'instinct
et d'habitude, résultant des soins maternels et de l'allaitement
dont ils ont été l'objet dans la première enfance, et dont le souvenir se reporte sur toute femme analogue à la mère, pourvu que
cette étrangère s'y prête par sa bienveillance, ses attentions et son
amour pour eux.

Ainsi donc, on ne peut trop le répéter : de 2 à 7 ans, que la
femme dirige et que l'homme surveille l'éducation et l'instruction
des enfants de l'un et de l'autre sexe.

1o ÉDUCATION DU CERVEAU ET DES NERFS.

Le cerveau est une pulpe composée d'une infinité de globules
destinés à osciller et à réagir sur toutes les vibrations qui leur
arrivent par l'intermédiaire des nerfs.

Pour nous représenter le mécanisme du système cérébro-ner-
veux, mettons-nous devant un appareil télégraphique ou télépho-
nique. Un choc produit par la main ou par la voix est recueilli
par l'appareil, qui entre en vibrations. Ces vibrations transmettent
l'impression reçue avec sa tonalité ou ses cadences propres. De
même, le choc produit par n'importe quel agent sur les organes
des sens ou sur les *nerfs sensibles* disséminés dans nos tissus, est
communiqué au cerveau qui vibre à l'unisson des impressions
reçues, et qui propage ses secousses mécaniques autour de lui,
par l'intermédiaire de certains autres nerfs auxquels on a donné
le nom de *nerfs moteurs*, pour les distinguer des premiers ; —
expressions impropres qui devraient être remplacées par celles de
nerfs adducteurs et *nerfs abducteurs,* puisque les uns comme les

autres ne font que *transmettre* du dehors au dedans et du dedans au dehors de l'appareil cérébral, les oscillations vibratoires qui leur sont imprimées.

Seulement, pour que la comparaison soit complète il faut considérer l'appareil central, le cerveau, comme une pile électrique ou galvanique qui aurait la propriété de garder et de reproduire facilement les impressions reçues antérieurement, et qui pourrait se développer et se perfectionner par l'exercice, de la même manière que tous les organes doués de vie.

En réalité, la gymnastique cérébrale est fondée tout entière sur cette double faculté de l'appareil ou centre vital :

1. Le cerveau n'émet, ne produit, ne combine que des impressions reçues du dehors. — Cette loi psychologique est universelle, absolue, ainsi que l'ont démontré tous les biologistes de notre époque.

2. L'organisation du cerveau se parfait de plus en plus, à mesure qu'il reçoit et transmet des impressions de plus en plus variées. — Cette autre loi, exclusivement physiologique, est aussi absolue et universelle que la précédente. Elle est d'ailleurs commune à tous les organes et à tous les êtres vivants.

Ne voit-on pas immédiatement, après cela, comment on doit procéder pour façonner graduellement l'intelligence des enfants, et les préparer à se mouvoir dans les milieux si divers de la vie privée et de la vie publique ! Nous pourrions résumer en ces quelques mots la méthode scolaire, à laquelle les pédagogues les plus éminents accordent aujourd'hui la préférence pour exercer et développer le cerveau du jeune âge : *chercher à communiquer aux enfants des idées nettes, simples, précises, tangibles, à l'aide d'objets qui tombent sous les sens.*

C'est la *méthode intuitive* des Jean-Jacques Rousseau, des Pestalozzi et de tant d'autres, qui a été perfectionnée de nos jours par des savants de tous pays.

Cependant, dans ces exercices intellectuels, absolument semblables à tous les autres exercices corporels qui mettent en jeu les organes des sens, il est bon de se garder de toute exagération. Multiplier trop les idées, c'est encombrer, fatiguer l'organe et risquer de le surmener au point de produire des excitations nerveuses préjudiciables à la santé et au développement ultérieur du jeune sujet. Étendre trop loin les rapports entre les idées, c'est tomber dans les mêmes inconvénients.

Ne forçons pas l'attention, ne chargeons pas la mémoire, ne mécanisons pas le jugement par une sollicitude trop constante et une intervention trop répétée dans l'éducation du cerveau infantile.

Satisfaits de lui avoir inculqué, principalement par la vue et par le toucher, quelques notions élémentaires sur les objets de ses premières idées, abandonnons-le souvent à lui-même et aux sujets de son âge, librement, afin qu'il surgisse spontanément de ses impressions et de ses souvenirs des combinaisons originales qui l'habitueront à tirer parti de son propre fonds.

Un point capital aussi, c'est d'éviter de provoquer dans ces imaginations naissantes des images terrifiantes, des émotions brusques et violentes.

La frayeur et l'intimidation soudaines, la crainte d'un châtiment excessif, toutes les secousses physiques et morales provoquées par des corrections manuelles ou des menaces exagérées, détraquent quelquefois si complètement leur malléable système nerveux, qu'il en peut résulter des lésions organiques plus ou moins graves, tantôt passagères, tantôt incurables, telles que le strabisme, le bégaiement, des paralysies circonscrites, la danse de Saint-Guy (chorée), l'épilepsie (mal caduc).

Les médecins signalent tous les jours des exemples de cette nature, qui sont bien faits pour donner à réfléchir aux parents et surtout aux instituteurs et professeurs à tous degrés.

Que de filles hystériques et de jeunes gens maladifs ont dû leur malheureux sort aux fables et aux pratiques terrifiantes de leurs stupides éducateurs ou éducatrices !

2o ÉDUCATION DES ORGANES DES SENS.

On admet généralement cinq sens : la vue, l'ouïe, le toucher, le goût et l'odorat. Pour notre part, nous voudrions que la parole fût considérée comme un sixième sens, et cela pour diverses raisons qu'il serait superflu de signaler ici.

OEil et vision. — Les exercices visuels sont aussi nécessaires que les exercices musculaires, et ne sont pas moins importants dans l'intérêt de l'avenir et de la santé de chaque individu.

La *myopie* est une infirmité acquise dans les écoles gardiennes et primaires, comme le strabisme est généralement un vice organique déterminé par un manque d'attention des parents et des bonnes à l'égard de la première enfance, spécialement dans les six premiers mois de la vie.

Il faut combiner l'éclairage des écoles, la position des papiers en face de l'élève, la distance et la grosseur des objets d'étude, la durée des dictées et des lectures, de manière à ne pas éblouir ni fatiguer les yeux.

En second lieu, il faut *varier* les exercices visuels, tantôt avec un seul œil, tantôt avec les deux yeux, qu'on fera diriger dans tous les sens, sans bouger la tête.

Enfin, on doit faire apprécier les nuances, les couleurs, les formes des choses, à de longues distances pour ceux qui ont une tendance à la myopie, à des distances de plus en plus rapprochées pour les autres.

Car, disons-le ici une fois pour toutes, la gymnastique, autrement dit : les exercices corporels en général, du cerveau, des nerfs, des sens, des muscles, des os et de tous les appareils organiques, doivent être appropriés à la nature particulière de *chaque sujet*.

Mais comme il n'est pas possible, dans les cours publics, d'instituer des exercices spéciaux propres à chacun des élèves, on doit se borner, mais ceci est de rigueur, à ranger ces derniers en *plusieurs groupes distincts,* qui travailleront alternativement selon les indications du maître.

Oreille et ouïe. — Les exercices de l'oreille ont une importance considérable dans la seconde enfance. C'est le moment le plus favorable pour développer par l'attention bien dirigée les muscles auriculaires internes et externes.

On sait que les sauvages, attentifs comme les animaux non domestiqués aux moindres bruits insolites, ont une certaine mobilité du pavillon de l'oreille. Pourquoi l'homme civilisé ne s'efforcerait-il pas d'acquérir cette faculté précieuse qui n'ôterait rien, croyez-le bien, Mesdames, à la grâce ni à l'expression de la physionomie humaine ?

Voulez-vous donner aux enfants ce qu'on appelle en musique : l'oreille juste? Voulez-vous en faire, plus tard, des hommes capables de lire et de s'exprimer à haute voix avec une intonation qui flatte, qui intéresse les auditeurs, et les dispose à la bienveillance? Voulez-vous former une pépinière d'artistes à voix claire, vibrante, attrayante? Cultivez l'oreille des enfants. Dans le calme et le silence profond d'une classe bien disciplinée, faites-leur discerner, les yeux hermétiquement clos, la direction et le timbre des bruits les plus déliés, depuis la voix de leurs camarades jusqu'aux sons graves ou aigus que peuvent rendre différents objets, dans leurs chocs avec certains agents métalliques et autres.

Langue et parole. — La parole est si intimement rattachée à l'ouïe que l'absence de ce dernier sens s'accompagne presque toujours de l'absence ou de l'imperfection de l'autre.

La parole résulte de l'émission d'une colonne d'air expiré par les poumons, qui fait vibrer les cordes vocales et qui, vibrant à son tour, arrive dans la bouche, où elle reçoit de nouvelles modulations par les mouvements coordonnés du voile du palais, de la langue, des joues et des lèvres.

Chacun de ces organes, concourant à imprimer à la parole son caractère personnel, doit nécessairement être l'objet de l'attention des professeurs de gymnastique.

Les muscles de la glotte, du palais, de la langue, des joues et des lèvres doivent être exercés tour à tour, isolément et concurremment. Les voix grêles, nasillardes, flûtées, de certains sujets; caverneuses, rauques, sourdes, des autres, sont bien plus souvent la suite d'un défaut d'exercice que d'un vice organique constitutionnel.

Une bonne institutrice, d'ailleurs, peut facilement corriger la plupart des infirmités vocales du jeune âge. Il n'est pas de bégaiement, peut-être, qui résisterait à une gymnastique bien entendue des organes vocaux. La prononciation large, exacte et sonore de chaque lettre de l'alphabet et de chaque syllabe simple ou complexe, plus ou moins surchargée de consonnes; la lecture lente, accentuée, avec ou sans accompagnement de gestes de la main; la déclamation de la prose et des vers ; le chant seul, ou à deux, trois, quatre voix, ou en chœur ; les interjections et les cris, modulés selon les différents états de l'esprit, frayeur, joie, colère, portés à un diapason raisonnable, tels sont les principaux *exercices corporels* qui ont trait à la voix et à la parole articulée, et dont personne ne contestera les bienfaits sur l'organisation humaine.

Peau et toucher. — L'homme fait retire-t-il de l'exercice de ce sens tous les avantages que celui-ci pourrait lui procurer, si les organes qui y correspondent avaient reçu leur développement complet?

Nul n'ignore la finesse des sensations tactiles de l'aveugle. Sans chercher à atteindre ce degré de perfection, ne pourrions-nous parvenir à multiplier les notions qui nous arrivent par le toucher?

Comme exercices corporels relatifs à ce sens, signalons : l'appréciation de la pesanteur, de la forme, de la densité et de la nature des corps.

Les chimistes, les naturalistes et les médecins doivent à la netteté et à la variété des notions qu'ils retirent du toucher une grande partie de leurs aptitudes professionnelles. Ce n'est pas seulement à l'agilité des doigts que les pianistes, les joueurs de harpe, de guitare, de clarinette et autres instruments à corde ou à vent, attribuent leurs talents plus ou moins remarquables, mais aussi à la délicatesse du toucher. C'est par là qu'ils font parler les sons, et qu'ils portent au fond de nos cœurs les sentiments et les émotions qu'ils expriment.

La sensibilité de la peau, comme celle des autres organes des sens, est en rapport avec le développement du système nerveux qui parcourt cette tunique ; et ce développement, pour les nerfs cutanés aussi bien que pour ceux des autres parties de l'économie humaine, est proportionné à la nature et à la fréquence des impressions reçues, d'une part, et de l'attention ou de la réflexion avec lesquelles ces impressions sont perçues et jugées, de l'autre.

Il suit de là qu'on ne pourrait apporter trop de soin aux exercices corporels relatifs au toucher dans la seconde enfance, c'est-à-dire à l'époque où les filets nerveux *adducteurs* sont le plus susceptibles de se multiplier et de s'insinuer ou de se répartir profondément dans les papilles de la peau.

Certes, dans certaines professions rudes, il arrivera un temps où les callosités et l'endurcissement de l'épiderme émousseront plus ou moins complètement la sensibilité tactile des mains; mais celles-ci ne perdront pas cependant encore tout le profit de la gymnastique raisonnée à laquelle elles auront été soumises dans le jeune âge.

Bouche et goût. — On a tort de considérer la langue comme l'organe à peu près exclusif du sens du goût. Les animaux se servent à la fois de leurs appendices buccaux et de l'odorat pour distinguer les aliments qui leur conviennent, des substances nuisibles ou impropres à leur entretien.

Les lèvres jouent un grand rôle dans la gustation.

Accoutumons-nous, dès l'enfance, à déguster avec discernement, *par les lèvres seulement,* tous les produits de la nature qui pourraient nous être présentés sous forme d'aliments et de boissons. Il peut n'être pas sans danger d'introduire jusque dans la bouche des substances végétales ou minérales, aromatiques ou inodores, âcres ou insipides, salines ou sucrées, pour en constater la véritable nature. A cette fin, il faut se contenter de se servir des lèvres. Ainsi pour reconnaître l'acide arsénieux, le sel d'oseille, et tant d'autres poisons, il suffirait à un sujet bien exercé d'en mettre quelques parcelles sur les lèvres, *préalablement humectées de salive.*

La dégustation des liquides et des solides se ferait certainement, dans les diverses professions, avec une extrême facilité et sans jamais occasionner le moindre inconvénient, si l'on se servait à cette fin exclusivement des lèvres, dressées ou façonnées, dès le jeune âge, à cette fonction par des exercices bien ordonnés et convenablement dirigés.

Nez et odorat. — L'odorat, si puissant chez la plupart des carnassiers, est peut-être celui de nos sens qui est le moins cultivé, et qui rend le moins de services réels dans la race humaine. C'est cependant celui qui nous est le plus nécessaire pour nous renseigner, à temps et à distance, sur l'état des milieux et la nature des substances qui nous entourent.

Chaque être, mais principalement chaque animal, dégage autour de lui une atmosphère d'effluves, essences de son organisme individuel, qui l'enveloppent et qui forment sur ses pas, lorsqu'il se meut, une traînée ou un sillon caractéristique, par lequel le chien, par exemple, réconnaît et suit la piste de son maître.

A l'aide de l'odorat, on peut reconnaître les plantes àcres, vireuses, nuisibles.

En coupant en deux, avec les doigts, les champignons, et en les approchant du nez, il n'est pas difficile de distinguer ceux qui sont vénéneux de ceux qui ne le sont pas.

Le nez exercé de certains médecins ou vétérinaires qui observent et réfléchissent leur permet de constater, dès leur entrée dans une pièce occupée par un malade, s'il y a gangrène, suppuration, morve, typhus, variole, cancer ulcéré, indigestion, diabète, punaisie, farcin, etc.

L'odorat est indispensable dans une foule de professions : c'est un éclaireur avancé du système nerveux et un excellent éducateur du cerveau.

— Faisons remarquer, d'ailleurs, que tout exercice des organes sensoriels met en jeu le centre encéphalique et devient ainsi la cause directe de ses notions intellectuelles et de son développement physique, tout à la fois.

Rien n'atteint, ne stimule, n'impressionne le cerveau que par l'intermédiaire des sens. Cette vérité, qui a été proclamée avant Condillac, mais qu'il a eu le mérite d'approfondir, est aujourd'hui indiscutable, aussi bien pour les spiritualistes qui admettent la théorie de la dualité humaine : corps et âme, que pour les matérialistes qui attribuent tous les faits psychiques, même les phénomènes les plus abstraits de la pensée, à des mouvements réflexes et à des associations de souvenirs déterminés ou provoqués par les vibrations nerveuses.

En développant l'œil pour multiplier ses fonctions et en faciciliter l'accomplissement, on développe en même temps les couches optiques du cerveau qui palpitent, vibrent et réagissent à chaque sensation oculaire qu'elles reçoivent. Il en est de même pour tous les points de la masse cérébrale qui correspondent aux autres organes des sens, aux couches, ganglions ou noyaux olfactifs, auditifs, phonétiques, tactiles et linguo-laryngés. A mesure que les sensations affluent, les cellules ou globules du cerveau

4

s'organisent et se multiplient, et donnent naissance à ces circon-
volutions particulières qui, selon les zoologistes et les philosophes
de toute école, dogmatique ou expérimentale, servent de mesure
à l'intelligence de chaque sujet, et sont en rapport avec le degré
de civilisation des peuples.

On ne peut donc pas séparer la culture ou l'éducation intellectuelle de l'enfance de son éducation sensorielle. L'une est soli-
daire de l'autre ; et celle-ci marche et progresse avec d'autant plus
de succès que celle-là se forme de plus en plus.

Ici, comme en tout, c'est le commencement qui est le plus
difficile ; c'est du commencement, bien ou mal entrepris et dirigé,
que dépend le couronnement de l'œuvre : la santé, la vie, l'énergie,
vitale et l'aptitude à réaliser ses aspirations et à faire sa trouée et
sa position dans cette bagarre immense qu'on nomme la *concurrence sociale*.

Appliquons maintenant à l'éducation infantile, avant d'aller
plus loin, cet adage ancien : *mens sana in corpore sano*.

Pour que les impressions créent des notions saines, nettes,
adéquates, dans le centre intellectuel, il faut qu'elles soient cor-
rectes ; c'est-à-dire qu'elles répondent le plus exactement possible
à la nature spéciale des sensations déterminées par les agents
ou les objets extérieurs. Cela revient à dire que les organes des
sens doivent être en parfait état de santé ou, si l'on veut, dans des
conditions physiologiques normales.

Prenons le nez pour exemple.

Les enfants s'encatarrhent facilement. On prête généralement
peu d'attention à ce qu'on nomme si improprement : rhume de
cerveau. La fréquence de ces petites irritations amène pourtant,
chez certains sujets, plus nombreux qu'on ne le pense, des engorgements de la muqueuse nasale, avec toutes ses conséquences :
gonflement des amygdales, mucosités nasales plus ou moins
abondantes, fluentes ou sèches, rétrécissement des orifices du nez
et du canal (trompe d'Eustache) qui alimente d'air la caisse du
tympan, ulcérations fétides (*punaisie*).

Comment voudrait-on que, dans cette situation, l'enfant pût
exercer son sens olfactif? L'ouïe elle-même subit le contre-coup de
ces infirmités réputées insignifiantes, auxquelles peu de familles

prêtent attention. Voilà le petit élève en classe, bouche béante, narines au vent, à demi-sourd, qui, parfois, arrive à exhaler par la muqueuse ulcérée de l'une ou l'autre narine, cette répugnante odeur qui porte son véritable nom dans le monde : la punaisie (ozène).

Que faire, en pareil cas?

Soigner et guérir ces bambins en les envoyant au médecin, avant de les soumettre à n'importe quel exercice corporel.

La mission de l'éducateur ne doit pas se borner, donc, à diriger habilement les manœuvres multiples des jeunes sujets : il a pour devoir strict, rigoureux, de veiller à l'état des organes qu'il met en jeu.

Les exercices tactiles sont-ils possibles avec des mains sales? Des mouvements musculaires vifs, suivis, ne deviendraient-ils pas quelquefois nuisibles, si la peau de l'enfant, encrassée, ne fonctionnait pas bien? Voyez-vous des yeux chassieux, des oreilles obstruées par des écoulements ou des dépôts purulents s'efforçant de percevoir nettement les ondes lumineuses ou sonores des objets, à travers des organes qui dévient et altèrent la marche naturelle de ces rayonnements vibratoires, et qui s'irritent, se fatiguent et augmentent leur état maladif, par le fait même de ces exercices si utiles et si salutaires pour les sujets sains?

Ferez-vous chanter, courir, gambader, pirouetter, l'enfant qui tousse?

Il y a là matière à de nombreuses méditations.

Exercices sensoriels combinés. — Nous avons esquissé les principaux avantages qui résultent de l'exercice de chaque organe des sens, dans la seconde enfance, tant pour le développement de l'organe même que pour celui du cerveau.

Ces exercices sensoriels peuvent être variés à l'infini, selon les localités et les sujets.

Mais au-dessus du développement de chaque appareil organique en particulier, il faut placer toujours le développement harmonique et synergique de l'ensemble de l'organisme, de l'individu. De là, la nécessité de combiner fréquemment les différents exercices corporels pour établir entre tous les éléments récepteurs et moteurs de l'économie humaine, des corrélations nécessaires à l'entretien de la santé et au déploiement de toutes les facultés. Pour former des sujets bien constitués, souples, habiles, adroits, forts et intelligents, il est urgent de maintenir toujours ce qu'on nomme : « l'équilibre physiologique », entre leurs divers éléments corporels.

En quoi consiste cet équilibre? Dans la santé et la bonne conformation.

Comment l'obtient-on? Par le fonctionnement méthodique, mesuré et progressif de tous les appareils organiques, selon leurs aptitudes et leurs besoins.

Nous ne pouvons pas entrer dans le détail des innombrables exercices sensoriels combinés qui peuvent être indiqués et pratiqués. Bornons-nous, comme exemples, à parler de la *prestesse d'action* des sens combinés et de la *mimique de la face*.

Des expériences récentes nous ont appris à calculer le laps de temps qui s'écoule entre le premier choc d'un agent quelconque sur nos organes sensibles, et la réaction ou le mouvement extrinsèque qu'il occasionne. Ce laps de temps varie non seulement suivant le mode des sensations provoquées, mais encore selon les sujets. Tel individu réagit vivement et promptement sur ses impressions personnelles ou sur les idées qu'on éveille en lui; tel autre n'arrive à ce résultat que plus ou moins lentement.

La gymnastique a pour but, par des exercices bien agencés, d'établir entre les vibrations des nerfs adducteurs et abducteurs de nos divers sens une coordination rapide et précise.

Ainsi, de deux individus qui portent à la bouche par mégarde un liquide brûlant, celui-là sera le moins affecté par le calorique en excès qui pourra le plus promptement rejeter le liquide.

Nous connaissons des personnes dont les perceptions, et les mouvements réflexes qui en résultent, sont si vifs et si prompts, qu'elles rattrapent les objets qui leur échappent des mains ou qui tombent d'une table, avant qu'ils aient touché terre.

On peut instituer diverses séries d'*exercices sensoriels combinés*, dans le but d'accroître, chez chaque sujet, la prestesse des mouvements réflexes, corrélatifs aux impulsions reçues par les divers sens.

Sous ce rapport, un grand nombre de jeux familiers, dans la

seconde enfance et dans la jeunesse, jouissent de ce privilège, ainsi que nous le verrons tout à l'heure.

Le *jeu de la physionomie* mérite aussi une mention spéciale dans les exercices du jeune âge. On a dit souvent que le visage est le miroir de l'intelligence. Ce dicton n'est pas toujours vrai. Non seulement il existe des gens habiles à dissimuler leurs impressions intimes, mais il en est dont la face impassible, atone, semble tout à fait incapable de réfléchir les sentiments qui les animent.

Certaines professions prédisposent particulièrement l'homme à cette inertie ou à cette immobilité habituelle des traits de la face.

Nous citerons le laboureur qui passe de longues journées dans la répétition monotone des mêmes actes; le tailleur et le cordonnier, dont l'attention est fixée, durant des heures entières, sur un seul objet.

Il faut habituer, de bonne heure, l'enfant à sentir, à percevoir nettement ses sensations, et à exprimer ses impressions par les gestes, par la face, autant que par la parole.

La mimique de la face est un excellent moyen de communication et d'influence, en même temps, pour l'homme à l'égard de ses semblables et même à l'égard des animaux, qui peut être utilisé avec fruit ailleurs qu'au théâtre, au barreau, à la tribune parlementaire, ou dans les cirques, les conférences et les meetings.

On obtiendra, sous ce rapport, des résultats avantageux en faisant lire à haute voix quelques extraits littéraires propres à éveiller des sentiments vifs, élevés, dans l'esprit des enfants, en recommandant à ceux-ci d'exprimer ce qu'ils éprouvent tantôt par la mimique de la face, tantôt par les gestes des membres, tantôt par le double jeu de la face et les gestes à la fois.

3º ÉDUCATION DES ORGANES ET APPAREILS INTERNES.

Nous avons mis à part et en première ligne l'appareil cérébro-spinal et tout le système nerveux, qui constituent l'élément vital essentiel de l'organisme, et qu'il faut envisager surtout comme le pivot de l'esprit, le foyer de l'intelligence, le générateur des sentiments et le guide de l'instinct, par lesquels l'homme se sent,

s'aperçoit, se connaît, se distingue de ses semblables et du monde
extérieur, et parvient à se mettre en rapport avec tout ce qui
l'entoure, depuis les légions infinies des atomes et des monades,
jusqu'aux globes immenses dont il suit les orbes lumineux à
travers l'espace sans limites.

Nous n'avons donc à nous occuper, ici, que des autres appareils
et organes internes, qui, au point de vue de la gymnastique,
peuvent être rangés en six groupes : organes et appareils de la
locomotion, de la *respiration,* de la *circulation,* de la *nutrition,* des
sécrétions et de la *reproduction.*

Le dernier de ces appareils appartient aux âges suivants.

Organes et appareils de la locomotion. — Le mécanisme de la
locomotion est des plus simples. Les nerfs, qui sont disséminés
dans les muscles, reçoivent une vibration des centres nerveux et
provoquent une contraction musculaire qui fait mouvoir les tendons et, par suite, les os auxquels ces derniers sont intimement
attachés. Les muscles glissent facilement les uns sur les autres,
grâce aux gaines membraneuses qui les séparent, et qui sont
nommées *aponévroses.* Enfin, les os étant unis par des ligaments
qui les articulent les uns aux autres, sont susceptibles de décrire
des mouvements divers.

L'étendue et la direction de ces mouvements sont faciles à déterminer, quand on les étudie sur le squelette.

A ces indications anatomiques succinctes, mais suffisantes pour
saisir la marche des exercices corporels qui doivent mettre successivement en mouvement les diverses parties du système musculaire et osseux des enfants, ajoutons quelques notions physiologiques indispensables.

a) Tout muscle qui ne fonctionne pas à certains intervalles,
tourne à l'état graisseux ou se ramollit et s'atrophie.

b) Les tendons qui relient les muscles aux articulations, et les
ligaments qui maintiennent en rapport les extrémités articulaires
des os, se dessèchent, se raidissent et perdent peu à peu leur flexi-
bilité, par l'inaction prolongée.

c) Les os eux-mêmes maigrissent et deviennent cassants, dès
qu'ils sont condamnés à un repos inaccoutumé.

d) Autant l'action ou le mouvement bien ordonné est nécessaire

à l'entretién de la vitalité et à la conservation des propriétés physiologiques des os, des tendons et des muscles, autant une activité exagérée ou trop réitérée les hypertrophie d'abord, puis les
enflamme et les détériore plus ou moins rapidement.

e) Plus les sujets sont jeunes, plus les tissus osseux et fibreux
sont souples, élastiques, malléables.

Chacun de ces axiomes doit être sans cesse présent à l'esprit des
chefs de famille et des institutrices.

Le premier corollaire qu'on en tire est celui-ci :

C'est dans la seconde enfance, dès l'âge de 2 ans et surtout de
4 à 7 ans, qu'il faut imprimer à toute la charpente humaine : tête,
tronc et membres, une série de mouvements musculaires tels
qu'aucune articulation, susceptible de se mouvoir dans n'importe
quelle étendue, ne reste pas absolument inactive.

Nous abordons ainsi la partie, non pas la plus importante
ni la plus difficile, mais certainement la plus compliquée de la
gymnastique infantile; celle qui, malheureusement, de nos jours
a été généralement l'objet trop exclusif des méditations des
auteurs classiques et qui occupe à peu près tout le texte de leurs
ouvrages.

On se fera une idée de la multiplicité des mouvements divers
auxquels les exercices musculaires peuvent donner lieu — et c'est
là l'excuse de nos savants devanciers — quand on saura qu'ayant
recherché par l'analyse algébrique au moyen de la théorie des
combinaisons et permutations, le nombre de ces exercices,
simples et coordonnés, qu'on peut commander à un seul sujet,
je suis arrivé au chiffre de 1,200,000; et que ce chiffre pourrait
être encore multiplié par plusieurs unités, si l'on portait en ligne
de compte une foule de mouvements secondaires, que j'ai négligés
dans ces calculs !

Cependant, qu'on ne s'effraye pas. Cette quantite étonnante de
mouvements variés peut être intégralement rapportée à quelques
groupes typiques, qu'il suffira de signaler pour qu'on en déduise
ou y rattache toutes les combinaisons réalisables.

Jusqu'ici, en nous occupant des exercices corporels relatifs aux
mouvements du cerveau, du système nerveux et des organes des
sens, nous n'avons pas eu l'occasion de donner notre avis sur

certaines précautions hygiéniques, dont l'importance devient capitale quand il s'agit de mettre en mouvement le système osseux.

En effet, pour stimuler les appareils sensoriels, il n'est nullement nécessaire de se placer dans les salles particulières ni de revêtir un costume spécial. Ce genre d'exercices s'exécute parfaitement dans les classes ordinaires, dans les champs, partout, et sous n'importe quel habit.

Il n'en est plus de même pour les exercices de la charpente osso-musculaire.

Costume gymnastique. — Les petits garçons et les petites filles ne devraient porter — au moment des évolutions gymnastiques de l'appareil locomoteur — qu'un pantalon court, parfaitement boutonné par devant ou par derrière, et maintenu autour de la taille à l'aide d'une ceinture élastique d'au moins 4 centimètres de largeur ; et une chemise de toile ou de coton, sans manches, lacée ou boutonnée lâchement au bas du cou.

Les tissus de flanelle, inutile chez l'enfant sain, sont nuisibles à tout le monde pendant les mouvements musculaires.

Pour chaussures, rien ou de simples bas de fil dans les appartements, et même à l'air libre ; mais, dans ce dernier cas, pour les exercices sur place seulement.

Lorsqu'il faut marcher ou courir, on adoptera le soulier à semelle sans clous.

Salle de gymnastique. — Un champ, une cour, un préau, en été. Dans les mauvais jours ou les mauvaises saisons, une salle vaste, très élevée, très éclairée, sèche, mais peu chauffée, même durant les froids les plus rigoureux.

En Suède, les salles ont de 9 à 12 mètres d'élévation, et sont peu ornées.

On a reproché aux Suédois cette simplicité, ce défaut d'ornements dans leurs gymnases-scolaires. On a dit que l'enfant dont le foyer paternel est pauvre, froid, bien souvent, doit se trouver à l'école *mieux que chez lui.*

Nous ne partageons nullement cette manière de voir. La salle de gymnastique ni l'école n'ont pas besoin d'autres emblèmes que leurs simples appareils nécessaires, que ces grandes planches noires, entre autres, sur lesquelles on inscrit ou dessine des maximes et des objets destinés aux leçons.

Quant à cette idée que l'élève doit se sentir à l'école *mieux que chez lui,* nous la trouvons radicalement fausse, et contraire à l'esprit de famille, à l'attachement au foyer, qui sont les premiers éléments des sentiments altruistes les plus élevés : l'amour de la patrie et l'amour de l'humanité.

Il faut que l'enfant entre avec joie à l'école, oui, mais qu'il la quitte aussi sans regrets, pour se reposer et s'épanouir librement au sein de la famille. C'est ici surtout, dans ce sanctuaire d'affections intimes, qu'il doit trouver le plus de satisfactions, d'encouragements, de bons conseils, de bons exemples et, au besoin, de salutaires consolations.

Ce qu'il faut orner, décorer, rendre agréable, ce n'est pas l'école, centre de discipline et d'obéissance autoritaires, mais la chambre à coucher, la chambre à manger, la cuisine de la maison paternelle, qui rappellent à l'imagination du jeune âge les soins, la sollicitude et les caresses de la mère ainsi que les jeux et les taquineries des frères et sœurs. L'enfant de 4 à 7 ans n'est-il déjà pas trop disposé, par suite de son égoïsme natif, à fuir le foyer domestique pour prendre en liberté ses ébats, loin de la surveillance et de la vigilance inquiètes de ses parents?

Ne sont-ce pas, en définitive, les liens de famille qui rattachent le plus l'homme au sol natal et qui forment le fondement du dévouement pour ses proches, pour ses amis d'enfance et, par suite, pour ses concitoyens, ses compatriotes et tous ses semblables, sentiment sacré, essentiellement expansif et progressif, sans lequel nulle société humaine ne serait possible ?

Durée et nombre des exercices. — L'institutrice doit donner aux enfants de 2 à 7 ans, une demi-heure de récréations gymnastiques, le matin, et autant l'après-dînée, avec des pauses diverses, alternatives, pour chaque groupe ou catégorie d'élèves; cette demi-heure, qui coupera la série des leçons classiques de chaque demi-journée, sera répartie de la manière suivante :

5 minutes pour se déshabiller au commandement, et se mettre en rang.

20 minutes de travail entrecoupé.

5 minutes pour se revêtir et se promener ensuite en corps à pas lents (marche magistrale), afin de laisser la peau, le sang et les tissus se refroidir doucement.

Il va sans dire que, pour les leçons relatives aux exercices du cerveau et des organes sensoriels, les 10 minutes affectées aux préparatifs ou précautions hygiéniques ne sont pas nécessaires et doivent rentrer dans la demi-heure consacrée à l'enseignement gymnastique.

Mouvements simples et mouvements coordonnés de l'appareil loco-moteur. — Des volumes entiers ont été publiés sur cette seule matière, qui, comme nous l'avons dit, a trop exclusivement absorbé l'attention de la plupart des auteurs. Pour notre part, nous nous abstiendrons d'entrer dans des détails fastidieux.

On peut diviser tous les exercices corporels du système loco-moteur en plusieurs classes nettement déterminées, qui se rangent elles-mêmes dans deux catégories distinctes :

Première catégorie. — 1. Mouvements simples et coordonnés sur place, dans les attitudes différentes.

2. Mouvements simples et coordonnés avec déplacement, dans diverses attitudes.

3. Mouvements simples et coordonnés avec les engins de toutes espèces.

Deuxième catégorie. — 1. Jeux infantiles sur place, isolément ou en commun.

2. Jeux infantiles avec déplacement, isolément ou en commun.

3. Arts et métiers récréatifs pour les enfants.

Cette division claire et naturelle permet d'embrasser dans son ensemble, et en peu de mots, toutes les combinaisons d'exercices musculaires, simples ou combinés avec les exercices sensoriels, qui peuvent être imaginés à l'effet de développer et de perfection-ner l'organisme des enfants pour les préparer à exécuter, vaillam-ment et habilement, les actes et les travaux qui leur incomberont dans les diverses conditions privées, professionnelles ou sociales que l'avenir leur réserve.

PREMIÈRE CATÉGORIE.

1° *Mouvements simples et coordonnés sur place, dans des attitudes différentes.*

Chaque phalange d'un doigt, chaque doigt des mains et des pieds, le poignet et la cheville, le coude et le genou, l'épaule et la cuisse, la tête et le cou, les muscles de la poitrine, du ventre, du dos, des reins (région lombaire et sacrée), doivent exécuter tour à tour, isolément d'abord, et concurremment ensuite par séries plus ou moins nombreuses de 2, 3, 4, etc., éléments organiques à la fois, *tous les mouvements* directs ou obliques, circulaires ou elliptiques, de flexion, d'extension ou de torsion, dont chacune des articulations correspondantes est susceptible.

Cette classe ne comprend pas moins de 10,000 exercices différents possibles.

Ces mêmes exercices peuvent être répétés dans toutes les attitudes générales : debout sur deux jambes jointes ou écartées, sur une jambe, incliné en avant, en arrière, sur le côté; assis, à genoux, accroupi; couché sur le dos, sur le ventre, sur le côté; appuyé sur les mains et les pieds, sur deux pieds et une main, sur deux mains et un pied, etc.

De semblables exercices, variés et renouvelés à différentes vitesses, sont bien faits pour donner à tous les muscles : force et souplesse, et à tous les mouvements : étendue et agilité, sans exiger le déplacement total du sujet.

2° *Mouvements simples et coordonnés, avec déplacement dans diverses attitudes.*

Cette classe comprend toutes les variations de mouvements possibles dans la marche, la course, le saut, la danse, les gambades et pirouettes, la nage, avec toutes les attitudes particulières que chacun de ces exercices comporte.

Prenons la marche, par exemple.

On peut marcher en avant, en arrière, de côté, directement ou obliquement, à pas lents, précipités, longs ou courts ; en montant ou descendant des plans inclinés, polis ou escarpés, mous ou durs ; avec ou sans fardeau ; une main ou les deux mains libres, ou occupées, ou maintenues immobiles de telles et telles manières.

On peut encore marcher sur les genoux : dans les montagnes du Tyrol les chasseurs de chamois se tueraient cent fois s'ils ne marchaient souvent sur les genoux ; sur les mains et les pieds, une main ou un pied étant immobilisé ; sur le ventre, sur le dos ou le côté (ramper), en s'aidant des pieds et des mains, d'un ou plusieurs de ces membres, de la tête et de la nuque.

A ce propos, faisons une remarque spéciale pour le talon : le *talon* joue un grand rôle dans l'ascension et la descente des montagnes.

Ce que nous venons de spécifier pour la marche peut être appliqué à toutes les variétés de course, de saut, de danse, de gambades et pirouettes, ainsi qu'à la natation, dans les différentes attitudes et dans les conditions si variées qui peuvent se présenter : un ou plusieurs membres enrayés, embarrassés, chargés, rapprochés, écartés, etc.

On nous a souvent demandé ce que nous pensons des *cumulets* et de ces exercices aux barres ou aux cordes, fixes ou mobiles, escarpolettes, trapèzes, échelles suspendues, qui font porter et maintenir plus ou moins longtemps la *tête en bas ?*

Nous ne voyons nul inconvénient à laisser les enfants faire des cumulets en avant et de côté.

Quant aux cumulets en arrière, ils sont si dangereux par le fait de la compression possible de la moelle allongée, que nous les proscrivons impitoyablement, aussi bien que les renversés prolongés avec la tête en bas. Les vaisseaux sanguins du cerveau et de la face sont d'un tel calibre, et si nombreux, que des congestions graves, mortelles même, peuvent aisément se produire durant des positions aussi anormales.

L'homme, enfant ou adulte, ne s'habitue pas plus à rester la tête en bas qu'à se tenir suspendu en l'air à l'aide d'une corde passée autour du cou.

3° Mouvements simples et coordonnés avec les engins de toutes spèces.

Celui qui voudrait prendre la peine et la patience de décrire tous les engins et les appareils qui peuvent être employés dans la gymnastique de la *seconde enfance* ferait œuvre plus futile qu'utile.

Il n'est pas dans la nature un objet mobile ou fixe, à portée des sens et des organes de l'homme, qui ne puisse, disons mieux qui ne doive servir d'engin ou d'appareil pour les exercices infantiles, sous la direction d'un professeur intelligent.

Avec la vue, il fait apprécier, même de très loin, les distances, les formes, les aspects, la couleur, les rapports, ainsi que la position des corps.

L'ouïe sert à distinguer la situation, la direction, l'origine et la nature des sons qui viennent frapper l'oreille des divers points de l'horizon.

De même, on peut, à l'aide de n'importe quel objet qui se trouve à la portée des mains, exécuter une foule d'exercices musculaires des plus variés.

Nous avons toujours été d'avis qu'il faut accorder la préférence, dans cette catégorie d'exercices aussi bien que pour les exercices sensoriels et intellectuels, aux engins naturels, aux corps et aux êtres qui se rencontrent autour de nous, plutôt qu'aux engins artificiels. Les chaises, les bancs, les fenêtres, les murailles, les seaux, les mannes, les pavés, les cordes, les chaines, les cannes, les petits fusils, les charrettes et chars, les barrières, les échelles, valent bien sous ce rapport tous les instruments qui ont été imaginés pour les salles de gymnase.

Évidemment nous ne blâmons pas l'usage de ces derniers : les institutrices ne disposant pas dans leurs classes de tous les objets usuels de la vie courante, sont bien obligées d'avoir recours à des engins et à des appareils artificiels. Tout ce que nous demandons, c'est que ceux-ci ne fassent pas perdre ceux-là de vue, comme cela se fait trop généralement de nos jours : le cheval de bois ne remplacera jamais complètement le vrai cheval, sensible et pétulant.

Tous les engins et appareils destinés aux exercices musculaires, soit pour *développer*, soit pour *perfectionner*, soit pour *rectifier* les organes locomoteurs, les seuls dont il s'agisse ici, peuvent être rangés en deux classes, selon le mode d'emploi dont ils sont l'objet.

Il y a, d'abord, les *engins mobiles et portatifs*, puis les *engins fixes*. L'enfant fait pirouetter les premiers; il pirouette autour des seconds.

De là, deux espèces d'exercices corporels, qui diffèrent beaucoup plus les uns des autres en apparence qu'en réalité.

Engins mobiles. — Il est évident qu'avec des objets mobiles on peut répéter presque tous les exercices corporels, dont il a été fait mention sommairement dans les deux classes précédentes de mouvements simples et coordonnés. Ainsi, on peut attacher un poids à chaque phalange par un cordon rond ou plat, et la faire agir seule en paralysant momentanément l'action des autres organes locomoteurs au moyen d'un léger appareil contentif. C'est une manière non seulement d'exciter l'action et la vie des tissus musculaires et fibreux des différentes articulations, grandes ou petites, mais aussi de mesurer leur degré de force respectif.

Est-il nécessaire maintenant de signaler les principaux engins mobiles et portatifs avec toutes les manières imaginables de les faire concourir, tantôt isolément, tant concurremment, au développement de tous les muscles? C'est dans la pratique que tous ces détails se présentent et offrent de l'intérêt.

Il y a, d'ailleurs, pour ceux qui aiment les enseignements tout faits, de nombreux traités didactiques qui leur énuméreront tout ce qu'il est possible de faire en gymnastique au moyen d'un bâton, d'un sabre, d'un fusil, aussi bien qu'avec des haltères ou des mils.

Engins fixes. — Nous ne ferons que citer ici les cordes, échelles, anneaux, perches, barres, pédales, tremplins, qui peuvent recevoir une foule de positions horizontales, verticales, inclinées dans tous les sens et à tous degrés, et qu'on rend à volonté immobiles, rigides ou flexibles.

Nous n'avons pas plus à décrire par le menu les exercices si multiples qui peuvent être exécutés à l'aide de ces engins, que nous ne l'avons fait pour ceux dont nous nous sommes occupé déjà. Il est de ces détails minutieux que la théorie indique et que les principes déterminent, mais que la pratique seule énonce et fait connaître à mesure que les occasions se présentent.

Contentons-nous de poser quelques règles générales à ce sujet.

Première règle générale : « Tout exercice corporel doit être rigoureusement approprié à l'âge, à la force et à la constitution anatomique de chaque sujet. »

Il n'y a aucune exception possible à cette règle. C'est, à proprement parler, un axiome qui devrait servir d'épigraphe à tous les traités classiques de gymnastique, mais qui malheureusement est trop souvent méconnu dans la pratique, surtout dans les exercices avec les engins.

Les exercices naturels sont forcément limités à la puissance fonctionnelle de celui qui les exécute. Les jeux infantiles sont pour la plupart dans le même cas.

Ce qui ne veut pas dire qu'on doive abandonner les enfants à leur fougue, à leur ardeur, à leur esprit d'imitation et d'émulation, dans ces deux sortes de manœuvres corporelles. Il en est beaucoup qui finiraient par se surmener, s'échauffer outre mesure, et qui s'exposeraient ainsi à contracter l'une ou l'autre des affections sporadiques ou épidémiques particulières à cet âge, telles que le croup, l'angine tonsillaire, la scarlatine, la variole et la rougeole, ou même quelquefois des maladies organiques sérieuses des poumons, des plèvres et du cœur, ou enfin un *rhumatisme articulaire universel,* l'une des plus tristes et des plus redoutables conséquences d'un refroidissement subit ou prolongé. L'enfant au gymnase doit donc toujours être surveillé et rappelé à une sage dépense de forces. Mais c'est spécialement lorsqu'on passe aux manœuvres d'ensemble avec les engins que la surveillance et mieux encore la prévoyance doivent être sévères.

Deuxième règle générale : « De 2 à 7 ans, l'enfant ne peut se livrer qu'à des exercices musculaires légers et courts. »

A cet âge, les fibres musculaires sont peu solides dans la race humaine. Mollasses, pâles, imbibées de lymphe plastique, elles ne jouissent pas encore de la tonicité et de l'élasticité qui les caractérisent dans l'adolescence et l'âge mûr. Les os eux-mêmes, nous l'avons dit, sont mous, flexibles.

Les bambins, auxquels on laisse impunément faire des cumulets, ne pourraient exécuter sans danger, par exemple, ces moulinets circulaires que certains amateurs, plus téméraires que sages, se font un plaisir de décrire autour des barres fixes: De semblables tours de force sortent du cadre de la *gymnastique rationnelle*, pour entrer dans la série des excentricités acrobatiques d'une profession *inutile à la société*.

DEUXIÈME CATÉGORIE.

1° *Jeux infantiles sur place, isolément ou en commun.*

Nous avons vu défiler devant nous les exercices sensoriels simples et combinés entre eux. Nous venons de voir les exercices musculaires simples et coordonnés, avec ou sans engins. Nous arrivons maintenant à des exercices plus complexes, qui font agir en même temps les organes du système locomoteur et ceux des sens, y compris nécessairement l'organe central, le cerveau.

En effet, les jeux et les jouets de l'enfance, qu'il ne faut pas confondre avec les manœuvres et les engins gymnastiques proprement dits, ont cet avantage et ce privilège particuliers d'exiger le concours simultané ou successif de plusieurs appareils physiologiques, dont le fonctionnement régulier serait impossible sans l'intervention des principales facultés du cerveau : la mémoire, la comparaison, le jugement et l'imagination.

Avec une attention soutenue et un peu de bonne volonté, les enfants parviennent facilement à se livrer à tous les petits exercices des sens et des muscles, à l'aide desquels on développe méthodiquement toutes les parties du corps; pour les jeux, il faut plus que de l'attention et de la bonne volonté.

C'est ce qui nous fait attacher une grande importance à ces récréations gymnastiques, qui mettent en relief et en évidence toutes les facultés et les principales prédispositions physiques, morales et intellectuelles du jeune âge.

Les jeux sur place comprennent les jeux de table ou de chambre, auxquels on peut s'adonner durant l'hiver et dans les mauvais jours d'été.

Isolément ou en commun, les enfants peuvent découper des images, colorier des contours sur papier ou porcelaine, agencer des fleurs naturelles, confectionner des fleurs artificielles, jouer aux cartes, au loto, arranger des découpures, des pièces de construction, de calcul, rouler des bandes, plier des étoffes, tricoter, coudre, etc.

2° *Jeux infantiles avec déplacement, isolément ou en commun.*

Tous les jeux chers à la pétulante enfance se rangent dans cette catégorie, depuis le simple jeu de cache-cache jusqu'à la lutte classique. Le cercle, le bouchon, la toupie, la balle ou la paume, les barres, le colin-maillard et une foule d'autres exercices, qui réclament de l'agilité, de l'adresse, une bonne vue, l'ouïe juste, et qui varient selon les saisons et les localités, doivent être surtout recommandés, parce qu'ils se pratiquent généralement en plein air.

Il est regrettable que ces exercices bienfaisants soient presque partout abandonnés à l'initiative des enfants. Les institutrices devraient se charger d'en régler les dispositions et les mouvements, ne fût-ce que pour empêcher les jeunes sujets de se laisser conduire par les plus âgés, qui les éreintent et les surexcitent, quand ils ne les bousculent pas.

3° *Arts et métiers récréatifs pour l'enfant.*

On a beaucoup parlé, dans ces derniers temps, de la méthode Frœbel et des jardins d'enfants. Il ne suffit pas d'étudier et de connaître les lois et les produits de la nature; il est bon de s'initier, de bonne heure aussi, aux difficultés et aux secrets des arts et métiers.

On se préoccupe trop des notions relatives aux sciences naturelles dans l'éducation de l'enfance.

Nous aimerions voir les enfants exercer leurs membres à de *petits travaux*, aussi instructifs et non moins amusants que la description des œuvres de la nature, à propos desquelles nous avons entendu souvent nos instituteurs actuels se livrer à des réflexions et à des explications trop abstraites pour de jeunes cerveaux.

A côté des jardins d'enfants, qu'on établisse des *ateliers d'enfants*, où se trouveraient réunis un certain nombre d'outils ou d'instruments qu'on leur apprendrait à manier avec dextérité.

ORGANES ET APPAREIL DE LA RESPIRATION.

L'appareil de la respiration comprend les deux poumons, qui font l'office de deux soufflets, et les tuyaux, ou tubes, par lesquels ils communiquent avec l'air extérieur au moyen des ouvertures buccales et nasales.

Leur mécanisme est fort simple : les muscles de la poitrine et du ventre ainsi que le plancher musculaire qui sépare ces deux cavités et qu'on nomme diaphragme, se contractent plus ou moins lentement, attirant en tous sens vers eux la cage thoracique qui s'ouvre et se dilate; aussitôt l'air du dehors se précipite par la bouche ou les narines vers la gorge, et passe par le larynx et la trachée-artère (tuyau principal) dans les bronches (tuyaux secondaires), qui aboutissent à des vessies microscopiques, dites vésicules pulmonaires. C'est dans ces vésicules que le phénomène de la respiration s'accomplit par la substitution, dans le sang veineux, de l'oxygène atmosphérique à l'acide carbonique, qui se dégage.

C'est ce qu'on appelle l'*inspiration* ou l'*aspiration pulmonaire*.

Après un repos de quelques secondes, nécessaire pour l'échange des gaz dans le sang qui inonde les vésicules des poumons, l'*expiration* commence. Tous les muscles disséminés autour de la poitrine, se relâchant, la cage thoracique s'affaisse et chasse par les tuyaux bronchiques, jusqu'au larynx et à la gorge, puis au delà de la bouche et des narines, l'air qui a servi à la respiration.

Ce double mouvement, *inspiratoire* et *expiratoire*, se répète de dix à quarante fois par minute, selon les cas ou les besoins de l'économie, besoins qui varient beaucoup en raison de l'état sain ou maladif des sujets.

Les conditions essentielles pour que la respiration s'effectue normalement sont : la liberté des mouvements musculaires du thorax et la pureté de l'air respirable.

Comme la nécessité de cette fonction devient d'autant plus impérieuse que l'organisme se meut et travaille davantage, il s'ensuit que c'est, avant tout, durant les exercices gymnastiques qu'il faut faciliter les mouvements de la poitrine et lui fournir l'air le plus pur, le plus oxygéné.

Voilà pourquoi les gymnases doivent être installés dans de vastes salles ou en plein air, et pourquoi tout vêtement et tout corset ou corsage capables de s'opposer à l'expansion pulmonaire, devraient être, *en tous temps*, impitoyablement proscrits.

Dans toutes les circonstances de la vie, et spécialement dans celles qui exigent une certaine dépense de force musculaire ou d'énergie vitale, il faut savoir accommoder le mécanisme de la respiration à celui du reste de l'organisme.

Il y a là tout un art que la gymnastique enseigne, et avec lequel chaque sujet doit se familiariser de bonne heure.

Que se passe-t-il quand, ignorant ou méconnaissant l'art de respirer, on monte rapidement un escalier, une échelle ou une montagne ; quand on chante, quand on lit ou parle en public ; quand on saute ou court longtemps ; quand, en un mot, on s'adonne à des travaux fatigants, qui réclament des efforts musculaires précipités et soutenus ?

On manque vite d'haleine ; les muscles s'engourdissent, fléchissent ; la poitrine et la face se congestionnent par l'afflux d'un sang trop veineux, trop chargé d'acide carbonique. Ce n'est cependant pas la puissance nervoso-musculaire qui est épuisée ; c'est la respiration affolée, intermittente, entrecoupée, haletante, qui ne parvient plus à vivifier suffisamment le sang pulmonaire, à le convertir régulièrement en sang oxygéné, et qui trouble, par ricochet, le rythme de l'appareil respiratoire.

Comment faut-il donc respirer dans ces divers cas ?

« Il faut apprendre à cadencer, dans une harmonie complète et constante, les mouvements d'inspiration et d'expiration de la poitrine avec ceux que les organes, locomoteurs et autres, exécutent. »

Appliquons cette règle à la *course* et au *discours*.

En *courant*, chaque fois qu'un pied retombe sur le sol, un mouvement d'expiration ou d'expulsion d'air doit se produire en même temps. Les inspirations, au contraire, doivent coïncider avec les mouvements d'élévation du pied et l'élan du corps en avant.

On apprend à courir comme on apprend à nager, sans nul doute ; mais on ne sait bien nager et courir qu'en se conformant aux principes de la gymnastique rationnelle.

Pour monter un escalier, pour gravir une montagne ou escalader la paroi des fosses à charbon au moyen d'échelles, sans perdre haleine et forces tout à la fois, il faut que les mouvements inspiratoires et expiratoires de la poitrine soient *cadencés avec ceux des jambes et des bras*. Le jet d'air impur doit sortir de la poitrine chaque fois que le pied tombe sur une marche, sur le sol ou un échelon. Et si l'on éprouve le besoin de faire une *inspiration profonde et prolongée*, il faut s'arrêter court pendant le temps nécessaire à l'introduction de la masse aérienne dans les poumons.

S'agit-il de lire en public ou de prononcer de longs discours, il est urgent de commencer lentement, à voix basse, et surtout d'observer les pauses indiquées par les différents signes de la ponctuation, pour faire des inspirations plus ou moins profondes. Dans ce cas, il ne faut pas tenir compte de la dépense des forces musculaires, mais bien de la quantité d'air indispensable pour alimenter les sons et les intonations oratoires.

C'est au moment des pauses ou suspensions littéraires qu'on doit, par l'inspiration, faire provision d'air dans la poitrine.

Remarquons, à propos de lecture, que notre système de ponctuation laisse encore beaucoup à désirer.

Pour bien ponctuer un morceau de littérature, afin d'en rendre facile la lecture à haute voix, on ne doit pas avoir égard aux règles de la grammaire, qui admet des phrases principales, accessoires, incidentes, et des conjonctions ou liaisons absolues et relatives : il faut s'attacher exclusivement aux besoins et aux règles du mécanisme respiratoire, qui sont absolument les mêmes pour la lecture et pour les discours que pour le chant. C'est un musicien plutôt qu'un grammairien qui devrait indiquer l'emplacement des virgules, des points et virgules et des points.

Ainsi, où il faut faire une *inspiration courte*, mettez une virgule ; une inspiration moyenne, point et virgule ; une inspiration profonde, un point ou deux points. C'est surtout, arrivé à la pause

figurée par un point, que l'orateur ne doit pas oublier de respirer
à fond, sinon il est perdu. L'haleine lui manquera, il suera à
grosses gouttes et se fatiguera en fatiguant ses auditeurs.

Nous connaissons beaucoup d'habiles parleurs, qui ne seront
jamais orateurs, parce qu'ils n'ont pas appris la gymnastique de
la parole, ou l'art de respirer en discourant.

Mais c'est spécialement aux enfants qu'il est urgent d'inculquer
ces notions et ces pratiques, afin que l'habitude d'établir la syner-
gie des fonctions locomotrices, vocales et respiratoires, développe
en eux une aptitude naturelle, instinctive, qui se perfectionnera
de plus en plus avec l'âge et qui s'exercera méthodiquement, au
besoin, pour ainsi dire à leur insu.

Il y a là encore une source d'exercices corporels des plus
variés, aussi agréables qu'utiles.

ORGANES ET APPAREIL DE LA CIRCULATION.

Deux petites pompes aspirantes et foulantes collées ensemble,
voilà le cœur. Les vaisseaux lymphatiques, veineux et artériels,
sont leurs tuyaux. L'une de ces pompes, la droite, aspire de tout
le corps le sang veineux et la lymphe, pour les chasser dans les
poumons; l'autre, la gauche, aspire le sang des poumons lorsqu'il
s'est débarrassé de son acide carbonique pour prendre de l'oxygène, et le pousse dans tout l'organisme.

La circulation est solidairement reliée à la respiration. Toutes
les maladies des poumons réagissent, tôt ou tard, sur le centre
circulatoire et *vice-versa*.

En général, le cœur donne quatre ou cinq pulsations pendant
que la poitrine fait une inspiration; et cette proportion se maintient à peu près la même dans le cours des maladies.

Il en est tout autrement pendant les efforts musculaires prolongés. Là, il n'y a plus de rapport régulier entre le nombre
d'inspirations et les battements du pouls, bien que l'accélération
et la force de ceux-ci augmentent d'une manière notable. Ainsi
que nous l'avons dit plus haut, dans tous les exercices musculaires
violents ou prolongés de la totalité ou d'une partie seulement de
l'organisme, il faut proportionner ou cadencer le nombre et l'éten-

due des mouvements respiratoires avec le degré et l'activité des efforts et des effets à produire.

Les exercices corporels trop violents, tels que ceux du moulinet, peuvent avoir pour effet de provoquer des hémorragies par déchirures pulmonaires, ou des congestions actives du cœur, dont la fréquente répétition engendre l'hypertrophie et diverses autres affections de cet organe.

Nous avons vu plusieurs gymnasiarques, et même de simples amateurs de gymnastique, mourir de cette manière à la fleur de l'âge.

ORGANES ET APPAREIL DE LA NUTRITION.

En gymnastique, on peut réunir sous la même rubrique les fonctions des voies digestives et celles de la nutrition. Les aliments et les boissons parvenus à l'estomac, imbibés de flux salivaire et gastrique, subissent une fermentation qui les désagrège et en forme une pâte molle, uniforme, nommée chyle. Celui-ci pénètre, en partie, à travers les tissus du canal digestif, dans les vaisseaux de petits calibres, puis dans les veines, d'où, mêlé au sang veineux, il est aspiré par le cœur droit et dirigé vers les vésicules pulmonaires. Le chyle, la lymphe et le sang veineux réunis, dépurés et oxygénés par le contact de l'air dans les poumons, sont ensuite pompés par le cœur gauche et envoyés, à l'aide des vaisseaux artériels, dans toute la périphérie du corps.

C'est alors que commence et s'accomplit la nutrition des tissus.

Autrefois, on croyait que le sang veineux était, par suite de son passage dans les cellules pulmonaires et de son contact avec l'air extérieur, la source principale, si pas unique, de la chaleur vitale, qui varie de 38° à 42°.

Aujourd'hui nul n'ignore qu'il se fait dans toute la substance de l'organisme un double travail de composition et de décomposition atomique, accompagné, comme tout phénomène physique ou chimique, de production de chaleur et d'électricité, qui est la vraie cause de la température élevée du corps humain, ainsi que de la destruction et de la rénovation partielles et continues de nos tissus.

Les exercices corporels favorisent cette espèce de combustion et produisent un excès de calorique et d'usure, que les aliments bien digérés et le repos réparent plus ou moins rapidement.

Voilà comment l'excès, l'abus de ces exercices, peut devenir pour les enfants une cause de fièvres, ou d'inflammations graves et même mortelles.

Le secret de tous les exercices gymnastiques consiste dans le talent de savoir maintenir l'équilibre entre tous les organes et leurs fonctions, au milieu de ces destructions et de ces reconstitutions d'atomes organiques, en activant ou ralentissant à volonté tantôt l'une, tantôt l'autre de ces deux opérations, ici par des exercices prolongés ou réitérés, là par une immobilité plus ou moins durable et complète.

De là encore, la nécessité de ne pas soumettre aux mêmes manœuvres les sujets obèses, surchargés de lymphe plastique, et les sujets maigres, nerveux.

ORGANES ET APPAREIL DE SÉCRÉTION.

Un appareil très compliqué de glandes de divers calibres est disséminé dans tout le corps. Il existe des glandes sudorifères dans la peau et des glandes lacrymales, salivaires, hépatiques, pancréatiques, rénales, ovariennes et spermatiques, dans la profondeur des tissus.

Parmi ces corpuscules et ces viscères sécréteurs ou excréteurs, qui jouent un rôle si varié dans l'économie humaine, il en est qui produisent simplement un liquide onctueux destiné à favoriser le jeu, le glissement des os, des tendons, des muscles, des viscères; d'autres élaborent des ferments propres à la digestion et à la nutrition, c'est-à-dire à la désagrégation moléculaire des substances alibiles; d'autres façonnent les germes reproducteurs de l'espèce ou les éléments nutritifs primordiaux des rejetons; d'autres, enfin, extrayent de nos sucs et de nos membranes des fluides excrémentiels, résidus des combustions intimes, que des canaux spéciaux rejettent au dehors de l'économie. L'urine, les matières fécales, la transpiration pulmonaire et cutanée sont dans ce dernier cas.

Tout exercice corporel a pour effet d'activer la formation de ces détritus excrémentiels qui, s'ils sont trop abondants, dénotent que la constitution travaille, se consume et se détériore trop rapidement.

Ainsi le diabète, si fréquent de nos jours, qui se décèle par une sécrétion rénale anormale et abondante, n'est que la conséquence d'un travail exagéré du système nerveux et d'une alimentation vicieuse, sous l'influence desquels les tissus s'usent, se décomposent rapidement, tandis que leur reconstitution par les aliments est plus ou moins enrayée. Il résulte de là un défaut d'équilibre entre la nutrition, d'une part, et la dénutrition, de l'autre, qui se traduit par l'élimination au moyen des reins et des urines, d'un excès de substances sucrées, azotées et charbonneuses, dont l'organisme n'a pu tirer profit.

Ici, nous n'avons à considérer en particulier que la transpiration cutanée.

On sait combien l'exsudation de la peau est activée par les exercices locomoteurs, mais on ne se fait pas généralement une idée assez juste de l'importance de cette fonction et des dangers que son arrêt subit fait quelquefois courir aux sujets de tout âge, et surtout aux enfants, chez lesquels cette tunique est si perméable, si spongieuse.

Un refroidissement trop brusque, l'exposition prolongée à une température faible, après une marche rapide ou des mouvements musculaires actifs, sont les causes les plus fréquentes de toutes les *maladies aiguës* de l'enfance, sans exception, en temps ordinaire et principalement en temps d'épidémie.

La rougeole, la scarlatine, le choléra, le croup, la petite vérole, etc., sont presque toujours précédés et déterminés chez ces petits êtres, par une excitation insolite de la transpiration cutanée, suivie trop rapidement de sa suppression soudaine ou d'une diminution excessive, par simple refroidissement brusque ou prolongé.

Ces perversions dans les fonctions de la peau se produisent plus facilement en été qu'en hiver.

GYMNASTIQUE THÉRAPEUTIQUE.

Nous avons esquissé les différents genres d'exercices corporels qui peuvent être enseignés aux enfants de 2 à 7 ans, pour les amener à utiliser tous les organes de la vie de relation dont ils sont pourvus, et dont ils devront faire usage dans l'avenir, non seulement à leur profit personnel, mais aussi au profit de la communauté sociale au sein de laquelle s'écoulera leur existence.

Tout ce que nous avons dit jusqu'ici concerne exclusivement les jeunes sujets sains, convenablement constitués, munis de tous leurs sens et doués de toutes les aptitudes physiologiques propres à la race humaine.

Pour être complet, il s'agit maintenant de nous arrêter un instant sur un point de gymnastique qui a fait plus spécialement l'objet de la sollicitude des savants suédois, et qu'on a pu appeler la *Gymnastique pathologique*, ou mieux, selon nous, *Gymnastique thérapeutique*, parce qu'elle a pour but de corriger, redresser, rétablir des sens imparfaits, incomplets, ou des organes malades, difformes, atrophiés ; et de suppléer à l'absence de quelques-uns d'entre eux, par l'éducation spéciale de ceux qui sont restés dans des conditions physiologiques.

Avant de faire fonctionner tel ou tel organe, on doit toujours s'assurer si cet organe est dans son état normal. Dans le cas où il en serait autrement, le concours des hommes de l'art devient nécessaire. En revanche, il arrive souvent que les médecins, à leur tour, doivent recourir aux procédés et aux appareils de la gymnastique pour remplir les indications thérapeutiques qu'ils se proposent de réaliser.

C'est ainsi que nous parvenons bien souvent en chirurgie, à guérir ou à rendre moins pénibles le *strabisme*, le *bégaiement*, le *zézaiement*, le *bredouillage*, la *danse de Saint-Guy*, le *raccourcissement* d'un tendon du pied, du cou ou de toute autre partie du corps, la *courbure* des os des membres ou du tronc, par des exercices particuliers ou par des bandages spéciaux, qui développent plutôt certains éléments anatomiques que certains autres, sans l'intervention des instruments tranchants, ni des onguents, emplâtres et autres agents médicamenteux.

Examinons quelques-uns de ces cas :

Strabisme. — Il y a plusieurs variétés de strabisme, qui datent presque toutes de la première enfance et qui sont dues tantôt à des ophtalmies, tantôt à des habitudes vicieuses de l'œil.

Dans cette difformité, certains muscles du globe oculaire sont raccourcis, tandis que les autres sont allongés. Les muscles raccourcis attirent la cornée transparente de leur côté.

Pour remédier à ce vice fonctionnel, il faut obliger l'œil à se porter en sens contraire par des exercices faciles à concevoir et à mettre en usage.

Avec de la patience et surtout de la persévérance on peut arriver à d'excellents résultats. La répétition fréquente d'un même effort distend, allonge les muscles trop contractés et fait raccourcir ceux qui, pour céder à la contraction de leurs antagonistes, avaient dû s'allonger.

L'équilibre organique et fonctionnel peut se rétablir ainsi, sans le secours des instruments de chirurgie.

Bégaiement, zézaiement, bredouillage. — Ces infirmités consistent tantôt dans un vice organique de la langue, tantôt dans une lésion des nerfs, tantôt dans un défaut de coordination entre les sensations et les impulsions qu'elles provoquent.

Quelquefois les idées se précipitent trop vivement, et les muscles vocaux ne répondent pas assez vite au commandement du cerveau ; parfois ce sont les idées qui sont lentes à se produire, et les sons se suivent trop rapidement ; d'autres fois, enfin, ce sont des muscles ou des nerfs lésés, mal conformés ou paralysés, qui causent ces discordances vocales.

Dans tous les cas, c'est de la gymnastique seule qu'on doit espérer le traitement et la guérison de ces divers vices de prononciation.

Voici comment on y parvient : On fait vibrer et mouvoir isolément chacun des organes de la voix : cordes vocales, langue, joues, lèvres, pour bien développer leur système musculaire et nerveux. On fait prononcer de toute manière, haut, bas, lentement, vivement, chacune des lettres de l'alphabet, en insistant sur celles qui sont le plus difficilement articulées. On passe ensuite à la prononciation des syllabes les plus simples, puis des plus compliquées. On fait lire et chanter à haute voix des morceaux choisis, en commençant toujours par lire et chanter soi-même à l'unisson avec le sujet, qui finit bientôt par se tirer d'affaire tout seul.

Ici encore, comme pour le strabisme, il faut de la patience et de la persévérance dans ces divers exercices, pour obtenir des succès réels et durables.

Danse de Saint-Guy. — La gymnastique ordinaire des organes locomoteurs suffit généralement pour faire disparaître les mouvements nerveux, insolites, de la chorée, en y ajoutant les soins hygiéniques nécessaires, notamment les bains chauds et une alimentation substantielle mais nullement excitante.

Raccourcissement des tendons ou des muscles, courbures des os, etc. — Les muscles ne se développent pas seulement par l'usage modéré qu'on leur impose, mais ils cèdent à des mouvements de traction convenablement dirigés et répétés assez fréquemment; ils s'allongent alors, entraînant dans leur extension les tendons qui les terminent et les os auxquels ils sont attachés.

Tout le mécanisme de l'orthopédie chirurgicale est fondé sur cette propriété, que les professeurs de gymnastique suédois ont surtout parfaitement comprise et utilisée, aussi bien que notre regretté compatriote, Jules Guérin, de Paris.

On procède de la manière suivante : Les parties rétractées sont frictionnées et massées légèrement sur toute l'étendue du membre. On exerce alors des *tractions modérées*, mais longues, intermittentes, quelquefois continues pendant plusieurs heures ou plusieurs jours, sur ces parties, au moyen des mains, d'un poids ou d'une poulie.

On fait exécuter aussi aux muscles, tendons et os correspondant aux points affectés, des exercices variés avec ou sans engins, mais combinés de manière à produire un allongement forcé.

C'est surtout dans le jeune âge, quand les organes locomoteurs sont encore mous, qu'on doit s'attacher à redresser les courbures, à développer les atrophies et à mobiliser les ankyloses des membres, du tronc ou du cou. Il vient un temps où nulle amélioration n'est plus possible par les procédés de la gymnastique thérapeutique, sans l'aide de la chirurgie et de l'orthopédie spéciale.

— Que faut-il penser des appareils orthopédiques?

Il en est de bons, il en est de mauvais, d'inutiles, de nuisibles même. Il n'y faut recourir que lorsqu'il n'y a plus rien à attendre de la gymnastique. Leur poids, la compression qu'ils déterminent sur divers points du corps, contribuent plus souvent à déformer et atrophier davantage les sujets qu'à les débarrasser de leurs infirmités.

En général, ce sont plutôt des moyens palliatifs que curatifs.

Remarque générale. — Avant d'abandonner ce chapitre, faisons remarquer que nous avons tenu à fournir des indications générales, aussi nettes et complètes que possible, sur les diverses espèces d'exercices corporels qui peuvent être utilisés dans l'éducation des enfants, depuis la naissance jusqu'à l'âge de sept ans.

Quelques-uns de nos lecteurs trouveront même peut-être que ces indications ont été trop nombreuses, les enfants de sept à douze ans étant plus à même d'être soumis aux manœuvres musculaires et sensorielles dont nous venons de nous occuper, que ceux qui sont au-dessous de cet âge.

C'est justement là notre excuse et notre justification.

Pour éviter des répétitions fatigantes, ennuyeuses pour tout le monde, et pour ne pas éparpiller dans des passages différents des notions qui répondent aux mêmes principes et relèvent des mêmes procédés de la science et de l'art de vivre, nous avons jugé bon de réunir et de signaler, dans un même chapitre, tout ce qui peut s'appliquer à la fois aux sujets de la première et de la seconde enfance, ainsi qu'à ceux de la première jeunesse, embrassant ainsi, dans son ensemble, la période initiale la plus importante de l'éducation humaine, qui va de la naissance jusqu'à l'âge de douze ans, dans nos régions tempérées.

Nous laissons, d'ailleurs, aux lecteurs intelligents le soin de discerner ce qui est applicable aux bambins de deux, de quatre et de sept ans, de ce qui ne l'est qu'à ceux de neuf ou de douze ans.

Nous éviterons ainsi l'ennui de devoir répéter plusieurs fois la même chose.

Disons un mot maintenant de l'éducation familiale et scolaire en général.

ÉDUCATION FAMILIALE ET SCOLAIRE.

Quelle part convient-il de faire à chacune de ces deux éducations, et comment faut-il les associer?

L'*école gardienne*, c'est, on le sait, l'image de la famille. L'éducation y est à la fois instructive, éducative, autoritaire et maternelle. En classe, au jardin, dans la cour, aux ateliers, l'enfant doit être comme chez lui, l'objet des mêmes attentions et des mêmes soins personnels. Tout le système cérébral, ainsi que les appareils sensoriels et musculaires doivent être façonnés peu à peu.

Au logis, de deux à sept ans, l'enfant ne doit avoir ni *leçons à apprendre*, ni *devoirs à faire*.

Seulement ses jeux seront institués avec intelligence, d'accord avec la directrice de l'école gardienne, afin qu'il s'amuse en exerçant ses diverses facultés naissantes.

— On nous a souvent posé cette question, par laquelle nous clorons le chapitre de la *gymnastique infantile*.

Est-il bon d'enseigner aux enfants deux langues à la fois?

Non.

L'homme doit connaître à fond toutes les ressources et toutes les finesses de la langue dont il devra se servir usuellement un jour; il faut qu'il sache l'écrire et la parler correctement, habilement, savamment. Mais il ne peut bien approfondir que celle-là, à moins que, par la suite, il ne s'attache à l'étude des langues étrangères ou des langues anciennes, à un point de vue exclusivement personnel, pour le haut commerce ou pour la littérature internationale. L'école gardienne est l'école de tout le monde, l'école du peuple. De son côté, l'école primaire, qui va lui succéder de sept à douze ans, n'a d'autre objet que de former des citoyens complets, aptes à se développer, au besoin, seuls, par eux-mêmes, dans les métiers, arts et professions dont ils aborderont l'apprentissage à partir de douze ans.

Ne fatiguez pas le cerveau, ne gaspillez pas le temps de ces futurs représentants des classes laborieuses, en voulant leur faire connaître des langues étrangères dont l'immense majorité d'entre eux n'auront jamais besoin. Qu'ils sachent se servir parfaitement de la langue générale du pays, qu'ils aient, pour termes de comparaison, certaine connaissance du jargon ou patois de leur localité; rien de plus.

Quant aux enfants des riches, à quelque carrière qu'on les destine, ils auront plus tard les moyens et l'occasion d'apprendre les langues anciennes ou étrangères, aussi correctement qu'ils le voudront, lorsqu'ils seront en possession de leur langue nationale.

Ce n'est pas pour acquérir la faculté prématurée d'un double langage avant la virilité, qu'il faut encombrer ces petites cervelles d'un tas de mots abstraits qui absorbent leur jeune attention au détriment de tant de notions nettes, matérielles, relatives à des choses et des objets vus, sentis, touchés, qui sont à leur portée et qui les amusent en ornant leur mémoire, en stimulant leur cerveau et en développant tous les organes sensoriels.

Parler deux langues dès l'enfance ou la première adolescence, c'est un résultat par trop insuffisant ou insignifiant, dont l'avantage ne compense nullement les inconvénients : les jeunes polyglottes sont généralement des fruits secs dans les cours de sciences et de mathématiques.

Leur mémoire s'est développée à la place du jugement.

Maintenant, pour que tous les éducateurs de l'enfance, pères, mères, institutrices et instituteurs, comprennent bien les devoirs et l'importance de leurs charges et soient, en même temps, à la hauteur de leur mission, ils doivent partir de ce principe, qui ne comporte nulle restriction dans aucun pays, pas plus chez l'homme civilisé que chez les sauvages, malgré les aptitudes héréditaires que le cerveau et les organes des enfants reçoivent par transmission :

L'enfant n'a d'autre intelligence, d'autres pensées, d'autres sentiments, d'autres stimulants, d'autres mobiles, que ceux dont on lui communique le fonds, le germe ou les éléments.

Il y a cependant un phénomène *organique* qui échappe à cette règle : c'est celui de l'*attraction*, qui porte *instinctivement* l'enfant vers les aliments assimilables. Mais ce phénomène est inhérent à la matière : il n'est que l'expression d'une propriété commune à tous les êtres de la nature, tant inorganisés qu'organisés.

Il serait donc aussi insensé de vouloir tirer des idées ou des notions spontanées du cerveau de l'enfant que de chercher à extraire du sang d'une pierre.

Mais si le principe de toutes les impressions physiques, morales et intellectuelles, qui constituent le domaine privé de chaque individu, doit être communiqué à l'encéphale, n'est-il pas évident que l'*éducateur* façonne l'homme à sa guise?

Par *éducateur*, mot auquel nous donnons son extension la plus large, nous comprenons : la *famille*, le *milieu social* et l'*école*.

Les chefs de famille et les chefs d'école gardienne doivent donc savoir que nos idées ne sont nullement innées, qu'elles n'existent même pas en germe dans notre cerveau; que les premières impressions et les premières connaissances de l'enfant, composées de notions et de comparaisons seulement, lui sont inculquées par la vue, par l'ouïe et les autres sens dont il est pourvu ; et que c'est exclusivement par les sensations venues du dehors que l'intelligence naît, se forme et garde le souvenir du passé.

Ce n'est que plus tard que les propriétés cérébrales se manifestent.

La raison, le raisonnement, l'imagination, la conception, surgissent après la mémoire.

Ainsi, au début de l'existence, l'enfant n'a rien de spontané; il n'a d'autre esprit que celui qu'on lui fournit et qui reste, pendant plusieurs années, à l'état de simple *esprit d'imitation*.

Jusque-là, il fait ce qu'il a vu faire, il répète ce qu'il a entendu, avant de comparer et de combiner entre elles les notions qu'il a acquises par le concours de ses divers organes sensoriels. Il voit marcher dans un ruisseau, il y marche aussi. Vous écorchez devant lui un lapin vivant, il essayera de le faire, à l'occasion. Il n'a encore ni sens intime, ni sentiment préconçu. On le fera devenir méchant, polisson, cruel, vivisecteur, en lui offrant le spectacle du vice.

Bien plus, ses sens sont si neufs, si peu exercés, et cependant si aptes à s'accommoder aux temps, aux lieux et aux choses au milieu desquels il se trouve, qu'on peut en faire un ivrogne, dès le berceau même, en lui présentant des liquides vineux très sucrés, qu'on alcooliserait peu à peu, de semaine en semaine.

Tant l'on fait tout ce qu'on veut de cette pâte neuve, de ce limon vierge, de cette nature souple qu'on appelle un enfant!

La responsabilité des éducateurs de l'enfance n'est donc pas légère. Il ne suffit pas de donner des leçons, de sages conseils, et de n'émettre que des idées justes, des notions saines; il faut avant tout et surtout *prêcher d'exemple.*

Soyez sévères quand il le faut, mais toujours soyez justes, bons, affectueux, vous souvenant sans cesse que les mauvais traitements aigrissent les jeunes caractères et que les mauvais procédés, en paroles et en gestes, n'y éveillent que le désir de les reproduire fidèlement, à la façon de l'écho ou du singe.

L'instruction scolaire, d'après cela, doit être très limitée pour nos bambins.

Il faut les accoutumer à se retrouver et à se reconnaître autour d'eux, dans leur localité, avec les amis et les objets qui leur sont familiers.

Ce n'est pas encore l'époque des idées abstraites ni élevées. Les proportions entre les choses réelles qu'ils voient et touchent, et celles qu'ils ne peuvent apercevoir par leurs sens propres, leur échappent. Un enfant, qui n'avait vu d'éléphant que sur ses cahiers, s'imaginait que cet animal devait être justement aussi gros que son chat.

Le dessin, la lecture, l'écriture, le calcul rudimentaire, des notions générales de géographie et d'histoire locales, les petits travaux manuels, la gymnastique, quelques fables et quelques chansons populaires, tel doit être le *programme* des mioches de nos écoles gardiennes.

Renonçons donc, une bonne fois, à leur parler d'êtres fantastiques, par lesquels on effraie et fausse leur imagination, inculte et bornée.

MALADIES DE LA SECONDE ENFANCE.

L'activité et l'indocilité des sujets de 2 à 7 ans sont causes de la plupart de leurs maladies. Ils courent, s'échauffent, se refroidissent, mangent, à tort et à travers, sans plus de ménagement que de discernement.

Ajoutez à cela les maladies contagieuses, auxquelles ils sont particulièrement prédisposés par leur constitution molle et par la puissance d'absorption de leurs tissus.

Signalons ici les principales affections de la seconde enfance, qui seront étudiées dans la *seconde partie :*

Rougeole, scarlatine et variole. Ces trois affections font partie du groupe des *fièvres éruptives. Vaccinides, maux de gorge et croup, fluxions de poitrine, coqueluche, convulsions. Corps étrangers* dans la gorge, dans les oreilles, les narines, etc.

QUATRIÈME CHAPITRE.

ADOLESCENCE — 7 A 12 ANS.

L'adolescence, dans tous les traités d'hygiène, a été confondue avec la jeunesse proprement dite. Littré fait remarquer, avec raison, que cette période de croissance doit se rapporter non à toute la durée de la jeunesse, mais seulement à sa première phase. Nous séparons nettement ces deux époques.

Dans nos climats tempérés, l'enfance cesse à 7 ans; c'est alors que la croissance prend son plus grand essor, et que commence la première phase de la jeunesse, l'*adolescence*, qui finit à 12 ans.

Nous ne nous arrêterons pas maintenant à justifier cette division des âges de la vie, par les considérations décisives qui nous l'ont fait adopter.

Nous n'avons rien de spécial à noter ici quant aux aliments, au genre de vie, aux habitudes et à l'éducation familiale qui conviennent aux adolescents des deux sexes.

Sous le rapport de la santé et de la mortalité, les sujets de 7 à 12 ans jouissent des plus heureux privilèges.

C'est l'époque où les diverses maladies, spontanées ou épidémiques, sont le moins fréquentes et le moins dangereuses. Et cela se conçoit. Les enfants chétifs, malingres, qui ont peu de résistance vitale succombent, en général, avant la septième année, à l'une ou l'autre des graves affections qui affligent la première et la seconde enfance. Il en résulte que les adolescents, autrement dits : les enfants qui dépassent la septième année, jouissent généralement d'une santé et d'une constitution excellentes. D'un autre côté, les maladies aiguës, telles que la rougeole, la scarlatine et le croup, deviennent de moins en moins rapidement funestes et, par conséquent, de moins en moins meurtrières à mesure que les sujets sont plus robustes.

Enfin, l'adolescent, n'étant pas encore exposé à tous les accidents et à toutes les causes morbides que rencontre l'économie humaine dans l'exercice des professions, dans les vicissitudes sociales et dans l'abus des jouissances matérielles, semble être prémuni contre une foule d'infirmités corporelles, qui déciment sans cesse l'humanité.

Dans ce chapitre, comme dans le précédent, c'est moins l'hygiène proprement dite, que la gymnastique et l'éducation scolaire, qui doivent faire l'objet de nos considérations et de nos remarques, pour diriger les familles et les divers éducateurs dans leur importante et délicate mission.

L'art de vivre, pour les adolescents, réside, essentiellement, dans l'art de se développer et de s'instruire, en vue des destinées qui les attendent.

GYMNASTIQUE DE L'ADOLESCENCE.

GYMNASTIQUE PHYSIOLOGIQUE. — La gymnastique et l'instruction primaire sont nécessaires à l'homme; elles devraient être obligatoires dans tous les pays.

De 7 à 12 ans, il faut diviser les sujets en deux catégories : l'une de 7 à 9 ans, l'autre de 9 à 12 ans; ainsi que nous avons divisé la seconde enfance en deux périodes : de 2 à 4 ans et de 4 à 7 ans.

Nous avons dit qu'en Allemagne et en Suède, les salles de gymnase sont spacieuses, d'une architecture sobre, mais grandiose. Les élèves de chaque catégorie y sont rangés par groupes distincts, selon les aptitudes, la constitution, la taille, etc.; et chacun de ces groupes est conduit par un chef-guide, choisi parmi les élèves les plus âgés et les plus habiles, qui commande en sous-ordre sous l'œil et la direction du professeur.

Il serait bon, pour la facilité des exercices gymnastiques, de former dans chaque catégorie trois groupes distincts, comprenant les élèves les *plus gros,* généralement lymphatiques et sanguins; les *plus grands* et les *plus petits,* qui comprennent les tempéraments secs et nerveux.

Chaque groupe ayant ses exercices particuliers, manœuvrerait tantôt seul, pendant que les autres se reposeraient, tantôt en même temps que ceux-ci, lorsque les exercices seraient communs à tous les groupes, ou lorsqu'on organiserait des exercices d'ensemble.

Faut-il séparer les sexes, ici? Oui.

Pourquoi? Pour deux raisons : parce que les prédispositions organiques de chaque sexe exigent déjà des exercices différents; et parce que l'émulation chez les petites filles, plus dociles, plus attentives, plus disciplinables que les garçons, pourrait être poussée au point d'exalter et de surmener leur système nerveux. Elles voudraient être les premières, et peut-être le seraient-elles souvent, dans les leçons scolaires et les mouvements gymnastiques qui réclament plus de bonne volonté que de force physique, et plus d'application que d'initiative.

La petite fille doit donc rester à l'institutrice, le petit garçon, des mains de celle-ci, passera aux mains de l'instituteur : c'est le commencement de l'éducation masculine d'une part, féminine de l'autre.

1° *Éducation du cerveau et des nerfs.*

Dans la première et la seconde enfances l'élève joue au gymnase un rôle essentiellement machinal. On commande, il exécute sans se rendre compte de ce qu'il fait, sans savoir pourquoi il a agi, sans se demander s'il ne vaudrait pas mieux s'y prendre de telle manière plutôt que de telle autre. C'est un automate qui écoute et qui se meut, par obéissance à une volonté étrangère, en gardant le souvenir des ordres qu'il a reçus, et en répétant de mieux en mieux, chaque jour, les évolutions qu'il a déjà faites ou qu'il a vu faire par ses émules.

Il n'en est plus de même dans la première jeunesse. Le cerveau s'est développé; il a fait provision d'idées, qu'il compare, qu'il agence. La curiosité naturelle de l'enfance ne se traduit plus par un perpétuel : pourquoi? Elle cherche d'elle-même à comprendre et à s'expliquer les choses, tant bien que mal. Le jugement se forme; le raisonnement le suit. L'âge de raison se prononce.

L'instituteur doit donc consacrer une partie de chaque leçon gymnastique à expliquer aux jeunes élèves, le mécanisme des mouvements, la nature des ordres, l'effet des exercices qu'ils vont exécuter ou auxquels ils viennent de se livrer. La théorie se joint ainsi à la pratique pour la justifier, pour la mieux faire comprendre et exécuter. On ne fait plus simplement recommencer chaque fausse manœuvre jusqu'à ce qu'elle soit bien rendue, on expose en quoi elle est défectueuse et comment elle deviendra irréprochable.

Tous les travaux corporels du système nerveux, des sens, des muscles et autres organes qui ont servi à mettre en action, à former progressivement l'organisme infantile, seront repris, un à un, dans tous leurs détails et avec des combinaisons de plus en plus complexes, dans la première jeunesse, en y ajoutant les explications scientifiques élémentaires propres à en faire apprécier l'utilité, l'importance et les effets salutaires pour la santé et pour l'avenir de chaque sujet.

Désormais donc, et nous en faisons la remarque en ce moment pour tout ce qui va suivre, il ne s'accomplira plus un seul mouvement ou un seul acte gymnastique, privé ou public, volontaire ou sur commandement, qui ne soit prévu, connu, expliqué ou compris de l'élève, et qui ne devienne de cette façon un véritable exercice intellectuel, pour peu que le professeur veuille se donner la peine de conduire et de diriger ses élèves, non plus comme des machines, mais comme des êtres intelligents capables de réflexion, de mémoire et de raisonnement à la fois.

En un mot, chaque acte gymnastique sera désormais en même temps un acte physique et intellectuel, volontaire et réfléchi.

2° *Éducation des organes des sens.*

Ce que nous avons dit déjà pourrait nous dispenser de parler encore de la gymnastique des organes sensoriels.

On commencera certaines leçons de la matinée ou de l'après-dînée par la répétition des exercices sensoriels simples et coordonnés, qui ont été institués dans la gymnastique infantile, en les expliquant et en les commentant tour à tour.

On continuera à développer les organes des sens par les manœuvres spéciales, en rapport avec l'intelligence de chaque groupe.

Ainsi, on fera évaluer par la vue la distance métrique, la circonférence, les propriétés des objets ; l'âge, les dispositions physiques et morales, le caractère et les sentiments dominants des personnes et des animaux, pour habituer les élèves à observer, à méditer et à déduire, tout à la fois.

L'ouïe et la parole seront de plus en plus exercées à l'harmonie, à la combinaison des sons par la lecture, la déclamation et le chant ; et par l'imitation des bruits et des chants qui se passent dans la nature : sifflement des oiseaux, bourdonnement des abeilles, etc.

Les plantes les plus variées et les substances de toutes espèces pourront servir à l'exercice des sens du goût, de l'odorat et du toucher.

Tous ces travaux fournissent à l'intelligence des notions qui aident l'homme à s'orienter dans le monde, lui donnent le désir, l'habitude et les moyens d'observer avec fruit tout ce qui l'entoure, et lui permettent de tirer le parti le plus avantageux de ses observations et de ses réflexions.

L'instituteur aura soin, en outre, de commencer à prémunir les élèves de 7 à 12 ans contre les erreurs et les illusions possibles des divers sens, en signalant les causes physiques de ces fausses appréciations.

Ainsi un bâton plongé dans l'eau semble brisé. C'est un effet de lumière qu'on explique parfaitement, comme on explique la formation de l'écho, qui répète les sons produits dans certaines conditions favorables à la répercussion des ondes sonores.

On sait pourquoi les objets paraissent moins éloignés dans une atmosphère pure, complètement transparente, par exemple au haut des Alpes, que dans un air plus ou moins opalisé par les vapeurs humides des vallées.

De cette manière, l'enfant apprend à observer et à réfléchir pour rectifier, au besoin, des impressions inexactes et des jugements illusoires.

3° *Éducation des organes et apareils internes.*

Tous les exercices de l'appareil locomoteur, simples et coordonnés, sur place ou avec déplacement du corps, avec ou sans
engins, dans toutes les attitudes possibles, dont nous avons parlé
à propos de la seconde enfance, seront reproduits, compliqués et
perfectionnés dans les écoles primaires de garçons et de filles,
avec les explications ou commentaires que chacun de ces exercices
comporte au point de vue théorique et pratique.

Les enfants partagés en trois groupes, les *gros*, les *longs*, les
petits, répéteront alternativement ces divers exercices. Leurs
muscles ayant déjà pris une certaine force, on insistera sur la
lutte dans toutes ses variétés, le pas gymnastique, les sauts à la
perche, le maniement du fusil et du bâton, le jet des disques, les
jeux de bagues à la course, au fleuret long ; les mouvements par
pelotons, par compagnies ou groupes : les petits, les gros et les
longs réunis ; la natation, l'équitation, l'équilibre et la marche
sur des pierres, des pieux et des solives ; les ascensions au mur,
aux échelles, aux cordes à nœuds, aux cordes lisses, aux planches,
aux arbres, sans fardeaux ou avec fardeaux légers, plus embarras-
sants que pesants.

On aura soin aussi de leur faire représenter graphiquement sur
le sol, sur le sable, ou avec la craie sur une planche, l'esquisse
ou la silhouette des objets ou des êtres sur lesquels on appelle
leur attention.

Cette récréation, bien dirigée, n'a pas seulement pour but
d'inspirer le goût du dessin à l'élève, elle l'habitue à user d'un
précieux moyen mnémotechnique, qui lui rendra d'excellents
services par la suite.

Nous ne nous arrêterons pas à chacun de ces différents genres
d'exercices ; mais nous dirons un mot de la lutte, en général.

Lutte. — La lutte corps à corps est l'un des moyens les plus
propres à développer la souplesse et la force musculaires des
jeunes gens. Elle peut être variée de mille manières : mains
contre mains, pieds contre pieds, dos à dos, à bras-le-corps ;

sujets de même force et taille, ou de taille et de force différentes, debout, assis, couchés.

La lutte met en action un grand nombre de muscles et donne lieu à des mouvements divers, dans tous les sens possibles, parmi lesquels nous mentionnerons : les mouvements doubles ou doublés, concentriques et excentriques, que la gymnastique suédoise a spécialement employés pour agir sur l'ensemble de l'organisme, par des phénomènes alternatifs ou simultanés d'expansion ou de refoulement de tous les éléments de l'appareil locomoteur, muscles, os, nerfs, vaisseaux.

Ainsi, lorsque deux individus luttent ensemble, deux cas peuvent se présenter :

1° Ils opposent des forces égales au même point. C'est le fait de l'homme qui pousse contre un mur. Les muscles se contractent vivement, se gonflent, mais ne parviennent ni à l'extension excentrique, puisque le mur ne cède pas, ni au refoulement concentrique, puisque le mur reste passif, immobile.

2° L'un des lutteurs est plus fort que l'autre, et le refoule en arrière plus ou moins lentement. Le plus fort se trouve dans l'état de contraction extensive (excentrique) ; ses muscles, nerfs, vaisseaux, ligaments, os, tendent à s'allonger. Le plus faible, au contraire, est en contraction rétractive ; ses organes locomoteurs étant refoulés vers le centre de l'organisme, se plissent, se replient sur eux-mêmes.

On voit tout l'avantage qu'on peut retirer de ces luttes intelligemment combinées.

Prenons, par exemple, un sujet de 12 ans qui grandit trop vite, et un bambin de 9 à 10 ans, trapu, qu'on voudrait voir se développer plus en hauteur. On commande la lutte dans les conditions suivantes : le sujet long sera refoulé, cédera toujours en opposant une *résistance* des pieds contre le sol et des muscles supérieurs contre son adversaire, résistance qui devra être *inférieure à la force de ce dernier*, celui-ci fût-il en réalité le plus faible. Le sujet court, au contraire, poussera toujours triomphalement l'antagoniste en arrière, développant ainsi ses tissus dans un mouvement d'extension qui favorise l'afflux du sang artériel et les prédispose à l'allongement.

On a imaginé des machines pour remplacer les effets de la lutte, dans le but d'activer ou de réprimer l'expansion de certains muscles et de leurs annexes, mais on ne parviendra jamais à remplacer, par un moteur inconscient, un antagoniste exercé qui oppose ou dégage à volonté une force variable, proportionnée à l'effet qu'il lui a été prescrit de produire à l'égard de son émule.

Ces mouvements doubles, si chers aux gymnastes suédois, ont un incontestable avantage sur les mouvements trop exclusivement excentriques, en vigueur dans la gymnastique allemande. Ils peuvent être localisés, circonscrits à certains muscles dont le développement est exagéré ou enrayé. Ils s'appliquent facilement à tous les sujets, forts ou faibles, sains ou malades. On les gradue à volonté. Ils sont aptes à rectifier, redresser des attitudes vicieuses invétérées. Ils n'occasionnent jamais d'accidents sérieux. Ils établissent un juste équilibre dans tout l'organisme, dont chaque partie acquiert à la fois force, activité et souplesse, sans laisser prédominer outre mesure les membres sur le tronc, la moitié supérieure du corps sur la moitié inférieure, la force musculaire excentrique en hauteur ou en largeur sur l'agilité, l'élégance, l'harmonie de l'ensemble du système locomoteur.

De là à croire que la gymnastique suédoise soit à même de guérir une foule de maladies, comme on l'affirme trop bénévolement dans certains ouvrages, il y a loin, ainsi que nous le verrons à la fin du présent chapitre.

Jeux et engins. — La distinction que nous avons établie pour la seconde enfance entre les jeux et les exercices avec les engins, n'a plus la même raison d'être pour les jeunes gens et les sujets plus âgés.

Tous les exercices gymnastiques des adolescents, s'adressant à la fois à leurs sens et à leur intelligence autant qu'aux autres appareils organiques, deviennent en réalité de simples jeux récréatifs et instructifs, ni plus ni moins que les jeux libres ou de pur agrément. Les jeux de quilles, de billard, de galets, doivent être mis sur la même ligne que les exercices corporels les plus élémentaires, du moment que les facultés intellectuelles prennent part aux uns comme aux autres.

Mais les vœux que nous avons formulés à propos des *ateliers*

d'enfants, destinés à initier les miochés des deux sexes aux éléments des arts et métiers, doivent être exprimés ici avec plus
d'insistance.

Comme nous le dirons tout à l'heure, l'instruction et l'éducation scolaires — l'une ne peut marcher sans l'autre — doivent
être instituées de manière à former un ensemble qui permette à
l'apprenti, après l'âge de 12 ans, de devenir un excellent artisan
et un citoyen complet, et à la jeune fille des classes laborieuses,
d'arriver, même en passant par les plus humbles conditions de
commissionnaire, de bonne d'enfants, d'apprentie-lingère, à connaître et à remplir, un jour, les fonctions d'une *ménagère intelligente*.

Filles et garçons. — A peu de choses près, le programme des
écoles primaires doit être le même pour les garçons et pour les
filles, même en ce qui concerne la gymnastique, à l'exception des
ateliers d'enfants, où les travaux propres à chaque sexe commencent à devenir distincts.

La fille, par la nature de ses fonctions dans l'avenir, a bien
plus besoin que l'homme d'être parfaitement conformée.

C'est donc à elle surtout que nos conseils gymnastiques doivent
être patiemment et méthodiquement appliqués. La bonne organisation du bassin est déterminée par le jeu régulier de *tous les
muscles* des cuisses, à l'âge où les os sont encore souples.

On sait que ce sont les efforts irréguliers de quelques gros muscles insérés aux hanches, qui déforment le ventre des hiercheuses,
au point de ne rendre, quelquefois, la maternité possible qu'en
sacrifiant la mère ou l'enfant.

Ainsi, sauf ce qui a rapport aux arts et métiers ou aux professions et aux destinées de chaque sexe, dont nous allons dire quelques mots, toutes les remarques et les observations que nous avons
faites jusqu'ici concernant l'instruction, l'éducation, l'hygiène et
la gymnastique dans les écoles primaires, s'appliquent aussi bien
aux filles qu'aux garçons.

L'adolescent qui entre dans les écoles moyennes, ainsi que
celui qui est destiné à prendre rang immédiatement dans les
classes laborieuses, doivent posséder les premières notions des
arts mécaniques.

Dans les ateliers d'enfants, on leur montrera les principaux instruments des professions manuelles, et on leur en enseignera l'usage et les applications. Ils doivent savoir comment se font les serrures, les portes, les miroirs, le mortier, les habits, les souliers, le papier, les bougies.

De leur côté, les filles seront initiées aux principales occupations de leur sexe.

On leur apprendra non seulement à coudre, tricoter, broder, laver et repasser le linge, mais de quelle manière on fait le pain, le beurre, le fromage, la laine, les étoffes; comment on entretient la propreté, la salubrité et l'ordre dans les appartements, les maisons et les classes scolaires.

Hygiène et morale. — Ceci nous amène à poser la question suivante : Faut-il enseigner l'*hygiène* et la *morale* aux adolescents ?

La morale est écrite en toutes lettres dans leurs leçons de chaque jour et dans les exemples que citent les instituteurs et les institutrices, dans la classe et au gymnase. A quoi servirait un code de morale, trop abstrait s'il était complet, banal et insignifiant s'il ne contenait que les principes et les maximes rapportés dans tous les livres classiques.

Quant à l'*hygiène*, il n'est pas possible de l'enseigner *méthodiquement* dans les écoles primaires?

Il faut se borner à donner quelques notions pratiques sur les vêtements et les aliments ainsi que sur les soins et précautions à prendre pour éviter certains accidents, ou pour porter secours à ses semblables dans quelques cas déterminés : noyés, brûlés, pendus.

C'est encore au gymnase que les maîtres auront l'occasion d'entrer dans ces intéressants détails.

A ce sujet, faisons une dernière observation.

Tout élève, fille ou garçon, devrait savoir comment il faut se comporter dans le cas, si fréquent dans nos pays froids, où le feu vient de prendre, soit à ses propres habits, soit à ceux d'autrui.

C'est un accident qu'on doit simuler de temps en temps.

Par exemple : l'institutrice crie : « Au feu! Louise brûle! »

Celle qui brûle, Louise, doit aussitôt s'accroupir, se pelotonner ou se coucher sur le ventre, pour protéger la face et les parties antérieures contre les flammes. Dans cette attitude, à l'aide de ses mains, elle cherche à étouffer le feu présumé, en pressant les plis de sa robe contre terre. De leur côté, ses voisines s'empressent autour d'elle, après avoir serré leurs jupons contre leurs jambes. Avec leurs mouchoirs ou leurs tabliers, dénoués et détachés du corps, elles s'efforceront de comprimer contre terre ou entre deux linges les tissus prétendûment enflammés.

Ces petits exercices donneront du sang-froid et de l'aplomb aux personnes du sexe qui se trouveraient dans le cas que nous venons de supposer.

Il faut, d'ailleurs, ne jamais oublier cette vérité que, pour inculquer des pratiques et des méthodes rationnelles aux enfants et aux jeunes gens, il est nécessaire de toujours joindre le *fait au précepte, l'exemple à la théorie.*

GYMNASTIQUE THÉRAPEUTIQUE. — L'école suédoise est tombée dans l'excès contraire à celui où s'est laissé entraîner l'école allemande. Celle-ci s'occupait trop exclusivement de développer le système musculaire; celle-là visait plutôt au développement harmonique intégral de l'organisme. Mais les Suédois s'attachaient avec tant de sollicitude à corriger les vices, les difformités, les infirmités et à traiter par les procédés gymnastiques les maladies qui empêchent ce développement harmonique, qu'ils finirent par concentrer dans la *gymnastique médicale* tous leurs efforts et toute leur attention.

C'était un abus, un écart, dont ils commencent à revenir, comme les Allemands reviennent de leur méthode athlétique exagérée, qui fortifie les sujets forts et tue les faibles.

Chez les sujets de 7 à 12 ans, quand, comment, et dans quelles circonstances faut-il avoir recours à la *gymnastique thérapeutique ?*

Si les infirmités corporelles que nous avons signalées en parlant des enfants de 2 à 7 ans n'ont pas disparu, il est évident qu'il est requis de continuer à les combattre dans la première jeunesse.

Les courbures vicieuses des os et les raccourcissements insolites des muscles et des tendons, seront surtout l'objet de soins gymnastiques propres à redresser et allonger ces organes.

Parmi ces soins, citons les manœuvres actives des *mouvements doubles* concentriques et excentriques, les tractions locales avec des aides ou des appareils appropriés, le massage; tout cela fréquemment répété.

Les *petits* sujets, minces ou trapus, par exemple, se suspendront par les mains, les coudes et les aisselles aux barres d'une échelle fixe ou mobile, à une faible distance du sol, de 40 à 70 centimètres; on leur attachera aux pieds des objets pesants, et ils se balanceront lentement dans l'air.

Les *gros* sujets seront soumis à des massages et à d'autres mouvements passifs, qui activent la circulation et la combustion dans les tissus.

Les *longs* feront la grenouille, sautillant et pirouettant accroupis, pelotonnés sur eux-mêmes.

La gymnastique orthopédique dispose d'une foule de procédés et d'appareils fort simples qui peuvent être employés partout, à certaines heures de la journée, pour s'opposer aux déviations et aux anomalies du tronc et des membres, et qui sont infiniment préférables aux corsets mécaniques et aux autres bandages, qu'on applique à demeure pendant des semaines et des mois entiers, et dont l'usage doit toujours être sévèrement surveillé, quand on croit devoir y recourir, faute de meilleurs moyens.

Lorsqu'il s'agit des organes sensoriels, il est bon de se rappeler que si l'exercice de ces organes les développe et les perfectionne, le repos prolongé tend, au contraire, à les atrophier.

Supposons que les deux yeux aient une puissance fonctionnelle inégale, que doit-on faire? Exercer le plus faible, plus souvent que le plus fort. Pour cela, on fera regarder, de près et au loin, avec l'œil faible seul, en masquant l'autre, pendant des temps variables. L'équilibre visuel se rétablira à la longue.

Il en est de même pour les oreilles, pour les membres inférieurs et supérieurs.

Ainsi, au lieu de laisser les enfants employer toujours la main droite pour une foule d'actes journaliers, pour manger, boire, écrire, jouer à la balle, au volant, à la corde, aux quilles, au billard, etc., on les obligera de se servir comme moteur principal tantôt d'une main, tantôt de l'autre.

Même pour écrire?

Pourquoi pas? Si l'on ne doit pas chercher à donner à la main gauche la même agilité qu'à la droite pour écrire, il faut au moins qu'elle acquière l'aptitude de pouvoir la remplacer convenablement au besoin.

Sous ce rapport, l'écriture belge doit être spécialement recommandée, parce qu'elle offre pour les bimanes un grand avantage sur toutes les écritures inclinées, dont le plus grand défaut est de provoquer chez les garçons, et spécialement chez les filles, des *déformations de la poitrine* et de la *colonne vertébrale*. — Suites inévitables des *attitudes vicieuses* trop prolongées que contractent ces sujets, en dessinant ou écrivant sur des pupitres ou des tables plus ou moins mal disposés.

L'instituteur devra donc faire écrire de temps en temps ses élèves de la main gauche. Cet exercice aura le mérite, en outre, de faire fonctionner l'œil gauche à l'unisson de la main correspondante, et de contre-balancer de cette manière la prédominance que l'œil droit prend habituellement, par suite de l'usage trop exclusif du membre supérieur du même côté.

En parlant des exercices sensoriels combinés, nous avons fait remarquer que plusieurs sens, agissant en même temps, arrivent à établir entre eux une harmonie et des rapports sensoriels plus actifs, plus rapides et plus nets.

Ces synergies peuvent être mises à contribution pour perfectionner tous les organes à la fois.

Dans cette catégorie de mouvements corporels, il faut tenir compte des corrélations naturelles qui s'établissent entre certains organes, et de l'antagonisme, au contraire, qui existe entre certains autres. Ainsi, les mouvements des membres d'un côté mettent plus directement en éveil et en action l'œil et l'oreille du même côté, que l'oreille et l'œil du côté opposé.

Notons aussi, par exemple, que l'ouïe devient plus fine et plus sensible, quand on écoute les yeux fermés. Si vous parlez dans les trains ou ailleurs, défiez-vous des gens qui dorment..... en apparence !

Éducation familiale et scolaire de 7 à 12 ans. — Nous ne disons pas *instruction scolaire*, mais *éducation scolaire*, parce que nous ne séparons pas l'éducation publique de l'instruction publique.

Nous ne voulons pas qu'on fasse des houilleurs, des verriers, des forgerons, des maçons, des menuisiers, des boulangers, seulement ; ni des avocats, des ingénieurs, des médecins, des négociants ; mais des *hommes,* des citoyens avant tout.

L'institutrice des écoles gardiennes et des orphelinats, c'est la mère officielle, substituée momentanément pour tout ce qui relève des soins privés et généraux de l'enfance, à la mère naturelle, absente ou défunte. C'est pour cela que nous voulons que ces écoles soient confiées aux mains et au cœur d'une femme.

L'instituteur pour les garçons, l'institutrice pour les filles, sont à la lettre, dans les écoles primaires, les substituts des pères et mères effectifs.

Nous avons entendu parfois des professeurs d'athénée et d'école soutenir la thèse absurde qu'ils étaient payés pour donner l'*instruction,* la science, et non pour s'occuper de l'*éducation individuelle* de leurs élèves.

Nous leur avons chaque fois déclaré nettement qu'un gouvernement soucieux de l'avenir des populations, dont il gère les intérêts, devrait congédier irrévocablement, sans pitié, tout instituteur ou professeur émettant une maxime aussi anti-sociale.

L'éducation familiale et scolaire de la première adolescence doit donc être instituée de manière à former des hommes complets, lors même, ce qui est la règle pour les classes laborieuses, que les adolescents, dès l'âge de 12 ans, quitteraient l'école obligatoire pour ne plus recevoir de nouvel enseignement public, ni dans les cours du soir, ni dans les cours d'adultes.

L'enseignement primaire doit donc être un *enseignement intégral* en soi, en même temps qu'un enseignement préparatoire aux écoles moyennes ou supérieures.

Il est évident que, par *enseignement intégral,* nous entendons l'enseignement *élémentaire* le plus complet possible, quand il s'agit d'aussi jeunes sujets.

L'écriture belge, le dessin, la lecture, le chant, le calcul, la langue nationale, avec explications et commentaires raisonnés, en constitueront les *branches élémentaires* les plus importantes, celles auxquelles on consacrera le plus de temps et le plus d'attention, afin que, par les sens exercés et par la réflexion soutenue, elles se

gravent si profondément dans le cerveau qu'on ne puisse plus les
en déraciner.

En second lieu, parmi les *branches accessoires,* viendront se
grouper les principes généraux des sciences naturelles et des
sciences sociales, qui, pour la plupart, peuvent servir de texte
aux exercices, aux devoirs et aux leçons des branches essentielles.

Cette division devrait être adoptée par tous les gouvernements.

MALADIES DE L'ADOLESCENCE.

Nous l'avons dit déjà, c'est l'époque de la vie où les maladies
sont le moins fréquentes et le moins graves. L'adolescent est plus
sanguin que l'enfant. On doit moins redouter chez le premier que
chez le second les applications de sangsues, surtout dans les
angines (croup, diphthérie) et les inflammations des poumons.

Cependant, dans la plupart des cas, les vomitifs, les purgatifs,
une transpiration abondante, avec ou sans l'emploi des vésicatoires, suffiront pour combattre avec avantage les symptômes
morbides les plus inquiétants jusqu'à l'âge de 10 à 12 ans.

L'adolescence confine à la seconde enfance plus qu'à la jeunesse sous plus d'un rapport, excepté toutefois pour tout ce qui
a trait à l'instruction ou au développement physiologique des
organes des sens et du cerveau.

Les maladies des adolescents gardent donc une grande analogie
avec celles de la seconde enfance et réclament absolument les
mêmes soins et les mêmes précautions hygiéniques.

Il serait fastidieux de s'appesantir, ici, sur ce sujet; nous ren-
voyons le lecteur à notre SECONDE PARTIE.

Ajoutons seulement, ici, que la *gale* et les *parasites* de la peau
et des intestins sont des maladies fréquentes à l'âge de 7 à 12 ans,
qui vont cependant diminuant d'année en année grâce aux progrès
de l'hygiène privée et de l'instruction publique.

CINQUIÈME CHAPITRE.

ATELIERS D'APPRENTIS ET ÉCOLES MÉNAGÈRES.

Le moment est venu de parler de deux institutions éminemment utiles qui sont appelées à jouer un grand rôle dans l'éducation et l'instruction des générations futures : les *écoles d'apprentis* et les *écoles ménagères*.

Ces écoles doivent être annexées aux écoles primaires, d'une part, et aux écoles moyennes, de l'autre. Il faut que tout citoyen, sans exception, apprenne les principes généraux et la pratique élémentaire des arts et métiers, comme il est de toute nécessité que la jeune fille soit mise au courant des travaux et des charges qui incombent à toute *femme de ménage*.

On doit commencer par enseigner les arts et métiers aux garçons et le ménage aux filles dans les écoles du premier degré. Il faut que cet enseignement soit continué à ceux de ces sujets qui, au lieu d'entrer dans la vie sociale active vers l'âge de 12 ans, passent aux écoles du second degré.

L'importance que nous attachons, pour l'avenir des sociétés modernes, à l'*éducation ménagère* de la femme, nous engage à traiter ici cette question dans un chapitre formant la transition entre l'hygiène de l'adolescence et celle de la jeunesse.

RÔLE DE LA MÉNAGÈRE.

La ménagère est appelée à remplir dans la société les fonctions les plus délicates. Elle est l'économe de la maison. C'est elle qui veille à l'alimentation de son « petit monde », ainsi qu'à l'entretien des vêtements, du linge, du mobilier et des appartements de la famille. Si celle-ci possède des dépendances et des animaux domestiques, elle en a la surveillance et la direction intérieures. Quel rôle important ! Et que de qualités physiques et morales, que

de connaissances variées, que de zèle, de tact et de cœur la ménagère doit posséder pour le remplir convenablement!

Une bonne ménagère est un trésor.

A quoi sert cette éducation raffinée si mondaine qu'on donne
trop souvent aux jeunes filles dans la plupart des pensionnats et
des écoles de toute catégorie? Elles acquièrent l'amour de la toilette plutôt que le goût de la propreté; elles savent poser devant
le monde, tapoter du piano, moduler des romances, parler superficiellement de littérature et d'art, de modes et de théâtres; elles
deviennent quelquefois habiles pour les ouvrages au crochet ou à
l'aiguille. Mais elles n'ont ni l'esprit d'ordre et d'économie, ni la
science pratique et théorique nécessaires à la ménagère. Tous les
détails du ménage sont alors laissés à des sujets, généralement
ignorants et incapables.

Recherchez les causes des mauvais ménages dans les classes
ouvrières et chez les gens aisés, et vous trouverez qu'elles résident
souvent dans l'insuffisance, l'ineptie des ménagères.

Comment l'ouvrier qui s'est échiné une grande partie de la
journée pour gagner le salaire destiné à l'entretien de la famille,
serait-il content et heureux en rentrant chez lui, si la maison est
sale, la femme et les enfants mal lavés, le potage mal cuit et les
meubles en désordre. Notez que le goût de la propreté et de
l'ordre inspirent à la ménagère l'esprit d'économie; et que l'économie jointe à l'ordre et à la propreté, dans les ménages, constitue le meilleur moyen de prévenir les maladies.

Ne sont-ce pas, en effet, les jeunes filles qui ont été employées
en qualité de servantes dans les maisons bien tenues et bien
dirigées, qui deviennent les meilleures ménagères, dans nos classes
laborieuses?

D'un autre côté, combien ne voyons-nous pas de familles, aisées
ou riches autrefois, contracter des dettes et tomber dans la misère
par suite de l'incurie d'une mère de famille, femme du monde
plutôt que femme de ménage, qui a gaspillé l'argent en achetant,
sans méthode et sans circonspection, à tort et à travers, aussi bien
des bibelots et brimborions inutiles que les comestibles, les vêtements et les meubles indispensables?

Les écoles ménagères viennent donc combler une grande lacune
dans l'éducation des femmes.

La ménagère, avant tout, doit faire choix des ustensiles et des meubles les plus économiques, les plus commodes et les plus salubres pour tenir sa maison en bon état et faire sa cuisine. Elle doit ensuite connaître le meilleur mode d'emploi et d'entretien de tous ces objets, depuis le foyer, le charbon, le pétrole, les quinquets, la vaisselle, jusqu'aux lits, matelas, linges de table et de corps, vêtements de jour et de nuit, rideaux, chaises, etc.

Voilà déjà un chapitre important sur lequel il y aurait beaucoup à dire et à enseigner encore, au double point de vue de l'hygiène privée et de l'économie domestique.

Arrêtons-nous seulement à quelques indications générales.

Dans l'ameublement et l'entretien d'une maison ou d'une chambre, il faut viser autant à l'économie qu'à la salubrité. Heureusement il est généralement facile de remplir ces deux conditions, qui cadrent parfaitement ensemble.

Tous les lits et les berceaux doivent être en fer ; et les murs latéraux aussi bien que les voûtes du plafond ne doivent jamais être revêtus d'aucun papier peint. Un badigeonnage annuel à la chaux, à la colle ou à l'huile constitue le moyen le plus sûr et le plus économique de maintenir la propreté et la salubrité dans tous les appartements ; et, chose importante, d'éviter que les insectes et la vermine : araignées, punaises, etc., n'y fassent élection de domicile.

Si ce dernier désagrément, toutefois, se présentait, ainsi que cela se voit trop fréquemment dans les habitations vieilles ou nouvelles, mal entretenues, il faudrait arracher toutes les tapisseries en papier, laver les murs, le plafond et le plancher ainsi que le mobilier avec une solution de sublimé corrosif que les pharmaciens prépareraient ; et, deux jours après ce lavage, on en ferait un second avec de l'eau contenant un peu de soude ou de potasse. Il s'agirait, alors, de badigeonner définitivement les murs comme nous l'avons dit plus haut.

COMESTIBLES.

Le bon choix des comestibles est une des plus précieuses qualités de la ménagère. A la vue, au toucher, par l'odorat, il faut savoir reconnaître les variétés les meilleures de fruits, de légumes, de poissons, de viandes, de pain, de bière, d'aromates, en un mot de tout ce qui sert à alimenter la famille. C'est un apprentissage indispensable qui ne se fait qu'avec de bons conseils et de bons guides. A cet égard, nous ne pouvons donner ici qu'une indication générale : le régime alimentaire doit varier selon les saisons, quant au nombre et à la qualité des aliments tant solides que liquides. Ainsi, dans notre pays, en été plus on boit plus on sue et plus on s'affaiblit ; et les personnes qui mangent autant de viandes, d'œufs et de poissons, en été qu'en hiver, sont facilement atteintes de gravelle, de goutte, de clous, d'anthrax, de diarrhée, de typhus et de choléra.

Pour que les fruits sains donnent des coliques, comme on les en accuse trop banalement dans le monde, il faut qu'on en fasse un usage excessif.

PRÉCAUTIONS POUR LA MÉNAGÈRE.

Avant d'entrer dans le détail des particularités hygiéniques que doivent connaître les ménagères, disons un mot de son *hygiène individuelle*.

La ménagère doit arranger ses occupations de manière à ne pas se surmener. Si elle s'attache trop assidûment à une même besogne ; si elle reste trop longtemps dans la cuisine échauffée ; si elle regarde trop fixement le feu des foyers ou la flamme des lampes ; si elle se tient longtemps debout à la cuvelle ou devant une table pour repasser ; si elle passe des demi-journées assise, cousant ou brodant, elle s'expose à être atteinte, tôt ou tard, de diverses infirmités pénibles. Elle doit donc varier intelligemment ses occupations.

Il est bon d'insister sur les avantages de la propreté autour de soi et chez soi, aussi bien pour la ménagère que pour tout le monde et pour les ustensiles de ménage que pour les objets de toilette. Ainsi il faut bien se garder de laver avec les mains, les linges de corps et de lit qui ont servi à n'importe qui, avant de les avoir fait passer durant quelques minutes à l'eau bouillante. La petite vérole, la scarlatine et bien d'autres maladies peuvent se communiquer aux ménagères qui négligent cette précaution.

Lorsque la ménagère possède tout ce dont elle a besoin pour meubler sa maison et sa cuisine, lorsqu'elle a fait choix de ses comestibles de toute nature, il s'agit de la voir à l'œuvre.

Passons provisoirement, sur les soins à donner aux enfants, aux vieillards et aux infirmes; laissons de côté tout ce qui concerne l'ameublement nécessaire, économique et hygiénique à la fois, de tous les appartements; l'entretien du linge et des vêtements, des cours et dépendances; pour nous en tenir exclusivement, dans ce chapitre, à l'hygiène de la cuisine et de la table, telle qu'elle devrait être appliquée dans toutes les classes de la société, en prenant comme type ou modèle *une famille d'ouvriers*.

Car, ne l'oublions pas : le luxe de table engendre la gourmandise, avec toutes les infirmités qui en résultent; et pour se bien porter, l'homme devrait se borner à manger et boire les produits simples et naturels que le sol et le climat de son pays mettent à sa portée.

La *ménagère de l'ouvrier* est donc, pour nous, la *ménagère modèle*.

LE DÉJEUNER.

Café au lait et tartine beurrée, tel est le premier repas frugal habituel en Belgique. Négligeant le lait et le beurre qui sont très accessoires dans ce repas, occupons-nous du café et du pain.

Les grains de *café* qui ne sont pas trop brûlés, ce qui est le fait des mauvaises ménagères, fournit une boisson stimulante, très légère quand l'eau n'est pas épargnée. La chicorée qu'on y ajoute est un amer stomachique et un peu laxatif assez sain. Pour faire de bon café, on doit commencer par verser environ quelques cuillerées à soupe d'eau tiède sur la poudre, avant l'eau bouillante.

Le *pain* est l'aliment féculent par excellence dans notre pays. Malheureusement, il est généralement mal cuit, mal façonné et mal composé. Les ménagères ayant perdu l'habitude de faire moudre le grain de blé, de froment ou d'épeautre au moulin, comme autrefois, et de fabriquer leur pain elles-mêmes, ce sont les boulangers qui fournissent aujourd'hui, aux pauvres comme aux riches, le pain dit : *de ménage.*

Et quel pain! De la farine plusieurs fois blutée, blanche comme de la craie, parfois mélangée de produits chimiques, imbibée à outrance d'eau par un pétrissage habile, mécanique souvent; de la farine fermentée lestement, avec des ferments artificiels et cuite brusquement au four, pour faire à la minute une *croûte dure* qui empêche l'eau du pain de s'évaporer; voilà la composition, la façon et la cuisson de nos *pains de boulanger.*

On ne trouve plus guère, dans les villes surtout, le vrai pain de ménage. Le pain qu'on y mange de nos jours est une bouillie séchée, fade, insipide, sans goût, sans action nutritive. On paye en poids de pain, tous les kilos d'eau inutile que le fabricant s'ingénie à y introduire, parfois par des procédés aussi malsains que malhonnêtes. Et l'ouvrier le moins aisé, le plus pauvre houilleur est imbu de ce préjugé ou de cette manie que le pain des riches, blanc comme neige, est le meilleur! Il ferait des bassesses pour pouvoir obtenir ce pain-là, le pain blanc des boulangers, s'il n'en avait que du *gris* à sa disposition.

Le *pain gris*, la farine contenant la plus grande partie du son, *cuite lentement,* après une *fermentation lente* aussi, voilà le seul pain nourrissant et savoureux qui devrait être mis à la table de *tout le monde,* chez le roi aussi bien que chez le berger.

C'est le son, contenant les substances azotées et minérales, qui donne au pain sa force nutritive et qui lui communique la propriété de reconstituer nos tissus, nos os, notre sang. Et c'est justement le son, l'écorce salutaire, que les boulangers éliminent de leur farine, pour n'y laisser que la gomme et la fécule, *mal fermentées et mal cuites encore!*

La *fermentation lente* et la *cuisson lente* du pain sont nécessaires pour transformer la fécule en deux substances nouvelles, qui en rendent la digestion plus facile et l'assimilation plus complète. Il faut donc toujours ajouter une excellente levure à la pâte, quand on veut fabriquer un pain de bonne nature.

— L'usage actuel du café pour le déjeuner peut être maintenu. Cependant il serait possible de lui substituer des infusions d'autres graines ou de plantes aromatiques, qui le remplaceraient avantageusement dans bien des circonstances, quand le café est cher, par exemple.

Les fruits du chêne, du hêtre, le cacao, la citronelle, etc., pourraient servir aux ménagères pour des préparations analogues au café au lait. Nos chimistes devraient porter leur attention sur ce sujet plutôt que tant s'efforcer de nous doter de nouvelles drogues et de nouveaux poisons, aussi dangereux qu'inutiles.

Le déjeuner doit-il suffire à l'ouvrier et à l'homme du monde, qui se lèvent tôt, pour restaurer leurs forces jusqu'à l'heure du dîner ? Non, certainement.

Vers neuf heures du matin, tout travailleur devrait prendre un second déjeuner composé d'un verre de bière et de pain gris, avec ou sans assaisonnement : beurre, lard, confiture, fromage blanc, etc.

Ce conseil s'applique à toutes les personnes qui se lèvent de bonne heure et nous amène à parler de la *bière*.

La bière est fabriquée et fournie par les brasseurs, comme le pain par les boulangers, comme le genièvre par les distillateurs. Aussi la bière qu'on nous fournit maintenant vaut-elle généralement le pain et le genièvre, au point de vue hygiénique : *Un peu plus que rien.*

La ménagère doit faire la bière comme elle fait la soupe ou le bouillon, comme elle devrait faire le pain et les liqueurs aromatiques, qui peuvent servir de condiments ou de remèdes à l'occasion.

Les trois professions qui sont le moins nécessaires et *les plus nuisibles* dans la société sont, sans contredit, celles de *brasseur*, de *boulanger* et de *distillateur*.

Ce sont les brasseurs et les distillateurs qui sont la cause de la multiplication indéfinie des cabarets en Belgique. Ils produisent tant et si vite que, pour écouler leurs produits bâclés à la hâte, ils créent débits sur débits de boissons.

Ménagères d'aujourd'hui, faites comme vos grand'mères qui allaient bravement brasser elles-mêmes les bières de la famille à

la cuve commune du village. Une grande marmite, une petite
cuve dite : bouilloire, suffirait ; on fait la bière aussi facilement
que le bouillon ; on l'écume, on la laisse refroidir et fermenter
lentement, on la décante au bout de quelques jours pour la
mettre en fût clos et la laisser encore fermenter assez longtemps.

Et la bière coûterait si peu, alors, la façon rentrant toute entière
dans les attributions de la femme de ménage !

La bière et le pain bien faits, contenant des sels minéraux et
de l'alcool qui proviennent de la fermentation, il ne serait jamais
nécessaire à l'homme de boire des liquides spiritueux, si ce n'est
en cas de dérangements, d'accidents ou de maladies. Et comme
les liquides spiritueux pourraient être fabriqués aussi avec des
jus de fruits par nos ménagères, on arriverait à *supprimer les
distilleries.*

L'avenir de la société est là !

Le vrai socialiste qui veut le bien-être des masses et l'amélioration des races humaines doit désirer la suppression des boulan-
geries, des brasseries et des distilleries, qui seraient remplacées
avantageusement, au point de vue hygiénique et économique, par
la ménagère.

LE DÎNER.

C'est le repas essentiel de la journée, vers midi ou une heure,
dans nos contrées. Il peut comprendre le potage ou le bouillon,
une viande, un poisson ou des œufs, des légumes et des fruits, du
pain et de l'eau, avec leurs condiments naturels ou artificiels.
C'est le dîner le plus complet que comporte *l'hygiène,* c'est-à-dire
l'art de vivre sainement, économiquement et le plus longtemps
possible.

Potage et bouillon. — La digestion est une véritable fermentation qui s'opère dans l'estomac. Pour faciliter la digestion, il faut
deux conditions : un ferment (salive, suc gastrique, bile, etc.) ; et
des substances susceptibles de fermentation. Or la cuisson des
légumes et des viandes les prédispose à la fermentation.

Cuisons donc bien nos légumes et nos viandes.

Les légumes, pour le potage, doivent être mis de bonne heure
au feu et bouillir doucement, avec un peu de sel ; tout à fait

còmme la viande pour le bouillon. Les *ménagères* indignes de ce nom, qui mettent leur marmite sur le feu à onze heures pour dîner à midi, ne présentent à leurs familles qu'une affreuse caboulée indigeste, qui passe à travers les intestins sans être digérée.

Les aromates ou condiments, thym, laurier, muscades, cannelle, ail, poivre, etc., ne doivent être ajoutés aux potages, bouillons et ragoûts, compotes, etc., qu'un peu avant de retirer les aliments du feu, parce qu'une ébullition ou une chaleur un peu prolongée fait évaporer et disparaître la plus grande partie de ces éléments odorants ou sapides.

Après ce que nous venons de dire de la digestion, on comprend que les viandes étuvées, bien cuites, sont infiniment plus digestives et plus nutritives que les viandes saignantes, à peine rôties.

Les viandes mal cuites et les viandes crues sont la principale cause des vers solitaires, des crampes d'estomac et de la gravelle.

Elles ne conviennent à personne, ni en santé, ni en maladie.

Tous les poissons frais sont excellents. Mais il faut qu'ils soient frais. Un poisson mort exposé trop longtemps au contact de l'air se corrompt, devient acide et donne lieu à l'urticaire, à l'empoisonnement dit : *par les moules.*

Les poissons séchés et les viandes conservées, tels que le hareng-saur, le jambon, etc., sont réfractaires à la digestion et doivent être assaisonnés d'aromates plus ou moins irritants : de là les inconvénients et les dangers de ces aliments, pris en quantité considérable ou trop fréquemment ingérés.

Les légumes crus sont dans le même cas. Ce sont donc, règle générale, de mauvais aliments, qu'on ne doit accepter que faute de mieux.

Les légumes bien cuits et bien assaisonnés sont excellents, pour tous les âges et dans toutes les conditions sociales. On peut les ranger en deux classes, 1° les *farineux*, qui sont : les pommes de terre, les haricots blancs, les navets, le riz, les fécules diverses, etc., conviennent aux sujets jeunes, aux bilieux, aux tempéraments nerveux, aux maigres; 2° les *légumes verts* : choux, oseille, épinards, etc., qui sont plus toniques et plus oxygénés que les précédents, doivent être surtout ordonnés aux lymphatiques, aux chlorotiques, aux vieillards.

Les fruits frais ou séchés, les compotes et confitures, les jus et
sirops, sont de précieux aliments en été et en hiver, quand ils
sont convenablement préparés.

Nous recommandons aux ménagères de ne pas forcer, comme
elles le font trop souvent, la dose de sucre dans ces délicieuses
préparations culinaires, qui constituent une grande ressource
pour toutes les familles, et de les tenir, pour les conserver, parfaitement à l'abri du *contact de l'air*, dans des petits pots de
faïence bien bouchés.

L'air par son oxygène est un caustique puissant qui attaque,
décompose et corrode tout, même les métaux. Il n'y a que les
sujets vivants, aptes à renouveler leur substance, qui résistent
durant un certain temps aux attaques incessantes de l'oxygène, le
plus puissant et le plus subtil des agents atmosphériques.

Donnons au *riz*, à l'*orge* et à l'*avoine*, une mention spéciale.

Ces fécules, non fermentées sont *indigestes*. Chez les petits
enfants elles passent le long du tube intestinal, *non digérées*, sous
forme de *diarrhée* venteuse et douloureuse. Chez les adultes, elles
constipent parce que la digestion s'en fait très lentement et au prix
de transformations chimiques accidentelles assez laborieuses.

Pour faire usage de ces farines, économiques et saines, dans
nos populations, il faudrait imiter les Indiens, qui en font une
immense consommation : Ainsi toute farine destinée aux enfants
doit avoir subi un premier degré de fermentation et être devenue
pain; et toute farine, non fermentée par la panification, destinée
aux adultes, doit être mangée avec force aromates, tels que le
curry des Indes.

Mais, dans les années de cherté alimentaire en Europe, si l'on
veut remplacer nos farines ordinaires par le *riz* et autres fécules,
quelle difficulté y aurait-il *à les panifier aussi* par une fermentation
spéciale, soit avec nos levures, soit avec des préparations alcooliques et aromatiques choisies?

L'eau. — L'eau est composée d'oxygène et d'hydrogène. L'*eau
de pluie* est quasi à l'état de pureté. L'*eau courante* des rivières et
des sources renferme plus ou moins de substances terreuses
empruntées aux différents sols qu'elle traverse. L'*eau de mer* contient beaucoup de sels alcalins. L'*eau stagnante* des marais s'im-

prègne vite d'une foule d'êtres microscopiques, qui y naissent les uns spontanément, les autres par germination.

L'eau courante des rivières et celle de certaines sources peu minéralisées sont seules potables, sans préparation ni addition. Elles renferment, en proportions nécessaires à la santé, les éléments aqueux, atmosphériques et salins qui rendent l'eau digestive.

L'eau de pluie est pesante à l'estomac et peu digestive, parce qu'elle ne contient pas de globules d'air ni de matières minérales. Celle de la mer est altérante, laxative, parce qu'elle est trop chargée de sels divers. Celle des étangs est infecte, par suite des nombreux détritus organiques qu'elle renferme.

Ainsi, pour rendre toutes ces eaux potables, il faudrait, d'abord, les débarrasser des substances organiques ou de l'excès des éléments salins qu'elles possèdent, et leur ajouter, ensuite, l'air et les autres principes qui leur manquent. Par exemple, il faudrait faire bouillir l'eau des étangs, la filtrer sur du sable ou du gravier, la battre avec des verges pour l'aérer, et puis y faire dissoudre une minime quantité de carbonate de potasse, de sulfate de chaux et de chlorure de soude.

L'eau n'est pas moins indispensable que l'air aux animaux et aux plantes.

C'est la boisson hygiénique par excellence.

Aussi les peuples civilisés font-ils tous les sacrifices nécessaires pour s'en procurer à discrétion.

On peut transformer l'eau en infusion aromatique ou en tisane ; on peut aussi l'aiguiser d'un peu de vin ou de liqueurs alcooliques, quand elle ne provient pas d'une source convenable.

L'eau doit être la principale boisson de l'homme, comme c'est l'unique boisson de tous les animaux.

— Avant de quitter le *dîner*, posons cette question : *La viande et le vin sont-ils nécessaires à l'homme ?*

Grave question, bien facile à résoudre, qui a donné lieu à tant de controverses.

Le vin est une liqueur légèrement alcoolique, provenant de la fermentation du jus de raisin. Tous les fruits aussi bien que le raisin contiennent du sucre et de la gomme que le soleil, ou l'oxygène atmosphérique surchauffé, transforme en alcool et en éther, ce qui constitue leur sapidité et leurs aromes. Le vin peut donc être avantageusement remplacé, comme condiment à table, par la bière et les fruits ou les jus de fruits cuits ou non. La ménagère est en état de fournir à tous les ouvriers une foule d'équivalents du vin, c'est-à-dire de boisson supplémentaire, légèrement alcoolisée et éthérée, comme la nature en fournit d'elle-même à toutes les races animales par ses plantes, ses fleurs et ses fruits alimentaires.

Quant à la viande, qui est indispensable aux carnivores, elle ne devient nécessaire qu'aux hommes qui se sont habitués depuis une longue série de générations, à manger la chair cuite ou fermentée des animaux. Même, dans ces conditions, l'*usage habituel* de la viande est une cause des plus graves de maladies et d'infirmités, qui rendent l'existence pénible et qui abrègent la vie.

L'homme civilisé doit donc s'efforcer de revenir au régime végétarien, si pas absolu, ce qui serait contraire à la raison, à la science et à la nature propre de l'organisme humain, au moins *prédominant*.

Le dicton de Henri IV : « la poule au pot pour chaque travailleur » est une exagération, qui devrait être remplacée par ce vœu : *le pain gris sur chaque table.*

LE GOUTER.

Une collation, vers le milieu de l'après-dînée, n'est pas indispensable à tout le monde dans notre climat. Cependant les ouvriers qui dépensent beaucoup de forces musculaires, les jeunes gens et les vieillards s'en trouvent bien, surtout lorsqu'ils dînent sobrement, comme tout individu sensé devrait le faire. Cette collation a reçu le nom de *goûter*, parce qu'on ne fait guère que *goûter un peu* aux aliments. En wallon, dans notre langage pittoresque, nous l'appelons *reciner*, mot qui vient de *recener* (faire une seconde cène; petit repas qui rappelle la frugale *cène* traditionnelle des chrétiens).

Le goûter doit consister en un verre de bière ou une tasse de bon café et quelques fruits, du pain ou des pommes de terre grillées, avec ou sans beurre ou lard.

LE SOUPER.

Arrivés à la fin de la journée, les travailleurs, patrons ou ouvriers, fonctionnaires ou cultivateurs, médecins, avocats, ingénieurs ou militaires, ménagères, femmes du monde, filles de magasin, domestiques, tout le monde éprouve ce sentiment indéfinissable de lassitude qui réclame le repos du corps, le calme des sens et la somnolence de l'esprit. Quand on a bien rempli sa tâche quotidienne à la satisfaction de tous, y compris la sienne, avec quel plaisir on s'assied en disant : Ouff! sur une chaise solide à dossier cambré, comme il y en a si peu, grâce à la routine des fabricants de meubles, peu soucieux du confortable selon l'hygiène.

C'est l'heure du souper, du repas lent et paisible, où l'on mâchonne les aliments, non pas vivement, avidement comme au dîner, mais avec la méthodique cadence du chameau ou des ruminants, qui savourent ce qu'ils mangent, et qui n'étant pas pressés d'en finir, prennent le temps de se restaurer en regardant voler les alouettes.

Ce dernier repas doit reproduire à peu près, mais avec des aliments plus légers, mieux choisis encore, et en moindre quantité, celui de midi ou d'une heure.

Nous recommandons aux ménagères de ne pas donner, habituellement au souper, des salades de légumes crus, ni des œufs; ni des viandes quelconques, ni des fécules non fermentées, telles que le riz, les crèmes et les flancs. L'estomac, le soir, est fatigué autant que le corps; il faut lui offrir donc des aliments de facile digestion, des potages, des purées, des étuvées, des légumes cuits, de bons fruits, des marmelades, du pain gris; suffisamment assaisonnés de sel, poivre, moutarde, thym, sariette, etc.

Nous recommandons aussi de boire au dernier repas plus qu'au dîner, de l'eau pure avec ou sans assaisonnement de cidre, de bière ou de jus de fruits. C'est le soir que les aliments divers ont besoin d'être le plus et le mieux délayés dans l'estomac par une assez grande quantité d'eau.

A ce propos, remarquons que l'une des boissons les plus

fraîches et les plus agréables qu'on puisse imaginer au souper, c'est un verre à vin de cidre ou de bonne bière de ménage dans un petit verre à bière d'eau pure. Cela vaut, à tous égards, le mélange d'eau et de vin.

— Le dernier repas terminé, le rôle hygiénique de la ménagère, de cette admirable cheville ouvrière qui est le pivot et le gardien vigilant de toute la famille, n'est pas fini.

Elle doit veiller à tout, avant de se coucher.

La nuit, les fenêtres ne doivent pas rester ouvertes, au moins largement, même au plus fort de l'été, pour diverses raisons : les moustiques et autres bestioles nocturnes peuvent empêcher les gens de dormir ; des ophtalmies, des maux de gorge et des névralgies rhumatismales peuvent se produire.

La ménagère fera le tour des chambres à coucher pour fermer les fenêtres, ou baisser les rideaux, ou laisser telle porte entr'ouverte, selon les temps et les saisons. Elle jettera, en passant, un coup d'œil sur les mioches, qui dans le premier sommeil pourraient s'être trop découverts ou s'être trop enfoncés sous les couvertures. Elle s'assurera que tout est fermé dans la maison et que les foyers et les lampes sont éteints. Après avoir remis tout en place dans le ménage, elle préparera les objets nécessaires pour le lendemain, au lever : bois, charbon, café, etc., et surtout les nippes du mari et des enfants. Il est requis que tout soit propre et bien entretenu. S'il faut enlever des taches, recoudre des boutons, c'est à elle de le faire, ou de le faire exécuter par quelqu'un selon ses indications.

Une bonne ménagère ne mettra jamais dans la garde-robe les habits, blouses, jaquettes, pantalons de son homme ou de ses garçons, sans les avoir retournés ou exposés à l'air pendant quelques heures.

C'est par un tas de petites précautions semblables que la ménagère, digne de ce nom, arrivera à maintenir la santé dans sa famille, l'ordre et la propreté dans son ménage, et qu'elle contribuera ainsi, pour une large part, à l'amélioration du sort des classes laborieuses et au développement de notre état social.

Car, il faut bien le dire, le répéter et s'en convaincre : le bonheur est tel qu'on se le fait chacun, par un sage équilibre entre ses besoins naturels et les ressources dont on dispose.

Le fond de notre nature comme le propre de tout être est l'amour de soi, le désir du bien-être. On veut, on voudrait tout, ceci et cela. Et en possession de ceci et de cela, on n'y penserait plus ; il faudrait autre chose. Voilà le fond de la nature humaine. Si l'on obéit machinalement à cette impulsion instinctive, on devient envieux, jaloux des biens et du bonheur d'autrui, qu'on se figure supérieurs aux siens. Sont-ils heureux, les riches? Ils peuvent se procurer tous les plaisirs, ces millionnaires! Ah, si j'avais 50,000 francs de rentes, ou 20,000, ou 10,000, ou 3,000 seulement, le roi des Belges ne serait pas mon cousin !

Sottises, rêves, utopies, mauvais penchants que tout cela. Le bonheur est chez soi, en soi; pas ailleurs.

Heureusement, la culture de notre esprit, l'instruction, l'éducation, les bons rapports avec nos semblables nous font bientôt réfléchir et raisonner; et peu à peu, à côté de notre égoïsme originel, s'infiltrent le bon sens et la science du bonhomme Richard. Nous commençons alors à aider notre prochain, à voir ses misères, ses infirmités, à y compatir et à chercher à les soulager. De sauvages et barbares que nous étions, nous devenons des hommes civilisés.

Eh bien! l'homme civilisé comprend que la vie est une lutte, et que dans cette lutte les plus privilégiés ne sont pas les plus riches, les millionnaires, les princes de la terre; mais ceux qui jouissent d'une bonne santé.

Or, comment peut-on jouir d'une bonne santé? En travaillant régulièrement pour exercer toutes les fonctions du corps; en se nourrissant sobrement d'aliments simples et naturels pour éviter les maladies; en se vêtissant d'habits propres, selon les temps et les saisons; en s'abritant dans des enclos salubres, bien entretenus, et en s'assurant la paix du cœur et l'estime de soi par une conduite digne et honorable.

Ce bien-être personnel et ces satisfactions intimes, nous ne les trouvons que dans la *famille*, quand l'ordre, la propreté et l'économie de la ménagère nous permettent de jouir du fruit de notre labeur.

Au dehors, tout n'est que vanité et déboires.

Le luxe de table tue les riches, les voyages les ennuient, les plaisirs les énervent, les honneurs les rendent orgueilleux ; et ils meurent en déplorant leur existence agitée, si fiévreuse, et en rêvant, trop tard, le bonheur tranquille de l'homme des champs et de l'ouvrier laborieux, qui, levant les yeux, le soir, vers les cieux infinis parsemés d'étoiles, se disent : « Vis-à-vis de tout cela, je ne suis rien, qu'un chétif, je le sais bien ; mais pour ma femme, mes enfants et mes amis, je suis quelqu'un, je suis bon à quelque chose, je le sens parbleu bien ! Donc, allons nous coucher et dormons en paix, comme on ne dort pas souvent sous les lambris dorés. »

LA PROPRETÉ DANS LE MÉNAGE.

La propreté, c'est le luxe de la ménagère et la santé du ménage.

Si, au moins une fois tous les huit jours, le corps humain doit être lavé de haut en bas et *récuré réellement* avec un linge rude ou une brosse douce, la vaisselle courante doit l'être tous les jours.

En récurant ainsi, de temps en temps, notre peau au sec, on lui donne de la souplesse, on empêche la formation des taches et croûtes épidermiques, ou des aspérités et petits boutons qui défigurent tant de jolies personnes et qui deviennent, à la tête, sur le tronc et les membres, le germe des verrues, des kystes sébacés et des excroissances cutanées si fréquentes encore de nos jours.

La vaisselle sera lavée à *l'eau tiède* simplement et essuyée parfaitement avant qu'elle soit refroidie. Au moment de la remettre en place, après refroidissement complet, on l'essuie vivement une seconde fois, avec un linge sec et propre. Certains *cuisiniers* recommandent de dissoudre un peu de potasse ou de soude dans l'eau à laver la vaisselle. C'est inutile, et cela gâte la peau des mains. D'autres recommandent le lavage à l'eau très chaude, suivi de l'immersion immédiate dans l'eau froide ; et veulent qu'on laisse égoutter à l'égouttoir avant d'essuyer à fond. Tout cela est inutile et aussi peu sensé que si l'on disait : buvez très chaud et très froid successivement. Le passage subit du chaud au froid altère l'émail des dents, comme chacun le sait. Les ustensiles de ménage en terre, porcelaine, fer, etc., s'écaillent aussi, et s'effritent ou se détament si on les fait passer brusquement du froid au chaud et du chaud au froid. Tenez-vous en donc au procédé simple et expéditif que nous indiquons.

L'égouttoir est un meuble inutile dans la cuisine.

Mais, au nombre des ustensiles indispensables, il faut placer les petits pilons au sel et au sucre, et les petits moulins au poivre, à la moutarde et au café, parce qu'une bonne ménagère n'achètera jamais le sel fin, le sucre blanc, ni le poivre, ni la moutarde, ni le café en *poudre*; dans cet état ces condiments et aliments si nécessaires étant généralement falsifiés par les marchands ou altérés par le contact de l'air. D'ailleurs, au XXe siècle, chaque ménage aura, de plus, son petit *moulin à grain* pour fabriquer *à la cuisine* la farine, le pain et la bière de la famille.

Il ne servirait à rien d'avoir des ustensiles propres, si les murs, plafonds et planchers ne l'étaient pas.

Comment faut-il récurer les planchers ou les dalles des appartements, cuisines, caves, etc. ?

Les ménagères ne doivent pas perdre de temps à des récurages prolongés et compliqués. Il en est qui s'amusent à récurer leurs cuivreries et ferrailleries avec du sable, du vinaigre, de l'oseille, des poudres et des produits chimiques quelconques, pour les faire reluire et les étaler sur des planches. Laissons ce luxe au personnel désœuvré des châteaux, et frottons tous nos ustensiles et ornements métalliques avec des linges propres et secs. C'est seulement dans le cas où des ciseaux, couteaux, clefs, etc., seraient fortement rouillés qu'il faudrait recourir à un récurage exceptionnel. Et dans ce cas, il est bon d'imbiber au préalable les objets rouillés avec un peu de pétrole pendant quelques heures, avant le récurage avec poudres et eaux diverses.

Les planchers et les dalles seront brossés, d'abord, à la grande brosse et lavés, ensuite, à l'eau tiède simple. Le sable, la potasse, les marcs de café ne servent à rien qu'à altérer les dalles et encroûter les planchers. Un bon poignet, de l'eau tiède et une brosse suffisent pour avoir les pavements les plus beaux et les plus salubres.

La propreté n'est pas seulement nécessaire pour les gens et leurs maisons, elle l'est aussi pour les animaux et les dépendances qu'ils possèdent. Les poules, les porcs et le bétail, ainsi que les lieux qui les abritent, doivent être l'objet de soins de propreté particuliers. Est-il un seul animal malpropre, en liberté? Le sanglier n'est-il pas aussi coquet que le chat et le chien? Mais on entasse poules, canards, cochons, vaches, dans des réduits infects; on leur donne des aliments contraires à leurs instincts; et on s'étonne que ces malheureuses bêtes soient dégoûtantes, puantes, et que leur chair, leurs œufs, leur lait deviennent cause d'une foule de maladies chez les personnes qui s'en nourrissent!

Mais, bien plus, il en est des végétaux comme des animaux. Les plantes d'appartement, les fleurs, les arbustes et les arbres du jardin exigent également des soins de propreté, sans lesquels ils dépérissent. La poussière accumulée asphyxie les feuilles et tue les fleurs; les pucerons se multiplient sur les tiges malades ou malpropres. Il faut se passer de jardin et de plantes en chambre, ou il faut s'attacher à les tenir propres. Sarclez souvent votre jardin, nettoyez les arbustes et les plantes d'appartement de la tête au pied, nourrissez par des arrosages et des engrais intelligemment ordonnés, toutes vos plantes selon *leurs goûts* et leurs besoins, que le premier jardinier venu vous fera parfaitement connaître.

Enfin, lorsque, malgré l'attention la plus vigilante, on s'aperçoit qu'une pièce de la maison, des dépendances ou des écuries est devenue infecte, par quelque cause que ce soit, on doit aller chez le droguiste et lui demander soit du soufre, soit le désinfectant de Guyton de Morvaux.

Il ne faut jamais employer ni le chlorure de chaux, ni l'acide phénique, ni leurs analogues, que certains chimistes ont mis à la mode sous prétexte que ces composés tuent les microbes. Ces composés infestent tout de leur insupportable odeur et ne tuent pas même les microbes.

Le soufre brûlant dans un ustensile en fer, au milieu d'une chambre close; le sel, l'acide sulfurique et la poudre manganique qui forment le *désinfectant-Guyton*, mélangés ensemble et placés dans un ustensile en faïence, détruisent complètement tous les miasmes, les microbes, les bactéries, les bestioles, les virus et les vibrions qui naissent et se multiplient avec une grande rapidité et une excessive abondance, dans tous les endroits où se trouvent des substances en putréfaction, solides, liquides ou gazeuses.

C'est la *pourriture* qui engendre les *microbes* et tous les autres germes de maladies, lesquels, à leur tour, se propagent rapidement partout où ils rencontrent des matières organiques mortes ou vivantes, favorables à leur prolifération.

Supprimez la *pourriture* partout où elle est, vous supprimerez tous les miasmes, les virus, etc. ; c'est-à-dire toutes les causes de maladies épidémiquement contagieuses.

On le voit :

N'avions-nous pas raison de dire que la propreté est le luxe de la ménagère et la santé du ménage?

Et qu'une bonne ménagère est un véritable trésor pour la famille et pour la société?

SIXIÈME CHAPITRE.

JEUNESSE — 12 A 18 ANS.

C'est dans cette période que la distinction des sexes s'établit définitivement, et que le rôle et la destinée de l'homme et de la femme, au milieu de leurs semblables, se dessinent de la manière la plus tranchée.

Le moment est donc venu de montrer quelle est l'origine et la nature organique de l'homme, ainsi que les différences anatomo-physiologiques qui existent entre les deux sexes.

Les animaux, aux débuts de la vie terrestre, se sont développés selon deux types : les uns, naissant de la gangue protoplasmique (mucus, lymphe, etc.), au sein des eaux, prirent naturellement une forme circulaire, sphérique, d'où sont provenus les *radiaires;* les autres, se constituant sur le sol durci, au bord des rivages, des mêmes principes mous (protoplasme), se roulèrent, s'allongèrent nécessairement et devinrent la souche des *annélides,* d'où sont sortis tous les animaux supérieurs par évolutions successives.

Cette différence de forme s'explique parfaitement par la différence des densités propres aux milieux ambiants. Comprimés également dans tous les sens par l'eau des océans, les *radiaires* ne pouvaient être que globuleux, sphériques. Au contraire, pressés sur le sol dur dans le seul point qui le touchait, le protoplasme originel des annélides devait prendre une forme allongée, comme une pâte molle qu'on roule sur une table.

L'homme ne provient pas du singe. Le singe et lui, avec tous les mammifères, les oiseaux, les reptiles, les poissons, les insectes, sont issus d'un animal primitif annelé, aussi simple qu'un ver de terre, et qui commença par être certainement hermaphrodite comme le lombric.

Mais tel qu'il est aujourd'hui, l'homme n'est plus un être simple. Il est double : il résulte de la fusion de deux individus, qui se sont soudés par le côté longitudinal. Dans cette fusion, certains organes se sont confondus intimement : l'estomac et les intestins, le nez et la bouche par exemple ; d'autres se sont simplement accolés (le cœur droit et le cœur gauche, le cerveau droit et le cerveau gauche sont dans ce cas) ; d'autres, enfin, sont restés distincts (les bras, les jambes, les oreilles, les yeux, les poumons, les reins, etc.).

Quelques organes ont perdu une partie de leur fonction dans cette union organique : le foie gauche s'est plus ou moins atrophié et a reçu le nom de rate, qui reste comme l'indice ou le souvenir d'un viscère devenu inutile, le foie droit suffisant à lui seul à l'élaboration de la bile pour les deux individus.

On comprend maintenant que l'homme puisse vivre, penser et agir après avoir perdu un côté du cerveau, un poumon, un sein, etc.

Quant aux différences sexuelles qui caractérisent l'homme et la femme, elles se réduisent à un simple *arrêt d'évolution*. A quelle période de ses évolutions organiques l'homme originellement hermaphrodite est-il arrivé à la séparation des sexes? Il serait impossible de le dire.

Le fait constant et palpable, c'est que la femme et l'homme sont doués absolument des *mêmes organes* : seulement, ceux qui portent chez elle les noms de *matrice* et *ovaires*, sont devenus, par un degré de conformation plus prononcé chez l'homme, le *scrotum* et les *testicules*.

Faites procéder, au dehors, les viscères internes de la femme : voilà que les deux ovaires descendent sur la matrice ; celle-ci descend à son tour dans le vagin présentant à l'air sa face interne qui devient la face externe du scrotum, et renfermant dans son intérieur les deux ovaires qui prennent le nom de testicules. Il suffit que le clitoris s'allonge et se développe un peu pour former le pénis.

De la femme à l'homme, au point de vue organique, il n'y a donc d'autre différence qu'un léger degré *d'évolution* de quelques organes, qui, d'internes chez la femme, deviennent externes chez l'homme.

La fille est plus petite, à la naissance, que le garçon, parce que la fille n'est qu'un garçon dont quelques organes se sont arrêtés à un certain point de développement anatomique.

L'harmonie fonctionnelle et l'attraction organique entre l'homme et la femme sont donc bien plus intimes et plus étroites, qu'on ne le croyait quand on les considérait comme deux êtres, absolument distincts par leur structure et leurs fonctions individuelles.

Suivons maintenant les garçons et les filles dans leur période de croissance et de développement complets.

L'adolescent, qui s'est simplement allongé jusqu'à l'âge de 12 ans, va bientôt se former en tous sens et arriver avec la puberté à cet heureux temps de rêves, d'aspirations, d'épanouissement physique et d'expansion intellectuelle, qui a fait comparer la jeunesse à un bouton de rose ouvrant ses pétales et lançant ses premiers parfums au soleil.

Dans le monde, on distingue souvent la période de la jeunesse en deux temps : la première jeunesse, de 12 à 15 ans ; et la jeunesse véritable, de 15 à 18 ans.

Quant à nous, fidèle à notre méthode, nous allons suivre pas à pas les jeunes gens dans le cours de cette riante carrière, depuis la douzième année jusqu'à la dix-huitième révolue.

Douze ans, c'est l'âge qui a été fixé de commun accord au congrès d'hygiène, tenu à Bruxelles, en 1876, pour commencer l'apprentissage, aussi bien en Russie qu'en Espagne, en Allemagne qu'en Angleterre. C'est l'époque où les adolescents se partagent en deux classes bien distinctes : ceux qui se destinent à exercer tout de suite une profession particulière, en débutant par le rôle d'*apprentis* ; et ceux qui veulent se livrer à des études approfondies, pour choisir plus tard une profession spéciale.

Les jeunes gens de la première catégorie doivent donc, dès l'âge de 12 ans, à l'instigation et sur les conseils de leur famille, faire choix d'un état, en consultant leurs aptitudes, leurs goûts et en considérant leurs ressources actuelles et leurs projets d'avenir.

Les *apprentis* ne peuvent pas être astreints à travailler chaque jour aussi longtemps que les ouvriers.

C'est pour cela que, dans la plupart des pays civilisés, leurs occupations sont l'objet de lois particulières et de règlements précis.

Tous les genres de travaux sont accessibles aux garçons.

Les filles ne peuvent jamais être admises en qualité de militaires, de forgerons, d'ardoisiers, de souffleurs de verre, de puddleurs, de houilleurs ; en un mot, dans l'un quelconque de ces métiers difficiles et dangereux, qui exigent à la fois *un grand déploiement de force musculaire, une attention soutenue et beaucoup de sang-froid.*

Dans le choix d'un état, elles doivent s'inspirer, avant tout, de leur destinée et de leurs fonctions propres.

Toute profession incompatible avec la grossesse, la lactation et les flueurs menstruelles, doit leur être absolument interdite, de par la loi, dans l'intérêt suprême de la conservation de la race.

En revanche, elles peuvent s'adonner à toutes les professions sédentaires, qui ne réclament pas de grands efforts musculaires, telles que celles de pharmacien, avoué, huissier, avocat, commis, horloger, bijoutier, dessinateur, etc. Quant à certaines autres professions dont la pratique est entourée de dangers ou d'inconvénients sérieux, et dans lesquelles il faut toujours être armé de beaucoup de sang-froid et d'énergie, nous pensons qu'il serait sage d'en détourner les personnes du sexe. Comment veut-on qu'une femme-architecte monte, à tout instant, au sommet des édifices? Qu'une femme-médecin assiste à des scènes d'agonie, à des opérations sanglantes, dans le cas où elle serait, par exemple, au début d'une grossesse ou au commencement d'une époque menstruelle?

La femme, de 15 à 50 ans, est sous l'empire d'une fonction délicate et importante dont les perturbations brusques ou réitérées peuvent mettre en jeu son existence ou celle des fruits qu'elle peut porter dans son sein.

C'est le point essentiel que ne devraient jamais perdre de vue les hygiénistes, qui s'attachent à rechercher quelles sont les professions accessibles aux femmes.

On se plaint tous les jours, non sans raison, de ce que l'instruction des femmes n'est pas en rapport avec celle des hommes.

Pourquoi les maisons d'éducation qui leur sont destinées ne copieraient-elles pas leur programme, à quelques variantes près, faciles à déterminer surtout en ce qui concerne les exercices gymnastiques et les cours scientifiques spéciaux, sur celui des collèges?

Faut-il envoyer les filles en pension? A quel âge?

Il serait à désirer que les filles ne fussent jamais colloquées dans des internats. Jamais une étrangère ne remplacera la mère dans l'*éducation familiale* des jeunes filles, qui doit marcher toujours de compagnie avec leur éducation sociale. D'ailleurs, n'est-il pas regrettable de devoir les soustraire, pendant la période la plus critique et la plus délicate de leur existence, à la surveillance tutélaire de la famille?

Il ne faut donc envoyer les filles en pension que lorsqu'il est absolument impossible de leur donner, d'une autre manière, une instruction solide. Mais, dans tous les cas, jamais avant l'âge de 12 ans.

La puberté se développe sans secousses, chez les jeunes gens qui sont doués d'une bonne constitution. Cependant, la rapidité de la croissance, le développement simultané de plusieurs organes importants, l'apparition de nouvelles fonctions, surtout chez les sujets qui vivent dans des appartements mal aérés ou qui se livrent à des occupations sédentaires, déterminent assez souvent un état de malaise, d'alanguissement général, auquel on donne le nom de *chlorose*, chez les femmes, et d'*anémie*, chez les garçons.

La jeunesse est l'âge de la coquetterie. Les jeunes gens cherchent à plaire, à se faire aimer.

C'est donc, ici, que nous placerons les considérations relatives à l'*hygiène des organes des sens et des tissus externes*, en réservant l'*hygiène des fonctions et des organes internes* pour le chapitre où il sera question de l'âge viril et de l'âge mûr.

HYGIÈNE DES ORGANES EXTERNES.

Cheveux. — Les cheveux doivent être peignés et brossés tous les jours; lavés, à l'eau froide en été, tiède en hiver, deux fois par semaine.

Les pommades, les huiles et les eaux aromatiques ne valent absolument rien, pour personne.

La chevelure est une tunique protectrice du crâne. Trop courte, comme les hommes la portent aujourd'hui, elle expose la tête aux variations brusques de température, si communes dans nos climats tempérés ; trop longue, comme on la voit chez nos femmes, elle entretient vers la nuque une congestion sanguine, qui peut occasionner diverses maladies, entre autres une altération lente et progressive de la santé, qui se traduit par de nombreux dérangements de l'estomac et des intestins.

Il résulte de là que les *chauves* doivent porter *perruque,* et que les femmes, qui ajoutent des tas de faux cheveux à leur chevelure naturelle, courent au-devant des maux de tête, des migraines et des névralgies occipito-temporales, que ces artifices de coiffures, ou plutôt de coiffeurs, traînent à leur suite.

Il résulte de là aussi qu'il ne faut pas laisser aux jeunes filles de 12 à 15 ans une trop longue chevelure.

Chez les hommes, la tête peut être recouverte d'un chapeau léger ou d'une mince casquette, hiver comme été, si la chevelure est intacte. Dans le cas contraire, en l'absence de perruque, on doit se servir de couvre-chefs plus chauds, bonnet de soie ou de coton, casquette de laine, chapeaux divers.

La femme, grâce à sa chevelure abondante, a moins besoin de protéger sa tête contre les refroidissements subits. C'est plutôt pour se garer contre les coups de soleil qu'elle doit adopter en été les chapeaux de paille légers, à larges bords.

Yeux. — Les transitions brusques de lumière et d'obscurité, les poussières et les vapeurs de toute espèce doivent être évitées soigneusement par le clignotement ou même la fermeture plus ou moins longue des paupières. Cette précaution est très importante.

Pendant le travail, la lumière doit tomber sur les objets destinés à être vus nettement, et non directement sur les yeux.

Ainsi, il faut toujours tourner le côté ou le dos au soleil, au jour, ou à la lumière artificielle, quand on veut porter attentivement ses regards sur des objets quelconques, grands ou petits. Un dessinateur qui omet de prendre cette précaution court risque de devenir aveugle par paralysie de la rétine (amaurose). J'en ai vu plusieurs tristes exemples.

Les personnes qui travaillent habituellement sur de petits objets, les écoliers, les horlogers, les couturières, doivent les éloigner le plus possible des yeux, et porter *pendant le travail seu-*

lement, des lunettes de myope, s'ils sont obligés de se baisser trop
sur leur ouvrage.

Nul ne doit *tenir constamment* des lunettes devant les yeux, pas
même le myope. On ne se sert de ces instruments que pour distinguer convenablement ce qu'on veut voir bien.

En tout autre temps, l'organe visuel doit rester libre, même
dans les cas d'ophtalmie. Il vaut mieux, quand l'œil est irrité,
se confiner dans une chambre obscure ou porter une bonne visière
que de mettre des lunettes bleues ou grises.

A propos de *myopes* et de *lunettes*, Francisque Sarcey, instruit
par une cruelle expérience, a voulu battre en brèche un préjugé
dont il a été victime, mais en érigeant, à côté de ce préjugé vaillam-
ment et victorieusement combattu, une hérésie scientifique contre
laquelle nous devons protester.

On lui avait dit : quand on est myope, il faut se servir de
lunettes le moins possible pour travailler. Ce qui est absurde.
L'œil myope ou presbyte, qui ne distingue pas nettement les
objets, le premier à longue, le second à courte distance, et qui
s'obstine à les regarder, à chercher à en distinguer les caractères
et les contours, se fatigue, s'échauffe, se surmène et arrive, par
suite de ces efforts visuels, à la congestion, à l'irritation des tissus
oculaires, dont le retour fréquent amène l'amblyopie, l'amaurose,
la cataracte ou d'autres infirmités oculaires.

« Eh bien! dit Francisque Sarcey, c'est une pure bêtise. Je vous
assure, je vous jure, que c'est une bêtise, et je ne puis parler de
cette bêtise sans une sorte de colère, car j'en ai été la victime.
Quand je pense que moi, qui me pique de philosophie, moi mora-
liste juré, qui me plais à analyser les opinions des hommes pour
en discerner le vrai et le faux, je me suis laissé stupidement
prendre à un lieu commun, à une phrase toute faite, par la seule
raison que cette phrase toute faite m'avait été dite et redite
cent fois, mille fois en mon enfance? Quand je pense que je
m'exterminais à lire et à écrire des jours entiers sans lunettes,
alors que j'aurais été si heureux d'en mettre! Quand je pense
que je me privais de ce plaisir infini de voir pour ne pas fatiguer
mes yeux, et que c'était précisément ce travail excessif auquel
je les soumettais, qui allait m'en prendre un complètement et

mettre l'autre à deux doigts de sa ruine. Oui, c'est parce que j'ai cru comme un sot à un dicton banal, dans une chose qui, pourtant, m'intéressait si fort, c'est pour cela que j'ai failli devenir aveugle. »

Le chroniqueur parisien concluait avec raison que les myopes, pour lire, écrire et distinguer nettement les objets, doivent porter des lunettes, aussi bien que les presbytes.

Mais Francisque Sarcey eut tort d'ajouter : *la myopie est une mauvaise vue.*

La myopie résulte d'un état d'accommodation des yeux qui les arrondit ou augmente la densité des humeurs transparentes ou vitrées, mais elle ne constitue pas plus une « *vue mauvaise* » que la presbytie, au contraire!

Oreilles. — Lavez les oreilles, tous les jours, en dedans et en dehors avec de l'eau fraiche, pour enlever les poussières et le cérumen durci; un cure-oreilles à bords mousses, manié *avec précaution,* est utile quelquefois.

L'usage de mettre du coton dans les oreilles est aussi absurde que celui de les faire percer pour y appendre des bijoux!

Les bijoutiers prétendent que les boucles d'oreilles évitent des ophtalmies aux enfants. Rien n'est plus faux, MM. Josse!

Que de préjugés contraires à l'hygiène, l'intérêt ou la cupidité a fait naître!

Nez. — L'inspiration par le nez d'un peu d'eau fraiche tenue dans le creux de la main, est une excellente pratique de propreté qu'il faut recommander à tous les âges.

Nous dirons tout le contraire de la détestable habitude de *fumer,* de *priser,* ou de *chiquer* l'herbe fétide et empoisonnée connue sous le nom de *tabac,* et dont les moindres effets nuisibles sont : 1º d'irriter les muqueuses du nez et de la gorge et d'affaiblir le sens de l'odorat (tabac à priser et à fumer); 2º de gâter les dents, ramollir les gencives, empoisonner la salive, ulcérer l'estomac et provoquer le cancer des lèvres et du *cardia* (tabac à fumer et à chiquer); 3º d'engourdir le système nerveux du cerveau et des sens.

La fumée du tabac, qui constitue l'atmosphère des tabagies, des tavernes et des cabarets, contient tout ce qu'il faut pour conduire lentement leurs habitués aux maladies suivantes : apoplexie, ramollissement du cerveau, névroses, gastralgies, etc.

Bouche. — Il faut se rincer la bouche avec de l'eau, fraîche en été, tiède en hiver; se nettoyer les dents avec un linge de toile, au moins une fois par jour.

Le passage alternatif de substances chaudes et de substances froides sur les dents, à des intervalles très courts, est l'une des causes les plus fréquentes de la *carie dentaire.*

Évitez d'employer les dentifrices, quels qu'ils soient.

La brosse à dents est même un outil nuisible.

Rien n'est plus simple, plus commode et plus hygiénique en même temps, pour la denture, que l'eau et un bout de linge de toile, ou un morceau d'éponge.

Il est nécessaire de surveiller la dentition des enfants, pour redresser à temps les dents qui se présentent mal et enlever celles qui chevauchent.

Faites arracher vos dents le moins possible!

Beaucoup de patience, un peu de rhum sur les gencives, une goutte de créosote au besoin, posée par une main *très habile,* triompheront de bien des maux de dents; et vous garderez vos chicots, qui vous rendront plus de services réels que les plus beaux râteliers.

En général, pour opérer une mastication satisfaisante, les chicots et les gencives durcies, aidés par les ressources de l'art culinaire et par la fine lame d'un couteau hachant menu, suffisent amplement.

Peau. — Les fonctions de la peau jouent un rôle considérable dans l'économie animale, principalement chez les êtres où cette tunique n'est pas garnie d'appendices protecteurs, coquilles, plumes ou poils; chez l'homme, par conséquent.

La peau doit être entretenue dans un grand état de propreté, depuis les cheveux jusqu'aux orteils.

On se lavera souvent à l'eau froide, en été, à l'eau dégourdie, en hiver.

Les bains tièdes, de courte durée, conviennent à tous les âges.

Les bains chauds sont des *remèdes,* qui ne peuvent être employés que sur avis des hommes de l'art.

J'en dirai autant des bains froids, des douches froides et de l'hydrothérapie, dont on abuse trop dans nos climats tempérés, où les névralgies, les rhumatismes, les bronchites et l'asthme naissent si facilement, sous l'action du froid humide qui y règne les trois quarts de l'année.

Pendant l'hiver, à partir de l'âge de 12 ans, on portera sur la peau des gilets *légers* de *flanelle blanche,* de plus en plus *épais* à mesure qu'on approche de la vieillesse.

En été, le gilet de flanelle doit toujours être supprimé et remplacé par le gilet de coton fin ou la chemise ordinaire de coton ou de toile, vers le milieu du mois de juin, au plus tôt. On peut remplacer avec avantage les gilets de flanelle par de légers *gilets de soie, tissée* d'une manière spéciale, pour la rendre plus souple et plus spongieuse que la soie ordinaire dont on fait les robes et autres vêtements extérieurs.

Le gilet de soie coûte un peu plus cher que celui de flanelle, mais il dure beaucoup plus longtemps : il constitue donc une véritable économie, même pour la classe ouvrière.

La soie, qui est d'origine animale, comme la laine, est infiniment préférable en hiver, au coton et à la toile, parce qu'elle est de la même nature que les poils et le duvet qui protègent la peau des chiens, des chevaux, des canards, et qui nous protégeraient aussi contre les frimas rigoureux, si nos habitudes, nos vêtements et nos mœurs ne concouraient à les empêcher de pousser.

Durant les froids les plus rigoureux, les ouvriers et les voyageurs devraient porter *deux chemises,* l'une par-dessus l'autre.

Rien n'est plus chaud que cette double enveloppe, qui tient entre ses parois une mince couche d'air, à la façon des doubles fenêtres que l'on construit en Russie pour empêcher le refroidissement des appartements.

Ces faits s'expliquent aisément par les propriétés de l'air, qui est un mauvais conducteur des vibrations caloriques et électriques, quand il est confiné et tenu immobile.

Ainsi, une mince couche d'air maintenue entre deux lames de verre, ou de toile, ou de tôle, ne laisse pas passer facilement les vibrations qui propagent le son, la chaleur et l'électricité. Seules, les vibrations lumineuses la traversent rapidement et la font vibrer à l'unisson de leurs chocs, tant ceux-ci sont infiniment plus courts et plus multipliés que les chocs électriques, caloriques et sonores.

Coucher nu, même durant les grandes chaleurs ; laisser les fenêtres largement ouvertes la nuit ; séjourner, peu ou mal vêtu, dans des caves humides et froides ; travailler dans des citernes, des puits, des souterrains ou dans l'eau, sans avoir soin de se bien vêtir et sans prendre la précaution de se réchauffer en quittant la besogne, c'est s'exposer à contracter des maladies graves, souvent mortelles, des poumons (fluxions de poitrine) ou des reins (albuminurie).

Il est peu de filles et de femmes du monde qui ne se plaignent d'avoir les jambes *froides*.

Cela tient à leur toilette anti-hygiénique.

La femme porte des jupes plus ou moins amples, qui protègent mal les membres inférieurs contre les variations atmosphériques. Elle devrait, aussi bien que l'homme, avoir *toujours* un pantalon de fine cotonnette, de soie, de toile ou de flanelle douce, moitié laine et moitié coton, selon la saison.

Que de flueurs blanches, de catarrhes et d'engorgements de matrice, d'inflammations aiguës ou chroniques des ovaires, de coliques de toute nature, les personnes du sexe s'épargneraient, si elles portaient réellement et continuellement des culottes.

J'ai guéri plus de maladies de cette nature en faisant mettre des pantalons aux filles et aux femmes qu'avec les drogues, les injections et les cautérisations, si recommandées par les médecins d'autrefois.

Membres. — Les membres supérieurs et inférieurs se développent rarement d'une manière uniforme et régulière, parce qu'on néglige de les exercer également.

La main gauche devrait rendre autant de services que la droite.

C'est aux instituteurs et professeurs qu'il appartient d'amener nos populations à se servir aussi bien de l'un que de l'autre de ces organes dans tous les exercices du corps, dans tous les jeux et dans tous les métiers.

On peut porter des gants durant les froids rigoureux pour éviter les engelures et l'onglée aux mains.

Mais on doit supprimer les *bas* et les remplacer, à toutes les époques de la vie, spécialement de 12 à 50 ans chez les femmes, par de simples *chaussettes*, afin de supprimer ces jarretières ou ligatures, si pernicieuses, que les bas exigent pour être maintenus sur la jambe.

La jarretière ne prédispose pas seulement aux varices, mais, en enrayant la circulation du sang veineux dans les points les plus éloignés du cœur, elle provoque des congestions, des stases sanguines, qui peuvent être l'origine de diverses maladies de cet organe (hypertrophies du cœur).

Les personnes du sexe qui veulent absolument continuer, malgré nous, à porter des bas, devront les soutenir au moyen de rubans élastiques descendant de la ceinture. Cette nouvelle jarretière commence à se généraliser. Nous connaissons des écoles où les institutrices l'imposent à toutes leurs élèves.

Les bottes sont nécessaires aux chasseurs et aux soldats, en campagne.

Mais, dans toutes les autres catégories sociales, chez les femmes et les hommes, il faut adopter pour chaussures le soulier, sans échancrure ni lacets en avant, garni seulement de deux bandelettes élastiques vis-à-vis des chevilles. C'est le seul moyen de conserver aux articulations du pied toute leur souplesse et toute leur activité, et d'empêcher le développement des cors, des durillons et de l'ongle incarné.

On ne pourrait trop recommander aux filles et aux femmes d'adopter des semelles larges, parfaitement adaptées à la plante du pied, qui donnent à la marche fermeté, solidité et souplesse, au lieu des talons hauts et étroits qui déforment à la fois le pied, le mollet et la hanche, et qui impriment à la démarche féminine une raideur et un sautillement ridicules.

La meilleure invention qui ait été faite pour la chaussure, au point de vue hygiénique, depuis que l'homme ne marche plus pieds nus, c'est la semelle de paille ou de crin qu'on ajoute, intérieurement, à celle des souliers, pour garantir les pieds contre le refroidissement ou l'humidité.

On ne pourrait recommander trop vivement l'emploi de ces *semelles mobiles*, qui, en hiver, prémuniront bien des enfants et bien des vieillards, et même bien des jeunes gens et des adultes, contre des maladies dangereuses.

Enfin, redisons-le : toutes les femmes et filles, *sans exception*, doivent *porter des pantalons*, supprimer les *jarretières* et les *talons étroits*.

Poitrine. — Tout corset qui comprime le bas de la poitrine est funeste aux femmes beaucoup plus qu'aux hommes, la femme respirant plus souvent que l'homme par le jeu des côtes, plutôt que par celui du diaphragme.

Cet appareil doit consister simplement en deux pochettes pectorales, réunies par une légère ceinture élastique.

Il ne devrait être porté, d'ailleurs, que par les nourrices et par les femmes dont les seins sont volumineux.

Chez les jeunes filles, le corset entrave la respiration et les prédispose aux maladies de langueur.

J'ai soigné beaucoup de jeunes personnes pour des hémorragies de poitrine, contractées au bal et ailleurs, par suite de la compression du corset.

L'homme doit-il porter des bretelles? Oui et non.

Oui, pendant la marche ; non, pendant le repos.

Le pantalon doit donc toujours être fait à deux fins, pour être serré avec une boucle en arrière ou soutenu avec des bretelles, à volonté.

Pour marcher, on attache ses bretelles et desserre la ceinture.

Pour faire des exercices gymnastiques, on serre la ceinture et on détache les bretelles.

Pour manger, écrire et se livrer à des travaux sédentaires, on relâche plus ou moins le tout, ceinture et bretelles.

Nous proscrivons d'une manière absolue les *cravates* et les *cols de linge droits* qui enserrent le cou.

Ce sont des objets de toilette aussi inutiles que les boucles d'oreilles, et plus nuisibles que les bas.

Ils entretiennent à la nuque une chaleur congestive qui rejaillit fâcheusement sur le cervelet et la moelle allongée, et ils compriment les veines sous-cutanées qui descendent de la tête vers la poitrine, au point de gêner la circulation sanguine de la face et même du cerveau.

La contraction du cou par les cravates et les cols est encore plus dangereuse que celle de la poitrine par des corsets serrants. Vapeurs, migraines, douleurs de tête continues, maux d'yeux et principalement des paupières, nez rubicons, joues cramoisies, congestions cérébrales, somnolence et lourdeurs frontales, tel est le cortège d'infirmités, les unes légères, les autres graves, qui peuvent être la conséquence de l'usage des cols et des cravates serrés autour du cou.

Pour éviter en partie ces inconvénients, il faudrait, lorsqu'on ne veut pas supprimer ces objets, les enlever momentanément ou du moins les desserrer complètement, pendant le travail et les repas. C'est alors que ces *liens* — qui rappellent l'ancien attirail de la servitude, alors que les esclaves étaient attachés comme des bêtes de somme aux poteaux, à l'aide des licols ou licous (lie-cous) — causent le plus de mal.

Mais il vaut infiniment mieux les proscrire sans retour de nos usages, ainsi que les grosses écharpes de laine que certaines gens ont pris la mauvaise habitude de porter en hiver.

En résumé, si l'on veut conformer l'art de se vêtir à *l'art de vivre,* il faut supprimer toutes les ligatures qui se placent autour des jambes (jarretières), autour de la poitrine (corsets compresseurs), autour du cou (cravates et cols).

Le cou doit être complètement nu, en été, et légèrement protégé en hiver, contre le froid excessif, par un mince tissu négligemment jeté par-dessus les épaules.

Abdomen. — La seule constriction ou compression qui doive être recommandée comme mesure hygiénique, est celle de l'abdomen par une large *ceinture,* au moment où l'on veut se livrer à des travaux corporels qui exigent de grands efforts musculaires.

Cette partie du corps doit être l'objet de soins de propreté particuliers, dont l'oubli, par ignorance, insouciance ou pruderie, est la cause première d'une foule de petites infirmités.

Les nouveau-nés et nourrissons qu'on ne nettoie pas à temps, contractent des irritations, parfois tenaces, de la peau, des cuisses et du ventre.

Il en est de même des petites filles et des petits garçons auxquels on n'apprend pas à s'essuyer convenablement après certaines déjections.

Beaucoup de démangeaisons ou de crevasses à l'anus et de suintements aux parties génitales sont le fait de la malpropreté.

Il faut laver ou faire laver fréquemment tout l'abdomen des enfants avec de l'eau tiède en hiver, froide en été, en ayant soin d'exiger qu'ils soient essuyés de suite, afin que la peau des régions inférieures du tronc reste bien sèche.

Sous ce rapport, l'usage des bains généraux, de courte durée, doit être vivement recommandé à tout le monde, avec les précautions requises selon les saisons, les temps et les localités.

C'est surtout aux jeunes personnes, vers l'âge de la puberté et après, que les soins de propreté doivent être prescrits. Que de démangeaisons, de prurit, d'irritations, causés par l'absence de ces soins, sont devenus l'occasion de mauvaises habitudes! J'ai vu des plaies et des ulcères des organes génito-urinaires miner la santé de bon nombre de jeunes filles, qui négligeaient de faire les *ablutions* nécessaires après la cessation du flux cataménial.

Ces *ablutions*, pour le dire en passant, doivent *toujours* être faites à l'eau *légèrement tiède*, même en été, pour une foule de raisons que je n'ai pas à exposer ici. J'ai guéri beaucoup de catarrhes utérins et de *flueurs blanches*, chez des femmes de l'âge de 15 à 50 ans, rien qu'en faisant remplacer par de l'eau tiède l'eau froide qu'elles employaient inconsidérément après l'époque menstruelle ou après les couches.

Cette remarque a pour les personnes du sexe une importance capitale. Je ne puis trop les engager à y avoir égard.

Organes génito-urinaires. — Parlons ici de la puberté.

Chez l'homme, elle s'établit sans orage.

Chez la femme, elle est accompagnée de phénomènes si nouveaux, si insolites, pour la jeune fille, que diverses précautions sont à recommander à toutes les personnes du sexe sans exception.

Dès que la conformation extérieure de la poitrine annonce l'approche de la puberté, vers l'âge de 12 à 14 ans chez les sujets précoces, de 14 à 18 ans chez les campagnardes lymphatiques, il est bon que la mère, l'institutrice ou une amie de la famille, informe l'intéressée de ce qui va survenir.

La vue d'un écoulement sanguin, non prévu, peut causer de vives et pénibles frayeurs; et l'ignorance des soins requis durant la période menstruelle est fréquemment la cause d'accidents sérieux.

Une jeune fille de 14 ans, surprise inopinément à la campagne par le premier flux, ne trouva rien de plus simple que de s'asseoir dans un pré sur l'herbe fraîche, humide de rosée. Elle y resta longtemps lisant, arrangeant des fleurs. Le soir, elle éprouvait des coliques atroces. Depuis lors, malgré des soins assidus, cette personne a mené une triste existence. Jamais la menstruation ne s'est établie régulièrement. Les ovaires se sont engorgés. Le ventre a pris un développement anormal. A 40 ans, elle paraissait en avoir 60.

Menstruation. — La puberté est, sans contredit, la période la plus critique de la vie, pour les femmes.

En quelques années, tout leur organisme se modifie profondément; et, avec lui, tout se transforme : les goûts, le caractère, les impressions, les besoins et les habitudes.

La chrysalide s'est faite papillon.

Il faut préparer habilement la jeune fille à cette métamorphose, par un régime plus tonique, par l'enseignement, l'éducation et les conseils appropriés aux faits et aux circonstances.

Ainsi, il est urgent de surveiller les fonctions de l'estomac, qui, généralement, s'alanguissent; et de soutenir l'économie, qui s'énerve par suite de la dépense plus considérable de sang et d'influx nerveux qui se fait dans les tissus et viscères en voie exceptionnelle de développement.

On remédie à l'atonie des voies digestives par une alimentation succulente, bien choisie, par des condiments aromatisés (cannelle, sariette, etc.), par des sirops amers et des boissons légèrement toniques ou stimulantes.

Quant à l'atonie générale de l'organisme, pour la combattre avec efficacité on doit employer, outre les moyens précédents, le *grand air* et la *gymnastique.*

Pour prévenir la phtisie pulmonaire et guérir la chlorose ou l'anémie chez les sujets des deux sexes à l'âge de la puberté, j'ai

toujours eu recours, de préférence à tous les remèdes pharmaceutiques, au régime végéto-animal parfaitement assaisonné, et
aux exercices musculaires de la poitrine et des membres en plein
air, hiver comme été.

— Quelles sont les recommandations qu'il convient de faire
aux jeunes filles dont la puberté est établie ou va s'établir?

A l'époque du flux spécial, qui doit durer en moyenne de trois
à quatre jours, les femmes éviteront soigneusement tout écart de
régime et tout refroidissement des jambes et du siège.

Ces précautions ne doivent pas aller jusqu'à craindre de se
laver, en ce temps-là, les mains et la figure à l'eau froide. Ce serait
de la minutie. Mais il est indispensable de ne pas changer de
draps de lit ni de chemise durant les trois ou quatre jours de
l'époque, si ce n'est en cas de nécessité absolue et en ayant soin
de faire sécher et chauffer convenablement les linges nouveaux.

Cette recommandation est de la plus haute importance pour
toutes les personnes du sexe indistinctement, pendant les époques
menstruelles.

Si la menstruation est peu abondante, on aura recours à des
toniques, tels que les sirops de quinquina, de cannelle et de safran,
la gymnastique, le grand air.

Si elle dure trop longtemps, on emploiera les sirop amers de
ratanhia, de chicorée, les vins de Bordeaux et autres astringents ;
et on gardera un repos assez prolongé pendant les premiers jours
de l'écoulement.

Si elle est accompagnée de vives douleurs locales, avec ou sans
vomissements, on mettra, sur le bas du ventre, des linges très
chauds ou mieux des planchettes de bois fortement chauffées ; on
fera rester la jeune personne au lit bien chaudement enveloppée,
et on lui fera boire des tisanes aromatiques chaudes, de sureau,
de menthe ou de safran.

Enfin, dans le cas où les règles prendraient la forme hémorragique, il faudrait se coucher horizontalement dans un lit, boire
de l'eau froide fortement citronnée, à petites gorgées, et faire
appeler un médecin.

En attendant son arrivée, on irait chercher chez le pharmacien
du vin rouge au quinquina ou une solution d'extrait de ratanhia.

GYMNASTIQUE PHYSIOLOGIQUE ET THÉRAPEUTIQUE.

Ainsi que nous l'avons vu, la gymnastique joue un rôle prépondérant dans l'éducation de l'adolescence.

Il s'agit, en effet, à cet âge de développer tous les organes de l'économie, de les façonner et les dresser à tous les genres d'exercices simples et coordonnés, qu'ils seront appelés à exécuter durant le cours de la vie.

Jusqu'à l'âge de 7 ans, l'instruction n'est que rudimentaire.

De 7 à 12 ans, elle est élémentaire, c'est-à-dire qu'elle se compose des éléments ou des fondements du savoir : la lecture, l'écriture, le dessin, le calcul et les principes généraux des sciences naturelles et historiques.

Dans la jeunesse, la gymnastique, l'*instruction scolaire* et l'*enseignement professionnel* constituent les principaux éléments de l'éducation.

En effet, après la douzième année, au sortir des écoles primaires, les jeunes gens se répartissent en deux classes : l'une comprend les sujets qui entrent directement dans les professions industrielles, agricoles, artistiques ; l'autre, ceux qui, aspirant à des travaux plus difficiles, doivent entreprendre des études spéciales nouvelles.

La gymnastique, désormais, pour les manouvriers et ouvrières de toutes catégories, consistera dans l'exercice et les mouvements propres à la carrière dans laquelle ils s'engagent, sous la direction des patrons et des contremaîtres : nous parlerons plus tard, à propos des professions diverses, de l'hygiène ainsi que de la gymnastique qui leur sont applicables.

Pour les élèves, au contraire, qui passent de l'école primaire à l'école moyenne, la gymnastique physiologique et thérapeutique, dont il a été question au chapitre de l'adolescence, continuera à leur être imposée, chaque jour ou au moins deux fois par semaine, avec les ménagements et les amendements nécessités par les circonstances d'âge, de saison, de temps et d'occupations classiques, propres à chacun d'eux.

Nous n'avons pas à nous appesantir sur ce sujet, qui a été suffisamment développé plus haut. Occupons-nous d'un point plus délicat, l'éducation scolaire de la jeunesse.

ÉDUCATION PROFESSIONNELLE ET SCOLAIRE.

Pour que tous les ouvriers indistinctement puissent profiter des enseignements qu'ils ont reçus à l'école primaire, il est nécessaire de les engager à fréquenter, pendant plusieurs années, des cours spéciaux du soir et du dimanche.

Occupons-nous séparément de l'*apprenti* et de l'*étudiant*.

L'Apprenti. — En abordant les carrières professionnelles, le jeune apprenti aura soin de se pénétrer de ces vérités sociales, trop méconnues de nos jours, grâce à certains socialistes qui se sont fait de notre civilisation un idéal insensé, absolument contraire à la réalité des faits économiques et aux intérêts des travailleurs :

1. Tout syndicat composé exclusivement de patrons, qui a pour objet de régler le prix des produits et des salaires, porte à l'abus de pouvoir.

2. Toute corporation formée seulement d'ouvriers, conduit au désordre, à l'anarchie.

3. Le patron étant aussi nécessaire à l'ouvrier que le capital au travail et *vice versâ*, il faut s'efforcer d'établir entre ces deux éléments de la prospérité publique une parfaite harmonie, en provoquant partout l'institution d'associations mixtes, dans lesquelles les patrons et les ouvriers sont respectivement intéressés à concourir au but commun : le bien-être général.

Ainsi, au lieu de séparer, de diviser en groupes adverses les patrons et les ouvriers, le socialisme pratique, qui ne se berce pas d'illusions et ne s'égare point dans les utopies, vise à les rapprocher et à les rendre solidaires les uns des autres.

C'est ce socialisme-là qu'il faut inculquer dans l'esprit de tous les apprentis.

L'Étudiant. — De même que l'*enseignement primaire* a pour objet de donner aux garçons et aux filles une instruction élémentaire générale, suffisante pour les mettre en état de pouvoir, par eux seuls, continuer à s'instruire et à se procurer les choses nécessaires à leur entretien, de même l'*enseignement moyen* doit être un enseignement *intégral*, propre à former des hommes qui se destinent à occuper dans la société les charges et les positions les plus difficiles, soit qu'ils s'adonnent, dès l'âge de 18 ans, aux professions spéciales du commerce, de l'industrie, des lettres et des arts, soit que, visant encore plus haut, ils se proposent de parcourir les carrières scientifiques les plus élevées, en passant par les écoles supérieures ou universitaires.

Pour les filles, comme pour les garçons, l'enseignement moyen doit comprendre six années, divisées en deux sections : de 12 à 15 ans et de 15 à 18 ans.

Cet enseignement doit être uniforme pour tous les élèves sans exception, à quelque carrière qu'ils se destinent.

Il faut renoncer définitivement à la division des classes des écoles moyennes en *classes d'humanités* et *classes des sciences*, auxquelles nous devons tant d'hommes incomplets et insuffisants dans les positions sociales les plus éminentes.

Que voyons-nous de notre temps ?

Sur 25 avocats : 1 parfait, parce qu'il a étudié les sciences ; 4 médiocres et 20 insuffisants, qui n'ont que des notions vagues, incomplètes des sciences positives.

Sur 25 médecins : 5 à peu près bons ; 10 médiocres, parce qu'ils ont négligé d'étudier les sciences physiques et mathématiques ; 10 incapables, parce qu'ils ont étudié aussi superficiellement les sciences naturelles que les sciences littéraires.

Sur 25 ingénieurs : la moitié se tirent d'affaire dans les bureaux et les cabinets de travail ; et les quatre cinquièmes manquent de confiance et d'aplomb lorsqu'il s'agit de parler ou d'écrire en public pour défendre leurs projets.

Les études littéraires et scientifiques doivent marcher de compagnie dans les écoles moyennes, sous peine d'en voir toujours sortir beaucoup de demi-savants et de demi-écrivains, qui ne parviendront, par la suite, à devenir des praticiens habiles dans leurs professions respectives qu'au prix de nouvelles études et de nouveaux efforts, qu'on aurait pu leur épargner facilement par l'adoption d'un programme scolaire *uniforme* dans les lycées et athénées.

Voici quel devrait être, selon nous, ce programme.

PROGRAMME DES ÉCOLES MOYENNES.

Il faut établir deux sections dans l'enseignement moyen, pour permettre à toute une catégorie de jeunes gens de quitter les cours après leur quinzième année.

Première section (12 à 15 ans). — Dans ces trois années, on enseignerait les principes et les radicaux des langues grecque et latine, d'où le français est dérivé; les éléments, les sources et les difficultés de la langue française; l'arithmétique et l'algèbre raisonnées, jusqu'aux équations du second degré exclusivement; la géométrie plane, le dessin et l'architecture élémentaires; les principes généraux des sciences naturelles, y compris l'hygiène, la géographie et l'histoire générales.

Deuxième section (15 à 18 ans). — La première année comprendrait la poésie; la seconde, la rhétorique; la troisième, la philosophie. Toutes les branches de la section précédente seraient, en outre, continuées, détaillées et approfondies.

C'est à la fin de l'enseignement moyen qu'il faut initier tous les jeunes gens, garçons et filles, aux conceptions philosophiques, plus ou moins sensées, qui ont illustré tant de grands esprits, dont la plupart, grâce au développement des sciences exactes, ne paraissent plus à nos yeux que de sublimes rêveurs.

Nous ne voudrions pas que ce cours fût réservé aux écoles supérieures, parce que nous considérons celles-ci, ainsi que nous le dirons plus loin, comme des écoles spéciales d'application; et parce que l'histoire du mouvement philosophique de l'humanité nous paraît être le complément de l'enseignement moyen intégral, tel que nous le concevons.

MALADIES DE LA JEUNESSE.

Règle générale, les maladies de la jeunesse réclament l'intervention active de l'art de guérir.

Tout est vif, impétueux, rapide, dans ces natures vierges, en voie d'évolution. Pour peu qu'on néglige une bronchite, un mal de tête, une indisposition, on peut voir survenir des affections aiguës ou chroniques plus ou moins graves. Au nombre de ces maladies, citons les plus fréquentes : la chlorose et l'anémie, les fièvres typhoïdes, l'épilepsie, l'hystérie, la catalepsie, l'extase, le somnambulisme, l'hypnotisme, la phtisie.

Disons un mot, maintenant, des *habitudes vicieuses*.

Habitudes vicieuses. — Les jeunes gens vifs, impétueux, imprévoyants, avides de plaisirs, à qui tout semble sourire, qui ne voient que dans un lointain vague, indéfini, les limites de la vie, et dont les organes souples et les sens impressionnables s'accommodent si promptement aux milieux dans lesquels ils s'agitent, se passionnent facilement pour tout ce qui leur plait ou leur goûte, pour tout ce qui leur parait bon ou agréable.

Malheur à ceux qui s'adonnent aux *liqueurs spiritueuses*, aux *jeux de hasard*, aux *liaisons funestes*, au *tabac* et aux *femmes !*

Mais surtout malheur à ceux qui se livrent aux habitudes solitaires ! — à cette *infâme habitude*, la *masturbation*, qui a fait le sujet de livres spéciaux où les conséquences funestes des actes contraires à la nature, et des excitations provoquées par des manœuvres révoltantes, sont longuement détaillées.

La figure terne, le regard fuyant et honteux, la voie fêlée, le caractère triste, maussade et irritable de ces sujets, les dénonce facilement à tout praticien, et à tout instituteur ou professeur intelligents.

Cette *ignoble habitude* use prématurément le système nerveux. Elle rend la femme stérile et l'homme impuissant pour une grande partie, sinon pour le reste de leur vie !

C'est elle qui conduit tant de malheureux jeunes gens aux maladies de langueur, à la phtisie pulmonaire et au suicide.

C'est elle encore qui engendre, chez tant de sujets, outre l'im-

puissance et la stérilité, les névroses, l'épilepsie, l'hystérie, l'hypocondrie, les maladies du cœur et de la moelle épinière, terribles
affections, dont ceux qui n'en meurent pas dans le cours de l'âge
viril, conservent les traces et subissent les infirmités jusqu'à la
fin de leur triste existence...

Aux *habitudes vicieuses*, opposons les bonnes habitudes, lesquelles, malheureusement, ne sont pas toujours exemptes de
dangers, si l'on néglige les précautions ordinaires du bon sens et
de la prévoyance.

Ainsi tous les jeunes gens doivent savoir *nager, monter à cheval*,
manier une *épée*, un *fusil*, grimper aux arbres et aux *échelles de
cordes*.

Toutes les filles, de leur côté, devraient être familiarisées, au
moins, avec les exercices de la natation, de la course, de la danse
et de la lutte.

Tous ces exercices font partie de la *gymnastique physiologique*
des jeunes gens.

C'est par eux autant que par l'éducation, l'instruction et la
morale, que seront combattus efficacement les penchants vicieux
et les excitations perverses, conséquences trop souvent de l'oisi-
veté, de l'ignorance et des mauvais exemples, ou de la fréquen-
tation des débauchés et des libertins précoces.

SEPTIEME CHAPITRE.

VIRILITÉ — 18 A 36 ANS.

De 18 à 36 ans, le corps humain atteint le summum de vitalité, d'énergie et de résistance dont il est susceptibible, dans les régions tempérées de notre hémisphère. Aussi, est-ce dans le cours de cette période que la femme est le plus féconde et que l'homme obtient les plus beaux enfants.

Si l'on tient compte des convenances ou plutôt des exigences sociales — et une société civilisée n'est possible qu'à cette condition — on doit établir comme règle générale pour nos climats tempérés, que la jeune fille peut se marier après la dix-huitième année, et le jeune homme après la vingt et unième dans les classes adonnées aux grands travaux musculaires, et après la vingt-cinquième seulement, dans celles qui exercent des professions principalement intellectuelles. Nous dirons plus loin pourquoi.

Parlons d'abord des jeunes gens qui se destinent aux études supérieures.

Enseignement supérieur. — Au sortir de l'enseignement moyen, garçons et filles sont arrivés à l'âge de choisir définitivement une profession spéciale. Il en est qui se casent immédiatement dans le commerce ou l'industrie; il en est qui veulent aborder les études supérieures.

Ainsi, après l'enseignement primaire, les sujets de 12 ans qui entrent dans les carrières professionnelles, peuvent compléter leur éducation scolaire en suivant les cours des écoles du soir, du dimanche, ou des écoles soit industrielles, soit commerciales d'apprentissage et d'adultes, dans les localités où ces institutions sont établies.

Après l'enseignement moyen, les jeunes gens âgés de 18 ans peuvent fréquenter les *cours supérieurs* qui se donnent dans les instituts spéciaux, consacrés à l'étude approfondie des langues, des sciences, de la médecine, du droit, des constructions et exploitations industrielles et agricoles.

Voici les réformes qui sont devenues nécessaires dans l'enseignement supérieur de tous les pays :

1° L'accès des *Instituts spéciaux* devrait être libre pour tout individu âgé de 18 ans, ayant reçu une instruction moyenne ou primaire. — Ce qui revient à dire qu'on supprimera toute autre condition d'entrée, telle que l'examen universitaire;

2° Les Instituts seraient ouverts, également et aux mêmes conditions, aux femmes aussi bien qu'aux hommes;

3° Les diplômes de médecin, avocat, pharmacien, ingénieur ne pourraient être délivrés qu'au nom de l'État et par un *jury central* unique, composé de savants choisis par le Gouvernement, qui se rendraient au sein de chaque institut, école ou université, pour examiner les élèves d'après un *programme général* et uniforme, arrêté et rédigé par des commissions officielles spéciales.

Liberté absolue des professions. — M. Frère-Orban s'est déclaré, un jour, partisan de la liberté absolue de toutes les professions, sans exception aucune.

Nous partageons volontiers cette opinion, à condition que l'on admette, au double point de vue pénal et commercial, la *responsabilité directe de chaque praticien*, dans la pratique ou l'exercice de son état.

Liberté et responsabilité professionnelles pour tous. C'est la loi du progrès social dans un avenir plus ou moins éloigné.

DROITS DES FEMMES.

Les professions diplômées seraient-elles accessibles aux femmes? — Pourquoi pas, avec les restrictions et les réserves que nous avons indiquées tantôt?

Les femmes jouiraient-elles des droits politiques? — Un mot à cet égard.

La démocratie, intelligente et civilisée, qui étend sur toute la société ses principes d'égalité et de solidarité civiques, fera nécessairement proclamer partout le *suffrage universel*.

Cependant, le suffrage universel, comme toute liberté, doit être limité, restreint, quoi qu'on fasse. Les idiots, les voleurs et les assassins, tous les êtres dégradés, abrutis, que la loi frappe d'infamie; les adolescents et les jeunes gens, qui n'ont encore aucune expérience des hommes et qui connaissent à peine les besoins et les nécessités de la vie, peuvent-ils être électeurs?

Mais les femmes instruites et honnêtes?

Je ne les exclurais pas.

Seulement, pour éviter le gâchis dans la société et le désordre dans les familles, il faudrait admettre ce correctif :

Tous les membres d'une seule famille, vivant ensemble, ne pouraient fournir qu'un électeur. Ce serait le chef réel de la maison, homme ou femme; et, en cas d'incapacité du chef, l'un ou l'autre des membres de la famille, délégué par lui à cette fin.

Telles sont les conditions ou les limites qui devraient être assignées au *suffrage universel*.

Il va de soi que tout électeur doit toujours être éligible, à quelque sexe qu'il appartienne.

Maintenant que nous avons conduit l'homme et la femme jusqu'à la virilité accomplie de 18 à 25 ans, suivons-les dans le restant de cette période la plus active de l'existence.

VIE PRIVÉE.

Mariage. — Quelques mots suffiront pour indiquer l'hygiène des gens mariés.

La femme, quoi qu'en disent les philosophes qui la jugent par l'exemple de quelques messalines, est moins passionnée que l'homme. Tendre, affectueuse, dévouée par nature, et reconnaissante des attentions et des soins qu'on lui prête, elle est facilement et volontiers fidèle.

Le jeune marié, dans les premiers mois ou les deux premières années de son union avec la femme de son choix, contracte souvent des *habitudes excessives* pour sa santé.

C'est là l'origine de beaucoup de maladies chroniques de l'estomac et du larynx.

S'il ne se ménage pas par la suite, il verra bientôt survenir, ou un dépérissement général, ou des affections du système nerveux, plus graves et plus tenaces encore que les précédentes, telles que ramollissement de la moelle épinière, épilepsie, etc.

De quelle manière doit-on se comporter dans l'état de mariage?

Il n'y a ici nulle règle fixe à poser. Le bon sens, la réflexion, les sensations diverses de malaise naissant, l'humeur chagrine, et surtout des confidences intimes à un médecin expérimenté, permettront à chacun de connaître exactement la mesure et les réserves qu'il doit s'imposer dans la vie conjugale.

Ajoutons un renseignement dont beaucoup de malheureux célibataires, exténués avant l'âge, pourraient faire leur profit : l'exercice régulier et modéré des fonctions maritales est l'un des meilleurs remèdes contre l'impuissance par abus immodéré des plaisirs.

Mariez-vous donc, jeunes gens, au lieu de courir les filles impures et immondes. Le mariage constitue la plus sûre garantie contre les excès et les écarts de tous genres qui peuvent altérer votre santé, en même temps qu'il vous offre les chances de jouir d'une longue vie et d'une verte vieillesse.

Voici, à cet égard, ce que nous révèlent les laborieuses recherches statistiques du docteur Bertillon : l'homme marié vit plus longtemps que le célibataire. Il a moins de propension au suicide, aux crimes et délits de toute espèce. Enfin, il est moins exposé à devenir aliéné.

Les femmes mariées sont dans le même cas.

Cependant, autant le mariage exerce une heureuse influence sur la santé, l'intelligence et la moralité des conjoints, quand ils le contractent après l'âge de 20 ans, autant il leur est nuisible s'ils s'unissent avant cet âge.

Le mariage est une institution civile qui a été imaginée et qui est devenue nécessaire, dès l'instant où les races humaines éparses, d'abord, en groupes ou communautés nomades, ont voulu se fixer et s'attacher au sol.

A l'état sauvage et même dans les premiers temps des sociétés humaines, l'enfant ne connaissait que sa mère.

Lorsque l'homme se fut approprié le sol, par droit de conquête, ou à titre de reconnaissance publique pour services rendus à ses semblables, il sentit le besoin de fonder la famille pour léguer ses biens à ses propres enfants. La famille ne pouvait résulter que de l'accouplement à vie avec une ou plusieurs femmes. Pour consacrer cet accouplement par un titre authentique, constituant un droit inaliénable et inattaquable, on institua le *mariage civil*, auquel les premiers philosophes spiritualistes des âges suivants imprimèrent un caractère religieux.

Le célibat est donc un état civil contraire à l'organisation des sociétés humaines et à la civilisation.

Le célibataire est une espèce de sauvage, de nomade, égaré dans un monde policé.

Au point de vue hygiénique, on a cependant beaucoup exagéré les inconvénients du *célibat* ou de la *continence*.

Tout organe qui ne fonctionne pas s'atrophie.

Les célibataires de l'un et de l'autre sexe, qui observent la continence d'une manière absolue, se portent bien et vivent longtemps. Si le plus grand nombre des sujets de cette catégorie ne jouissent guère de ces avantages, c'est que les fonctions, qui s'accompliraient régulièrement dans le mariage, s'exécutent, chez eux, trop souvent d'une façon désordonnée.

Le *choix d'une femme* est non moins grave et difficile que le choix d'un état.

Il faudrait songer à prendre une compagne saine, instruite, bien élevée, de bon caractère et habile ménagère.

Il faudrait savoir que les enfants issus de proches parents, ou de maris et femmes doués de la même constitution, ont moins de chance de vie, de bonne santé et de bonne conformation que ceux qui naissent de couples dont les tempéraments et les types organiques diffèrent, tel que noir et blonde, bilieux et sanguine, grand et petite, calme et vive, et vice versà.

Il faudrait, enfin, se bien convaincre que, sur dix mauvais ménages, neuf le sont devenus par l'incurie, l'indélicatesse, la grossièreté, l'inconduite du mari à l'égard de sa femme.

L'homme oublie trop facilement, ai-je dit déjà, que la femme est un être essentiellement passif, obéissant, sensible aux bons procédés ; et il ne se donne pas assez la peine, ou le plaisir, de la *soutenir*, de la *diriger*, et de la *traiter*, partout et toujours, en

public comme en particulier, avec l'affectueuse tendresse qu'il lui
témoignait quand elle n'était qu'une jeune fille.

- Le mariage accompli, les gens riches vont en voyage de noces.

Nous dirons de ces voyages ce que nous avons dit des bains
froids : n'en abusez pas, et surtout ne négligez pas les précautions
hygiéniques, propres aux localités que vous traversez. Ces voyages
de noces accomplis souvent par deux étourneaux imprudents ont
tué bien des nouveaux mariés et des jeunes mariées.

Le choléra a reçu le nom de *trousse-galant*, parce qu'il attaque
facilement les jeunes mariés. Il suffit d'être prévenu à cet égard
pour prendre les mesures que la sagesse indique et que la santé
commande.

Le mariage nous conduit naturellement à l'étude des conditions
diverses, dans lesquelles il faut maintenant envisager la femme.

Grossesse. — Nous avons parlé déjà de cet état, à propos de la
vie fœtale. Il nous restera, dans ce chapitre, peu de choses à dire
sur ce point.

Dans les derniers mois de la grossesse, la femme doit rechercher
principalement les aliments les plus nutritifs pour se soutenir
sans trop emplir l'estomac, qui se trouve de plus en plus com-
primé.

Elle doit éviter autant les fatigues extrêmes que l'immobilité
absolue et veiller surtout à ne pas contracter de bronchite, cette
indisposition étant des plus pénibles, et devenant parfois sérieuse
dans le cours des couches.

On aime souvent à déterminer la durée de la *grossesse* pour
présumer le moment de l'accouchement. On compte habituellement qu'elle est à mi-terme (4 mois $^1/_2$) aussitôt que les premiers
mouvements du fœtus sont perceptibles pour la mère.

Il y a une manière plus simple de fixer approximativement
l'heure de la délivrance. On multiplie par dix le nombre de jours
qui s'écoulent habituellement entre deux menstruations, nombre
qui varie nécessairement d'une femme à l'autre, et le produit
obtenu indique l'intervalle compris entre le jour de la conception
et celui de l'accouchement. Ce calcul est fondé sur ce fait que
l'accouchement arrive d'ordinaire à l'heure où la dixième menstruation se serait effectuée, s'il n'y avait pas eu grossesse. Suppo-

-sons qu'une femme soit habituellement réglée tous les 28 jours. Ses grossesses seront de 28×10 ou 280 jours, c'est-à-dire de 9 mois et 10 jours. Ainsi elle accouchera 9 mois et 10 jours après le moment de la conception, qui correspond à peu près à celui de la suppression menstruelle.

Peut-on prédire le sexe de l'enfant à naître? Cela n'est pas possible.

Tout ce qui est acquis à cet égard, c'est que plus les conjoints sont robustes et d'un âge bien assorti, plus ils ont de chance d'avoir des garçons. Les filles proviennent plutôt des alliances où l'un des conjoints est faible ou malade, soit momentanément, soit habituellement.

C'est d'après cela, et en me basant sur diverses autres considérations, que j'ai émis l'opinion que les filles sont des *garçons incomplètement développés*.

Les théologiens examinent dans leurs livres la question de savoir si l'état de grossesse est incompatible avec les devoirs conjugaux, et répondent par la négative simplement. Interrogé sur ce point bien des fois, je me suis toujours montré un peu plus sévère qu'ils ne le sont, en recommandant beaucoup de réserve.

Accouchement. — Cet événement intime est l'un de ceux qui émeuvent le plus les familles.

La femme, inquiète et résignée tout à la fois, montre habituellement, dans ce cas, une grande force de caractère; le mari, au contraire, témoigne une anxiété croissante à mesure que le dénouement approche. Les sages-femmes manquent, parfois, de sang-froid et presque toujours de connaissances suffisantes.

Aussi conseillerons-nous sans cesse aux femmes, aux primipares surtout, de se faire assister par un praticien d'une expérience éprouvée. Il n'y a pas, en ce moment-là, si petit détail qui n'ait son importance. La vie de la mère et celle de l'enfant tiennent à un rien, à trop de précipitation, à une attente trop longue, à un oubli, à une distraction de la part des gens chargés de la délivrance.

Négligez de dérouler à temps le cordon enroulé autour du cou de l'enfant, celui-ci est asphyxié.

10

Liez ce cordon trop brusquement avant de le couper, le cœur du nouveau-né peut cesser de battre ou rester incomplètement conformé.

Chacun de ces services que les bons accoucheurs rendent silencieusement sans que personne s'en aperçoive, décide de la vie ou de la mort du nouvel être et quelquefois aussi de la mère.

Indiquons sommairement les *préparatifs*, la *position à prendre* et *les soins à donner*.

Les préparatifs. — La femme doit être vêtue selon la saison, mais très à l'aise, sans jarretières ni corsage serrant.

Dans la chambre, il doit y avoir un lit improvisé peu élevé, un fauteuil ordinaire, du cognac, un sceau d'eau froide, une brosse à habit, une seringue, du fil et un peu d'huile d'olive. En hiver, du feu.

On tiendra dans la cuisine une marmite d'eau bouillante à la disposition de la garde-couches, qui doit avoir, en outre, sous la main, les langes de l'enfant et quelques bandes de flanelle, fine et douce, d'un mètre de longueur sur dix centimètres de largeur.

On ne laissera dans l'appartement que les personnes indispensables, désignées par l'accoucheur avec le consentement de la femme.

La position à prendre. — C'est le praticien qui doit la déterminer du commencement à la fin. La position joue un très grand rôle dans ce phénomène, quelque naturel qu'il paraisse.

Au début, tantôt il faut laisser la patiente se coucher, s'asseoir ou se promener à sa guise ; tantôt il faut la contraindre de garder l'une de ces positions exclusivement, ou toute autre, inclinée à droite ou à gauche, en avant ou en arrière, qui serait reconnue nécessaire pour favoriser la bonne présentation et l'heureux dégagement du fœtus.

En général, les boissons sont mal supportées en ce moment-là. On se borne souvent à rafraîchir la bouche et les lèvres par un peu d'eau fraîche ou par du café noir.

Tout autre liquide, vin, bière, bouillon, tisane, est plus nuisible qu'avantageux.

Le travail s'accomplit d'ordinaire dans l'espace de deux à six heures.

Les premières douleurs sont les plus pénibles. Elles sont l'annonce que le col utérin se dilate, s'ouvre. On sait que l'organe maternel peut être figuré par une bouteille dont le goulot serait en bas.

Aux *petites douleurs* succèdent les *grandes*, ainsi qualifiées bien à tort, puisque ce sont celles-ci qui sont endurées avec le plus de fermeté et de calme.

Pères et mères de famille, défiez-vous d'une drogue infernale, le *seigle ergoté,* que les sages-femmes et les accoucheurs mal avisés administrent volontiers, sous le fallacieux prétexte de hâter l'arrivée soit du fœtus, soit de l'arrière-faix.

Le seigle ergoté est *toujours inutile,* fréquemment nuisible, et souvent mortel pour la mère et pour l'enfant.

L'accouchement est un phénomène purement mécanique. C'est un mécanicien spécialement habile qui doit y aider, au besoin, d'une main douce et sûre d'elle-même, et nullement au moyen de drogues quelconques.

Quant à l'árrière-faix, s'il ne vient pas facilement sous une *légère* traction, il faut l'aller *chercher* avec les doigts au bout de quinze à vingt minutes. Donné dans ce cas, le seigle ergoté, loin de favoriser l'expulsion dè ce produit, le retient et l'enserre dans la matrice, ce qui occasionne ces péritonites, ces décompositions et infections putrides, par lesquelles la vie ou au moins la santé des accouchées est si souvent compromise.

Même lorsqu'il survient une *hémorragie* après la délivrance, l'ergot du seigle n'est nullement nécessaire.

L'eau froide appliquée sur le bas-ventre ou projetée autour et au dedans des parties génitales, à l'aide d'une seringue, devra toujours être préférée à ce poison spasmodique, dont le moindre inconvénient est de rendre difficile et imparfait l'écoulement des lochies.

Il est des femmes impressionnables qui réclament le secours du *chloroforme.*

Cet agent atténue sans doute les douleurs, mais il retarde et prolonge l'accouchement.

L'accoucheur seul peut juger des circonstances accidentelles où il pourrait être utilement employé.

Les soins à donner. — Dès que l'homme de l'art a opéré la délivrance, il est bon qu'il s'assure par lui-même que tout le placenta, enveloppes fœtales comprises, est sorti. La garde, elle, fait lestement la *toilette* de la mère. Celle-ci est alors transportée à bras dans son lit ordinaire.

On lui donne un peu d'eau sucrée à boire.

On la couvre modérément, en lui recommandant bien de rester immobile, les jambes allongées et *serrées l'une contre l'autre.*

Chez les femmes qui ont eu déjà plusieurs enfants, on voit souvent apparaître, après l'accouchement, des coliques très douloureuses. Une douce flanelle sur le ventre et des boissons légèrement aromatisées avec l'anisette, etc. ; au besoin, une ou deux cuillerées à café de sirop de morphine triomphent aisément de cette incommodité.

Le premier jour, le calme le plus absolu et une demi-obscurité régneront dans la chambre.

Lorsque la mère sera un peu remise de ses secousses, au bout de dix à quinze heures, par exemple, elle offrira le sein à l'enfant et essayera d'uriner. Cette dernière précaution a sa valeur.

Ce jour-là, pour toute nourriture, on permettra un peu de lait coupé, sucré ou salé.

Le second et le troisième jour, si l'enfant se porte bien, on organise l'allaitement maternel, comme nous l'avons dit au chapitre des nouveau-nés.

Dans le cas contraire, on confie à une femme spéciale ou à un appareil particulier la tâche de dégorger partiellement les seins. L'omission de ces derniers soins ferait naître ce qu'on appelait autrefois la *fièvre de lait*, qui n'existe plus que chez les femmes mal soignées ou atteintes d'une maladie incidente.

La mère comme l'enfant seront entretenus dans une douce chaleur ; et si les évacuations intestinales ne s'établissaient pas naturellement, il ne faudrait pas tarder à les provoquer, chez l'une, au bout d'un jour ou deux au plus, par un lavement huileux, ou par 20 grammes d'huile de ricin mêlée à une infusion de chicorée ; comme chez l'autre, par un petit lavement à l'eau de graine de lin ou par du sirop de rhubarbe.

L'écoulement des lochies doit être surveillé par la garde.

Durant ces deux jours, le régime de l'accouchée consistera uniquement en potages, bouillons et crème.

Le quatrième jour — jamais avant, même en été — on peut renouveler, avec les précautions les plus minutieuses, les linges qui entourent la femme : draps de lit et chemise.

Ce changement, exécuté sans précautions extrêmes ou trop tôt, a été et est encore l'une des causes les plus fréquentes de la mortalité des accouchées dans les villes et les campagnes.

Chacun doit contrôler, et sévèrement, à cet égard, la conduite des matrones, qui sont toujours tentées de faire l'accouchée belle et le lit frais, et qui ne comprennent pas le danger qui peut résulter de l'application sur la peau d'une femme en couches, de ces linges, si propres, qu'on va prendre directement dans les armoires.

J'ai contribué pour ma part à propager les coutumes suivantes : les premiers linges nouveaux destinés aux accouchées sont retirés des garde-robes et étalés dans l'appartement, au moins deux jours avant d'être employés. Quand la chose est réalisable, le mari, ou une proche parente se sont servis de ces linges, au moins durant une nuit.

Grâce à ces mesures et à la proscription absolue du seigle ergoté, on ne rencontrera plus guère de suites fâcheuses de couches dans l'avenir.

Je suis également parvenu à supprimer, autour de moi, la *fièvre de lait,* en faisant allaiter les enfants et nourrir légèrement les femmes, dès le premier jour de l'accouchement.

A partir du quatrième jour, la mère peut se tourner en tous sens, s'asseoir sur son lit, se lever de temps en temps et se nourrir de mieux en mieux.

Elle prendra de grands soins de propreté, en se lavant à l'*eau tiède.*

Du sixième au septième jour, si elle a été prudente et sage, elle peut circuler dans ses appartements en hiver, et au dehors en été, mais assez chaudement vêtue.

On parlait, jadis, du neuvième jour des couches comme d'un jour critique durant lequel il fallait redoubler de précautions.

C'est une farce, qui a été imaginée par des matrones désireuses d'éterniser leurs services.

Les femmes récemment accouchées sont exposées, pendant plusieurs semaines, à contracter des *déplacements* divers de l'*utérus*, et spécialement ce qu'on appelle : la *chute de la matrice*, sous l'influence de chocs ou de secousses brusques.

Pour prévenir cette triste infirmité, l'accouchée aura soin, pendant au moins six semaines, d'éviter de se livrer à de violents efforts musculaires, de courir, de sauter, de porter ou de soulever des fardeaux, de rester longtemps debout avec l'enfant sur les bras, etc.

Dans le cas où cet accident se produirait, il faut appeler l'accoucheur, qui *rejettera* tous les *anneaux*, que les sages-femmes placent trop légèrement dans le vagin sous prétexte de maintenir la matrice en place.

Il n'y a qu'un seul appareil qui convienne à toutes les espèces de chutes de la matrice, c'est une *ceinture abdominale*, à laquelle on attache une *tige à boule* en gutta-percha, qui se met dans le vagin.

Cet appareil, excellent sous tous les rapports, offre le grand avantage de pouvoir être enlevé *tous les soirs*, comme un simple objet de toilette, et d'être ainsi facilement entretenu dans un grand état de propreté. De plus, il ne blesse jamais aucun organe interne, comme le faisaient fréquemment ces anneaux malpropres, qu'on laissait en place quelquefois pendant plusieurs années. — J'en ai extrait un qui était resté *9 ans* dans le vagin, sans être changé ni lavé !

Allaitement. — La fièvre de lait dont on parle souvent n'existe pas dans le règne animal.

C'est une maladie propre à l'espèce humaine, mais due exclusivement à nos préjugés, à nos habitudes ou, pour mieux dire, à nos matrones. Celles-ci, considérant l'accouchée comme une malade, la tiennent à la diète et empêchent l'enfant de prendre le sein, pendant plusieurs jours.

La fièvre de lait est la conséquence de l'engorgement des mamelles produit par cette pratique absurde.

Mères, allaitez vos enfants dès le premier jour de leur naissance, prenez vous-mêmes quelques légers aliments, un peu de lait, par exemple; et la fièvre de lait sera rayée à jamais du cadre de vos maladies.

-Durant l'allaitement, et même en tout autre temps, la femme doit chercher soigneusement à se garer contre tout choc, toute violence à la région des seins ; et, si semblable accident arrive, soit par un coup de la tête de l'enfant, soit d'une autre manière, il est urgent de consulter un médecin qui, par des sangsues ou des emplastiques convenables, préviendra l'*endurcissement traumatique* des mamelles, endurcissement dont la persistance a tant de fois engendré les *cancers du sein*, vers l'âge de retour.

-Répétons-le : au bout de sept jours, une accouchée de bonne constitution peut reprendre, avec ménagement et mesure, son train de vie ordinaire. Ménagement et mesure, dis-je avec intention, parce que les trois quarts des femmes qui meurent des suites de couches sont victimes de leur imprudence ou de l'ignorance des gens qui les soignent. Notez bien que *ménagement et mesure* ne consistent pas à garder le lit sans nécessité au delà du temps voulu, mais à mettre en pratique les bons conseils de l'hygiéniste.

Épanchements de lait. — Les accouchées et les femmes qui allaitent sont exposées à contracter une affection bizarre, qu'on appelle vulgairement *épanchement de lait*, qui consiste dans un arrêt des fonctions du sein, par suite d'un refroidissement général de la peau, d'une grande fatigue ou d'une violente secousse morale.

-Cette maladie s'accompagne de douleurs dans les muscles, de gonflement dans les membres inférieurs ou supérieurs et quelquefois de tout le corps (*anasarque*).

Quand cette affection a résisté aux premiers soins hygiéniques et médicaux qu'elle réclame : chaleur au lit, sudorifiques, etc., on recourt généralement, avec succès, aux *purgatifs végétaux drastiques,* comme dans les autres cas d'anasarque compliquée ou non d'une altération du cœur ou des reins. (Voir : *Seconde partie*).

Stérilité. — Il est bon, croyons-nous, de consacrer un paragraphe spécial à l'*incapacité de devenir mères*, qui afflige tant de jeunes femmes et pour laquelle les médecins sont si souvent consultés.

Nous n'avons pas à énumérer ni à détailler ici toutes les causes et toutes les infirmités, curables ou non, qui peuvent rendre la femme stérile. Tantôt c'est à la conformation anormale des organes internes ou externes, tantôt c'est à la perversion de leurs fonctions, suite de maladies anciennes ou récentes, que l'infécondité doit être rapportée. Dans tous ces cas, il n'appartient qu'à un praticien expérimenté et habile de découvrir la véritable cause du mal et d'indiquer les moyens de la faire disparaître.

Mais, en dehors de ces états réellement pathologiques, il est des conditions exceptionnelles où la stérilité tient à des particularités physiologiques, qui sont du ressort de l'hygiène et sur lesquelles, par conséquent, il est de notre devoir de nous arrêter.

Sous ce rapport, l'infécondité peut provenir aussi bien de l'homme que de la femme.

L'*impuissance* chez l'homme est due assez fréquemment à des excès de jeunesse divers, tels que : intempérance, débauche, masturbation, qui ont énervé ou usé avant l'âge les organes nécessaires aux fonctions génératrices. D'autres fois, elle est la conséquence de certaines maladies spéciales, qui ont été mal soignées ou qui sont imparfaitement guéries.

Dans certains cas, surtout chez les jeunes mariés, elle résulte de l'*abus*, trop longtemps continué, des rapprochements conjugaux.

Que doit-on faire pour remédier à ces différentes causes d'impuissance ou de stérilité masculine?

Il faut apporter dans la vie conjugale une continence absolue extrêmement régulière, de plusieurs semaines au moins, pendant le cours d'une ou de plusieurs années. C'est le point capital.

On s'attachera, en même temps, à reconstituer la santé par une vie exemplaire, par un régime succulent, par des exercices variés et par un traitement médical, dans le cas de maladie organique ou constitutionnelle.

Chez la femme, indépendamment des causes de stérilité que nous avons signalées plus haut, il en est quelques-unes qui proviennent uniquement de certaines prédispositions individuelles, inhérentes au caractère ou au tempérament.

Ainsi, une excitabilité exagérée, originelle ou acquise par une éducation vicieuse ; une indolence habituelle, l'indifférence, l'apathie, poussées au point d'émousser les sens génésiques, sont, chacune dans leur genre et pour des raisons absolument contraires, deux causes assez communes de stérilité.

Les prostituées et les femmes galantes se trouvent dans le premier cas ; dans le second, sont certaines personnes du sexe d'une pureté de mœurs irréprochable, mais d'un tempérament lymphatique et d'un caractère indolent exagérés.

Aux premières, il faudrait recommander la sagesse, l'enseignement de la *vraie morale* et de l'*hygiène* — qui n'est en réalité que la morale en action — ainsi qu'un régime frugal et les bains émollients. Aux secondes, on conseillera la gymnastique et une alimentation tonique, excitante.

A l'égard de ces dernières, on pourra employer un moyen que j'ai vu souvent réussir et que j'ai indiqué à maints amis désireux d'avoir des enfants, et qui se plaignaient de l'insensibilité physique et morale de leurs compagnes : une absence d'au moins plusieurs mois, suivie d'un retour très affectueux.

Outre les nombreuses causes d'infécondité de la part de la femme ou de celle de l'homme, dont il vient d'être question, il en existe encore une, plus fréquente qu'on ne le croit, qui réside non pas dans l'un ou l'autre des époux exclusivement, mais dans le fait même de leur union, de leur alliance matrimoniale.

En effet, j'ai vu des cas de stérilité qui ne pouvaient être attribués qu'à la trop grande conformité des tempéraments et des constitutions des conjoints, soit que les conjoints fussent étrangers, soit qu'ils appartinssent à la même famille.

Ainsi, mari et femme doués de la même nature physiologique bien tranchée, courent grand risque de n'avoir pas de rejetons ou de ne produire que des avortons.

LES MARIAGES CONSANGUINS.

Les mariages consanguins, c'est-à-dire entre cousins et cousines, en première ligne, doivent donc être évités, moins à cause de la parenté toutefois, qu'à cause de la grande conformité de constitution et de tempérament, qui existe souvent entre proches parents. Mais l'union entre consanguins, l'un bilieux, l'autre sanguine ou lymphatique, n'offre nul inconvénient, au point de vue de l'hygiène sociale.

Cela revient à dire que, dans l'intérêt de la progéniture, il faudrait s'abstenir de marier ensemble deux sujets qui jouissent de la même nature physiologique, quelque bonne qu'elle soit individuellement.

J'ai connu un homme très bilieux et très nerveux, parfaitement constitué, exempt de toute affection pathologique, marié à une femme accomplie, très nerveuse, qui, à tous égards, pouvait passer pour sa sœur. Pendant vingt-cinq années, ni l'un ni l'autre n'ont jamais été malades, et cependant leur union, sans être absolument inféconde, n'a jamais abouti qu'à procréer des êtres imparfaits ou peu viables.

La question des *mariages consanguins* a été souvent l'objet de l'attention des hygiénistes. Chez les Perses et autres peuples de l'antiquité, les unions entre proches parents à tous les degrés étaient fort honorées, et les sages de ce temps-là furent loin d'y trouver à redire, pas plus sous le rapport de l'hygiène qu'au point de vue social. Comment se fit-il que les législateurs anciens et, après eux, le christianisme, qui s'inspira de leurs leçons, en vinrent à proscrire ces unions? Les historiens ne s'accordent guère à ce sujet; cependant nous inclinons, pour notre part, à penser que l'interdiction des *mariages consanguins* à certains degrés est postérieure à l'organisation de la famille sous l'autorité paternelle, et fut la conséquence des complications inextricables que la liberté absolue des mariages entre père et fille, fils et mère, frères et sœurs, apportait dans la constitution patriarcale ou héroïque du groupe familial.

L'opinion, si accréditée de nos jours, que les mariages consanguins doivent être réprouvés au nom de l'hygiène, est relativement moderne. L'Église romaine, en les proscrivant, ne s'est nullement placée à ce point de vue.

Observant depuis de longues années dans un milieu favorable à l'étude de semblables problèmes, dans ces villes populeuses de province où l'on trouve le double avantage de rencontrer une clientèle plus intime et plus fixe que dans les grandes cités, plus variée et plus suivie que dans les campagnes, je puis rendre sommairement compte du résultat de mes recherches, relativement aux conséquences des nombreux mariages consanguins dont j'ai suivi les évolutions.

Mais cette question n'est pas seulement intéressante au point de vue hygiénique : elle l'est également, et beaucoup, au point de vue sociologique.

En effet, sous le rapport *sociologique*, elle se rattache à la question plus générale : Est-il bon que les groupes humains vivent, séjournent et se reproduisent constamment dans le même milieu climatérique et social ? Est-il préférable que les familles et les races humaines qui possèdent les mêmes mœurs, les mêmes habitudes et, par suite, des constitutions organiques plus ou moins semblables, se perpétuent entre elles plutôt qu'avec des familles ou des races différentes sous tous les rapports ? En d'autres termes : le changement d'habitat et de genre de vie, d'une part, et, de l'autre, le croisement dans les alliances conjugales, sont-ils favorables au développement physique et moral de l'homme !

Graves problèmes de *biologie* et de *sociologie*, qui mériteraient d'être inscrits sur les programmes des concours des Académies des *sciences morales et politiques*.

En ce qui a rapport exclusivement à l'*hygiène*, nous avons à examiner, ici, l'influence des mariages consanguins sur la conformation et la santé des enfants.

Deux opinions extrêmes ont été longtemps en présence sur ce point. D'après l'une, les consanguins ne produisent que de mauvais fruits; d'après l'autre, le fait de la consanguinité dans le mariage n'exerce aucune action fâcheuse sur les rejetons.

Pour ma part, après trente-cinq années d'observation et de pratique, je n'ai jamais constaté que le seul fait de la consanguinité des parents, en dehors de certaines conditions individuelles de santé dont je dirai tout à l'heure un mot, ait été préjudiciable à l'organisation ou à la santé de leur progéniture. Je connais bon nombre de familles, issues d'unions entre cousins et cousines au premier degré, dont tous les membres sont parfaitement sains et bien constitués. Celles qui paraissaient faire exception à cette règle se trouvaient dans des conditions anormales dues à d'autres faits que leur état de consanguinité.

C'est ainsi que, dans une de ces dernières familles d'époux germains, trois enfants étaient nés successivement, malingres, cacochymes, et n'avaient vécu, chacun, que de quinze jours à cinq mois. Naturellement on accusait, de ce chef, le degré trop rapproché de parenté. Je fus appelé à donner des soins au troisième de ces petits êtres si peu viables, et je soupçonnai l'existence d'une diathèse syphilitique chez les conjoints. Après avoir interrogé en particulier le mari, en lui faisant carrément part de mes inquiétudes qui devaient l'engager à me bien renseigner à cet égard, il reconnut que mes doutes étaient fondés. Le mari et la femme, celle-ci à son insu, furent, pendant près d'une année, soumis à un traitement dépuratif et à un régime végétal succulent. Depuis cette époque, à la grande satisfaction du père, et à la grande surprise de la mère, quatre enfants vigoureux sont nés et sont restés sains.

Des circonstances analogues m'ont permis de rapporter également à des causes étrangères à la consanguinité les conséquences regrettables des autres unions consanguines *malheureuses* que j'ai rencontrées.

Personnellement donc, je n'ai aucune raison de m'élever contre le fait de la consanguinité dans le mariage, au point de vue exclusivement hygiénique.

Faut-il en conclure que les mariages consanguins ne peuvent jamais avoir d'effets fâcheux pour les enfants?

Avant de répondre à cette question, citons d'abord quelques faits que j'ai minutieusement recueillis.

— Dans un ménage entre non consanguins, tous les enfants sont nés *sourds-muets*. Le père et la mère n'étaient nullement parents. Mais le mari a l'ouïe dure et l'esprit lent, paresseux. Il est timide, sombre, misanthrope; il aime la solitude, parle peu, mal et avec cette vivacité bredouillante qui constitue le premier degré du bégayement. Quant à la femme, elle est apathique, peu intelligente. Ces états constitutionnels pouvaient se rencontrer dans une union de consanguins. Qui eût-on accusé alors? La consanguinité.

— Un homme sec, nerveux, élancé, au teint légèrement bistré, doué d'un tempérament bilieux très prononcé, épouse une femme sèche, nerveuse, élancée, noire, d'un tempérament bilieux également très caractérisé. Dans le cercle de mes intimes, je prédis ce qu'il adviendra des enfants si cette union en produit. Et fausses couches, avortons, fœtus vieillots, peu viables, se succédèrent pour ainsi dire d'année en année, malgré l'excellente santé dont jouissaient les parents. Ajoutons qu'aucun de ces derniers n'a jamais été atteint de syphilis ni d'autre maladie grave, aiguë ou chronique ; et qu'aucun lien de parenté n'avait jamais existé entre leurs ascendants.

— Dans certaine petite ville existaient deux familles dont les époux, n'ayant jamais été malades, présentaient simplement les attributs du *lymphatisme* poussé jusqu'à la diathèse scrofuleuse simple, sans autres manifestations extérieures que des engorgements ganglionnaires sous-cutanés très étendus.

La première eut onze enfants gras, replets, qui tous ont succombé à la phtisie pulmonaire dès l'âge de 15 à 25 ans.

La seconde a perdu de la même manière ses trois enfants à l'âge de 16, 18 et 21 ans. Quant aux parents, qui n'avaient aucun lien de consanguinité familiale et qui n'avaient jamais été sérieusement indisposés, ils sont devenus très vieux et sont morts à la suite de maladies organiques diverses, autres que celles des poumons.

Je me borne à ces faits, que je pourrais multiplier beaucoup en compulsant mes notes. Ils suffiront, je pense, pour faire admettre que des rapprochements accidentels de cette nature doivent se rencontrer fréquemment dans les alliances conjugales, et même plus fréquemment encore peut-être dans les mariages consanguins que dans les autres. Aussi, avant d'imputer à la consanguinité les difformités ou les maladies dont certains enfants issus de parents germains sont quelquefois affligés, est-il toujours prudent de chercher à saisir les sources vraies, réelles du mal. Certes, bien plus souvent qu'ailleurs, c'est parmi les représentants d'une même famille que se constate l'existence des mêmes tempéraments, des mêmes prédispositions morbides. Pour peu que ces conditions individuelles soient très prononcées chez les deux époux, il y a évidemment plus de chances de les voir se reproduire avec excès chez les rejetons.

La *consanguinité,* c'est donc quelque chose, mais ce n'est pas tout ; et, à coup sûr, elle n'est point cause que deux sujets étrangers d'origine l'un à l'autre, engendrent parfois des hystériques, des épileptiques et des idiots, s'ils sont excessivement nerveux ;

des scrofuleux et des rachitiques, s'ils sont lymphatiques; des arthritiques, s'ils sont bilieux; ou, s'ils sont mal conformés, des boiteux et des bossus.

Le rôle de la consanguinité dans les mariages ne peut être contesté; mais, selon moi, il ne devient nuisible que dans des circonstances déterminées, telles que les mêmes circonstances, se produisant dans des mariages entre étrangers, occasionneraient inévitablement des inconvénients analogues, quoique moins prononcés peut-être.

Il est certain, en effet, comme je l'ai dit page 17, que les spermatozoaires sont des *réductions, microscopiques* et *photographiques* en même temps, de l'être mâle dont ils émanent. Il est certain aussi qu'ils s'imprègnent des sucs exprimés par l'être femelle. Comment les rejetons de cette double souche ne seraient-ils pas pourvus des qualités et des défauts propres à chacune d'elles, en vertu de cette loi universelle de biologie, qui s'applique à tous les êtres organisés et non organisés de la nature et de l'univers : *Similia similibus nascuntur.*

En résumé, ce qu'il faut craindre dans les mariages, ce n'est donc pas l'*union des consanguins*, mais l'union de deux individus, consanguins ou non, dont les *propriétés organiques spéciales* ou *exceptionnelles* sont semblables ou également exagérées.

LA CALLIPÉDIE.

L'art d'avoir de beaux enfants est certainement un art recommandable. La beauté a son prix. Un être difforme ou incomplet est un être repoussant. Qu'on orne donc la chambre nuptiale des jeunes époux — et surtout des vieux — d'objets agréables, d'images ravissantes, de têtes d'anges et de génies; qu'on leur apprenne que les enfants conçus dans des dispositions fâcheuses de l'esprit ou du corps de l'un quelconque des conjoints, courent risque d'être laids, boiteux, manchots, imbéciles, idiots; qu'on leur dise même — avant le flirtage — que la trop grande conformité des tempéraments, des constitutions et des idiosyncrasies peut imprimer aux fruits de l'amour des défauts divers et des vices irrémédiables. (Voyez : *Vie fœtale*, page 13.)

Cela est fort bien, callipédiquement parlant.

Mais je voudrais qu'on ne s'en tînt pas là.

A la callipédie, qui mérite toute notre sollicitude artistique, pourquoi n'adjoindrions-nous point l'art de douer nos rejetons d'une belle intelligence? La beauté physique, c'est quelque chose; mais ce n'est pas tout. Et malheureusement, dans le monde, le beau ne suppose pas toujours l'existence connexe du bon, encore moins de l'esprit. Qui l'ignore? L'intelligence, la noblesse du caractère, la grandeur d'âme sont loin d'être le privilège de la beauté. Et cependant combien la beauté morale rehausse la beauté physique, quand — par hasard — ces deux qualités se trouvent réunies!

Il ne suffit donc pas d'enseigner à faire de beaux enfants, mais des enfants *beaux*, *bons* et *intelligents*. C'est l'un des nombreux buts que doit se proposer l'hygiène.

Ainsi, j'ai cherché à me rendre compte des causes de ces *ressemblances* qu'on signale fréquemment dans les familles entre certains frères et sœurs, ou entre certains enfants et leurs ascendants à divers degrés, et même, en dehors du cercle familial, entre des étrangers de l'un et de l'autre sexe.

Cette question est plus sérieuse qu'elle ne le paraît au premier abord. Que de fois dans les commérages intimes de nos sociétés plus policées que bienveillantes, où la charité est si souvent sacrifiée à l'esprit mondain, n'entend-on pas dire : « Comme cette petite V... *ressemble* à M. W...! C'est frappant! Aussi pourquoi ce pauvre M. A... a-t-il fait son intime ami de ce bon M. W...? » Là-dessus on entame une longue conversation. On échafaude hypothèses sur rapprochements, rapprochements sur circonstances, et l'on aboutit à cette conclusion certaine, positive, qui se transmet d'abord de bouche en bouche, puis, de génération en génération : « La petite V... procède de M. W... »

J'ai connu un brave garçon qui avait le malheur de ressembler à certain prince, fils d'un roi populaire, et qui, toute sa vie, a passé dans le monde où l'on chuchote, pour un frère utérin du prince, un bâtard de Sa Majesté !

Les *ressemblances* ont donc leurs inconvénients.

J'ai voulu en rechercher les causes. Voici ce que j'ai trouvé.

Règle générale, c'est l'imagination de la mère qui détermine la conformation physiognomonique des enfants, autrement dit les *ressemblances physiques*. L'imagination doit être entendue, ici, dans un sens restreint, en tant que représentation d'*images sensibles*, antérieurement acquises par les cellules du *sensorium* et habituellement reproduites par la mémoire. Pour le dire en passant, la *mémoire* consiste dans une série d'oscillations vibratoires des cellules du sensorium.

Ainsi, le premier-né ressemble souvent à un *parent de la jeune mère*, dont le *souvenir reste présent* à son esprit d'une façon prédominante durant les premières années de mariage. Les *traits* de cette image, un père, un aïeul, une mère, une tante, etc., qu'elle vient de quitter pour suivre son époux, ou qu'elle a perdu récemment, se gravent sur la face de son premier rejeton.

Chez les filles mères, au contraire, le premier-né porte plus souvent l'empreinte de la physionomie du séducteur ou de l'ingrat, qui a préoccupé vivement leur imagination dans le cours de la grossesse.

Dans un cas comme dans l'autre, c'est le souvenir prédominant de la mère qui se photographie, image pour image, sur la face du fœtus.

Si le premier-né des unions légitimes ressemble si rarement au père, c'est parce que l'image de ce dernier est de date trop récente pour être profondément imprimée dans la *mémoire* ou l'*imagination sensible* de sa femme. Il y a encore une autre raison de ce fait, c'est que, dans la première année de mariage, la jeune épouse, durant ses rêves et ses heures de loisir, se reporte naturellement vers le passé qu'elle vient d'échanger contre un état présent, tout nouveau pour elle, et qu'elle se remémore ainsi plus aisément la physionomie, si familière à son esprit et à ses yeux, des parents qu'elle a quittés, que celle de l'époux qui se trouve depuis peu à ses côtés.

Un grand nombre de *jeunes femmes* m'ont déclaré qu'elles avaient beaucoup de peine à se retracer nettement en imagination la figure de leurs maris, tandis qu'à l'état de veille ou de sommeil, celle de tel ou tel de leurs parents, jeunes ou vieux, se reproduisait pour ainsi dire d'elle-même avec la plus minutieuse exactitude.

Après le premier-né, les autres enfants ressemblent souvent au père ; la physionomie de ce dernier a fini par s'implanter dans la mémoire de la femme.

Les mères coquettes, qui se mirent et s'admirent fréquemment devant leur armoire à glace, finissent, tôt ou tard, par voir refléter leur propre image sur la face de leurs enfants, tant elles ont l'esprit « plein de leurs propres traits. »

Quand il s'agit de produits adultérins, les ressemblances des enfants de ces relations anti-sociales avec le séducteur, sont assez fréquentes, pour des raisons analogues à celles qui expliquent les ressemblances des rejetons illégitimes avec leurs pères ; et parce que, dans ces rapports illicites, la femme séduite n'a cédé généralement qu'à l'entraînement de longues habitudes, de visites fréquentes et de soins répétés de la part d'un amant, dont l'image est venue effacer, dans son esprit et ses soucis, celle de l'époux.

Mais à ce propos, il faut se montrer très circonspect avant de conclure de l'existence d'une ressemblance réelle entre *un enfant* et *un individu quelconque*, à la possibilité de rapports intimes qui auraient eu lieu entre cet individu et la mère de l'enfant. Il se peut, en effet, et j'ai noté de nombreux et irrécusables exemples de ce fait, que l'image d'un étranger ait frappé si vivement ou si habituellement *l'attention d'une femme*, que cette image se soit gravée profondément dans son imagination, et s'y reproduise obstinément, par exemple dans le cours d'une grossesse. De cette manière, la face agréable ou repoussante d'un ami intime, d'un domestique, d'un étranger même, devient parfois un type ou un moule, sur lequel se façonnent les traits de l'enfant à naître.

Le fait suivant est, sous ce rapport, particulièrement remarquable : Mme Z..., mère de plusieurs enfants bien conformés et d'une *physionomie attrayante*, avait à son service, depuis deux ans, la plus laide et la plus difforme figure de cuisinière que j'aie connue, quand elle commença sa dernière grossesse. L'enfant, qui naquit dans d'excellentes conditions de santé, fut et resta la reproduction, la *miniature* accomplie de la face de cette hideuse personne.

Relations conjugales. — On nous demande souvent quelle est

11

la cause du grand nombre de mauvais ménages qui existent dans nos sociétés policées?

Neuf fois sur dix, la cause en est aux maris.

Cette question, qui importe tant au bonheur de la famille, à l'avenir des enfants et à l'ordre social, mérite d'être examinée.

Règle générale. — L'homme qui se marie connaît le monde et tous les rouages de la vie sociale ainsi que de la vie privée ; la femme, au contraire, ignore bien des choses. Le temps des premières amours est un temps de délices pour celle-ci : tout est rose, parfums, violettes, prévenances, chatteries, délicatesses exquises, attentions raffinées, de la part de celui qui, au lieu d'être l'amant empressé, ne sera bientôt plus peut-être que le... mâle brutal, grossier, bourru même.

Que de déceptions, après la lune de miel !

Trop souvent, le mari, qui possède sa femme, docile et complaisante, ne voit plus guère en elle, au bout de quelques années, les qualités qui l'ont séduit. Elle est devenue un simple jouet, voire même un simple instrument, dont il use comme il lui plaît, quand il lui plaît, sans précautions ni ménagements.

Dans cette catégorie, si nombreuse, des hommes mariés, on rencontre, alors, deux espèces différentes d'époux, aussi peu recommandables l'une que l'autre.

Les uns, habitués aux excitations excentriques des sens génésiques avec des femmes vénales, mercenaires, qui se prêtent bestialement à toutes les malpropretés possibles, voudraient que leurs moitiés, honnêtes et pures, se livrassent aux mêmes manœuvres !

Que de femmes m'ont avoué n'avoir pu se prêter à ce rôle des Laïs enivrées de vin et de tabac ! A partir de là, toute pudeur, toute réserve, tout amour, sont bannis du foyer conjugal. La femme se sent ravalée, avachie, réduite à l'état de béotienne : ou elle se révolte, ou elle s'habitue ; et, dans un cas comme dans l'autre, elle se sent aisément entraînée vers quiconque vient lui témoigner encore un peu de respect sous les apparences de l'amour.

Les autres, mus par leurs seuls goûts dépravés, trouvant plus agréables les relations intimes des drôlesses que celles de la vie conjugale, abandonnent leurs femmes à une continence obligatoire, et à tous les dépits et les conflits qui en résultent.

Voilà, neuf fois sur dix, les causes des mauvais ménages, des adultères et des divorces, que tant de nos bons magistrats imputent si bénévolement au dérèglement des malheureuses femmes surprises en flagrant délit.

A ces hommes de loi, qui disent dans les grands crimes : « Cherchez la femme », l'hygiéniste et le médecin qui ont pénétré au cœur des situations de la vie familiale, répondent : « Cherchez l'homme » !

C'est lui, hélas ! trop souvent, le premier coupable.

A d'aussi tristes mœurs, il y a plusieurs remèdes : nous en parlerons par la suite ; contentons-nous, pour le moment, d'en indiquer, un, radical, souverain.

Comment se fait-il que l'homme possédant un chien semblable à tant de chiens ; un cheval ou un serin, qui n'ont rien de plus extraordinaire que la plupart des animaux de leur espèce, dise : « Mon chien, mon cheval, mon serin ! » comme s'il n'y en avait pas d'autres au monde ? Est-ce parce que ces êtres favoris ont des qualités, des beautés à nulles autres pareilles ? Non, c'est parce que l'habitude de voir, de caresser, de recevoir des témoignages d'attachement ou des services journaliers de tel ou tel animal particulier nous le fait préférer à tous ceux de son espèce.

Et cet homme-là ne s'attache pas à sa femme !

Pourquoi ?

Parce qu'il ne songe pas à la traiter avec l'attention, la bienveillance, l'affection qu'elle mérite, bien autant qu'un serin, un chien ou un cheval.

Voilà tout le secret de la vie conjugale.

Traitez votre femme comme votre cheval, votre chien, votre serin. Accoutumez-vous à être bon, serviable pour elle ; à chercher à lui faire plaisir ; pratiquez, sans fadeur mais cordialement, l'amour dans le mariage ; comme vous prenez soin de vos animaux en jouant avec eux, amusez-vous à cajoler parfois votre femme ; et vous vous ferez un bonheur de son bonheur, parce qu'on s'attache non seulement à ceux qu'on aime sincèrement, mais à ceux auxquels on fait du bien, à qui l'on se sent utile et à qui l'on est agréable.

Dans ces conditions, les rapports de la vie conjugale n'ont certainement pas tous les jours l'attrait illusoire de la nouveauté ou du fruit défendu, mais ils ont le charme, bien préférable, de la jouissance et de la possession légitimes, sans les regrets, les remords, les déceptions et l'amertume d'une mauvaise action, réprouvée par la morale, réprimée par la loi et contraire généralement à l'hygiène.

VIE SOCIALE.

Après avoir étudié l'homme et la femme dans la vie intime, examinons-les maintenant dans la vie sociale, en commençant par l'*hygiène des professions* en général.

Nous rangeons toutes les professions en quatre grandes classes, au point de vue hygiénique : les *professions salubres* et les *professions insalubres; les professions manuelles* et les *professions intellectuelles.*

Professions salubres. — Parmi les *professions salubres,* les unes sont *sédentaires,* les autres *actives.*

Professions sédentaires. — Cordonniers, tailleurs, couturières, modistes, fleuristes, concierges, hommes de lettres, employés de bureau, savants de cabinet, horlogers, pharmaciens, dentellières, tisserands, passementiers, dessinateurs, peintres de tableaux, instituteurs, etc.

Toutes ces professions tendent à produire : 1º des *états congestifs* du cerveau, des poumons, du foie, des intestins ou de la matrice, par le défaut d'exercice et le manque d'air oxygéné qu'elles imposent ; 2º des déviations de la charpente osseuse et des infirmités fonctionnelles, par les attitudes forcées, vicieuses ou prolongées qu'elles réclament.

De là peuvent naître une foule de maladies diverses, depuis les varices aux jambes, les hémorroïdes et la constipation, jusqu'aux lésions organiques des principaux viscères de l'économie.

Pour obvier à tous ces inconvénients, le plus sage est d'avoir présent à l'esprit ce précepte qui est applicable à toutes les professions sédentaires sans aucune exception :

Dans les moments de repos ou de loisir, il faut faire agir les muscles, les organes et les sens restés inoccupés pendant le travail;

et laisser complètement inactifs, au contraire, ceux qui ont fonctionné.

Prenons quelques exemples.

Pour se délasser, l'*homme de lettres* jouera au billard plutôt qu'aux échecs; la *couturière* vaquera aux soins du ménage; le *cordonnier* marchera; les *commis de bureau* feront de grandes inspirations à l'air libre et joueront aux quilles; les *instituteurs* garderont le silence et se promèneront en plein air, n'importe le temps qu'il fasse au dehors.

Tous feront de la gymnastique, *modérément* et *méthodiquement,* appropriée à leurs conditions sociales et à la nature de leurs occupations respectives.

Il suffit d'un peu de bon sens et d'intelligence pour déduire de notre précepte général toutes les applications hygiéniques qui conviennent à chaque profession ou à chaque état.

Professions actives. — Est-il nécessaire d'en faire l'énumération? Ici se rangent tous les individus qui se livrent régulièrement à un grand déploiement de force et d'activité musculaires dans les usines, dans les champs, partout : militaires, marins, maçons, cultivateurs et mille autres artisans; médecins-praticiens, acteurs, commis voyageurs, gardes-convois, facteurs de postes, briquetiers et tous les manouvriers ambulants.

Les excès de fatigue musculaire entraînent à leur suite des maladies inflammatoires diverses, et, pendant le cours des épidémies, prédisposent aux affections régnantes : typhus, variole, choléra.

Vous tous qui exercez une profession active, soyez donc prudents dans les travaux comme dans les plaisirs, si vous voulez échapper à ces causes morbides. A la fin de chaque journée et le dimanche, si vous avez des loisirs, vivez paisiblement en famille et contentez-vous, pour distractions, de lire, d'écrire et de jouer aux cartes ou aux dominos. Cela reposera vos membres fatigués.

Il est bon de faire remarquer que les professions *actives* prédisposent particulièrement aux *maladies aiguës,* et les professions *sédentaires* aux *maladies chroniques.*

Professions insalubres. — Les ouvriers qui travaillent dans des atmosphères chargées de poussières de charbon, de chaux, de farine, ou de gaz impropres à la respiration, ou de matières putrides, vénéneuses, et ceux qui manient des poisons ou des substances caustiques, sont évidemment exposés à contracter soit des maladies de poumons (houilleurs, boulangers, menuisiers, tailleurs de pierre, batteurs en grange), soit du sang et de la peau (vidangeurs, corroyeurs, ouvriers peintres, ouvriers de manufactures, de produits chimiques de toute nature : chlore, acides, arsenic, phosphore, cuivre, plomb, mercure).

Pour se préserver de ces maladies, il faut, d'une part, que les ateliers, galeries ou autres champs de travail soient *parfaitement ventilés*, assainis et agencés, conformément aux mesures et aux règles indiquées par les hygiénistes ; et, de l'autre, que l'ouvrier soit toujours convenablement nourri et d'une *excessive propreté* tant sur son corps, des pieds à la tête, que dans ses vêtements, qui s'imprègnent facilement de tous les gaz et de toutes les matières liquides ou solides avec lesquels ils sont en contact, et qui, par conséquent, doivent être *très souvent* renouvelés ou lavés.

Ces notions sont suffisantes pour indiquer à chaque espèce d'ouvriers les précautions qu'ils doivent prendre, et le genre de vie qu'il convient d'adopter pour atténuer, autant que possible, les inconvénients inhérents, à des degrés divers, à toutes les professions indistinctement, qu'elles soient industrielles, agricoles, manuelles, corporelles ou cérébrales.

Envisagées dans leur mode d'action quant aux organes mis en jeu, les professions peuvent être divisées en *professions manuelles* et *professions intellectuelles*.

Professions manuelles. — Il n'y a pas de profession exclusivement manuelle. Le manouvrier le plus humble ne peut être d'un emploi utile nulle part, s'il n'agit pas avec intelligence et discernement dans chaque acte qu'il accomplit. Mais telle profession exige plutôt des mouvements musculaires, telle autre des conceptions ou combinaisons psychiques.

De là, deux genres de précautions à indiquer et dont chaque artisan comme chaque savant pourra tirer profit.

Celui qui exerce une profession essentiellement manuelle devra s'attacher à varier ses attitudes et à changer souvent de position, pour ne pas surmener les mêmes muscles, et pour permettre à certaines parties du corps de se reposer pendant que d'autres parties fonctionnent.

Prenons, par exemple, une couturière : je lui conseille de ne pas coudre, surtout à la machine, pendant plus d'une demi-heure ou une heure, sans se lever, se promener un instant ou se livrer momentanément à des occupations de ménage ou de jardinage.

De cette manière, les organes et les membres que la vie professionnelle fait agir se délassent et reprennent vigueur, pendant qu'un autre système sensoriel ou musculaire est mis en mouvement. De plus, l'harmonie fonctionnelle et l'équilibre organique se maintiennent ainsi régulièrement entre tous les éléments de la charpente humaine.

C'est là la vraie gymnastique professionnelle.

Dans les heures de repos complet, les artisans de toute espèce doivent s'adonner à des distractions littéraires ou scientifiques, en rapport avec leur instruction spéciale.

Professions intellectuelles. — Les gens de lettres et les hommes de cabinet feront souvent trève à leurs méditations en se livrant, de temps à autre, à des exercices manuels variés, selon leurs aptitudes et leurs goûts.

Indépendamment de ce conseil que, pour ma part, j'ai toujours mis en pratique, je dois leur faire une recommandation, sur laquelle j'attire toute leur attention.

Mes amis m'ont souvent demandé comment je parviens à mener de front des travaux intellectuels nombreux, relatifs aux sciences, à la médecine, aux lettres, à la philosophie, à l'économie sociale, à la politique, qui se traduisent par des mémoires, des articles de journaux, des conférences et une correspondance très vaste avec une foule de sociétés et de savants de tous pays.

Comment je mène tout cela de front? C'est parce que je varie mes occupations intellectuelles, allant d'un sujet à l'autre, me reposant d'un travail par un travail d'une autre nature.

Et cela s'explique.

Notre cerveau est un composé de plusieurs milliards de globules. Une catégorie d'idées fait vibrer quelques-uns de ces globules; une autre catégorie d'idées met en mouvement d'autres globules ; et ainsi de suite. Êtes-vous fatigué de faire des calculs mathématiques? Écrivez une lettre politique. Avez-vous du droit ou de la médecine par-dessus la tête? Faites des plans d'architecture, ou rédigez un fait-divers, un feuilleton. Surtout n'attendez pas, pour varier vos travaux intellectuels, que les cellules cérébrales qui ont fonctionné soient surmenées.

Voulez-vous une preuve de l'exactitude de cette remarque?

Quand vous serez obsédé par des conceptions intellectuelles ou des soucis cuisants quelconques, allez vous promener seul, dans le silence et l'ombre, pour essayer de vous distraire. Vous n'y parviendrez pas. Vos idées vous suivront dans votre solitude, dans votre isolement; elles palpiteront dans votre crâne et continueront à vous peser sur le cerveau comme un plomb. Entrez dans un salon, au contraire, ou prenez quelques amis avec vous et causez de toute autre chose que du sujet qui vous a profondément occupé, de philosophie, d'histoire, de sciences, peu importe, et vous vous distrairez complètement. Votre cerveau se reposera en fonctionnant, en vibrant autrement qu'il le faisait tantôt.

Passez donc souvent d'un genre de labeur intellectuel à un autre : vous ferez beaucoup de bonne besogne et vous éviterez de devenir des maniaques, des monomanes ou des spécialités routinières et encroûtées.

Dans leurs rapports sociologiques, les professions sédentaires ou actives, tant manuelles qu'intellectuelles, présentent des particularités intéressantes qui méritent d'être signalées, parce qu'elles peuvent exercer une grande influence sur le *bien-être* et, par suite, sur la santé des individus et des familles.

SYNDICATS ET CORPORATIONS.

Parmi les socialistes modernes, nous comptons des sectes ignorantes qui prêchent la *révolte* contre toute autorité administrative, la guerre au *capital* et aux *patrons*, la *suppression* de l'État et de la famille.

Utopistes insensés ou malheureux déclassés, rêveurs abrutis par la débauche ou cerveaux aigris par des infortunes peut-être imméritées, par des institutions politiques et sociales vicieuses, par des gouvernements absolus, iniques et odieux, ces gens sont parfois plus à plaindre qu'à blâmer. Les populations asservies par des vainqueurs tyranniques ou par des gouvernements absolus, qui convoitent un sort meilleur et qui complotent le renversement des choses qu'elles subissent à regret, méritent aussi, à coup sûr, des circonstances atténuantes.

Mais ce n'est pas une raison pour approuver des revendications individuelles ou sociales, irréalisables ou contraires à la marche de la civilisation et au progrès de l'humanité.

Certes, dans toutes les sociétés grandes et petites, l'union fait la force. L'union des intelligences, des bras et des capitaux engendre des merveilles, rapproche les nations, facilite tous les rapports publics et privés de peuple à peuple et d'individu à individu.

Est-ce à dire que toutes les *associations* soient recommandables et soient avantageuses pour le bien-être général? Loin de là.

Qu'avons-nous vu dans l'antiquité et au moyen âge? Quelles sont les corporations, les ligues professionnelles, les corps de métier qui ne sont pas tombés dans des excès regrettables et qui n'ont pas fini par être répudiés même de leurs anciens membres? Et de nos jours, que voyons-nous souvent encore? On a vanté beaucoup les syndicats de patrons et les syndicats d'ouvriers. Eh bien les syndicats ou plutôt les *coalitions de patrons,* qui ont pour objet de régler la quantité ou la qualité des produits, de déterminer les prix de vente et le taux des salaires, de répartir les commandes et de rechercher les marchés, après avoir rendu plus ou moins de services momentanés, finissent toujours par tomber dans des abus de pouvoir et des excès d'autorité, dont les moindres inconvénients sont l'anéantissement des petits patrons sacrifiés pour les gros, et l'asservissement complet de l'ouvrier livré à l'arbitraire hautain, dédaigneux et absolu du maître.

Les *coalitions d'ouvriers,* de leur côté, restent trop souvent impuissantes et tendent toujours fatalement au désordre, au gâchis, aux grèves criminelles, à la révolution anarchique, par des exigences sans cesse croissantes et multipliées, que nulle discussion contradictoire ne vient tempérer.

Nous n'avons jamais cru aux prétendus bienfaits que devaient répandre sur l'industrie et sur les classes laborieuses, ces associations composées exclusivement de fabricants, d'un côté, et d'ouvriers, de l'autre.

ÉCONOMIE DOMESTIQUE ET SOCIALE.

L'homme ne peut pas vivre isolé. Abandonné à ses propres moyens, il n'est rien de plus qu'un animal habile, fort, adroit, intelligent, qui lutterait, tantôt avec avantage, tantôt avec désavantage, contre un grand nombre d'autres animaux, plus ou moins bien armés pour la concurrence vitale. L'état social est le résultat de propriétés attractives ou affectives élevées, qui sont inhérentes à l'organisation humaine et qui se rencontrent, à des degrés divers, dans une foule d'espèces animales.

On sait ce que fut l'état social à l'origine de l'humanité et jusqu'à la fin de notre moyen âge, c'est-à-dire avant 1789.

Tel qu'il est aujourd'hui, il est fondé sur deux éléments essentiels : la *nation* et la *famille*.

La nation est une association de citoyens, établie sur un point du globe et séparée de toutes les autres par des frontières artificielles, anciennes ou récentes.

La famille est la base ou le pivot de la nation.

C'est à ce double point de vue que nous allons suivre l'homme citoyen et travailleur.

Économie domestique. — Le travail de chaque jour ne doit pas avoir seulement pour but l'entretien actuel de la famille ; il arrive des infirmités, des maladies, des revers, qui interrompent le cours des occupations quotidiennes, un temps où l'on est peu capable de se suffire à soi-même, et moins encore de subvenir aux besoins de ses proches.

Le travail professionnel doit donc produire, outre le pain journalier, le pain des mauvais jours et celui de l'avenir, par la réserve, par l'épargne, par l'économie, par sa transformation en capital disponible.

Dans certaines conditions sociales, les particuliers peuvent réaliser par eux-mêmes ce double but du travail : pourvoir au présent et assurer l'avenir. Mais il est un grand nombre d'individus, peu sages, peu prévoyants, trop insoucieux et irréfléchis, ou que des malheurs ont accablés, qui sont incapables de se créer un pécule de réserve et qui, dès lors, tombent nécessairement à charge de leurs parents ou de leurs semblables.

Il appartient spécialement aux hommes d'État, aux gouvernements et aux administrations civiles locales, de prévenir ces conséquences ou de parer à ces inconvénients, par une organisation sérieuse de l'*économie sociale*.

Économie sociale. — Certains socialistes prétendent qu'il faut laisser à l'initiative individuelle l'organisation et la direction de la plupart des institutions qui ont pour objet le bien-être des citoyens. Nous croyons aussi que l'État ne doit pas invervenir à propos de tout dans les affaires privées. Donner du champ et de l'espace à l'industrie, au commerce, aux rapports des nationaux entre eux et avec les étrangers, c'est fort bien. Mais quand il s'agit de sauvegarder la santé et la vie de la généralité des travailleurs, pour la plupart incompétents dans les questions hygiéniques et sociales, et trop souvent impuissants à écarter, par leurs seuls efforts, les dangers qui les menacent, ainsi qu'à prévenir les conséquences néfastes des événements politiques ou des perturbations économiques, dont ils ne peuvent être rendus responsables, n'est-il pas nécessaire que la communauté sociale, représentée par ses administrateurs, par les mandataires du peuple, se substitue à l'individu?

La plupart des institutions sociales privées, telles que les caisses de secours, de prévoyance, de services médicaux, qui ont été instituées par des *sociétés particulières*, ne sont-elles pas pétries, toutes, des mêmes abus et n'aboutissent-elles point aux mêmes fins? L'arbitraire et le favoritisme, dans les répartitions et les indemnités; l'exploitation et la camaraderie, dans la direction et l'administration des intérêts communs, sont leurs moindres défauts.

C'est aux mandataires, responsables et révocables, des communes, des provinces et de l'État, que cette tâche doit être confiée.

Nous demandons, en conséquence, que toutes les administrations publiques concourent à l'organisation et à la direction des institutions qui ont pour but d'assurer aux travailleurs de toutes catégories les bienfaits de l'épargne.

Caisses de secours. — Chaque grande usine a sa caisse de secours qui fournit à l'ouvrier malade ou blessé, incapable de travail, des services sanitaires ainsi que des indemnités pécuniaires représentant une partie du produit de sa journée.

Ce mode de secours présente de grands vices : les ouvriers sont généralement mal soignés. Si les drogues sont délivrées au compte de la caisse commune, médecins et apothicaires s'ingénient à en faire prendre aux malades le plus possible ; certains sujets ont souvent intérêt à simuler ou à prolonger une maladie, pour toucher l'indemnité de travail, tandis qu'ils s'amusent ou se livrent à diverses occupations lucratives, chez eux ou ailleurs ; les patrons cherchent à faire considérer comme accidents survenus en dehors du travail et ne donnant pas droit à indemnité, des blessures ou des maladies contractées réellement à l'atelier, tandis que les ouvriers de leur côté, dans le cas contraire, s'ingénient à tromper leurs maîtres ou leurs directeurs.

Les *Caisses de secours mutuels,* dirigées par les ouvriers et les *Caisses de prévoyance,* organisées par les patrons, offrent aussi de grands inconvénients et de nombreux abus.

Tout cela devrait être supprimé et remplacé par des institutions publiques, qui donneraient à tous les travailleurs plus de garanties d'impartialité et de justice.

Au moyen de redevances prélevées sur tous les salaires, en qualité d'impôts, les communes, les provinces et l'État pourraient instituer, à côté des caisses d'épargne particulières, qui existent aujourd'hui et qui doivent rester facultatives, des *Caisses de secours* pour blessures et maladies, *de retraite* pour accidents graves, et *de pension* pour les invalides de l'âge ou du travail.

Cet impôt direct sur les salaires servirait exclusivement aux besoins des travailleurs, tandis que l'impôt sur les revenus, rentes, bénéfices, etc., serait appliqué à couvrir les frais des budgets, à tous les degrés de la juridiction administrative.

Une semblable réforme s'impose aux sociétés modernes.

Ce sera l'affaire des générations à venir.

Libre-échange et protection commerciale. — Est-il de l'intérêt bien compris des sociétés modernes d'adopter le libre-échange ?

On a fait abus de ce beau mot, autant que du mot non moins ronflant : *liberté !*

Or, si la liberté absolue est un rêve, un mythe, le libre-échange
réel en est un plus grand.

La liberté de chacun est limitée par les nécessités sociales, qui
varient de peuple à peuple et d'une époque à une autre époque.
De même, le libre-échange doit subir des restrictions variables,
selon les fluctuations économiques et les rapports internationaux
des nations voisines ou éloignées.

Un libre-échangiste absolu ou un protectionniste exclusif sont
des monstruosités individuelles, aussi anormales que ces socialistes
utopistes qui réclament la suppression de la famille et de l'État,
ou ces savants illuminés qui s'acharnent à inoculer tous les virus,
bénins et malins, dans le sang de l'homme et des animaux, sous
prétexte de mettre tous ces sujets à l'abri des épidémies !

Banques populaires et Sociétés coopératives. — Ces institutions
modernes méritent des encouragements. Autant les *syndicats* et les
coalitions, exclusivement formés de patrons, ou les corporations
nationales et internationales, qui se sont constituées entre les
ouvriers d'une même profession, finissent par nuire même aux
intéressés pour lesquels on les crée, en provoquant des conflits
divers, des grèves et des violences de toute nature, autant les
banques populaires et les *sociétés coopératives*, bien organisées,
rendent d'excellents services à tous les travailleurs, ouvriers et
patrons.

On aura beau chercher à mettre en contradiction le capital et le
travail, l'un ne pourra jamais exister sans l'autre.

Le travail est au capital ce que la fonction est à l'organe.

C'est le capital qui constitue l'organisme professionnel; c'est le
travail qui le fait fonctionner.

Le crédit procure le premier. Mais où l'humble ouvrier trou-
vera-t-il du crédit avant de posséder une épargne sérieuse et réa-
lisée, s'il veut avoir à lui un instrument, un outil, un organe
mécanique?

Il le trouvera dans la banque populaire.

De plus, par la *société coopérative,* il parvient à jouer un rôle
double : *ouvrier* par son travail, *patron* par ses intérêts dans
l'association.

Que d'économies, de bénéfices, de prospérités dans la famille et dans le pays, on pourrait réaliser au profit des masses laborieuses par ces admirables *sociétés coopératives*, qui sont encore si mal comprises et si peu estimées de nos jours, grâce aux sottises qui ont été débitées, depuis un demi-siècle, par les socialistes révolutionnaires ou utopistes sur l'organisation du travail, et aux abus qui se sont glissés dans la constitution et l'administration de la plupart d'entre elles!

Fonctions publiques. — Quiconque veut entrer dans la vie publique, doit être doué d'un grand sens, d'un jugement sûr et d'un caractère ferme.

C'est ici que se rencontrent en plus grand nombre, tantôt comme fonctionnaires subalternes, tantôt comme solliciteurs, ces éternels mécontents qui se plaignent de tout le monde, qui critiquent à tort et à travers tout ce qui est, tout ce qui se projette, sans formuler des idées nouvelles ou des réformes raisonnables.

Certes, dans notre société actuelle, où les institutions publiques laissent encore tant à désirer, où tant de préjugés absurdes dominent toujours l'imagination des femmes et le jugement des législateurs, où l'on rencontre tant de gens illettrés, stupides, et, ce qui est plus regrettable, tant de parvenus orgueilleux, d'une crasse ignorance, qui prétendent diriger, au gré de leurs satisfactions personnelles, toutes les affaires de la communauté, il ne se passe pas de jour sans que l'homme sensé, dégagé de toute prévention, ne puisse avoir matière à critiquer autour de soi. Seulement, à la différence de ces éternels mécontents qu'on appelle des grincheux, il ne critique qu'à bon escient, et il s'attache, quand il signale des vices ou des imperfections dans les hommes et dans les choses, à indiquer nettement les moyens de les corriger.

Il faut aussi, pour entrer dans la vie publique, active ou militante, avoir examiné la plupart des grands problèmes qui sont à l'ordre du jour dans la presse et dans l'opinion générale du pays et de l'étranger, afin de se former une idée nette et précise des solutions qu'on leur donnerait, le cas échéant.

Malheur aux hommes d'État qui, sous ce rapport, n'ont que des notions vagues, incertaines! Sans doute, l'intelligence des hommes les plus instruits n'est ni universelle ni infaillible. Il faut sans cesse fureter dans le vaste domaine du savoir humain, pour continuer à la cultiver et à l'éclairer. Mais comme, en définitive, c'est de son cerveau que le législateur doit tirer ses résolutions et ses actes, il faut qu'il soit *fixé* sur les solutions qu'il conviendrait de donner, *actuellement,* à toutes les grandes questions économiques et sociales qui peuvent lui être soumises d'un moment à l'autre.

Cela ne veut pas dire qu'il faille s'obstiner dans les solutions adoptées comme si aucune autre solution plus sage ne pouvait nous être communiquée ou révélée par la suite. Nullement. Si, dans l'état actuel de la science sociale et de nos connaissances personnelles, nous soutenons qu'il faut *dire cela* et *faire ceci* aujourd'hui, plus tard il se peut que, par la marche du progrès et de la civilisation, il nous semblerait plus convenable de *faire* et *dire autrement.*

Telles sont les réserves, au moins mentales, avec lesquelles tout homme réfléchi doit trancher franchement et carrément les questions, plus ou moins importantes, qui doivent être appliquées, à bref délai, dans l'ordre politique ou administratif.

Donc, ni indécisions, ni incertitudes, ni hésitations perpétuelles, à la façon de tant de routiniers ou *doctrinaires ;* ni intransigeance, ni absolutisme, ni bouleversement, comme le prêchent les radicaux révolutionnaires et les socialistes utopistes, qui, pour fonder la société idéale de leur choix, commencent par supprimer les bases de la nôtre, en réclamant l'abolition de la famille, de la patrie et de tout gouvernement.

Fonctionnaires. — Nulle organisation sociale n'est possible sans fonctionnaires, supérieurs et subalternes, *salariés,* depuis le soldat jusqu'au chef de l'État, et l'agent de police jusqu'au président de la Cour de cassation.

La fonction vaut, en général, ce que vaut le fonctionnaire, malgré les règlements les plus détaillés et les plus précis. Aussi, est-il nécessaire, dans l'intérêt de la communauté civile, de les choisir parmi les hommes les plus réputés par leur capacité, leur caractère, leur droiture, leur affabilité et leur obligeance.

L'une des plus belles qualités du fonctionnaire à tous les degrés de la hiérarchie administrative, c'est la bienveillance pour les petits, les humbles, les illettrés et les malheureux.

Aucune charge publique ne doit être exercée gratuitement.

Sous l'empire romain, certaines fonctions municipales étaient exclusivement honorifiques, quoique nécessitant de la part des titulaires beaucoup d'activité et de pertes de temps. On a dû finir par contraindre les citoyens, sous peine d'amende et de prison, d'accepter les charges dont personne ne voulait plus être investi.

En outre, toutes les fonctions publiques, sans exception, ne doivent être conférées que pour un *temps limité*.

Chacun comprend la justesse et la nécessité de cette mesure.

Un fonctionnaire, garde champêtre ou chef d'administration, agent de police ou magistrat, doit toujours être *révocable* par les autorités publiques dont il relève.

Dans les sociétés modernes, ce principe doit être absolu, et ne comporter aucune exception.

L'*inamovibilité* de la magistrature, par exemple, est l'un des plus pernicieux principes que les aristocrates de 1814 aient inscrits dans leur charte réactionnaire. On a cru voir, dans cette mesure, une garantie d'impartialité, résidant dans l'indépendance du magistrat.

C'est justement le contraire qui en est résulté.

Le magistrat inamovible n'est pas seulement indépendant, il est au-dessus de tout le monde. Fort de son droit d'irrévocabilité, il trône sur son siège plus stable que celui des rois, hautain et dédaigneux, cherchant à maintenir son prestige aux yeux des masses en inspirant la crainte et la terreur autour de lui.

Que d'abus scandaleux dans les arrestations préventives, dans les procédures, les enquêtes et les jugements, au civil et au criminel, seraient évités si chaque magistrat avait à répondre de ses faits et gestes, actes ou paroles, devant l'opinion publique et devant la loi qu'il est chargé d'appliquer! La justice serait certainement plus équitable et plus humaine, si les juges et leurs décisions, pouvant être publiquement discutés et passés au crible de la raison universelle ou du sens commun, n'étaient plus couverts par l'irresponsabilité absolue que leur confère l'inamovibilité.

Il faut vivre dans les prisons et dans les greffes des tribunaux de toutes instances, pour connaître ce que l'inamovibilité de la magistrature, réputée *impeccable, infaillible,* provoque de malheurs dans les familles et cause de dommages à la société!

La France tend à inaugurer cette salutaire réforme. Elle a mille fois raison. N'a-t-on pas vu des citoyens, sans défense quelquefois, et incapables de se pourvoir en appel, jugés et condamnés par des magistrats aigris, endurcis, avinés, abrutis, ramollis, usés par l'âge où par des excès divers, qui dominaient leurs collègues par l'ascendant de leur ancienneté ou de leur influence personnelle?

Pourquoi la presse ou un homme sensé ne pourrait-il protester contre de semblables agissements — rares, dira-t-on, mais qui devraient être absolument nuls et impossibles — sans tomber sous le coup d'une loi draconienne quelconque, ou sans être accusé de vouloir porter atteinte à la dignité et au respect de la magistrature?

Comme si la dignité et le respect de la justice ne s'imposaient pas plus par ses jugements bien motivés, conformes aux faits établis et au droit, que par cette *peur sacrée* qu'elle inspire encore aux badauds, grâce à l'inamovibilité des magistrats.

Relations professionnelles. — Dans les pays démocratiques, tels que les progrès de la civilisation et des sciences positives tendent à les constituer, les personnes qui exercent la même profession doivent avoir entre elles des rapports obligatoires, habituels ou passagers selon les circonstances, dans lesquels il faut que chacun observe régulièrement les *convenances sociales* ordinaires.

Nous ne connaissons pas d'autres règles qui soient applicables à ce qu'on appelle les *rapports confraternels* et dont on a fait un code spécial pour les *professions* improprement dites : *libérales.*

Les avocats sont soumis à un *conseil de discipline* particulier, reste des vieux us dont cette corporation est encore imbue.

Les médecins, mieux avisés, ne se sont pas imposé cette juridiction exceptionnelle; mais, dans plusieurs localités, ils se sont constitués en sociétés particulières où, à côté des questions scientifiques qu'on y discute, on s'occupe parfois des intérêts professionnels et des droits de chacun des membres, avec plus d'entrain et d'entraînement que de raison.

Il ne faut pas que les médecins ni les avocats continuent à se faire illusion. Leur métier n'est ni plus ni moins honorable que

12

celui de banquier, de menuisier, de houilleur ou de commissionnaire. Il n'y a que deux classes de gens dans nos sociétés laborieuses contemporaines : les *travailleurs honnêtes* et les *malfaiteurs*; et parmi ces derniers nous rangeons les travailleurs exerçant un métier inavouable, contraire aux mœurs ou à la sécurité publique, les tenanciers, les receleurs, etc.

Il est d'ailleurs une formule sociologique qui devrait être sans cesse présente à l'esprit de quiconque exerce une profession, et spécialement des médecins, des avocats, des notaires et des orfèvres :

« Agissez à l'égard de vos confrères, *en toute circonstance,* comme vous voudriez les voir agir envers vous en pareil cas. »

Cette formule est applicable à tous les rapports professionnels et sociaux que peuvent avoir entre eux les gens bien élevés.

Quant au public, quoiqu'on en dise dans les universités, il ne doit voir dans les membres des professions improprement dites encore *libérales,* que des serviteurs à gages ou des marchands à prix fixe ou à forfait.

Malades, blessés, plaideurs, *choisissez* pour vous *servir*, pour vous être utile, un ou plusieurs médecins ou avocats; réclamez leurs *soins* ou leurs *conseils* et payez leur *salaire* ou leurs honoraires, soit de la main à la main, soit d'après un relevé fait avec ou sans conventions préalables, comme tout client honnête doit le faire avec son architecte, son agent de change et ses fournisseurs.

Que leur devez-vous de plus? Rien.

La reconnaissance, les bons sentiments résultent des bons procédés qui s'échangent et des sympathies personnelles qui se manifestent entre les gens de cœur, et non point des services rétribués et acquittés.

Mais vous devez, dans nos sociétés en voie de régénération, aller plus loin dans l'exercice de vos droits de clients.

Au lieu de vous confier absolument et complètement au savoir de votre avocat ou de votre médecin, quelque grande que soit leur réputation, il vous appartient de suivre, de connaître, de comprendre et de contrôler, dans votre intérêt propre, la marche que l'un imprime à vos affaires et l'autre à votre santé.

Le droit est, avant tout, le code du bon sens et de la raison, mis en formule. Chacun peut y voir clair sous la direction d'un homme compétent.

La médecine est une science positive, qui se vulgarise de jour en jour. Elle n'a pas de mystères, elle ne fait pas de miracles, elle applique à l'art de guérir toutes les notions de l'art de vivre et toutes les ressources de la pharmacie.

Il n'est pas d'homme, tant soit peu instruit, qui ne puisse être aujourd'hui en état d'apprécier si le médecin comprend bien la nature de l'affection qu'on lui confie, et surtout si les soins et les conseils thérapeutiques qu'il prescrit sont appropriés à l'état du malade. C'est aux intéressés à se tenir et à se faire tenir, par les praticiens, au courant des phases de la maladie et des particularités du traitement de leurs proches.

Dégageons-nous donc, une bonne fois, de ces scrupules dont tant de familles ont été dupes ou victimes dans les mains d'avocats inhabiles ou de médecins incapables. Le public n'a rien à voir dans les égoïstes *immunités professionnelles* que ces praticiens se sont octroyées, avec l'agréation des législateurs, pour satisfaire leurs propres intérêts professionnels.

Les devoirs et les droits sont communs et réciproques, dans toutes les relations et dans toutes les transactions sociales : on peut changer d'avocats et de médecins, comme on change de chapeliers et de bottiers, après les avoir payés, sans leur devoir la moindre explication.

Parmi ces *immunités professionnelles*, la plus singulière est celle dont jouissent encore les membres du barreau sous la toge et la toque.

Ils peuvent insulter impunément témoins, experts, prévenus, journalistes, écrivains, fonctionnaires, tous ceux, en un mot, qu'ils croient devoir signaler dans leurs plaidoiries. Hâtons-nous de faire remarquer que les avocats intelligents et bien élevés ne s'abaissent jamais à recourir à ce système de dénigrement, qui compromet plutôt qu'il ne sert la cause de leurs clients. Mais il en est qui profitent de cette tolérance pour exhaler les haines, les rancunes ou les animosités personnelles qui couvent dans leurs petits cerveaux. A ces disciples de Cujas, mal appris ou mal *présidés,* il serait de bonne guerre de faire la leçon en les prenant directement à partie, en dehors des tribunaux, dans la presse ou ailleurs, pour leur demander compte de leurs injures et de leurs calomnies. On les rendrait ainsi plus circonspects, et les juges se feraient, à la fin, un devoir de ne plus permettre à ces perroquets de parler inconsidérément des honnêtes gens qui, en aucun cas, présents ou absents, ne sont pas admis à faire entendre, dans le temple de Thémis, la moindre protestation.

De leur côté, les médecins de tous pays s'ingénient à réclamer encore de nouvelles *lois,* qui consacrent leurs anciens privilèges professionnels.

Que les législateurs ne cèdent pas à ces exigences, qui ne sont plus en rapport avec les principes de la liberté moderne. Les médecins, comme les avocats, les ingénieurs et tous les artisans, doivent être soumis à la loi commune.

Les conflits entre médecins et pharmaciens à propos de débit de drogues, de traitement clandestin ou illégal des malades, tomberaient sans retour, si l'on supprimait la législation spéciale qui régit l'art de guérir.

Plus de privilèges pour aucune profession; le droit civil et pénal appliqué également à toutes les catégories de citoyens, responsables chacun de leurs actes publics: telle est notre manière de voir, qui sera celle des générations à venir.

Quant à la loi sur l'exercice des professions médicales, nous voudrions qu'elle comprît seulement les trois articles suivants :

Article premier. — Tout citoyen pourvu d'un diplôme légalisé est admis à pratiquer dans son pays les branches de l'art de guérir, pour lesquelles il a été diplômé.

Article deuxième. — Tous les membres pratiquant une ou plusieurs branches de l'art de guérir restent responsables, pendant une année, devant le public et devant la loi pénale, des *fautes lourdes* qu'ils commettent.

Article troisième. — Le cumul de la médecine et de la pharmacie est absolument interdit.

PROSTITUTION.

Nous voici en présence de la plus hideuse de nos plaies sociales et de la question hygiénique la plus controversée et la plus mal résolue de notre époque.

Traitons-la froidement, et à fond.

Quelles sont les *causes* qui attirent les filles dans cette triste *profession?* car, grâce à nos autorités administratives, la prostitution est devenue une *profession* patentée, réglementée et protégée, qui rapporte des rentes aux caisses communales.

Ces causes sont : l'abandon des filles mères par leurs amants et leurs parents ; la promiscuité habituelle des sexes dans les familles et les ateliers industriels, charbonniers et agricoles ; le goût effréné de la toilette et le défaut de professions lucratives pour les femmes; l'habitude des cabarets où l'on boit et fume en compagnie.

Voilà ce qui pousse les filles à se livrer au dévergondage, bien plus que le simple appât des voluptés charnelles.

Il suffit de réfléchir à ces causes pour trouver des remèdes, ou des palliatifs, au moins, aux conséquences qu'elles produisent.

Du côté de l'homme, la plupart des défenseurs ou souteneurs de la prostitution publique, légalisée, prétendent que cette *institution est nécessaire.* « Elle est nécessaire, parce que l'homme, arrivé à la puberté, a des besoins à *satisfaire;* et parce que la paix des familles et l'ordre dans la société seraient impossibles sans cet exutoire aux besoins naturels des mâles! »

Autant de mots, autant d'absurdités!

Je l'ai dit déjà : la continence ne pèse pas aux filles ni aux femmes sages. Mais, à l'homme? Voyons.

Les sensations érotiques sont un effet d'habitudes contractées par des excitations directes et indirectes sur les organes génésiques, chez l'homme aussi bien que chez la femme.

En réalité, la continence n'est pas plus difficile, et ne serait pas plus nuisible à la santé de l'homme, qu'elle ne l'est à celle de la femme.

Un mot d'explications à ce sujet.

Les eunuques, les hongres, les chapons, tous les châtrés vivent bien et longtemps.

Pourquoi n'en serait-il pas de même des individus pourvus d'organes reproducteurs dont ils ne feraient pas usage?

Tout organe qui ne fonctionne pas s'immobilise, *s'atrophie* lentement. Les nerfs qui l'alimentent et le stimulent restent peu sensibles, peu impressionnables.

On sait aujourd'hui que c'est l'usage, la répétition fréquente des sensations, ou vibrations sensorielles, qui développe le système nerveux.

L'enfant est *peu sensible* aux opérations chirurgicales parce que ses nerfs, vierges de vibrations ou de sensations fréquentes, ne sont pas encore développés.

La fille brute, illettrée, des champs ne *sent* jamais aussi vivement les douleurs de la maternité, ni l'impression des émotions morales que la fille intelligente, instruite, des villes ou des classes aisées.

Un jardinier de 35 ans, père de six enfants, veuf depuis quatre années, jouissant d'une belle santé, me disait, un jour, que les premiers mois de son veuvage l'avaient rendu morose, irritable, agacé. Il était poursuivi, la nuit, par des idées lubriques. Mais il avait résisté aux tentations ; et aujourd'hui la continence, qu'il a observée de la manière la plus absolue depuis la mort de sa femme, est si bien invétérée chez lui qu'il ne songe plus même à « regarder les personnes du sexe ».

Beaucoup de religieux et de prêtres, restés chastes, m'ont fait des déclarations analogues, ainsi que beaucoup de veufs, qui ont imité la conduite de mon jardinier.

Qu'on ne vienne donc plus justifier les règlements et la protection en faveur de la prostitution publique, sous prétexte que cette *institution est nécessaire pour l'homme !*

Au lieu d'encourager et d'exploiter la *prostitution publique*, il faut la considérer comme un mal, un délit, une infraction aux lois sociales, et l'interdire de la manière la plus absolue.

C'est le but que s'est proposé la *Société de Moralité publique* à la fondation de laquelle j'ai contribué, à Bruxelles, avec MM. Émile de Laveleye, Jules Pagny et vingt-cinq autres philanthropes.

Quelques journalistes nous ont accusés de vouloir arriver à la liberté absolue de la *prostitution*, par la suppression de toute réglementation et de toute surveillance.

Or, c'est justement le contraire que nous demandons! Nous voulons que la *prostitution publique* soit interdite et que les délinquants, hommes, femmes, proxénètes, soient poursuivis pour attentat aux mœurs.

En attendant que cette réforme salutaire soit comprise et accomplie, nous réclamons : 1° la fermeture des lieux de débauche aux heures réglementaires qu'on impose aux cafés honnêtes; 2° l'interdiction du débit des boissons alcooliques ou fermentées dans ces repaires de l'ivrognerie et de la syphilis.

Le but de cette dernière mesure est d'empêcher l'exploitation des prostituées par les proxénètes qui les excitent à boire à outrance, et de rendre moins fréquentes les maladies vénériennes. J'ai fait voir, dans divers mémoires médicaux, que l'abus des liqueurs fortes, non seulement *prédispose* les débauchés et les débauchées à la production et à la propagation des affections syphilitiques, mais qu'il communique, en outre, à ces affections une gravité et une durée exceptionnelles.

Objection. — Les administrations et les médecins, qui vivent des produits de la prostitution publique, ne font plus qu'une seule objection aux vues de la *Société de Moralité publique.* Ils disent : « La surveillance et la visite des filles en maison ou en chambre sont nécessaires pour empêcher la propagation des affections vénériennes. »

Or, j'ai démontré, avec quelques-uns de mes collègues de la *Société de Moralité publique,* le professeur Guillery, de Bruxelles, entre autres, que ces visites sanitaires sont dérisoires, qu'elles ne remédient à rien, qu'elles n'empêchent rien, au contraire! En effet, la *sécurité* qu'on attribue à ces maisons visitées est cause de l'imprudence et de l'imprévoyance des hommes. Les *affections blennorragiques* s'y engendrent d'emblée, entre hommes et femmes, sous l'influence des trop copieuses libations qu'on y fait. Les *ulcérations* et autres accidents vénériens y sont aisément dissimulés par les proxénètes pour tromper le médecin-visiteur. Enfin, trop souvent, celui-ci, par incurie ou par intérêt, se laisse aller à tolérer, chez certaines prostituées, la continuation de leur métier, malgré leur *état maladif* manifeste !

J'ai recueilli cent preuves de cette coupable tolérance, avec noms et prénoms à l'appui.

HYGIÈNE DES ORGANES INTERNES.

Nous venons de suivre l'homme et la femme dans l'état de mariage et dans l'exercice de leurs diverses professions ; nous avons à les considérer maintenant au point de vue de l'hygiène des organes internes. Abandonnés désormais à eux-mêmes, affranchis de toute tutelle, soustraits pour le reste de leurs jours à la vigilante sollicitude de la famille au sein de laquelle ils se sont développés, et qu'ils ont quittée pour créer une famille à leur tour, les jeunes époux doivent régler l'exercice et les fonctions de leur organisme, de manière à s'assurer une excellente santé et une longue existence.

Cerveau et système nerveux. — Le cerveau a pour mission ou propriété exclusive, comme nous l'avons dit :

1° De recevoir toutes les impressions du dehors, par les nerfs des sens, et du dedans, par les nerfs de la vie nutritive ; 2° de fournir à tout l'organisme les vibrations atomiques nécessaires pour son fonctionnement ; 3° de garder l'empreinte des sensations reçues (mémoire), de les combiner (réflexion), et de les comparer (jugement).

Comme il n'y a pas de son sans corps sonore, il n'y a pas de fonction sans organe. De plus, on peut dire avec certitude que : tant vaut l'organe, tant vaut la fonction.

L'esprit, l'intelligence, la volonté, l'imagination, le sentiment, la conscience, toutes les facultés du moi, se développent peu à peu dans le cerveau à mesure que le corps, créé par la fécondation, s'accroît et se perfectionne.

Rappelons, à ce propos, cette belle maxime de nos devanciers, Rabelais et Montaigne, que J.-J. Rousseau a parfois imités, parfois dénaturés : « Les exercices de l'esprit et ceux du corps doivent toujours se servir de délassements les uns aux autres. » Ce qui revient à dire qu'aux exercices intellectuels, qui constituent la gymnastique du cerveau, il faut faire succéder les exercices musculaires, ou la gymnastique corporelle.

Toute l'hygiène du système nerveux est dans ces deux lignes, qui résument les considérations dans lesquelles nous sommes entrés à propos des professions.

Organes respiratoires. Air. — L'air est l'aliment des poumons et l'un des éléments du sang, dans lequel il se dissout pour aller engendrer dans tout le corps la chaleur, dont il est le principe grâce à l'oxygène qu'il renferme.

Il est composé d'oxygène, d'azote, d'acide carbonique, de vapeur d'eau et de tous les gaz, fluides et émanations diverses, qui se produisent incessamment à la surface de la terre : d'où il résulte que l'air est loin d'être le même partout.

Dans les vallées marécageuses, sur les montagnes boisées, au milieu des océans, au centre des régions continentales, dans les villes, à la campagne, l'atmosphère a une composition et des qualités bien différentes.

Nous avons besoin de beaucoup d'air pour vivre : dix à douze mille litres par jour. On comprend, par là, la nécessité de rendre l'air facilement accessible à nos poumons. Les appartements clos pendant la nuit doivent contenir environ quarante mètres cubes d'air par personne. C'est pour cela que les chambres à coucher du pauvre comme du riche ne peuvent avoir moins de quatre mètres d'élévation.

N'est-il pas triste, après cela, de voir encore des gouvernements maintenir l'impôt inique, barbare, homicide, sur les *portes* et les *fenêtres*, c'est-à-dire sur les voies et moyens de libre accès de l'air et du soleil à la poitrine des classes laborieuses?

Par suite de cet impôt absurde, on donne aux logements de l'ouvrier le moins de fenêtres et le moins de portes, c'est-à-dire le moins d'air qu'on peut. Aussi la scrofule, les ulcères, les caries, l'anémie, la phtisie pulmonaire, le typhus, se sont-ils installés en permanence, dans ces réduits infectés par une atmosphère incomplètement renouvelée.

Deux organes principaux servent à la respiration : le *larynx* et les *poumons*, qui sont réunis par des tubes appelés bronches.

Il faut exercer toujours le *larynx* par le chant, la déclamation et la lecture à haute voix, en évitant la fatigue, l'excès. La musique vocale et instrumentale n'est, on le sait, qu'une branche de la gymnastique.

Quant aux *poumons*, ils s'atrophient facilement, surtout aux sommets de la poitrine, dans les professions sédentaires où l'on néglige de faire des *inspirations lentes, profondes et complètes*, en plein air.

Ouvrez donc fréquemment la bouche, et attirez longuement l'air pur jusqu'au fond des poumons.

On préviendra bien souvent, par ce moyen, le développement des maladies de langueur, si communes chez les couturières, les tailleurs et toutes les personnes qui travaillent, le corps en avant, la poitrine écrasée, comme on dit très justement.

Organes circulatoires. — Les grandes fatigues musculaires, l'ascension des escaliers et des montagnes, sans repos suffisamment espacés, sont les causes les plus ordinaires des maladies du cœur ou des gros vaisseaux, chez les adultes.

ORGANES DIGESTIFS, ALIMENTS ET BOISSONS.

Nous allons passer en revue les principes hygiéniques qui doivent présider à notre régime alimentaire.

C'est à l'âge où l'homme est complètement formé et se trouve appelé non seulement à se diriger soi-même, mais à diriger sa jeune famille, qu'il doit être renseigné sur toutes les questions que soulèvent la nature, la qualité et l'usage des substances alimentaires.

L'organisme humain, envisagé au point de vue des fonctions digestives, peut être comparé à un vaste tube ou manchon, pourvu d'une paroi extérieure, la *peau*, et d'une paroi interne, le *canal bucco-intestinal*, dont la bouche et l'anus forment les deux extrémités circulaires.

Ces deux parois sont séparées par une charpente osseuse qui les soutient, et par tous les organes, viscères et tissus, qui en naissent ou y aboutissent, comme autant de dépendances ou d'annexes destinées à entretenir la chaleur et le mouvement dans l'ensemble de ce monstrueux *annélide double*.

La peau et l'intestin sont très souvent solidaires dans leur mécanisme fonctionnel.

Un refroidissement subit ou prolongé de la paroi externe (la peau), qui est par sa position en contact direct avec les milieux ambiants, produit souvent un état congestif, un reflux sanguin et, par suite, un surcroît de sécrétion ou de réaction inflammatoire sur la paroi interne (l'intestin), ou bien sur l'un ou l'autre des viscères qui en relèvent : les poumons, le foie, les reins.

Un grand nombre de bronchites, de peumonies, de jaunisses, d'hépatites, d'inflammations d'intestins, d'albuminurie, n'ont pas d'autres causes originelles que l'action subite ou prolongée du froid sur la peau.

Les organes digestifs comprennent les *dents*, les *glandes salivaires*, l'*estomac*, le *foie* et le *pancréas*, les *intestins*, les *reins* et la *vessie*.

Je ne parle pas de la *rate*, qui n'est que le foie gauche dégénéré, un vestige ou souvenir d'un organe devenu inutile par la fusion intime des deux *êtres primitifs* (annélides marins) dont l'homme est formé.

Dents. — Nous avons déjà parlé des *dents*.

Ces instruments de la mastication remplissent une fonction importante. Plus les aliments sont bien triturés, plus ils sont imbibés de salive, mieux la digestion s'en fera rapidement et complètement. Il est bon d'ajouter que les personnes dont les dents sont mauvaises ou absentes sont obligées de les remplacer en partie par le couteau en coupant finement leurs aliments solides, ou par des préparations culinaires spéciales, telles que les viandes étuvées en ragoût, de préférence aux viandes rôties.

Glandes salivaires. — Elles produisent le ferment essentiel du travail de désagrégation atomique qui s'accomplit dans l'estomac.

La salive suinte durant la mastication : d'où la nécessité de bien mâcher toutes les substances solides, animales ou végétales, *même lorsqu'on n'a plus de dents.*

Estomac. — C'est l'un des organes les plus délicats de l'économie.

Ne le comprimez pas avec des corsets, des ceintures, *surtout quand il contient des aliments ;* ne le troublez pas dans ses fonctions par des secousses brusques, des émotions violentes ou des travaux manuels ou intellectuels suivis, sous peine de le voir se révolter et se détériorer.

Laissez l'estomac digérer en paix, au moins pendant une heure après les repas et ne vous couchez *jamais*, ni à midi, ni le soir, immédiatement après avoir mangé, si vous voulez vivre long-temps.

Foie et pancréas, intestins, reins et vessie. — Ces organes servent à filtrer nos humeurs et à en extraire des éléments qui agissent comme ferments secondaires, bile et fluide pancréatique, ou qui sont simplement évacués comme résidus.

Les *intestins* méritent une mention spéciale. C'est à travers leur gaine que le chyle, ou les substances alimentaires digérées par l'estomac, passent dans la circulation lymphatique et sanguine, pour être en partie brûlés, en partie incorporés dans les tissus, les os et les viscères du corps.

En ce qui concerne la *vessie*, faisons remarquer que l'*urine* exhale toujours l'odeur des aliments et des boissons qui viennent d'être incorporés dans l'estomac et digérés dans les intestins. Le nez exercé d'un médecin y décèle facilement les principes volatils les plus variés, depuis ceux de la soupe aux haricots jusqu'à ceux de l'huile de foie de morue, des asperges, des pommes, du fro-mage, etc.

Aliments. — L'homme est omnivore comme le chien, comme la poule ; puisqu'il mange de tout, son régime doit être varié. Nourri exclusivement de viande, ou de poisson, ou de certaines espèces de légumes, de fécules, par exemple, il dépérirait et sa race finirait par s'éteindre.

Un peu de viande, un peu de poisson, des œufs, des fécules, des légumes divers, des fruits mûrs, du bouillon, du lait et tous leurs dérivés, graisses, beurre, fromages, et quelques condiments aromatiques et terreux (moutarde, poivre, cannelle, sel de cui-sine, crème de tartre, etc.) en quantités variables selon les saisons, voilà ce qui lui convient comme aliments ordinaires.

Ajoutons que la viande doit être cuite. La *viande crue* est indi-geste. Elle fatigue l'estomac, provoque la lienterie et donne naissance aux vers solitaires.

Les viandes saignantes, grillées, et les viandes noires, trop répétées, produisent des engorgements du foie, des calculs biliaires et la gravelle, aux adultes ; aux petits enfants, le carreau et le foie gras.

On cherche souvent à savoir quels sont les aliments les plus digestifs. Cela diffère selon les âges, les habitudes et les tempéraments.

Les corps gras, huileux sont généralement les plus lents à digérer, surtout en été. Par exemple, je ne prescris jamais d'huile de foie de morue aux malades pendant les chaleurs ; j'interdis les œufs crus et les laits de poule aux estomacs faibles, aux malades et aux convalescents.

Tout cela leur fait perdre l'appétit et rend les digestions pénibles.

Les végétaux crus ne se digèrent bien qu'à la condition d'être bien assaisonnés et parfaitement triturés dans la bouche. Sinon, gare les indigestions !

Une intéressante question, déjà soulevée à propos des écoles ménagères, mérite d'être encore examinée ici : le régime animal doit-il être préféré au régime végétal ?

La faculté d'accommodation de l'homme aux milieux, aux habitudes et aux régimes divers est réellement remarquable. Il vit parfaitement partout et *de tout*, peut-on dire en thèse générale. Cependant, il faut tenir compte des *saisons*, des *climats*, des *tempéraments*, des *sexes* et des *âges*.

Ages. — Donnez trop de viande aux enfants, vous les verrez devenir rachitiques. Leur régime doit être plutôt féculent qu'animalisé.

Sexes. — La femme, être plus délicat que l'homme, doit bien plus éviter que celui-ci, la viande en excès, les boissons fortes et les corps gras, sous peine de voir naître des *engorgements* des seins, de la matrice, du foie, qui peuvent devenir, par degrés, squirreux, cancéreux, sous l'influence d'un régime échauffant, trop azoté et de diverses causes accidentelles : le chagrin, les revers de fortune, etc.

Tempéraments. — Le tempérament joue un grand rôle dans le régime alimentaire.

Le *lymphatique* doit prendre des toniques azotés, du vin, du café, des aromates, des légumes verts, cuits ou non. Il s'abstiendra des bières jeunes, des féculents, des corps gras.

Ce régime, en général, est celui qui convient aux jeunes filles à l'époque de la puberté, et aux femmes qui ont une tendance à l'obésité.

Le *nerveux* se nourrira de préférence de viandes jeunes, blanches, étuvées ou grillées, de vins jeunes, légers, de bière féculente, de farineux et de corps gras, quand l'estomac les supporte bien; et spécialement en hiver. Les aromates forts et les infusions trop excitantes de café et de thé anglais lui sont préjudiciables.

Le *sanguin* s'attachera aux fruits, aux végétaux de toute nature, aux viandes de toute qualité, aux boissons légères, petits vins, petite bière, petit café. Il évitera les farineux, les sucreries, avec autant de soin que le *lymphatique*.

Le *bilieux* doit être principalement végétarien. Le rhumatisme, la gravelle, la goutte, les empâtements du foie sont suspendus sur sa tête s'il mange trop de viande, trop de graisse, trop d'œufs et s'il boit trop d'alcool et trop de bières faibles ou fortes.

A lui, les fruits, les végétaux frais ou cuits, le bouillon dégraissé, les viandes jeunes, la volaille, pas le gibier; les boissons aqueuses, les vins légers, le cidre, les eaux de Pougues, de Contrexéville, etc.

Climats. — L'homme cosmopolite doit vivre, partout où il séjourne quelque temps, comme vivent les indigènes : voilà la règle, une règle absolue.

Dans le midi, les viandes fortes et les alcooliques tuent les Européens du centre et du nord : c'est le climat aux fruits, aux racines, aux feuilles alimentaires, à la sobriété la plus grande.

Dans le nord, les gros gibiers, la graisse, l'huile, les pains noirs chargés de son, l'ail, le raifort, nourrissent et réchauffent l'organisme de ces peuples froids, gourmands, goulus et robustes.

L'alcool, avec eau ou jus de fruits, est supporté infiniment mieux en Hollande et en Angleterre, par exemple, qu'en Belgique et en France. Buvez donc des alcooliques dans les pays humides et froids; n'en buvez guère, sous le soleil suroxygéné (*ozone*) des climats secs et chauds.

Saisons. — Prenons les climats tempérés pour exemple.

En hiver, on doit se nourrir comme les peuples du nord : viandes, huile de poisson, végétaux, bon vin, bonne bière, café et thé.

En été, il est nécessaire d'adopter un régime plus méridional : fruits, légumes, viandes jeunes, boissons rafraîchissantes aromatisées ou légèrement alcoolisées.

Ainsi aux verriers, puddleurs et autres travailleurs exposés au feu durant les mois de juillet et d'août, nous ordonnons de boire, au lieu de tisanes et de bières insipides, des infusions de café contenant une petite quantité d'eau-de-vie de bonne qualité.

Les Végétariens. — En Allemagne et en Angleterre, les protestants ont réagi contre les abus des jouissances de la table par la création d'une secte ou école qui s'intitule : *Les Végétariens.*

Ces prosélytes sont appelés à rendre à la société les services que les homéopathes ont rendu à la médecine. Ceux-ci ont opéré dans l'art de guérir une réforme salutaire, en dénonçant l'usage inconsidéré des drogues que les allopathes imposent encore trop souvent à leurs clients.

Malheureusement, à cela s'est bornée l'influence bienfaisante de l'homéopathie. La doctrine et la pratique hahnemanienne sont absolument fausses. La médecine hippocratique, rationnelle, *hygiénique plutôt que pharmaceutique,* prévaudra sur toutes les sectes homéopathiques, allopathiques, dosimétriques, microbiques, inoculatoires et vaccinatoires, qui ont tant décimé l'humanité et qui tuent encore, bon an, mal an, bien plus de sujets que toutes les épidémies de l'univers. Ceci n'est nullement paradoxal : c'est absolument vrai et exact.

Les végétariens, de leur côté, dont les exagérations trop exclusives rappellent les abus empiriques des hahnemanniens, sont venus mettre les populations en garde contre les inconvénients et les dangers du régime animal, trop prôné par les Browniens anglais et par les adversaires français de Broussais.

Boissons. — Eau, bières, vins, cidre, café, thé, liqueurs.

Le vinaigre et les huiles sont des assaisonnements ou des médicaments; le chocolat est, comme le lait, un véritable aliment.

L'eau. — Nous avons parlé de l'eau potable à l'article : *La ménagère.*

La *bière* est une boisson fermentée, une tisane stomachique excellente. La difficulté de se procurer, en tous temps, une eau d'excellente qualité et le besoin de favoriser la digestion d'aliments plus ou moins réfractaires à l'estomac, ont fait inventer les boissons fermentées, en tête desquelles la bière se place naturellement dans les climats où les fruits acidulés et sucrés mûrissent incomplètement.

Malheureusement, la manie de faire du nouveau a parfois mis en vogue, dans nos contrées, des bières *étrangères* mal cuites, à peine fermentées, ou additionnées de principes amers, sucrés et colorants, de mauvaise qualité.

Toutes les bières, dites de Bavière, sont dans ce cas et doivent être absolument proscrites en Belgique, ainsi que je l'ai démontré dans mes mémoires académiques.

Le *vin* est la boisson fermentée des pays chauds.

Les vins vieux, comme la vieille bière, sont des toniques excitants et de facile digestion.

Les vins et les bières jeunes sont moins digestifs, mais plus nutritifs, parce qu'ils contiennent des substances gommeuses, saccharines ou extractives, non encore dédoublées en arome, alcool et résidu (dépôt, tartre), qui se comportent dans l'estomac comme des matières alimentaires.

Les vieux vins sont des cordiaux dont il faut user *en petite quantité* pour stimuler les nerfs et fouetter le sang (bourgogne, vieux bordeaux, lambic, faro); les vins jeunes sont des boissons légèrement nourrissantes qu'on ne doit ingérer qu'en mangeant, à l'heure des repas.

Les premiers conviennent aux sujets lymphatiques, aux malades affaiblis par de longues souffrances; les seconds, aux enfants, aux femmes, aux hommes de cabinet, à tous les tempéraments nerveux.

Le *cidre* tient le milieu entre la bière et le vin. Boisson aigrelette, stomachique, saine, plus ou moins capiteuse.

Le *café* et le *thé* sont des excitants simples à hautes doses. Pris sous forme d'*infusions légères* et surtout avec du lait et du pain, ce sont des liquides aromatiques faiblement stimulants, qui conviennent à tous les estomacs et à tous les âges.

On a dit et écrit beaucoup de sottises sur les inconvénients du café et du thé pris seuls, ou mélangés avec plus ou moins de lait. L'*abus* de ces excitants est, sans contredit, toujours nuisible; mais on peut en dire autant de tous les aromates et de tous les condiments, cannelle, poivre, gingembre, vanille, sauge, sariette, menthe, thym, laurier, muscades, girofles, eau de rose, de fenouil, d'anis, de mélisse, de tilleul, de sureau, qui jouent un si grand rôle et qui sont si utiles, *si nécessaires même*, dans le régime alimentaire de toutes les classes de la société.

Les *liqueurs alcooliques* : genièvre, cognac, rhum, sont des *condiments*, à doses modérées; des *poisons*, à hautes doses.

L'usage de ces liquides, comme boissons, devrait être sévèrement réglementé, par l'hygiéniste, dans les climats tempérés et dans le midi.

Dans nos mœurs et coutumes, nous ferions bien de remplacer les liqueurs spiritueuses, proprement dites, par les jus et sirops aromatiques, le punch, l'anisette, les crèmes de mélisse, de menthe, de gingembre, les gelées de raisins, d'ananas, de framboises, d'abricots et de groseilles, que les ménagères pourraient fabriquer elles-mêmes aussi bien que la bière et le pain.

— Comment doit-on régler ses repas?

En Belgique, un déjeuner le matin ; un deuxième repas, dîner ou second déjeuner, vers le milieu du jour ; un troisième, vers 6 ou 7 heures, pour les adultes des professions intellectuelles et ceux des professions sédentaires.

Aux enfants, on peut permettre quatre, et même dans la première enfance, cinq repas par jour, ainsi qu'aux manouvriers qui exercent une profession active, dans les ateliers ou en plein air.

— *Doit-on boire entre les repas?*

Le moins possible. Imitons, sous ce rapport, la sobriété des Français et des Espagnols. En revanche, arrosons bien nos aliments, le matin, à midi et le soir, d'eau ; et d'un peu de bière, de vin ou de café.

Le liquide aide la digestion du solide.

13

— Peut-on dormir ou travailler immédiatement après le repas? Jamais!

Le *manouvrier* doit se reposer pendant au moins une demi-heure, soit en causant, soit en se promenant, soit, comme le Liégeois, en roulant ses pouces, avant de se livrer à ses occupations ordinaires. L'*homme de cabinet* doit prendre au moins une heure de distractions agréables avant de se remettre à la tâche.

Sinon, redisons-le, gare les indigestions, les crampes d'estomac, les gastrites, les maux de tête et leurs conséquences.

— La digestion est une fonction qui s'accomplit en grande partie à notre insu. La faim appelle les aliments solides et liquides, qui subissent diverses transformations, dans la bouche d'abord (mastication et salivation), dans l'estomac et les intestins ensuite (chymification), et laissent des *résidus* qu'il s'agit d'évacuer.

La *mastication* est un acte des plus importants. On peut mâcher vite, mais il faut mâcher bien et longtemps. La cuisson et le découpage au couteau constituent un commencement de trituration; mais les dents et, à leur défaut, les gencives, doivent achever ce travail, que facilite le suc salivaire : tout cela ne pourrait être trop dit et répété.

Pour vivre longtemps, pour éviter les maladies des voies digestives, il faut non seulement mâcher, *triturer à fond* tous les aliments, solides et demi-solides, mais veiller à ce que les évacuations des résidus digestifs par la vessie et le rectum se fassent complètement tous les jours, à mesure que les besoins se prononcent.

La rétention volontaire des fèces et de l'urine produit les *hémorroïdes* des adultes, les *maladies de vessie* des adolescents, la *pierre* des petits garçons, la *constipation* et ses dangers chez tous les sujets.

La *constipation* est la principale cause des *convulsions*, dans le jeune âge, et de l'*apoplexie* dans un âge avancé. C'est donc une infirmité qu'il faut combattre sans relâche.

Les petits lavements d'eau et d'huile, quelquefois le sirop de rhubarbe, ou de chicorée, ou de manne, suffisent pour les nourrissons.

Dans la seconde enfance et dans l'adolescence, on voit fréquemment survenir la *constipation* par inertie ou imprévoyance.

Voici pourquoi et comment. Les enfants sont vifs, enjoués. On les habille proprement. On leur inculque de bonne heure des notions de propreté. Mais on néglige parfois de les conduire régulièrement, deux fois par jour au moins, aux lieux d'aisances et de leur répéter, à satiété, qu'il ne faut jamais se retenir quand le besoin de faire *pipi* ou *kaka* se fait sentir; au contraire, qu'il faut le dire tout de suite, et courir bien vite à tel endroit ou bien se soulager où l'on est, si le lieu s'y prête.

Ce précepte, avec les modifications qu'exigent les convenances sociales, est applicable à tous les âges et aux deux sexes.

C'est aux femmes surtout qu'il est nécessaire de redire : cédez sans retard, *sans délai*, aux premiers besoins d'évacuations qui se présentent, sous peine d'arriver à des constipations habituelles, qui font le tourment de tant de personnes du sexe, et qui contribuent, pour une large part, au développement des *maladies chroniques de la matrice*.

Quand les évacuations alvines sont difficiles, il est indispensable de recourir, même tous les jours, aux lavements ou aux laxatifs alcalins, à doses modérées. (Voir : Seconde partie : *Purgatif.*)

Condiments. — Il est bon de connaître le rôle que les condiments sont appelés à remplir dans l'alimentation.

Les condiments se rangent en deux catégories : les condiments *salins* ou apéritifs, et les condiments *aromatiques* ou digestifs.

L'utilité, la nécessité des *condiments salins* (sel de cuisine, crème de tartre, carbonate de soude ou de potasse) est indubitable.

Pour s'en convaincre, il n'y a qu'à se rappeler l'origine marine de l'homme et de tous les animaux terrestres. Le sol est imprégné de sels de potasse et de soude, résidus des dépôts marins qui ont couvert la surface du globe à l'époque de ses premiers refroidissements. Les sels de potasse et de soude font partie intégrante de l'organisme animal. Si celui-ci n'en trouve pas suffisamment dans les fruits et les plantes dont il compose une partie de sa nourriture, il doit en prendre dans le sol et l'introduire dans sa cuisine, qui n'est, au fond, qu'un laboratoire culinaire.

Le sel de cuisine (chlorure de soude) peut être avantageusement remplacé par le sulfate de soude (sel de Glauber), la crème de tartre (bitartrate de potasse), le bicarbonate de soude, le carbonate de potasse et le carbonate de soude, voire même le chlorate et l'azotate de potasse, à des doses variables selon leur degré d'alcalinité.

Les ménagères, malheureusement, ne savent pas toujours employer convenablement le sel de cuisine. Elles ont la détestable manie de saler et d'aromatiser de très bonne heure leur pot-au-feu, leurs légumes et leurs viandes.

Cela est irrationnel, anti-économique.

Le sel, introduit dans le potage ou le bouillon en même temps que les légumes ou la viande, durcit ces divers aliments et retarde leur cuisson, sans rien ajouter à leurs qualités. Il ne faut mettre le sel et les aromates dans les aliments solides et liquides que *dans les derniers moments de leur passage sur le feu*. Ils seront plus délicats, plus savoureux, mieux cuits et aussi bien salés, qu'en agissant comme on le fait aujourd'hui dans nos ménages.

Les *aromates* : poivre, cannelle, girofle, muscade, thym, laurier, etc., sont remplis d'*huiles essentielles végétales*.

Qu'est-ce qu'une huile essentielle végétale? C'est simplement du sucre et de la gomme, transformés par le soleil en alcool et en éther, dans les tuniques des fleurs, des fruits, des feuilles et des tiges herbacées de certains végétaux.

En un mot, c'est du soleil, ou de l'oxygène, *incorporé aux carbures d'hydrogène*, qui se développent dans le cours de la respiration et de la nutrition des plantes, au moyen du charbon et de l'eau que fournissent l'air atmosphérique, d'une part, et le sol, de l'autre.

Ces aromates sont très utiles comme excitants et ferments digestifs à tout le monde, mais surtout aux estomacs paresseux et aux personnes qui mangent beaucoup de légumes et de farineux.

Les alcooliques légers et les aromates végétaux sont recommandables aussi tout particulièrement aux savants, aux hommes de lettres et d'État, qui dépensent une quantité considérable de substance nerveuse par les sensations internes et externes, autrement dit : par les *vibrations directes et réflexes*, que le travail intellectuel suscite dans le cerveau et les organes des sens.

ALTÉRATIONS ET FALSIFICATIONS DES SUBSTANCES ALIMENTAIRES.

Des volumes entiers ont été écrits sur cette importante matière.

Aujourd'hui on *falsifie* tout. On fait du thé artificiel avec des feuilles sèches de toute provenance ; des escargots et des huîtres avec des débris de viande et de poisson ; du beurre, du lait, des aromates, à l'aide d'ingrédients chimiques. On falsifie la farine, le pain, le café, la chicorée, le chocolat, tous les comestibles sucrés.

Que faire à cela ? Recourir aux chimistes-experts et aux administrations municipales pour faire infliger des *pénalités excessives* aux falsificateurs.

L'*altération spontanée* des aliments, et spécialement des poissons et des viandes de toutes espèces, a été l'objet aussi de nombreuses dissertations dans la science.

Résumons les principes qui doivent diriger dans cette matière les populations et les administrations civiles.

1° Les viandes altérées ou provenant d'animaux morts d'une maladie grave, contagieuse ou non, seront rejetées de la consommation publique et enfouies ;

2° Les viandes peu altérées ou provenant d'animaux qui étaient atteints, avant l'abatage, d'une maladie légère, inflammatoire au premier degré, seront soumises aux vérificateurs-experts, qui décideront si elles peuvent être livrées au public ;

3° Les poissons gâtés, les fruits non mûrs, les légumes altérés, les boissons frelatées, tous les condiments adultérés, seront saisis et jetés aux fumiers par les soins des polices locales.

Ces mesures hygiéniques sont des plus sages. Il est à souhaiter que toutes les autorités civiles se fassent un devoir de les appliquer rigoureusement dans l'intérêt de la santé de leurs administrés.

CONSERVATION DES SUBSTANCES ALIMENTAIRES.

Certains économistes recommandent aux ménagères de faire des provisions. Ce conseil est bon pour les campagnes, pour les grandes familles et les hospices ; mais il serait d'une application difficile, et même désavantageuse, au point de vue économique, dans les villes et les ménages ordinaires.

Grâce à la concurrence qui s'établit partout entre les marchands de produits alimentaires, on peut facilement se procurer, à toute heure et en toute saison, à des prix modérés, les objets de consommation les plus nécessaires, dans la plupart des villes d'une certaine importance. Dans ces conditions, à l'ennui de trouver un emplacement convenable pour garder les provisions, s'ajouterait la perte quotidienne des déchets qu'elles subissent toujours plus ou moins, avec le temps.

Nous recommandons donc aux femmes de ménage des villes de n'acheter qu'au jour le jour les principaux aliments dont elles ont besoin.

Voici quels sont les meilleurs moyens de conserver les aliments solides et liquides :

Il est bon de rappeler, d'abord, que la *chaleur*, l'*humidité* et l'*air* sont les agents les plus actifs de la décomposition des matières organiques.

La *chaleur* désagrège les atomes et les fibres tant végétales qu'animales ; l'*humidité* les dissout, les disloque ; et l'*air*, par son oxygène, les *brûle* petit à petit. Réunis, ces trois agents exercent une influence rapidement désastreuse sur les produits alimentaires, en y provoquant des fermentations spéciales qui les altèrent et les réduisent en putrilage infect.

Le principe de la conservation de ces produits doit consister, d'après cela, à les soustraire au contact de l'*air*, de l'*humidité* et de la *chaleur*. Ces trois mots renferment toute l'économie ou la base des moyens que l'on a imaginés, jusqu'à ce jour, pour conserver les *provisions* de ménage ainsi que les *conserves* destinées aux armées en campagne et aux navires de long cours.

Viandes. — La viande fraîche, pour être gardée en été, sera *flambée* légèrement, ou passée un instant à la casserole, puis saupoudrée de sel et de poivre avant d'être mise dans le garde-manger.

Celui-ci contiendra des plantes aromatiques de sauge, de menthe, d'anis, de lavande, etc., qui ont le double avantage de chasser les insectes et de communiquer aux viandes un excellent arôme.

Nous réprouvons l'usage de l'acide phénique dans les garde-manger. Cette drogue, dont on a fait, à tort, une panacée antimicrobique, a le *nauséeux* privilège de donner un goût détestable aux aliments qui ont séjourné dans son voisinage.

Avant d'employer les viandes ainsi conservées, on fera bien de les laver avec un peu d'eau de pluie *tiède*.

Les viandes salées et fumées se conservent assez longtemps; mais elles constituent un aliment peu recommandable pour la santé. On ne doit s'en servir qu'à défaut d'autres produits de consommation en quantité suffisante.

Poisson. — Le poisson séché est aussi peu recommandable que la viande fumée : à défaut aussi d'autre nourriture fraîche, on y aura recours avec mesure et beaucoup de modération.

On conserve des poissons frais, des sardines, par exemple, dans de la glace, ou dans des boîtes de fer-blanc parfaitement remplies et soudées. Mais, si fraîches que soient ces conserves, elles ne valent pas le poisson récemment pêché, loin de là.

Œufs. — La meilleure manière de les conserver, c'est de les plonger dans de l'eau de chaux contenant une petite quantité de sel de cuisine pendant une quinzaine de jours.

La chaux forme autour de la coquille une seconde enveloppe qui met obstacle à l'action de l'oxygène de l'air.

Au bout de quinze jours on retire les œufs, on les laisse sécher pendant 24 heures, puis on les revêt d'une couche légère de gomme arabique, avant de les placer dans du sable très fin et très sec, jusqu'au moment de s'en servir.

Beurre, graisses, huiles. — Toutes ces substances rancissent facilement au contact de l'air. On les conserve dans des pots de grès vernis, des bouteilles, ou autres vases, parfaitement remplis et hermétiquement bouchés.

Quand elles ont pris un goût fort, on peut les raccommoder de la manière suivante :

Le *beurre* est lavé et pétri à grande eau, chargée d'un peu de sel de soude ou de potasse ; puis, à grande eau pure. Après cela on le presse et le malaxe avec un peu de sel et de lait non bouilli.

Les *graisses* seront mises au feu et fondues, puis remises en vases clos.

Les *huiles* seront lavées dans des flacons avec un peu d'eau contenant partie égale d'éther ; on décante ensuite pour retirer l'éther et l'eau, et on remet l'huile en fioles longues et étroites, bien bouchées.

Fromages. — Les fromages doux, peu fermentés, peuvent être traités et conservés comme le beurre, dont ils ont les propriétés. — Quant aux *fromages de haut goût*, ils ressemblent au gibier en putréfaction : ils ne devraient être ni gardés ni mangés. Ce sont des aliments malsains pour tout le monde, qui font naître des furoncles, des anthrax et des gangrènes chez les sujets qui en usent habituellement.

Épices ou condiments. — Les condiments sucrés, salés, acides ou aromatiques, doivent être placés dans des lieux secs et froids, à l'abri du contact de l'air.

Les boîtes de porcelaine conviennent mieux pour les garder que les boîtes de métal ou de bois.

Légumes. — On est parvenu à garder à peu près à l'état frais, bon nombre de légumes au moyen de petits coffrets de fer-blanc, hermétiquement fermés, qu'on a soumis momentanément, avant de souder le couvercle, à la température de l'eau bouillante pour en chasser l'air. Ces coffrets placés dans des endroits secs et froids constituent pour l'hiver une précieuse et excellente ressource.

Les gros légumes, carottes, betteraves, pommes de terre, comme les sacs de farine, sont conservés par des procédés spéciaux.

Les carottes et les betteraves sont mises en tas et recouvertes de terre, dans des endroits secs, en plein champ. Il faut avoir soin d'entourer les monticules d'un fossé assez large et profond.

Les pommes de terre sont exposées à l'air libre dans des caves sèches et obscures, en tas *très étendus*, mais *peu élevés*.

On met habituellement un gros bâton dans le sac de farine du ménage, pour empêcher la fermentation. Il vaut mieux tenir le sac fermé et le retourner tous les sept ou huit jours, dans un sens opposé à celui qu'il occupe : ainsi on évite, à la fois, la fermentation et le tassement des molécules farineuses.

Fruits. — Il n'y a qu'une manière de conserver les fruits, c'est de les faire sécher à l'air ensoleillé, pendant un jour ou deux, après les avoir *cueillis un peu avant* leur complète maturité ; de les envelopper ensuite complètement, un à un, dans du papier de soie ; et de les placer sur de fines claies de bois, les uns à côté des autres, dans un endroit sec et tempéré.

On conserve des fruits dans de l'eau-de-vie, dans du vinaigre, de l'eau de gomme plus ou moins sucrée ; ils y perdent toujours leur arome et leur goût.

Dans tous les cas, les vases de conserve de fruits, de confitures, de gelées ou de sirops quelconques, doivent être *remplis complètement* et *bouchés hermétiquement* avec des couvercles, imperméables à l'air, de verre ou de faïence plutôt que de bois ou de métal.

Eau. — L'eau de pluie est préférable à l'eau de source pour tous les usages de la cuisine : l'eau de source durcit les viandes et les légumes.

En qualité de boisson, c'est l'inverse qui est la règle : on ne doit boire que de l'eau de source.

Les marmites et coquemars dans lesquels on fait souvent bouillir les eaux de source, qui sont toujours plus ou moins calcareuses (carbonate de chaux), s'encroûtent facilement d'une couche de dépôts durs. Il faut avoir soin de les nettoyer souvent avec un grattoir ou de l'eau vinaigrée bouillante.

Café, thé, bouillon, chocolat. — Toutes ces infusions et décoctions doivent être faites à l'eau de pluie exclusivement.

Donnons ici la manière de faire le café, imitée des orientaux, qui en font une liqueur d'une finesse inconnue dans nos contrées.

Le matin, la cuisinière doit torréfier légèrement les grains de café, de façon qu'ils soient non pas noirs et brûlés, mais simplement d'un roux léger. On pile, dans un mortier de marbre, les grains nécessaires au déjeuner, et on jette la poudre dans de l'eau bouillante après l'avoir un peu humectée avec de l'eau tiède. On tourne vivement l'eau bouillante avec une cuiller de bois ou de porcelaine, jusqu'à ce que l'infusion devienne mousseuse. On retire le vase du feu et on y verse un demi-verre à vin d'eau froide.

Après un repos de quelques minutes, quand le marc est déposé, on verse avec précaution le liquide dans de petites tasses, étroites du haut, pour éviter la déperdition de l'arome.

Chaque fois qu'on veut prendre du café dans la journée, on emploie de la même manière les grains torréfiés le matin, jamais ceux de la veille, qui sont réservés pour les eunuques dans les harems.

On ne se fait pas idée de la qualité de ce café d'odalisques.

Lait. — On conservera le lait, en été, en le faisant bouillir lentement mais *très longtemps* dès qu'on le reçoit; en y ajoutant un peu de sel de cuisine avant de le mettre en pot, où il est nécessaire de le couvrir avec un bon couvercle; et en le faisant *très peu chauffer*, quand on veut l'employer.

Vins et bières. — En été, si les caves sont un peu chaudes, il faut recouvrir les tonneaux d'un linge mouillé.

Les bouteilles seront toujours maintenues le goulot beaucoup plus bas que le fond.

M. Pasteur s'était flatté d'avoir trouvé le moyen de conserver indéfiniment les vins et les bières, en les faisant chauffer jusqu'à 40°, 50°, 60° et plus.

Il a réussi par ce procédé, connu bien longtemps avant lui, à hâter la fermentation lente que ces boissons subissent naturellement en tonneaux et en bouteilles, mais aussi à les faire arriver plus vite à la décomposition acide, à *tourner à l'aigre*, comme on dit.

Cette invention a eu le sort de toutes les *vieilles* découvertes de ce savant : *elle a détérioré les produits*, qui ont été soumis à ces *pratiques surannées*, et ruiné les gens qui les ont appliquées.

HYGIÈNE DES SUJETS ADULTES

Nous venons de jeter un coup d'œil sur l'hygiène des organes et appareils intérieurs du corps humain arrivé à la virilité; examinons maintenant l'adulte dans l'ensemble de son organisme, et indiquons l'hygiène des *tempéraments*, des *constitutions* et autres *dispositions individuelles*, qui se caractérisent à l'époque où, devant faire souche, il peut transmettre à sa postérité les bonnes comme les mauvaises conditions de santé, ainsi que les aptitudes physiques, morales et intellectuelles dont il est doué.

Tempéraments. — On a beaucoup agité, dans la science, la question des tempéraments. Aujourd'hui, les uns en admettent un grand nombre, les autres les réduisent à trois types.

Le tempérament étant le cachet, l'expression des aptitudes et des tendances tant physiologiques que morbides de l'organisme, et ces aptitudes et tendances étant aussi variables d'individu à individu que les traits de la physionomie, on peut dire que chaque sujet a son tempérament spécial.

Cependant, il est permis de les ranger en *quatre groupes* nettement tranchés qui sont : les tempéraments *nerveux, sanguins, lymphatiques* et *bilieux.*

Le *tempérament nerveux* s'associe facilement avec tous les autres. Il les complique volontiers, pourrait-on dire, parce qu'il se développe à tout âge et dans toutes les conditions sociales, à la suite de longues maladies, de chagrins continus, d'émotions violentes, de grandes fatigues musculaires, en un mot d'excitations physiques, morales et intellectuelles diverses. Il a, pour conséquences, toutes les maladies du système nerveux, depuis la simple névralgie jusqu'à la monomanie.

On le combat par la gymnastique, un régime tonique mais doux, par la force de caractère, un grand fonds de philosophie pratique.

Comme *calmants,* dans les excitations encéphaliques de toute espèce, il vaut mieux recourir aux bains tièdes prolongés et à l'hydrothérapie, qu'aux antispasmodiques et aux opiacés qui sont de mauvais, infidèles et *dangereux* palliatifs.

Pour prévenir le développement du tempérament nerveux, lorsqu'il n'est pas possible de se soustraire aux causes qui le font naître, il faut en combattre immédiatement les premières manifestations, comme nous venons de le dire.

Le *tempérament sanguin* est caractérisé par une peau fine, la face rosée, une physionomie animée, des muqueuses carminées, des allures vives, l'esprit mobile.

Les Français offrent de beaux spécimens de ce tempérament,

qui, poussé trop loin, prédispose aux hémorragies spontanées et aux inflammations viscérales aiguës.

On ne combat pas ce beau tempérament, on le cultive.

Le *tempérament lymphatique* est l'antagoniste du précédent. C'est celui qui domine chez les enfants, les adolescents, chez les femmes en général, dans notre pays et surtout en Allemagne.

La femme-type du lymphatisme est remarquable par sa démarche nonchalante, son teint blond, ses yeux bleus, sa peau glacée, son caractère doux, docile, impassible, et son esprit accommodant.

On combat les effets et on prévient les conséquences de ce froid tempérament par les stimulants, les cordiaux et les condiments. Ainsi, à la bière on substitue le vin ; aux légumes farineux indigestes, mal cuits ou fermentés, les légumes verts fraîchement récoltés et convenablement assaisonnés.

Les conséquences pathologiques du lymphatisme exagéré sont la chlorose, les fleurs blanches, les scrofules, les caries osseuses et les dégénérescences tuberculeuses des tissus et des viscères.

Le *tempérament bilieux*, si répandu en Espagne, au Brésil et dans tous les pays chauds, est représenté, en Belgique, par un grand nombre de sujets des deux sexes, à teint foncé et aux cheveux bruns, d'origine méridionale.

C'est le tempérament athlétique, par excellence.

Il semble résulter d'une grande et facile absorption d'aliments et de boissons d'excellente qualité. Aussi, conduit-il à la gravelle, aux calculs biliaires, à la goutte et aux maladies du cœur.

C'est chez ces individus que les cuisants soucis et l'abus des jouissances matérielles de la vie provoquent, le plus habituellement, des altérations profondes du sang, des reins et du foie ; le diabète, l'albuminurie et le cancer.

Les eaux minérales de Vichy, de Pougues et de Contrexéville, en été ; un régime frugal, la sobriété et des exercices musculaires réguliers, en toute saison : tels sont les moyens thérapeutiques et hygiéniques dont les bilieux se trouvent le mieux.

— Pour le croisement des familles humaines, par le mariage, il suffit de tenir compte de ces quatre groupes de tempéraments-types, et d'éviter d'associer ensemble deux sujets nerveux, ou sanguins, ou lymphatiques, ou bilieux, bien caractérisés.

Constitution. — Beaucoup de savants auteurs ont confondu, à tort, les termes de *constitution* et de *tempérament.*

Le tempérament est le caractère saillant de l'organisme de chaque individu ; la *constitution* se dit de l'ensemble de l'organisme, qui est bon ou mauvais, fort ou faible, intact ou altéré, sain ou vicié.

Ainsi, tel sujet d'un tempérament lymphatique, par exemple, peut avoir une constitution bonne ou mauvaise, forte ou faible, saine, altérée ou viciée.

Les maladies, les mauvaises habitudes, les coutumes vicieuses, les climats insalubres, les saisons rigoureuses, une alimentation insuffisante, la misère, les chagrins, sont les causes qui peuvent altérer la constitution, aussi bien dans les premiers que dans les derniers âges de la vie.

C'est à la médecine plutôt qu'à l'hygiène qu'incombe le soin des mauvaises constitutions, dont les diathèses sont l'expression morbide la plus élevée.

Diathèses. — Nous ne connaissons plus, dans nos sociétés actuelles, que trois *diathèses* proprement dites : les diathèses *syphilitique, cancéreuse* et *scrofuleuse,* expressions par lesquelles on indique le fait que *toute la constitution,* sang, chair et os, est imprégnée du virus syphilitique, du processus cancéreux ou du suc scrofuleux.

Quant à la *diathèse herpétique* (dartres invétérées), qui était admise autrefois, et qui a joué un si grand rôle dans le cadre des maladies chroniques des temps passés, elle a été fondue dans les diathèses précédentes, par suite d'une détermination plus exacte de ses caractères, de ses causes et de sa nature.

On comprend que l'hygiéniste n'ait plus rien à voir dans les soins et les précautions à indiquer aux diathésiques, et qu'il cède, alors, le pas au thérapeutiste. *L'Art de vivre,* dans ces divers cas, est complètement subordonné à l'art de guérir ; je renvoie donc le lecteur à la *Seconde partie.*

Aptitudes physiologiques. — Indépendamment de sa constitution et de son tempérament, chaque individu a ses aptitudes physiologiques propres, les unes innées, les autres acquises et développées par l'éducation et le travail.

Les parents doivent s'attacher à reconnaître, de bonne heure, les aptitudes particulières des enfants, pour les diriger dans le choix d'une carrière.

Est-il rien de plus absurde, par exemple, que de vouloir faire un ingénieur d'un jeune homme qui étudie les mathématiques sans goût et sans succès?

L'éducation peut développer beaucoup d'aptitudes qui, sans elle, ne se manifesteraient jamais. Le piano dégourdit les doigts et leur communique une souplesse et une agilité remarquables. L'exercice donne une incroyable finesse à l'ouïe et au toucher des aveugles. On a vu des manchots écrire et peindre parfaitement à l'aide des pieds. Plus un sujet a d'aptitudes physiologiques diverses, plus il a de chances de se frayer une vie sûre et agréable dans les sentiers si battus de la lutte pour l'existence ou de la concurrence sociale.

Tendances morbides. — Comme nous avons nos aptitudes physiologiques, nous avons, chacun, nos prédispositions ou nos tendances morbides, qu'il est bon de connaître pour nous prémunir contre les maladies qui nous menacent spécialement.

L'un est sujet aux inflammations d'intestins, l'autre aux maux de gorge; celui-ci à l'ophtalmie catarrhale, celui-là aux irritations et éruptions de la peau; un tel à des névralgies ou des migraines, tel autre au rhumatisme articulaire ou aux congestions cérébrales.

Avec un peu d'attention, on arrive à savoir par quelles causes et dans quelles conditions ces infirmités exceptionnelles apparaissent et se renouvellent le plus facilement; et il suffit, alors, d'une certaine dose de caractère pour arriver, si pas toujours à en prévenir le retour, au moins à en atténuer les accès.

— On a nommé *idiosyncrasies*, certaines dispositions de l'organisme qui appellent l'attention des médecins lorsqu'ils doivent prêter leurs soins à des malades affectés de l'une quelconque de ces particularités organiques ou fonctionnelles.

Il est des sujets qui ont une indigestion chaque fois qu'ils ingèrent du lait, du fromage, du bouillon, des moules, etc.; d'autres, qui tombent en syncope à la vue d'une souris, d'un lézard; d'autres, qui ne peuvent prendre le plus léger purgatif salin sans avoir une véritable cholérine; d'autres, qui ont habituellement le pouls d'une lenteur extrême, ou vif et intermittent.

Ces dispositions exceptionnelles doivent être considérées, quelques-unes comme des aptitudes physiologiques, la plupart comme des tendances morbides, qu'on doit s'efforcer de corriger par l'éducation et par de bonnes *habitudes*.

Habitude. — On a dit que l'habitude est une seconde nature. Cela n'est vrai qu'à demi. L'habitude transforme, modifie, atténue et crée bien des aptitudes et des tendances organiques et fonctionnelles diverses ; mais elle ne parviendra jamais à métamorphoser un tempérament, par exemple.

L'animal, comme la graine, a sa nature propre. Chaque être est un tout qui ressemble à ses analogues, mais qui n'est identique à aucun de ses semblables. La sélection naturelle a des limites comme la sélection rationnelle a les siennes.

Nous avons vu qu'en unissant des sujets de même tempérament, ayant les mêmes aptitudes, les mêmes tendances, une même constitution, on obtenait souvent des rejetons atteints de maladies ou de vices organiques, qui compromettent tôt ou tard leur existence. Le développement ultérieur de ces maladies ou vices organiques, par voie de génération, finirait par engendrer des infirmités héréditaires et des monstres, non viables.

Chaque individu naît donc avec une organisation et une santé propres. On peut imprimer à l'une comme à l'autre, par l'habitude, diverses modifications plus ou moins profondes, mais, par droit de naissance ou d'hérédité, elles ont toujours une propension intime à reprendre et à reproduire le type qui les caractérise. Le bilieux restera bilieux, quoi qu'on fasse, ou le redeviendra aussitôt qu'il sera soustrait aux modifications qui auront plus ou moins modifié son tempérament.

Cela tient à cette loi universelle de la nature que *tout atome ou toute cellule plongée dans un protoplasme ou une gangue remplie d'éléments assimilables, c'est-à-dire conforme à sa nature, tend toujours à s'associer ou à produire d'autres atomes ou d'autres cellules absolument identiques à elle-même.* Cette loi biologique est absolue. Elle est l'expression de ce qui se passe dans toute la nature, tant organique qu'inorganique : *Similia similibus nascuntur.*

Les habitudes récentes ou anciennes, passives ou actives, sont de deux sortes : *bonnes* ou *mauvaises*.

Les parents ne doivent jamais se départir d'une surveillance sévère sur les faits et gestes de leurs enfants, non seulement lorsque ceux-ci arrivent à l'âge de raison, mais avant et après, depuis l'instant de la naissance jusqu'à l'heure de la virilité et même jusqu'au jour du mariage.

A peine né, l'enfant contracte facilement l'*habitude de teter* plusieurs fois, la nuit, si la mère manque de bon sens et de fermeté pour s'y opposer. — J'ai vu des femmes solides mourir phtisiques, épuisées par la mauvaise habitude qu'elles avaient prise de mettre leurs nourrissons au sein vers le commencement de la nuit, et de les y laisser jusqu'au jour naissant.

Beaucoup d'enfants ont l'*habitude de pisser au lit*. Que de drogues on a fait ingérer à ces petits malheureux dans l'espoir de les guérir, comme si, à une habitude mauvaise, il ne suffisait pas généralement de substituer une bonne habitude!

Quand un enfant est atteint de cette infirmité, mettez-le deux ou trois fois toutes les nuits, à la même heure, sur le vase de nuit et attendez jusqu'à ce qu'il urine, et qu'il s'éveille s'il est resté endormi.

Quinze jours consécutifs de semblables précautions guérissent plus sûrement les incontinences d'urine infantiles que ne pourraient le faire tous les médicaments les plus vantés : l'eau froide, les astringents, les toniques, l'ergotine, etc., dont l'usage n'est pas toujours sans danger.

La malpropreté, les vers, des camarades ou des serviteurs vicieux, font contracter à certains petits garçons ou aux petites filles des *habitudes secrètes*, qui minent leur santé. Surveillez, surveillez vos enfants! Voyez à qui vous les confiez, surveillez ceux ou celles qui jouent avec eux, et corrigez d'emblée, par tous les moyens rationnels possibles, hygiéniques et moraux, ces vices si funestes.

L'habitude des boissons fortes et du tabac; l'habitude de loucher, de se tenir courbé, de mal articuler les mots, de tenir un langage plat, trivial, ordurier; l'habitude de jouer gros jeu, de courir les cabarets, de tromper parents, maîtres, amis, en mentant, et bien d'autres, sont souvent la conséquence de l'incurie des parents, de leur ignorance, de leur maladresse et, disons-le aussi, parfois de leurs mauvais exemples.

J'ai dit déjà que l'enfant est une pâte molle qu'on façonne à plaisir. Il est aussi un singe malin et malicieux, qui imite tout ce qu'il voit faire et entend dire!

Ce n'est donc pas assez de surveiller vos enfants, pères et mères; veillez aussi sur vous, sur vos paroles et vos actions en leur présence.

Il y a de *bonnes habitudes,* ou plutôt il y a des actes bons, honnêtes, utiles, recommandables, qu'on peut ou qu'on doit s'exercer à pratiquer régulièrement.

Il y a encore les *habitudes professionnelles, climatériques,* qui sont en grande partie indépendantes de la volonté, et qu'il convient de respecter ou de diriger.

On voit que la question de l'*habitude* est aussi vaste qu'intéressante.

Parmi les *bonnes habitudes,* signalons celles d'uriner le soir avant de se mettre au lit et de se présenter tous les matins aux sièges d'aisances.

L'homme, avons-nous dit, a une faculté d'accommodation aux temps, aux lieux, aux professions et aux régimes divers, qui en ont fait l'être cosmopolite par excellence.

L'oreille s'habitue aux bruits continus et intenses, la peau au froid et à la chaleur, l'œil aux verres concaves ou convexes, l'estomac aux aliments les plus étranges, les poumons à l'air infect des égouts comme à l'air parfumé du mont Hymette, tout l'organisme aux intempéries des saisons et des différentes latitudes du globe.

On se fait même assez vite à l'atmosphère des épidémies les plus contagieuses. C'est pour cette raison qu'il est souvent moins dangereux de rester dans les localités où le choléra, la scarlatine, le typhus, par exemple, règnent depuis quelque temps, que de se sauver au loin, pendant le cours de l'épidémie.

Mais si l'habitude développe les aptitudes organiques et physiologiques, l'abus, l'exagération de l'habitude conduit aux tendances morbides.

L'éclat de la neige dans les climats du nord produit la *cécité* chez les sujets qui, malgré l'habitude, évitent de prendre la précaution de protéger leurs yeux par des visières. Le bruit continu

14

du canon rendrait sourds ceux qui négligeraient d'abriter leurs tympans contre le choc répété des ondes sonores.

Il n'est aucune mauvaise habitude, si invétérée qu'elle soit, qui ne puisse être impunément supprimée, pourvu qu'on la combatte avec *méthode, mesure et persévérance.*

Les fumeurs et les ivrognes ne sont donc pas excusables quand ils persévèrent dans leurs détestables manies, sous prétexte qu'il leur serait impossible d'y renoncer ou que leur santé en souffrirait.

On entend dire quelquefois, dans le monde, qu'il ne faut jamais être esclave de ses habitudes. De ses *mauvaises,* oui ; mais, pourquoi pas des bonnes habitudes? Notre existence est-elle autre chose qu'une longue série de faits habituels?

Un des plus beaux vieillards que j'aie connus — il est mort à 98 ans — me racontait que, depuis plus de 50 années, par suite de sa vie sédentaire et d'une constipation opiniâtre, il n'avait pas manqué un seul jour de se passer un ou deux lavements, le matin avant son déjeuner. Et il me demandait sérieusement s'il n'y avait pas d'inconvénients à persévérer dans cette... *habitude?*

25,000 lavements et 98 ans d'excellente santé! Quel plaidoyer pourrait-on ajouter à cela, en faveur de la bonne habitude du clystère pour certains sujets trop obstinément constipés?

Examinons maintenant quelques *habitudes* en particulier.

Ivresse. — L'ivresse occasionnée par la bière diffère de celle que provoquent les liqueurs alcooliques. Elle est caractérisée par des effets primitifs, parmi lesquels domine l'indigestion, et par des phénomènes consécutifs, assez sérieux parfois pour se terminer par la mort.

L'ingestion d'une trop grande quantité de bière *jeune* ou *faible* — ce qui n'est pas absolument la même chose, une bière faible pouvant être obtenue au moyen d'une bière forte plus ou moins allongée d'eau — est suivie de somnolence, d'hébétude de la face, avec abondance de salive et une haleine fade ou *fétide, sui generis.*

Les bières *fortes,* prises avec excès, provoquent surtout l'*acidité* et une certaine ardeur ou sécheresse de la bouche, une céphalalgie frontale plus ou moins vive, mais de courte durée, et le trouble des facultés intellectuelles, avec ou sans excitation du système nerveux.

Quant à la _bavière_, outre les effets fâcheux que produisent les bières fortes, tels que l'acidité de l'haleine et des substances rejetées par l'estomac, l'ardeur des muqueuses buccales et œsophagiennes, elle détermine à la tête, spécialement au front et aux tempes, ainsi qu'à l'épigastre et même dans les membres, des _douleurs spasmodiques_ aiguës, térébrantes, tout à fait caractéristiques, et d'une ténacité si prononcée que, dans plus d'un cas, des médecins instruits ont cru à l'existence d'un empoisonnement plutôt qu'à une simple ivresse.

Ajoutons à cela les hallucinations, les frissons, le refroidissement général et le malaise syncopal, qui se présentent à des degrés divers dans la plupart des cas d'ivresse, mais qui sont infiniment plus prononcés dans l'ivresse due à la _bavière_ que dans celle que les autres espèces de bières occasionnent.

L'indigestion, ainsi que l'ivresse provenant des bières, est donc accompagnée de phénomènes différents, selon la qualité ou la nature de ces boissons. Il semblerait que les bières _jeunes_ subissent dans l'estomac une espèce de _fermentation putride_, tandis que les bières fortes y éprouvent plutôt une véritable _fermentation acide_, et que la _bavière_ donnerait naissance à des produits spéciaux, plus ou moins toxiques, à un véritable empoisonnement.

Cette dernière boisson mérite, sous ce rapport, une mention particulière.

L'ivresse de bière, comme je viens de le dire, diffère notablement de l'ivresse résultant des liqueurs alcooliques ou du vin.

Dans la première, il y a dépression des forces organiques et musculaires, souvent même dès le début de cette indisposition.

Dans la seconde, on remarque plutôt une excitation générale de la circulation et du système nerveux. Les fonctions cérébrales sont particulièrement exaltées : de là les hallucinations, la divagation des idées, le délire bruyant, qui sont le cachet distinctif de l'ébriété vineuse ou alcoolique commençante. Ce n'est qu'à une période plus avancée de l'ivresse que les phénomènes congestifs du cerveau et des poumons apparaissent, amenant à leur suite la dépression des forces, le coma, la paralysie et l'asphyxie.

Le traitement de chacune de ces indispositions doit être approprié aux symptômes prédominants qu'elles présentent et aux causes particulières qui les produisent.

Ainsi la somnolence et les déjections fétides, qui caractérisent l'*ivresse due aux bières jeunes,* doivent être combattues par un mélange de sulfate de soude et de carbonate de potasse, délayés dans une petite quantité d'infusion forte de café.

A l'indigestion acide, à la céphalalgie et au délire plus ou moins prononcé, mais généralement peu durable, qu'occasionnent les *bières fortes,* on oppose avantageusement le café chaud, additionné de parties égales de carbonate de potasse et de bicarbonate de soude.

Le traitement de l'ivresse que provoque la *bavière* est un peu plus compliqué.

L'indigestion, et la fermentation acide qui l'accompagne ou qui l'a suscitée, peuvent être atténuées par des boissons franchement alcalines, comme dans les deux espèces précédentes d'ivresse.

Mais les frissons, le refroidissement général de la peau et des membres, les spasmes musculaires et la tendance aux lipothymies, qui forment le cortège habituel des indigestions graves, et qui se présentent plus particulièrement avec une remarquable intensité dans les indigestions de *bavière*, exigent des soins immédiats, analogues à ceux qu'on recommande dans les cas d'empoisonnement ou de *choléra nostras,* et qui consistent dans l'application autour du corps des divers caléfacteurs, propres à entretenir ou à ranimer la chaleur vitale.

La céphalalgie et les hallucinations, qui persistent après que tous les autres accidents ont disparu, doivent être réprimées par les opiacés.

Enfin, dans certains cas, la ténacité des phénomènes cérébraux, chez des sujets pléthoriques ou atteints de diathèse goutteuse, oblige de recourir aux déplétions sanguines locales et même générales, sangsues ou saignée.

L'ivresse alcoolique réclame des soins analogues à ceux de l'ivresse par la *bavière*.

— Y a-t-il quelque moyen apte à prévenir les accidents de l'ivresse chez les buveurs?

Nous n'en connaissons qu'un, un seul, et il est infaillible : c'est de ne jamais boire trop!

Ce moyen est à la portée de tout le monde.

Comment se fait-il que l'homme soit assez bestial pour se laisser entraîner, sous des prétextes injustifiables, à boire outre mesure?

Et quand je dis *bestial*, je fais injure aux animaux, non parce que, selon un ancien paradoxe, ils se distingueraient de l'homme, en ce qu'ils ne boiraient jamais sans soif, ni ne mangeraient sans faim, ce qui est loin d'être exact, mais parce que l'homme est le seul animal qui, connaissant les dangers de l'intempérance, ne craint pas de s'y livrer avec excès, ce qui est le comble de la stupidité.

Au nombre des accidents mortels qui sont parfois la suite de l'ivresse, contentons-nous de signaler les *congestions viscérales* et l'*asphyxie consécutive*.

— Dans les cas où le sujet est ce qu'on appelle : *ivre-mort*, il faut le placer dans un lit très bien chauffé, et le faire transpirer au plus vite, en lui faisant avaler du café fort, très chaud, avec quelques gouttes d'une potion amoniacale, et en appliquant aux jambes et aux cuisses des révulsifs rapides : *sinapismes, ventouses*, etc.

Ivrognerie. — Je n'entends pas, par le mot *ivrognerie* l'état habituel d'ivresse, comme on l'admet dans le langage vulgaire, mais l'état physique et moral des gens qui prennent habituellement trop de boissons fermentées ou alcooliques.

J'ai connu des *ivrognes* qui sont morts jeunes, par suite de l'abus journalier de ces boissons et qui étaient rarement arrivés à l'ivresse proprement dite.

L'ivresse, d'ailleurs, a des degrés, depuis le moment où les fonctions du cerveau commencent à se troubler, jusqu'au point où elles sont complètement perverties. Et il n'est pas rare de rencontrer des sujets qui, durant de longues années, n'ont guère passé un seul jour sans offrir le premier degré de l'ivresse et qui sont tombés dans l'abrutissement et la stupidité, sans avoir jamais perdu, même momentanément, ni l'équilibre corporel, ni ce qui leur restait de bon sens et de raison.

Jetons un rapide coup d'œil sur les principales maladies auxquelles les ivrognes sont particulièrement exposés.

Les réactions franchement inflammatoires sont rares chez ces sujets. L'action du froid et les variations brusques de température peuvent leur occasionner des *pneumonies*, des *pleurésies*, des *angines*, l'inflammation aiguë des membranes muqueuses ou des tuniques séreuses de tel point ou de tel organe de l'économie, un *rhumatisme articulaire universel* même ; mais, dans ces divers cas, les symptômes de réaction locale ou générale ne sont pas toujours nettement accusés.

Le système nerveux, chez ces malheureux, est tellement émoussé et le sang si froid, si torpide, que les maladies aiguës les plus graves s'implantent dans leur substance sans exciter ces troubles initiaux qui, chez les sujets sains, éveillent l'attention du patient et provoquent la sollicitude immédiate de son entourage.

Il y a toujours quelque chose d'insidieux dans les affections qui surviennent chez les ivrognes. La gravité du mal ne peut jamais s'y préjuger d'après l'étendue ni le degré des souffrances.

On peut dire qu'il n'y a pas de *maladies aiguës* légères chez ces gens-là ; elles sont toutes sérieuses d'emblée, et, jusqu'à leur entière guérison, elles peuvent, d'un instant à l'autre, prendre subitement des proportions inquiétantes.

Les *buveurs* sont exposés comme tout le monde, et plus que tout le monde, à contracter les diverses *maladies chroniques* qui affligent l'humanité.

Dans ces cas, ainsi que dans les affections aiguës dont il vient d'être question, leur triste constitution complique et aggrave les désordres organiques et fonctionnels, qui sont la conséquence de toute maladie, légère ou non.

En règle générale, ce sont les *voies digestives* et leurs annexes, le foie, le pancréas et les glandes salivaires, qui sont le plus souvent altérées dans leur substance et, par suite, dans leurs fonctions, chez l'ivrogne, soit dans la période de pléthore séreuse et de polysarcie plus ou moins prononcée, soit dans celle de l'émaciation et du dépérissement.

Les muqueuses de l'estomac et de l'intestin grêle deviennent pâles et boursouflées. Plus tard, ces muqueuses finissent par s'ulcérer. Enfin, les dégénérescences du *foie*, telles que la *cirrhose* et le *cancer*, emportent beaucoup d'ivrognes.

En résumé, l'*abus des bières* rend l'homme lourd, pesant, l'abrutit, le bestialise, et finit par lui enlever toute aptitude intellectuelle.

L'*abus du vin*, et surtout l'abus des spiritueux, irritent, exaltent le cerveau, en attaquant directement sa substance; de là les hallucinations des sens, les manies diverses, la perversion des sentiments et du caractère, les anomalies de la sensibilité, le tremblement convulsif, le *delirium tremens*, le ramollissement lent ou apoplectique, la démence et la paralysie générale, qui sont le triste apanage de l'alcoolisme et qui peuvent, il est vrai, mais plus rarement et à des degrés moins prononcés, se rencontrer dans la diathèse séreuse due aux boissons fermentées.

Les *organes des sens* sont également altérés par l'abus de la bière et par celui des liqueurs spiritueuses.

L'ivrogne perd insensiblement chacune de ses facultés sensorielles : la vue s'éteint, le goût s'émousse, l'odorat, l'ouïe et le toucher deviennent obtus.

Chez l'alcoolisé, outre l'insensibilité relative qui provient de l'altération particulière du cerveau, il existe, au moins pour la langue et la bouche, un état d'atonie ou d'atrophie nerveuse locale, résultant du contact fréquent de l'alcool sur les papilles nerveuses.

C'est ce qui amène cette catégorie d'ivrognes à prendre des liqueurs de plus en plus fortes pour exciter ce sens émoussé.

Ils en arrivent à boire de l'acide sulfurique plus ou moins dilué, pour éprouver encore une certaine jouissance au moment de la déglutition !

A l'Université de Louvain, il existait, jadis, un garçon d'amphithéâtre qui buvait l'alcool dans lequel on conservait les préparations anatomiques, et le remplaçait par de l'eau.

Les buveurs de bière n'en viennent jamais à ce point. L'affaiblissement fonctionnel de leurs sens est plutôt la conséquence de l'atonie générale de l'économie que d'une altération spéciale des nerfs et des organes de la vue, de l'odorat, de l'ouïe, du goût et du toucher.

A cet exposé succinct des maladies chroniques si nombreuses
et si graves que l'usage immodéré des boissons traîne à sa suite,
ajoutons deux simples remarques :

Les ivrognes qui procréent des enfants, courent risque d'engendrer, non pas seulement des avortons, mais de malheureux
idiots, des *crétins*, des *épileptiques*, dignes fruits d'une abrutissante
passion !

Les ivrognes qui doivent subir des opérations chirurgicales,
par suite d'accidents ou de maladies, guérissent difficilement. Les
os fracturés tardent à se consolider ; les chairs déchirées se cica-
trisent lentement. La moindre plaie devient chez eux un ulcère
souvent incurable, que parfois même il serait dangereux de guérir, si on le pouvait, parce qu'il sert d'émonctoire à un sang
impur et de révulsif à des viscères enflammés.

Comment faut-il traiter les ivrognes ? Peut-on espérer les guérir
et les corriger de leur odieuse et funeste *habitude ?*

Je ne le pense pas. On peut prévenir le développement de l'ivrognerie, mais on réussit rarement à rendre sobre un ivrogne.

Cependant, je suis bien éloigné d'imiter ces philanthropes à
courte vue, qui, non contents de s'élever contre l'abus des alcooliques — abus, on vient de le voir, qui est un grand vice, une
cause de terribles et impitoyables maladies — voudraient en proscrire l'usage ; qui appellent le genièvre : *le choléra liquide,* et le
rendent seul responsable de l'abrutissement physique et moral de
tant de malheureux ouvriers que l'on voit trop souvent, de nos
jours surtout, déserter l'atelier pour hanter les cabarets et finir
par peupler les hôpitaux et les hospices.

Oui, les excès alcooliques sont pernicieux, comme d'autres
excès. Oui, les ivrognes sont incorrigibles : *qui a bu, boira.*

Mais l'alcool est *aussi nécessaire* à l'entretien de l'organisme
animal que la procréation à la conservation de l'espèce.

Usez donc, mais n'abusez pas, ni de la bière, ni du vin, ni de
l'alcool, ni de l'amour.

Voilà la vérité !

Dans quelques pays de l'ancien et du nouveau continent, pour
prémunir les populations contre l'ivrognerie, on a institué des
sociétés de tempérance.

Société de tempérance. — En Angleterre, en Suisse et surtout en Amérique, des philanthropes dévoués de l'un et de l'autre sexe essayent, par toute espèce de moyens de propagande, d'empêcher les populations de s'adonner à cette dégradante passion, et surtout de ramener dans la bonne voie les malheureux qui l'ont quittée.

J'ai connu un avocat distingué qui, jusqu'à l'époque de son mariage, n'avait jamais fréquenté les cafés ni les cercles et qui vivait avec la plus grande sobriété, tout entier dévoué à l'exercice de sa profession. Mais il était entouré d'amis qui aimaient à boire.

Insensiblement, il se mit à faire honneur à leurs invitations en buvant avec eux. Il prit goût à la boisson. L'ivrognerie vint à grands pas.

Cependant, une lutte longue et terrible s'établit entre l'homme et la brute, entre l'esprit et le corps, entre la dignité qui se révoltait et retrouvait de nobles élans de fierté, et la passion honteuse qui envahissait les sens et gagnait le cerveau.

Que de fois ce malheureux s'apostropha des plus véhémentes épithètes, le matin à jeun, et se retrouva gris le soir ! Je lui fis entreprendre un long voyage, en compagnie de sa femme. Durant six mois, il fut sobre. On le crut guéri. A peine rentré dans sa ville natale, il resta quinze jours sans sortir de chez lui. Le seizième jour, il se rendit au tribunal et en revint... ivre.

Il ne s'est pas dessoûlé à partir de là jusqu'à l'heure suprême, où, à 40 ans, usé par des vomissements crapuleux, incoercibles, il succomba à un ramollissement subaigu de l'estomac.

Ce n'est pas aux ivrognes, mais aux populations saines que les *sociétés de tempérance* doivent s'adresser.

C'est à faire connaître par la parole et par les livres comment l'ivrognerie s'établit dans les habitudes organiques et fonctionnelles, quels sont les maux qu'elle engendre et les conséquences qui en résultent, que devraient tendre tous leurs efforts.

A ce point de vue, les sociétés de tempérance ont une sérieuse raison d'être et une incontestable efficacité.

COMMENT ON DEVIENT IVROGNE ET POURQUOI L'IVROGNE
NE S'AMENDE PAS.

Qui a bu boira. — Ce proverbe expressif est l'un des plus vrais qui aient été imaginés par l'esprit observateur du peuple.

Comment se fait-il que des hommes intelligents, des pharmaciens et des médecins même, qui connaissent les dangers et les suites terribles de l'ivrognerie, ne parviennent pas à se corriger de la funeste habitude de boire outre mesure des liqueurs fermentées ou alcooliques?

Cette particularité pathologique s'explique naturellement.

Les alcools et les ferments contenus dans les boissons populaires, sont des comburants, de véritables caustiques, qui se combinent chimiquement avec l'eau ou le carbone des tissus. Ils provoquent ainsi, dans toute l'économie, une *combustion lente* qui, comme toutes les combustions organiques ou minérales, s'accompagne de production de chaleur et d'électricité. Il résulte de là une fièvre ardente, générale, dont le phénomène le plus marquant et le plus insupportable est une *soif incessante, continue, inextinguible.*

Le buveur d'alcool ou de liquide fermenté est *toujours altéré.* Plus il boit, plus il se consume petit à petit, et plus il éprouve l'irrésistible besoin de boire. On lui donne de l'eau, de la tisane; cela le rafraîchit peu, parce que ses papilles gustatives irritées, enflammées, restent insensibles aux liquides fades. Il lui faut de l'alcool, des caustiques de plus en plus forts, afin que ces liquides ardents cautérisent momentanément son palais, sa gorge, et éteignent, pour quelques minutes, l'irritation morbide de ses muqueuses bucco-intestinales.

C'est cette *combustion lente,* cette *fièvre continue,* cette soif dominante, qui entraîne le buveur à boire toujours, à boire de plus en plus, malgré sa volonté impuissante, sa raison dominée et ses tardifs regrets.

Que conclure de là?

Qu'il faut s'arrêter sur cette pente fatale *avant que la fièvre et la soif* deviennent incoercibles. Sinon, quand le corps se consumera sous l'action de l'oxygène, qui constitue l'essence des alcools et des éthers, il sera trop tard : alors, *qui a bu boira !*

SYMPATHIES ET PASSIONS.

La sympathie est le résultat d'une attraction intime des sens ; la passion est le produit d'une exaltation cérébrale habituelle.

La sympathie épanouit, vivifie le corps ; la passion l'use et le tue.

L'amitié est une sympathie. L'amour, la colère, la haine, l'envie, la misanthropie, sont des passions.

L'habitude dégénérée en abus est encore une passion : passion du jeu, des femmes, des liqueurs fortes, du tabac.

Les sentiments et les désirs impérieux, mal contenus et mal dirigés, deviennent aussi des passions ; l'avarice, la vengeance, la vanité, l'orgueil, constituent autant de passions, qui ont leur source dans le désir de posséder, de paraître, de briller, de dominer, dans l'égoïsme irréfléchi, dans l'amour de soi (attraction moléculaire organique), non mitigés par l'*éducation* ou par la réflexion.

Toutes les passions sont mauvaises, nuisibles, blâmables. Pour la société, c'est une cause de désordres intolérables ; pour l'individu, le point de départ de nombreuses maladies.

L'ambition, l'orgueil et l'avarice conduisent à la folie ; la misanthropie et l'envie au suicide ; la haine, la colère, la rancune, la vengeance, aux maladies du foie, au meurtre et à l'assassinat ; l'ivrognerie aux affections du cœur et du cerveau ; la luxure aux ramollissements de la moelle épinière et à la démence paralytique.

Mais l'amour, me direz-vous ?

L'amour bien placé, et partagé, est une aspiration naturelle.

Mais l'amour aveugle, sans raisons plausibles, l'amour mal placé ou peu partagé, toutes ces amours disparates entre individus d'éducation, de goûts, d'humeurs et de conditions sociales incompatibles, font que tant de jeunes filles se jettent à l'eau ou dans la prostitution, et que tant de jeunes gens s'abrutissent et meurent d'épuisement.

L'amour vrai, durable, constant, doit être fondé sur la *raison* d'abord, sur le *goût* ensuite, et enfin sur l'*habitude* de se voir et de se parler à cœur ouvert.

En dehors de ces conditions, l'amour n'est qu'une passion qu'on doit combattre, et dont il faut triompher comme d'une mauvaise habitude.

LES DEUX MANIÈRES DE VIVRE.

En somme, il y a deux manières de vivre : une bonne et une mauvaise.

Agir en tout selon les règles de la raison et du bon sens, faire le bien, rechercher le beau, cultiver le bon, aimer ce qui est juste et vrai, rendre hommage à tout ce qui est digne d'estime et de respect et supporter avec philosophie ce qu'on n'a pu ni prévoir ni prévenir : c'est la *bonne manière*.

S'adonner au vice, ne penser qu'à soi, trouver tout mal chez autrui, ne se préoccuper que des injustices, des erreurs et des dissentiments qui se passent dans le monde, se faire à propos de tout du mauvais sang et de la bile noire, être grincheux, maussade, mélancolique par habitude : *c'est la mauvaise*.

Il y avait, dans l'antiquité, deux philosophes : l'un qui détestait les hommes et méprisait leurs institutions, frondeur et hargneux, Héraclite d'Éphèse ; l'autre qui les aimait et leur enseignait l'art de penser et de vivre, joyeux et bon enfant, Démocrite d'Aldéri.

Héraclite mourut hydropique à l'âge où Démocrite, frais et dispos, jouissait encore largement de tous les bienfaits de son heureuse philosophie.

Dans certaines classes de la société où végètent les déclassés, les avocats sans causes et les écrivains sans talent, on rencontre une foule d'esprits *hargneux*, aussi insupportables que dangereux.

Ils critiquent tout, dénaturent les faits, invectivent les honnêtes gens et incriminent les actes les plus irréprochables.

Ce sont des individus qu'il faut fuir, ou tenir à distance.

Mais on ne doit pas confondre avec cette engeance turbulente et haineuse, avec ces grincheux qui font le mal par dépit, par aigreur, croyant se venger de la société qu'ils accusent de les avoir méconnus, les *philanthropes* instruits et dévoués, qui s'efforcent de perfectionner les mœurs et les institutions des peuples pour améliorer notre état social.

Ceux-ci critiquent beaucoup aussi, ils signalent les vices, les misères, les lacunes, les *desiderata*, qui existent autour d'eux ; mais, à la différence des *grincheux*, après avoir constaté l'existence d'un mal ou d'un besoin, ils s'attachent à chercher et à indiquer, les moyens de réparer l'un ou de satisfaire l'autre.

Le *philanthrope* ni le *socialiste positiviste* ne se permettront jamais de saper les bases de notre organisation civique. Ils n'enlèveront pas une pierre de l'édifice social, si défectueuse qu'elle soit, *sans avoir préparé la pierre nouvelle*, meilleure, qui devra la remplacer.

Donc, ne confondons jamais ces citoyens utiles et courageux avec les esprits taquins et les caractères faibles, dont il vient d'être question.

SOMMEIL ET VEILLE.

La périodicité ou le retour régulier des mêmes évolutions mécaniques est une des lois de la nature.

L'homme qui n'est qu'un tas de boue pétri par le soleil est soumis, comme tous les êtres de l'univers, à ce mouvement de va-et-vient, à ces variations de lumière et d'ombre, de chaud et de froid, de sec et d'humide, que l'on voit se produire à la surface de tous les satellites qui pirouettent autour d'un astre solaire central.

Dans nos climats, le sommeil semble être en rapport avec la révolution diurne de notre globe. On veille le jour, on dort la nuit. Mais dans les pays où le jour dure 100 ou 150 fois vingt-quatre heures, veille-t-on aussi longtemps sans dormir? Non.

Le sommeil n'est donc pas produit uniquement par la disparition du soleil sous l'horizon, par l'ombre, par la nuit.

Le sommeil est la conséquence de la fatigue de nos organes, du besoin de repos qu'ils éprouvent. Aussi vient-il facilement lorsque, après un exercice plus ou moins long, nos sens sont soustraits momentanément aux causes qui les excitent. On se couche dans un coin obscur, on se tient immobile, on ferme les yeux, on respire plus lentement, on ne pense plus à rien, on s'isole ainsi peu à peu du monde extérieur et de ses propres stimulants, on s'engourdit et l'on s'endort.

Le sommeil n'est ni une congestion ni une anémie du cerveau comme divers savants l'ont tour à tour prétendu : c'est une apathie, une accalmie résultant de l'absence des excitants ordinaires des sens et de l'encéphale.

Combien d'heures de sommeil, de repos absolu du corps et de l'esprit, faut-il à chaque sujet? Autant qu'il en a besoin. C'est-à-dire que la durée de la veille et du sommeil ne peut être déterminée *à priori*, et que chacun, sous ce rapport, doit répartir l'emploi de sa journée selon sa profession, ses affaires, son état de santé et ses besoins personnels.

Généralement, il est nécessaire de passer 6 à 8 heures au lit, chaque jour.

— Le *sommeil*, durant le jour, est-il aussi réparateur que celui de la nuit?

Les muscles du corps, en gardant l'immobilité, se reposent aussi bien le jour que la nuit, mais il n'en est pas de même des organes des sens. La vue, même à travers les paupières closes, s'exerce encore en partie sous l'action des rayons de la lumière solaire diffuse, si l'on n'a soin d'établir autour de soi une obscurité profonde. L'atmosphère diurne est imprégnée de gaz, de vapeurs diverses, et se trouve sans cesse agitée par toutes les ondulations que provoquent, des divers points de l'horizon, les bruits et les mouvements de la vie universelle. La peau, les oreilles et le nez éprouvent le contre-coup de tous ces phénomènes atmosphériques, sous forme de sensations incomplètes, inconscientes même, mais incessantes.

De là, cette impression de fatigue, de lourdeur, de malaise, qui succède généralement au sommeil de jour, et qui est d'autant plus prononcée que l'organisme a été plus violemment secoué.

Ce n'est donc qu'en cas d'absolue nécessité, de repos urgent après de longues fatigues ou dans des circonstances sociales exceptionnelles, qu'il est permis de se laisser aller au sommeil dans des voitures, en chemin de fer ou ailleurs.

De leur côté, les patrons qui occupent des brigades d'ouvriers à des travaux nocturnes, devront toujours avoir soin de ne pas employer les mêmes sujets, pendant plus d'une semaine, aux mêmes occupations, sans les appeler ensuite, pendant le même laps de temps, aux travaux du jour, ainsi que cela se pratique dans beaucoup d'établissements industriels. à l'exception, unique peut-être, des charbonnages.

Aussi, la mauvaise habitude de ne dormir que durant le jour, est-elle, pour nombre de braves houilleurs, une cause de cette caducité précoce, si fréquemment constatée chez eux, de 40 à 50 ans.

— Dans quelles conditions faut-il se livrer au *sommeil* pour éviter les rêves, les cauchemars, les secousses de tendons et autres phénomènes insolites, qui accompagnent facilement les congestions passives du sang et des humeurs diverses, dont le sommeil est cause plutôt qu'effet?

Il ne faut pas se coucher trop tôt après un repas copieux, ni après un travail intellectuel profond ou prolongé, ni après une violente secousse morale. L'estomac et le cerveau doivent être dans un état de relâche ou de détente fonctionnelle au moins pendant une heure ou deux, avant qu'on s'abandonne au sommeil, si l'on veut que celui-ci soit calme et réparateur.

D'un autre côté, il est nécessaire d'avoir un lit dur et propre ; de s'y placer la tête très peu relevée, tantôt sur un côté, tantôt sur l'autre, le moins possible sur le dos ou le ventre ; de se couvrir bien en hiver, légèrement en été. Mais en tout temps, il faut éviter de rester absolument nu : une seule nuit passée dans cet état, même au milieu de l'été, peut occasionner un arrêt des fonctions de la peau, et, par suite, une albuminurie, une pleurésie ou un rhumatisme articulaire, avec toutes leurs conséquences. Un homme du monde distingué de C., qui avait mérité le sobriquet de « couche-tout-nu », est mort victime de cette singulière habitude.

Ne laissez jamais s'établir, dans la chambre à coucher, des courants d'air, chauds ou froids, en fermant les fenêtres et ne laissant que les portes, en hiver comme en été, plus ou moins ouvertes ; ne mettez pas plus d'une personne dans chaque lit, ni plus de trois ou quatre lits dans les chambres les plus vastes.

Pour les personnes qui sont adonnées à de grands travaux intellectuels, hommes politiques, hommes de lettres, médecins, avocats, ingénieurs, grands industriels et négociants, étudiants et élèves de toute catégorie, je ne saurais trop insister sur cette recommandation importante :

Évitez de consacrer à l'étude, aux affaires, qui exigent une grande contention d'esprit, l'intervalle compris entre le dernier repas et le coucher.

HYGIÈNE DES LOCALITÉS.

Passons maintenant à l'hygiène propre aux localités que l'homme habite.

Habitations. — C'est au moment du mariage qu'il faut songer à se créer un bon gîte pour s'abriter, soi et les siens.

Indiquons quelques préceptes dont les architectes feraient bien de tenir compte dans leurs projets de construction.

Nulle maison ne peut être saine, si elle n'est établie au-dessus d'une *cave*, plus ou moins profonde, selon que le sol est plus ou moins élevé au-dessus des eaux courantes du voisinage.

Les murs et les portes des caves doivent être percés, d'outre en outre, par des créneaux, étroits et longs, pour faciliter l'aérage et l'assèchement de leurs différentes parties.

Pavez le sol des pièces du rez-de-chaussée avec des carreaux de ciment imperméables.

Pratiquez beaucoup de portes et de fenêtres partout, en dépit du fisc et de ses absurdités.

Supprimez les impostes des fenêtres, afin que celles-ci s'ouvrent entièrement de haut en bas.

Donnez à chaque pièce des étages et du rez-de-chaussée 4 mètres d'élévation.

Creusez dans l'épaisseur des murs des canaux verticaux de 15 à 20 centimètres de diamètre jusqu'au toit, pour faire des *cheminées spéciales* à chaque appartement du haut et du bas.

Excepté à la cuisine, substituez partout aux feux ou foyers ouverts, aux poèles de fonte, ces petits foyers de tôle, hermétiquement fermés, qu'on appelle *diables*.

Ne faites plus installer de ces corps de cheminée saillant à l'intérieur, qui occupent beaucoup de place et qui, sous l'action du vent, rabattent les gaz de la combustion dans les chambres.

Supprimez tous les papiers peints, qu'on a pris la mauvaise routine de coller sur les murs.

Si vous ne pouvez établir vos latrines dans les cours et jardins, ayez recours aux petites fosses mobiles qu'on vide fréquemment, et dans lesquelles on verse les cendres refroidies des *diables ;* ou aux citernes fixes que les vidangeurs nettoient une ou deux fois par an ; ou, s'il n'y a pas d'autre moyen, à une communication directe avec les égouts collecteurs des grandes villes.

Hôpitaux, hospices, prisons, écoles, pensionnats, casernes, navires, salles de spectacles, tribunaux et temples religieux. — Dans ces vastes locaux où des centaines d'individus sont agglomérés, passagèrement ou à terme, on doit se préoccuper de trois choses essentielles : la *ventilation*, le *chauffage* et l'*assainissement*.

Ventilation. — La ventilation se fait encore souvent en dépit du sens commun.

Toute ventilation repose sur des principes physiques absolus, certains, mathématiques.

L'air inférieur est plus dense que l'air supérieur, n'y eût-il qu'une différence de 4 mètres ou de 2 mètres en hauteur. — L'air du dehors est plus oxygéné que l'air des appartements. — L'air, par sa fluidité, se comporte comme les liquides et les vapeurs.

Il est facile de déduire de ces principes que l'*air extérieur* doit pénétrer dans les grands locaux par leurs points les plus déclives, et en divers endroits; et que l'*air intérieur* doit en sortir par le haut et par de nombreuses bouches. Les appareils de ventilation n'ont d'autre condition à remplir que d'importer et exporter l'air d'une manière insensible et continue, pour éviter les courants rapides et circonscrits.

Chauffage. — Le chauffage des grandes salles ne doit jamais être trop élevé. On tombe souvent dans ce défaut.

Il vaut mieux se vêtir plus, ou se dévêtir moins, dans les bâtiments publics que d'en surchauffer l'atmosphère.

Nous ne recommandons qu'un seul mode de chauffage public, c'est le calorifère à eau par plusieurs foyers et réservoirs distincts.

Assainissement. — Tous les édifices et bâtiments sans exception, cellules de prisons, chambres à coucher, salles de concert, navires, etc., ont besoin d'être *assainis* ou désinfectés de temps en temps.

Il n'y a que deux systèmes de désinfection réellement pratiques, commodes et efficaces, qui méritent d'être recommandés au nom de l'hygiène : 1° les grands courants d'air naturels, ou provoqués par des feux ouverts, qui suffisent dans la plupart des cas; 2° le dégagement de chlore par les fumigations guytonniennes (sel de cuisine, peroxyde de manganèse et acide sulfurique mélangés dans un pot de terre) pendant 24 heures, qu'on peut employer dans les écoles, les prisons, les navires et autres vastes locaux où il n'y a pas à craindre de détériorer les dorures ou des œuvres d'art.

La chimie a inventé, depuis peu, beaucoup de désinfectants : le chlorure de chaux, l'acide phénique, etc. — Tous ces produits ne valent pas le vieux procédé de Guyton de Morveau.

Même pour la désinfection des objets, meubles, vêtements, etc., l'armoire à air simple, chauffé à 110° centigrades, l'emportera toujours sur les ingrédients acides ou caustiques, tant vantés par les marchands de produits chimiques.

Parmi les *désinfectants* nous plaçons aussi, après les fumigations guytonniennes et les acides, les hydrocarbures ou hydrosulfures volatils, une substance très commune dont les hygiénistes n'ont pas, jusqu'ici, tiré tout le parti qu'elle peut procurer. Nous voulons parler du soufre qui n'est plus guère employé que par les horticulteurs, pour détruire les pucerons de la vigne et d'autres plantes des jardins et des serres.

L'action désinfectante et antiseptique du soufre est aussi précieuse que remarquable. Exposé au contact de l'air, sous forme de poussière impalpable, ce produit volcanique se combine lentement avec l'oxygène et l'hydrogène, qui circulent ou se dégagent autour de lui dans les foyers d'infection, et forme des composés binaires, volatils ou fixes, qui sont tous très avides d'eau et qui jouent, par conséquent, vis-à-vis des matières organiques, mortes ou vivantes, le rôle de légers caustiques.

Tous les animalcules, vibrions, bactéries, microbes et pucerons, se dessèchent, se flétrissent et meurent au contact du soufre réduit en poudre très fine, aussi sûrement que sous l'action du chlore.

Ainsi, dans les cas où ce dernier agent pourrait occasionner des inconvénients, soit pour la santé des hommes et des animaux, soit pour les ameublements et les tissus on peut avoir recours au soufre pulvérisé, qui a, sur le soufre brûlé, l'avantage de n'attaquer que les objets sur lesquels on le projette.

ENTRETIEN DES HABITATIONS ET SOINS DE MÉNAGE.

La propreté autour du corps et dans les habits est un gage de santé et de longue vie. On peut en dire autant de la propreté dans les habitations. L'importance de ce sujet nous engage à résumer et à compléter ce que nous avons dit plus haut en parlant des Écoles ménagères. (Voir page 97.)

Habitations. — Nous avons vu comment il convient de les construire.

Voyons comment on doit les entretenir.

Les caves seront toujours bien aérées, sauf durant les froids intenses. Il faut les blanchir à la chaux, au moins une fois par année, de même que les cuisines et les dépendances.

Les salons et salles à manger ne doivent pas rester clos pendant des semaines entières. L'air confiné s'altère et altère tout ce qu'il touche. Ce sont les courants d'air, suffisamment établis, qui balayent les miasmes et empêchent l'humidité, les mites et les moisissures de se porter sur les murs, les meubles, les vêtements, les tentures, etc.

Les chambres à coucher seront l'objet d'une grande surveillance. Quelque temps qu'il fasse, il est nécessaire d'en ouvrir les fenêtres tous les jours, le matin. On laissera les lits largement ouverts au moins jusqu'à midi. Les bonnes femmes de ménage font enlever, de très bonne heure, les eaux sales de la nuit et du lever, mais ne font ranger les lits, pour la nuit suivante, que plus ou moins tard dans l'après-dînée.

Vous rencontrerez foule de gens qui redoutent les *courants d'air*, qui s'empressent de fermer portes, fenêtres, vasistas, des appartements ou des voitures où ils se présentent. C'est un préjugé et une manie. Les courants d'air ne sont préjudiciables qu'aux personnes trop légèrement vêtues, ou qui, après un exercice musculaire très actif, se tiennent absolument immobiles.

Le *gaz* et la *lumière électrique* affectent vivement les yeux. Il faut les mitiger par des globes ou réflecteurs disposés de manière à éclairer les objets sur lesquels on travaille plutôt que la tête même du travailleur. Ce point est capital.

Le pétrole, par la modicité de son prix et sa puissance éclairante, est devenu d'un usage général dans les ménages ordinaires. Malheureusement il occasionne facilement des incendies.

Signalons à cet égard quelques précautions.

Pour circuler d'un appartement à un autre, il faut employer de petites lampes pourvues d'un très petit réservoir. En cas de chute ou d'explosion de ces lampes, il suffirait de jeter sur le liquide enflammé un vieux tapis, des cendres, du sable ou du *lait* — jamais d'eau, l'eau faisant surnager et glisser au loin le pétrole en feu, sans l'éteindre.

Les grosses lampes à pétrole resteront fixes aussi longtemps qu'elles seront allumées.

On aura soin de les préparer durant le jour, pour ne pas manier ce dangereux liquide *à la lumière*. La mèche doit toujours être exactement et régulièrement brossée ou coupée. Pour éteindre la lampe on tourne la vis jusqu'à ce que la lumière disparaisse; si elle tarde à s'évanouir complètement, on met sur le verre un couvercle de porcelaine. En aucun cas, on ne soufflera sur la lumière, qui pourrait mettre le feu au réservoir et provoquer une explosion dangereuse.

Le pétrole, comme le gaz, peut servir de chauffage. Il faut, à cette fin, des appareils spéciaux dont les ménagères doivent connaître parfaitement le mécanisme ou le maniement.

Le pétrole peut encore être utilisé de beaucoup d'autres manières dans les habitations : pour graisser les serrures, dérouiller les ferrailles, faire glisser le bois des fenêtres et des portes.

En définitive, c'est l'un des produits les plus utiles des temps modernes.

Toutes les pièces chauffées et éclairées par n'importe quels procédés doivent être largement ventilées, pour chasser les gaz et vapeurs provenant de la combustion.

Cette précaution est trop souvent négligée dans les lieux publics : de là leur insalubrité habituelle.

Ménages. — Toute ménagère doit connaître le montant de ses ressources, afin de savoir ce qu'elle peut dépenser.

Elle doit se pénétrer de cette vérité que le bien-être, le confortable d'une famille, ne réside pas dans le luxe de la table, de la toitelle, des ameublements, mais dans la satisfaction raisonnable des besoins communs. Le luxe devient insensé quand il porte à dépenser au delà des revenus dont on dispose.

Le luxe, d'ailleurs, n'a pas de limites. Telle femme riche et vaniteuse, qui veut éclipser ses amies par des exhibitions fantaisistes, trouvera toujours une femme plus riche ou plus vaniteuse encore, qui la dépassera dans ces ruineuses folies.

Le bon goût et la bonne éducation s'accommodent parfaitement de la propreté et de la simplicité.

Autrefois, les ménagères les plus estimables tenaient à voir leurs armoires garnies de beaucoup de linge. Il y a là encore un abus, dont on revient, comme on revient de la manie de tenir en cave beaucoup de vin de toutes espèces.

Ce sont là des fonds improductifs, qui dorment et qui se perdent, en partie, par les déchets inévitables.

Le linge empilé dans les armoires se détériore, s'il n'est assez souvent mis au contact de l'air, comme les vins vieux finissent par contracter mauvais goût, par couler et s'aigrir.

Ayez donc le linge nécessaire pour votre service. Il vaut mieux le faire passer très souvent aux lessiveuses, sauf à le renouveler au besoin, que de le cataloguer en paquets étiquetés dans des armoires, où il séjournerait plusieurs mois ou plusieurs années sans voir le jour.

Domestiques, serviteurs, ouvriers. — Ce sont, disent la plupart des femmes de ménage, les pierres d'achoppement des familles.

Cependant, dans notre état social, il faut s'aider les uns les autres; et, quelle que soit notre condition sociale particulière, nous sommes tous, tour à tour, ouvriers et patrons, serviteurs et maîtres, domestiques et salariés.

N'attachons donc pas une trop grande importance aux mots : patrons et domestiques.

Que devons-nous voir à côté de nous : des travailleurs qui, comme nous le faisons, fournissent, à telles conditions, telle quantité de besogne pour tel prix.

Pourquoi nos femmes ont-elles si souvent maille à partir avec leurs *servantes,* bonnes, cuisinières, nourrices, etc. ?

Parce qu'elles ne savent pas s'en servir.

Toute ménagère devrait, d'abord, connaître cette loi naturelle que nous révèle la biologie, et qui éclaire la sociologie dans ses ravins les plus intimes :

« En vertu du principe universel de l'attraction et du fait de la divisibilité des sexes dans les races animales, les mâles sont instinctivement attirés vers les femelles, et *vice versâ.* »

La femme est plus écoutée et mieux obéie par Jean, le valet, que par Marthe, la cuisinière.

En revanche, Marthe a plus de respect et d'égard pour monsieur que pour madame; tandis que Jean se soucie bien plus des volontés de celle-ci que des ordres de celui-là.

Tout cela, naturellement, instinctivement, toute arrière-pensée à part.

Prenons donc les gens tels qu'ils sont, et passons sur ces nuances sociologiques inévitables.

Ensuite, chaque ménagère devrait apprendre à conduire, à diriger, à commander son personnel de l'un et de l'autre sexe.

Au lieu de plaintes, de récriminations, de reproches, de sermons interminables, sur un ton aigre-doux ou impérieux, hautain et colère, selon les cas et les tempéraments, que ne formule-t-elle des indications, des demandes nettes, précises, en un langage toujours poli et bienveillant, dont le calme, la dignité imposent et attachent même les esprits les plus indisciplinés !

Parle-t-elle toujours, madame, à sa fille de chambre comme à son chien?

Aussi celui-ci la cajole et celle-là se révolte : pourquoi?

Parce qu'il y a, trop souvent de la part de la femme-patronne, manque de tact, de délicatesse, de savoir-vivre, envers les personnes qui la servent.

Tel père, tel fils, dit-on souvent.

J'ajouterai : tel maître, tel domestique; telle ménagère, telle servante.

C'est aux gens instruits et bien élevés de donner le ton et d'imprimer l'allure aux serviteurs passagers, qui travaillent sous leurs ordres, et qui ne visent — retenez bien ceci — qu'à les imiter.

RÉSUMÉ DU MANUEL DE LA SANTÉ.

L'importance des deux chapitres précédents nous engage à donner ici, comme résumé des conseils hygiéniques qu'ils contiennent, quelques extraits du *Manuel annuaire de la santé*, de F.-V. Raspail, qui est continué par ses fils, MM. les Dʳˢ Xavier et Benjamin Raspail. On verra de cette manière combien les saines idées que ces savants et habiles praticiens s'efforcent de vulgariser, concernant l'art de maintenir ou de recouvrer la santé, se rapprochent des nôtres, au point de vue hygiénique.

Si, sous le rapport thérapeutique, il existe entre nos manières de voir des différences notables en bien des points essentiels, là encore cependant, nous nous rencontrons, par exemple, comme on le verra dans la *Seconde partie*, en ce qui concerne : la pratique de la vaccine et des inoculations rabiques, cholériques, etc.; l'emploi des injections stupéfiantes par la peau et des poisons chimiques les plus violents; l'usage du mercure, du seigle ergoté et d'autres substances dangereuses, absolument inutiles en médecine.

Résumé sur les habitations. 1. — N'habitez ni le rez-de-chaussée, à cause de son humidité, ni l'entresol ou la mansarde, à cause de leur peu d'élévation, mais des pièces à cheminée, à plafond élevé et à larges croisées.

2. — Ne faites de vos chambres à coucher ni votre cabinet de travail, ni votre atelier, ni votre cuisine, ni le lieu de la veillée; ouvrez-en les fenêtres pendant le jour en ayant soin de fermer les persiennes à partir de quatre heures. N'y laissez rien qui soit dans le cas de répandre des odeurs ou de dégager des gaz asphyxiants : ni vases de fleurs, ni médicaments alcooliques, acides ou ammoniacaux. Tout ce qui n'est pas air pur vicie l'air.

3. — Que les murs tout nus n'aient d'autre décoration qu'un blanchiment à la chaux, ou une bonne peinture à l'huile.

Point de glaces étamées au mercure au-dessus d'un calorifère.

4. — N'habitez jamais qu'au bout d'une année les maisons neuves ou nouvellement récrépies au plâtre, moins par crainte de l'humidité que de l'hydrogène sulfuré que l'action de l'air dégage du sulfate de chaux (plâtre) non solidifié.

5. — La laine des matelas doit être entremêlée de poivre noir et de grumeaux de camphre, ainsi que la paille de la paillasse, quand on n'a pas assez de feuilles de fougère, de maïs ou de fucus marin à sa disposition. La couchette des enfants en bas âge doit toujours être garnie de feuilles épluchées de la fougère des bois.

Le bois de lit, ou le lit de fer plutôt, doit être fréquemment lavé dans toutes les jointures avec de l'alcool camphré, ou avec une solution alcoolique d'aloès (un gramme d'aloès par verre d'alcool).

6. — Quand vous chauffez votre chambre au moyen d'un poêle, ne fermez jamais la clef des tuyaux; car l'acide carbonique, ne trouvant plus issue à travers ces tuyaux, se répand dans la chambre et vient torturer votre sommeil, alors que la capacité de l'appartement s'oppose à une asphyxie complète. En outre, l'air vicié et dépouillé de son oxygène par l'oxydation progressive des tuyaux métalliques du poêle, n'étant plus entraîné par le courant d'air, ajoute sa dose d'asphyxie à l'intoxication précédente. Gardez-vous de brûler du charbon de terre dans une cheminée qui rabat.

7. — L'éclairage mal entendu et trop longtemps prolongé, la nuit, est en état de vicier l'air tout autant au moins que la mauvaise construction des poêles et que tout autre mode de chauffage.

8. — Tous ces conseils s'adressent, à plus forte raison, aux cuisiniers et aux petits ménages qui font leur cuisine sur de petits fourneaux, au moyen de la braise : la braise est perfide; elle asphyxie souvent sans qu'on s'en aperçoive, et cause, en tout cas, des étourdissements, de violentes migraines, des indigestions opiniâtres.

9. — Ne construisez plus vos poêles et tuyaux de calorifères en fonte. Donnez la préférence aux poêles en terre cuite, réfractaire, ou en tôle.

10. — En tout état de cause et à chaleur égale, le feu de cheminée est préférable pour la santé au chauffage par le poêle. La température d'un appartement doit être maintenue de 15 à 18 degrés centigrades, en hiver, *pour les malades.*

11. — Ayez soin de placer sur le poêle un vase plein d'eau, afin

d'entretenir dans l'air l'humidité, que le poêle ou le charbon absorbe.

12. — Purifiez l'air de vos chambres à coucher en faisant du feu à l'âtre, et en brûlant de temps à autre du vinaigre sur une pelle rougie au feu.

13. — En temps d'épidémies, purifiez l'air des champs et de la cité, en allumant souvent, sur les grandes places, des fagots ou de la paille, ou même du charbon de terre.

14. — Frottez le parquet de vos chambres au lieu de le laver, et n'y laissez séjourner aucune espèce d'ordures ni immondices.

Résumé sur les habitudes et l'alimentation. 1. — Habillez-vous largement, amplement, simplement; ce qui suffit abrite, ce qui est de trop fatigue : l'ampleur multiplie la puissance, en se prêtant à la souplesse; l'étroitesse énerve et asphyxie.

2. — Couvrez bien vos enfants en bas âge, ne les serrez pas : le maillot doit les vêtir et non les emprisonner. Dès qu'il fait chaud, laissez-les gigoter nus à l'air et à la lumière.

3. — Ne perdez pas de vue que les enfants sont toujours les premiers à respirer le mauvais air, qui occupe par sa pesanteur les couches les plus basses des appartements; ayez donc soin de bien aérer les chambres de votre logement.

4. — Quand vous prenez l'enfant dans vos bras, contentez-vous de le soutenir par l'aisselle et d'empêcher la tête de se rejeter en arrière, en fixant son ample béguin sur le devant de son corsage; et ne redoutez pas de lui dévier la taille en le portant ainsi.

5. — Le bol alimentaire a besoin d'être très divisé, afin de pouvoir, sous le plus petit volume possible, se prêter à la plus grande somme d'élaboration. De là vient la nécessité de la *coction*, qui est une première division, et de la *mastication*, qui en est une seconde.

6. — Les matières liquides sont aussi indigestes seules que les matières solides; c'est par leur mélange qu'elles servent à la digestion.

7. — Une addition d'alcool en boisson active les digestions paresseuses, en fournissant à l'action du gluten en excès une quantité de ferment que la digestion n'avait pu produire. De là vient que l'habitude des boissons alcooliques, qui sont l'équivalent des plus énergiques poisons dans les pays chauds et secs, devient

éminemment hygiénique dans les régions septentrionales du globe et dans les pays humides. Sous la zone torride, la tempérance est moins une vertu qu'un besoin naturel ; et la plus délicieuse des boissons y est encore l'eau d'une source vive.

8. — Tout excès dans l'un ou l'autre de ces éléments est nuisible ; car tout excès dérange les proportions chimiques, de l'harmonie desquelles résulte la digestion stomacale.

9. — Manger sans boire finit par devenir aussi indigeste que de boire sans manger.

10. — L'orgie tue comme la faim. La sensualité n'est que la sobriété ingénieuse.

11. — Réglez vos repas ; dosez presque votre nourriture ; variez vos mets.

12. — Ne mangez pas sans appétit.

13. — Reposez-vous une demi-heure après chaque repas, livrez-vous ensuite à un exercice corporel.

14. — Ne vous servez, en fait d'eau à boire ou pour la cuisine, que d'eau de source ou de l'eau de rivière, mais bien clarifiée au charbon pilé de bois ou de braise. L'eau trouble est une eau ou saumâtre, ou putride, ou vermineuse. Gardez-vous, dans les champs, de vous désaltérer à l'eau des fossés ou des mares : on peut y avaler jusqu'à de petites sangsues sans s'en apercevoir.

15. — Il est des épidémies qui ne viennent que par le véhicule des eaux.

16. — Les boissons chaudes pèsent sur l'estomac, parce qu'elles sont dépouillées d'air, ce principe vital de toute fermentation, et surtout de la fermentation digestive. Plus les boissons sont froides, plus grande est la quantité d'air qu'elles apportent dans l'estomac ; de là vient que les glaces, après les festins, et pour les estomacs chargés de mets qui ont dû être servis chauds, que les glaces, dis-je, sont si digestives ; et cela non pas tant en rafraîchissant les parois échauffées de l'estomac qu'en imprégnant le bol alimentaire d'une plus grande quantité d'air atmosphérique, sous un moindre volume de liquide. Mais, à côté de cet avantage, se place l'inconvénient d'un abaissement trop rapide de la température, qui, en certains cas et sur certaines personnes, est capable de produire des accidents désastreux.

17. — D'où il faut conclure que l'on doit rarement dépasser le nombre de deux ou trois cuillerées de ces sorbets.

18. — Si pauvre que vous soyez, faites quelques économies pour vous approvisionner de vin qui soit du vin. Le vin de Suresnes est mille fois préférable aux plus agréables semblants de vin que le commerce nous vend au poids de l'or; il n'est pas nuisible, s'il n'est pas agréable; on s'y fait peu à peu; l'autre vous empoisonne en vous enivrant.

19. — Le pain bis de bonne qualité (seigle, orge et froment) est le pain le meilleur.

20. — *Vêtement.* — Ne sortez jamais, en hiver, de vos habitations sans vous mettre sur le dos un vêtement de plus; n'y rentrez jamais sans avoir un vêtement de moins.

GYMNASTIQUE PHYSIOLOGIQUE ET THÉRAPEUTIQUE.

A partir de l'âge viril, nous confondons la gymnastique avec l'hygiène professionnelle. Au delà de l'école moyenne, garçons et filles doivent être *entraînés* peu à peu à remplir convenablement et sûrement les devoirs de leurs professions respectives, actuelles ou futures.

L'étudiant en droit s'exercera à l'art de la parole. L'avocat et le magistrat feront de la gymnastique de chambre ou se livreront à des distractions actives dans leurs moments de loisir, pour entretenir l'équilibre et l'harmonie organiques et fonctionnels entre tous les éléments constitutifs de la charpente animale.

La jeune fille vaquera avec méthode aux multiples occupations du ménage; ou, si elle vise à une profession particulière, elle en étudiera, avec ses directeurs ou directrices, le mécanisme corporel et intellectuel, afin de s'y façonner graduellement et de combattre, dans ses heures de repos, les inconvénients ou les conséquences nuisibles qui pourraient résulter de ses occupations journalières.

Chaque profession, sans exception aucune, a sa gymnastique propre, ses exercices spéciaux; et, par suite, ses petits ou grands inconvénients pour la santé de ceux qui s'y adonnent, et quelquefois pour les gens du voisinage.

On conçoit qu'il faudrait vingt volumes et de continuelles redites si l'on voulait écrire l'histoire hygiénique de chaque métier et de chaque état social.

Mais il n'est pas un individu, tant soit peu intelligent, qui ne soit en état, par lui-même, après avoir saisi les notions que nous avons exposées jusqu'ici, de déterminer le genre d'*entraînement physiologique* que réclame la profession de son choix, ainsi que la nature des inconvénients divers qu'elle comporte.

Maladies de l'âge viril. — Les affections qui se manifestent plus spécialement durant la virilité sont plutôt aiguës que chroniques, telles que : les *pneumonies*, les *catarrhes*, les *congestions viscérales*, les *rhumatismes articulaires*, les *hémorroïdes*, l'*albuminurie*, la *syphilis*, le *choléra*, l'*hypocondrie*, la *manie* et toutes les formes d'aliénation mentale.

De 18 à 36 ans, en effet, ces maladies prennent généralement un degré d'acuité en rapport avec la vigueur de la constitution et l'activité déployée tant dans les travaux que dans les plaisirs.

HUITIÈME CHAPITRE.

AGE MUR — 36 A 50 ANS.

L'*âge mûr* n'est guère que le complément ou la continuation de la *virilité*. Si nous avons établi une distinction entre ces deux époques, c'est parce que, au point de vue social et hygiénique, la première présente quelques particularités qui méritent d'arrêter un instant notre attention.

De 36 à 50 ans, l'homme et la femme ont d'importants devoirs à remplir. Sous le rapport social, c'est là réellement la période la plus critique de leur existence, celle qui exige, de leur part, le plus d'initiative, le plus d'activité, le plus d'énergie physique et morale.

Bien qu'on ait beaucoup exagéré les dangers de la révolution organique qui s'opère chez la femme, et à un moindre degré chez l'homme, vers la fin de l'âge mûr et au début de l'âge de retour, on ne peut disconvenir que cette révolution, qui a reçu le nom d'*âge critique*, par excellence, exerce une sérieuse influence sur leur santé.

Examinons chacun de ces points dans les deux sexes.

Homme. — On peut affirmer que l'âge mûr est, pour l'homme, le moment de la moisson. Il récolte, amasse et engrange ce qu'il a semé dans l'âge viril, pour former le fonds de famille où doivent se trouver ses ressources de chaque jour, la réserve de l'avenir et l'héritage des enfants.

L'ouvrier, qui gagne peu, en apparence, est mieux en situation que la plupart des employés et des fonctionnaires pour vivre bien et réaliser des épargnes. Ceci ressemble à un paradoxe et cependant rien n'est plus vrai.

Si l'ouvrier consentait à placer dans les caisses de l'État la moitié de l'argent qu'il gaspille aujourd'hui dans les cabarets; s'il

y ajoutait la moitié du produit des *journées* qu'il perd par suite
des orgies auxquelles il se livre trop souvent, et des maladies
occasionnées par ces orgies; si, d'un autre côté, sa femme, mieux
élevée, plus instruite, plus propre et plus sage, douée des qualités d'une bonne ménagère, parvenait à utiliser avec méthode les
ressources de la famille, on ne les verrait plus l'un et l'autre aussi
généralement, dans leurs vieux jours, tomber à la charge de leurs
enfants, ou des hospices et des hôpitaux.

A ce propos, nous ne pouvons nous empêcher de protester
contre la vieille routine de solder les *journées* dues aux ouvriers,
seulement à la fin de chaque *quinzaine*. C'est l'une des causes
principales du désordre et de la misère qui affligent parfois les
classes laborieuses.

Il faut en arriver à payer tous les ouvriers au jour le jour.

La *quinzaine* les oblige à subir des crédits onéreux, les habitue
à contracter des dettes, ne leur permet pas de choisir, à volonté,
les objets de consommation journalière ni de les marchander, leur
met trop d'argent à la fois dans les mains et les pousse, éblouis
par leur petit pécule, à se griser dans les cantines, à jouer gros
jeu aux cartes et aux quilles, à faire de sots paris.

Parmi les hommes d'un âge mûr, il en est, c'est le grand
nombre heureusement, qui parviennent à tirer bon parti de leur
profession et à se procurer, pour eux et leur famille, cette douce
et calme aisance, cette médiocrité dorée, qui est et restera toujours
le fondement du bonheur individuel et le gage de la paix
publique, dans les nations éclairées; il en est d'autres qui, par
suite de circonstances diverses, revers, maladies, entreprises malheureuses, défaut de capacité ou inconduite, voient crouler tout
à coup l'échafaudage de leur fortune.

Les déceptions, la ruine, l'anéantissement des projets et des
espérances poursuivis pendant de longues années, peuvent provoquer, même chez des hommes assez fortement trempés, le
découragement, des défaillances physiques et morales, l'hypocondrie, diverses altérations du sang ou des viscères, le dégoût de la
vie et le suicide.

On doit réagir contre ces sinistres impressions dans toutes les
grandes catastrophes, quelles qu'en soient les causes, par un

retour rapide sur soi-même et sur son passé, pour se rendre compte des faits accomplis.

Celui qui est victime de ses erreurs doit les reconnaître en sa conscience, et s'amender. Celui qui ne peut imputer sa triste situation qu'à des circonstances indépendantes de sa volonté doit se résigner.

Mais l'un aussi bien que l'autre, après avoir dressé le bilan exact des moyens matériels et intellectuels d'existence qui leur restent, doivent envisager l'avenir de sang-froid et recommencer leur vie, leur carrière, même après l'âge mûr, avec la certitude que la sympathie, la considération et l'estime des honnêtes gens s'attachent volontiers à l'infortune, imméritée ou non, qui est noblement supportée et vaillamment combattue.

Comme la religion, la politique peut engendrer la folie. L'homme qui aspire à y jouer un rôle actif doit posséder un caractère ferme, des convictions parfaitement définies et un grand esprit d'abnégation. S'il ne s'inspire pas exclusivement de l'intérêt général et de l'amour du progrès, il n'y trouvera que déboires et déceptions. Les honneurs fatiguent, la popularité, comme l'Océan, a ses heures de flux et de reflux. La plupart des grands hommes d'État, emportés par l'orgueil et l'ambition, finissent par rouler du Capitole au fond de la roche tarpéienne.

Ceux-là, au contraire, qui ne sont possédés que de l'amour du vrai, du bon et de l'utile, gardent toujours au fond de leur cœur cette satisfaction intime du devoir accompli, qui fait le bonheur du sage et qui est sa plus douce récompense.

Autant il est requis d'avoir des convictions politiques bien raisonnées, nettes et fermes, autant il est bon, dans la pratique ordinaire de la vie sociale, de se montrer bienveillant, même pour ses adversaires.

C'est par la persuasion de la parole et non par la violence des actes, qu'il faut assurer dans le monde le règne des idées de justice, de confraternité et de progrès. Catéchisez vos semblables, les plus égarés, les plus pervers même ; ne les frappez pas, ne les aigrissez point. L'intolérance ne doit exister que pour soi-même, pour les principes qu'on professe, pour les maximes et les convictions personnelles : ce qui est vrai est inconciliable avec ce qui ne l'est pas, le blanc ne peut être noir, la terre tourne!

Mais on ne comprend pas l'intolérance entre les hommes, entre les citoyens. Libéraux et ultramontains, francs-maçons et jésuites, maires et curés, protecteurs et libres-échangistes, athées et spiritualistes, juges et plaideurs, vivez côte à côte sans vous bousculer les uns les autres.

Propageons de notre mieux nos croyances, mais sachons respecter ceux qui ne les partagent point.

— Nous avons dit que l'adulte, arrivé à la fin de l'âge mûr, subit une métamorphose organique, qui a quelque analogie avec ce qu'on nomme l'âge critique de retour chez les femmes.

C'est un point sur lequel il est bon d'insister.

Est-ce fatigue physique, morale et intellectuelle, suite d'une carrière laborieuse déjà longue? Est-ce épuisement partiel des appareils de l'économie qui ont le plus fonctionné? Est-ce un commencement d'usure de certains organes? Est-ce perte progressive de diverses propriétés inhérentes aux tissus vivants, telles que l'élasticité, la souplesse, la conductibilité, la perméabilité? Toujours est-il que, pendant une, deux ou trois années, l'adulte qui approche de la cinquantaine sent plus ou moins vivement le poids des années. Il s'aperçoit qu'il perd de sa puissance physique et de son énergie vitale. C'est un avertissement naturel. Modérez vos allures; un peu de sobriété, de continence; un peu plus de repos, de calme, de tranquillité; ralentissez le fonctionnement de toute la machine, et vous traverserez sans secousses inquiétantes ces jours intermédiaires entre la période la plus active de l'existence et celle qui mène peu à peu à la décadence.

Femme. — De 36 à 50 ans, les femmes qui ont le bonheur d'être mères de famille sont généralement plus absorbées par les soins du ménage et par l'éducation des enfants que par l'exercice de l'une ou l'autre des professions qui leur sont propres.

C'est l'époque du dévouement maternel, de l'abnégation conjugale. La femme, alors, vit moins pour elle que pour tous ceux qui l'entourent.

Quelle sainte mission! Et avec quels charmes intimes et quelles inépuisables tendresses elle est remplie! Maris, pères et fils, n'oubliez jamais le rôle divin de la femme, de la mère dans la famille.

Dirigez la société, gouvernez le monde, c'est votre lot ; le sien, c'est de gouverner, de diriger son ménage et sa jeune famille, et cela lui suffit.

Ménopause. — L'âge de retour est infiniment moins pénible et moins critique pour les femmes que celui de la puberté.

C'est donc à tort qu'elles le redoutent tant.

Vieillir n'est certainement pas plus agréable pour un sexe que pour l'autre ; mais chacun doit s'y résigner. Et les filles d'Ève, qui perdent peu à peu les grâces et les charmes physiques auxquels elles attachaient tant de prix, doivent se convaincre que l'homme, arrivé à un certain âge, apprécie bien plus, dans sa compagne, les qualités élevées du cœur et de l'esprit que les attraits passagers ou le modelé de la forme plastique.

Elles doivent aussi se convaincre, et ce sera pour elle une grande consolation, que si elles abordent toujours à regret le seuil du déclin de la vie, elles le franchissent souvent sans danger.

Les *règles* cessent quelquefois brusquement. Mais, dans la plupart des cas, elles diminuent peu à peu, et reviennent irrégulièrement, à de plus ou moins longs intervalles.

Quand elles cessent tout d'un coup, la femme doit prendre, pendant 5 ou 6 mois, de grandes précautions pour éviter tout ce qui congestionnerait la matrice. Elle s'abstiendra des longues marches, des fatigues corporelles, d'un séjour prolongé au lit ou sur des fauteuils.

Si un *point douloureux* survenait dans la poitrine ou dans l'abdomen, on ne devrait pas hésiter de faire une application de cinq ou six sangsues, même chez les femmes d'un tempérament nerveux.

Quand, au contraire, la fluxion menstruelle diminue insensiblement, les précautions qui précèdent seront toujours observées, mais avec moins de rigueur et de sévérité.

Métrorragies. — Il peut se faire que la ménopause, au lieu d'une diminution graduelle, s'accompagne d'un redoublement de flux sanguin. La matrice se dégorge, alors, sous forme d'hémorragies abondantes ou fréquentes, qui altéreraient rapidement la santé, si on n'y remédiait sans tarder.

Lorsque ce phénomène insolite se produit, on engage la femme

16

à garder, pendant ces pertes sanguines (métrorragies), un repos absolu au lit. On lui donne des boissons froides, acidulées; des aliments froids, succulents, mais peu aromatisés ; et on lui fait prendre d'un à quatre grammes d'extrait de ratanhia par jour.

Ce traitement est applicable, d'ailleurs, à toute espèce d'hémorragies provenant de l'intérieur du corps : de la bouche, du nez, des poumons, de l'estomac ou de l'intestin, aussi bien que de la matrice.

Le ratanhia est un produit végétal, très astringent, que nous préférons à tous les astringents connus aujourd'hui, tels que le perchlorure de fer, le seigle ergoté et les acides, quand il s'agit de reconstituer le sang et de lui donner plus de plasticité dans l'intérieur des vaisseaux, seul moyen de s'opposer à son extravasion à travers les tissus et les muqueuses. Il constitue le remède principal dans toutes les grandes pertes de sang par suite de maladies ou de perturbations fonctionnelles, ainsi que dans toutes les altérations profondes de ce liquide sous l'action des causes les plus diverses ; donc, dans le purpura, le scorbut, la chlorose, la phtisie pulmonaire, les convalescences difficiles, de même que dans les épistaxis abondantes, les métrorragies, etc. (Voir la Seconde partie).

Autres soins. — Dans le cas où il existerait une maladie antérieure quelconque, les femmes feraient diriger leur retour d'âge par un bon praticien.

Elles se surveilleront davantage et observeront avec plus d'exactitude qu'elles ne le faisaient durant la vie menstruelle, la sobriété, la continence, le calme physique et moral, si pas d'une manière absolue, au moins le mieux et le plus possible.

L'âge mûr, aussi bien que l'âge viril, offre à l'observateur les maladies les plus diverses, aiguës ou chroniques, constitutionnelles ou accidentelles, épidémiques ou spontanées. Cependant on remarque déjà, dans la marche et la nature de ces affections, certaines nuances qui sont plutôt à l'avantage qu'au désavantage des sujets parvenus à la maturité.

La résistance vitale est arrivée, chez eux, à son maximum. Les maladies aiguës ont moins de prise sur leur constitution, en général, et sur chacun de leurs organes en particulier, que chez les sujets de 18 à 36 ans. Mais les affections chroniques commencent à devenir plus tenaces, plus rebelles et à provoquer des lésions organiques durables, si on ne s'attache pas à les traiter sérieusement dès leur début.

Nous voici entré dans la période de l'existence où l'homme étend de plus en plus son activité personnelle et ses relations sociales. Ouvrier ou patron, privé de ressources ou enrichi, tantôt il se fixe définitivement sur le sol de sa patrie; tantôt il porte ses pénates à l'étranger; tantôt il court le monde pour les besoins de son commerce, les exigences de son état ou l'intérêt de sa santé.

Nous avons, en conséquence, à traiter ici quelques questions : *les villes d'eaux, les villes d'air et l'acclimatement.*

LES VILLES D'EAUX.

Tout le monde, malheureusement, ne peut pas se rendre dans les villes d'eaux pour retremper ou restaurer sa santé. Est-ce à dire que les gens peu aisés ne puissent recueillir une partie des avantages de ce genre de médication héroïque et salutaire? Nullement.

Les cures d'eaux et d'air sont excessivement utiles; mais il est possible, depuis les progrès réalisés par la chimie et la médecine, de mettre à la portée du pauvre les bienfaits physiques ou matériels de cette thérapeutique salutaire, sans l'astreindre à des voyages et à des déplacements qu'il ne pourrait effectuer.

On peut ranger en deux grandes classes toutes les eaux minérales : les eaux réconfortantes, toniques, excitantes, et les eaux spoliatrices, évacuantes, altérantes.

Les premières conviennent aux sujets faibles, ou momentanément affaiblis, nerveux, délicats, épuisés par les plaisirs, l'étude ou les maladies passagères.

Les secondes aux individus replets, pléthoriques, ou porteurs d'affections chroniques résultant d'obstruction, d'engouement viscéral.

Première classe : eaux toniques. — Bains de mer, eaux de Spa, de Vals, de Passy, et de cent autres villes d'eaux ferrugineuses, indiquées dans les guides; eaux de Bussang, de Pougues, de Seltz, de Saint-Galmier et de cent autres villes d'eaux acidules gazeuses, aussi indiquées partout.

Pour bien comprendre les effets et l'utilité de cette catégorie d'agents *légèrement* toniques, il est bon d'établir quelques principes préliminaires.

Parmi ces eaux, il en est qui ne servent qu'à faire des bains; d'autres sont prises en boissons seulement, d'autres enfin sont utilisées des deux manières à la fois.

En *bains*, elles agissent par leur température qui est, pour la plupart, peu élevée, et par leur nature saline ou gazeuse. Leurs effets sont analogues à ceux des bains froids en général.

En *boissons*, elles agissent comme toniques légers, si on les prend en quantités modérées; et comme délayants, évacuants même, cutanés et vésicaux, en grandes quantités.

Leurs effets, dans ce dernier cas, sont analogues à ceux de l'eau ordinaire.

On arrive donc facilement à procurer sur place à tous les sujets riches ou pauvres, qui ne veulent ou ne peuvent pas se déplacer, les principaux bienfaits de ces nombreuses eaux minérales plus ou moins toniques.

Mais ce qui ne peut se donner que dans les villes d'eaux elles-mêmes, c'est l'air particulier qui les imprègne, et le mouvement, la distraction, le changement de régime et d'habitudes qu'elles nécessitent, et qui exercent une si grande influence sur tous les organes et toutes les fonctions du corps humain.

Autant donc que vos ressources le permettent, gens du monde, valétudinaires ou affaiblis n'importe par quelles causes, rendez-vous, en temps convenable, aux bains de mer, à Spa, à Seltz, à Pougues, etc.

Quand nous aurons dit qu'il faut approprier à ses besoins personnels, sur les indications des hommes de l'art, la quantité d'eaux gazeuses toniques qu'on doit boire, nous aurons épuisé ce sujet.

Il nous reste à parler des *bains de mer* et des *bains froids,* en général.

Tout le monde, sans exception, peut aller respirer sur les bords de la mer, durant la bonne saison.

Mais n'y prendront pas de bains : les petits enfants, les femmes enceintes, les sujets atteints de crachements de sang ou de maladie organique du cœur.

Le bain froid doit être de courte durée pour les sujets faibles.

On ne peut le prendre qu'une heure ou deux après le repas.

Avant d'entrer dans l'eau, on s'arrose légèrement et rapidement la tête et la poitrine, puis on se couche de son long. — Jamais la tête la première, comme le recommandent à tort certains ouvrages.

Après le bain, un exercice modéré est de rigueur.

L'eau de mer, à l'intérieur, est un mauvais médicament, qui renferme beaucoup de substances organiques et qui se putréfie vite : il faut s'abstenir d'en boire.

Si des eaux minérales salines, en boissons, étaient nécessaires, ce ne sont pas les villes d'eaux de mer que les médecins recommanderaient, mais celles de la classe suivante.

Deuxième classe : eaux altérantes. — Contrexéville, Vichy, Aix-la-Chapelle, Bagnerre, Saint-Amand, Enghien et mille autres localités analogues.

On pourrait établir plusieurs catégories dans ces différentes villes d'eaux. Contentons-nous de les distinguer en *eaux salines* simples, telles que celles de Vichy; et en eaux principalement *sulfureuses*, comme à Aix-la-Chapelle.

Cette distinction est très importante.

C'est aux eaux chargées de sels de soude ou de potasse qu'il faut envoyer les goutteux et les calculeux; tandis que les rhumatisants, les diabétiques, les syphilitiques et les cancéreux, iront s'imbiber des eaux sulfureuses, chaudes ou froides, qu'on rencontre, en Europe, dans certaines contrées volcaniques de l'Allemagne et de la France.

Nous attachons à la recommandation précédente une grande importance. Il y a 30 ans, la plupart des goutteux belges allaient, chaque année, faire une saison d'eaux de quinze jours à six semaines à Aix-la-Chapelle; et presque tous succombaient à un âge relativement peu avancé, par suite de congestions cardiaques ou pulmonaires, qui se déclaraient, tantôt durant leur séjour à l'étranger, le plus souvent quelques semaines après leur retour.

J'ai mis fin à ces tristes accidents, en faisant comprendre à mes clients que les eaux sulfureuses actives ne sont pas seulement *altérantes* par la transpiration cutanée et les évacuations rénales qu'elles provoquent, mais qu'elles déterminent vers la peau et vers le cœur une *excitation* extrêmement prononcée, très préjudiciable à la constitution spéciale des goutteux.

Ceux-ci se rendent aujourd'hui aux eaux minérales exclusivement salines de Vichy, Contrexéville, etc.

Il serait impossible d'indiquer ici les noms de toutes les villes d'eaux auxquelles les malades peuvent être envoyés avec avantage. Chacun, à cet égard, doit s'en rapporter à son médecin et, avant de se soumettre à la médication qui lui sera indiquée, s'informer de la manière de vivre et des précautions hygiéniques propres à la localité choisie, afin de s'y conformer le plus possible.

Toutes ces eaux, à peu d'exceptions près, sont l'objet d'un commerce d'exportation qui permet aux gens peu aisés d'en faire usage sans sortir de leur demeure.

On peut aussi les fabriquer artificiellement partout, pour les mettre à la portée de toutes les petites bourses. Il n'est donc aucun malade, si pauvre qu'il soit, qui ne puisse être soumis à cette salutaire thérapeutique.

Indiquons seulement quelques règles générales, qui aideront les gens du monde et les jeunes praticiens à s'orienter dans la carte si compliquée des eaux minérales de l'Europe, et à se fixer sur le mode d'emploi de ces précieux médicaments.

Les eaux *salines* et les eaux *sulfureuses* comprennent chacune deux espèces principales : les eaux de premier ordre (les plus fortes) et celles de second ordre (les plus faibles).

Appliquons cette remarque à un exemple :

Un sujet porteur de calculs de la vessie ira aux eaux salines de premier ordre, à Vichy, etc.

Un sujet atteint de gravelle (petits graviers dans la vessie) ira aux salines de second ordre, à la tête desquelles se place Contrexéville. Ces dernières peuvent être ingérées en quantités plus considérables que les premières; elles agissent ainsi, autant par la masse de liquide qui traverse les voies sécrétoires que par les sels qu'elles contiennent.

Parmi les eaux salines, il faut distinguer encore :

1° Les eaux *très peu salines*, dont la vertu principale réside dans la quantité plus ou moins élevée qu'on en peut absorber impunément. Elles sont éminemment délayantes, et conviennent surtout aux tempéraments bilieux qui ont une tendance à la goutte : Chaudfontaine, près de Liège, est le type de ces eaux légères;

2° Les eaux *bicarbonatées*, qui agissent plus particulièrement sur les reins et sont surtout favorables aux goutteux, aux calculeux, aux graveleux, aux gens surchargés d'embonpoint;

3° Les eaux *sulfatées*, dont Pulna est le spécimen le plus recommandable.

Leur action se fait surtout sentir sur les intestins, le pancréas et le foie. Elles sont excellentes pour les hémorroïdaires, les sujets atteints de maladies du cœur ou de congestions cérébrales, les apoplectiques, les maniaques, les enfants et adolescents rachitiques, scrofuleux ou porteurs de vaccinides (accidents dus aux virus vaccinal).

On ne doit faire de ces eaux très actives qu'un usage méthodique, qui sera réglé par le médecin de la famille.

Toutes ces eaux minérales peuvent être ordonnées en bains et en boissons, à des *températures* différentes.

Il va sans dire qu'il faudra toujours tenir compte, dans l'administration de ces remèdes, du degré de chaleur auquel on les applique, le calorique étant par lui-même un excitant qui ajoute ses effets propres à ceux des substances qui le renferment.

Cette remarque mérite surtout d'être notée dans l'emploi des eaux sulfureuses. Celles-ci étant déjà excitantes autant qu'altérantes, par suite des composés sulfureux qu'elles contiennent et qui suscitent dans le sang et les tissus des réactions cutanées et viscérales très marquées, deviennent quelquefois trop actives pour un grand nombre d'individus, si on les administre à une température plus ou moins élevée.

Les *bains chauds* d'Aix-la-Chapelle ne sont pas facilement, ni longtemps supportés, par les malades auxquels les eaux sulfureuses sont le plus nécessaires.

Il faut donc tenir compte de cette particularité, qui a été l'une des principales causes des nombreux accidents que j'ai constatés et que beaucoup de médecins ont signalés avant moi, à la suite des cures d'eaux suivies dans cette localité.

VILLES D'AIR.

A côté des villes d'eaux, nous plaçons les *villes d'air*, autrement dit : les sites abrités où l'on respire un air pur, doux, plus ou moins parfumé par les senteurs des plantes aromatiques, et d'une température modérée en hiver et tempérée en été. Hyères, Nice, Cannes et beaucoup de cités de l'Espagne, de l'Algérie et de l'Italie jouissent de ces privilèges.

Ces localités sont recommandées aux sujets sanguins, aux poitrines faibles, aux enfants délicats.

Seulement, il y faut faire d'assez longs séjours.

Si quelques semaines, un mois ou deux au plus, suffisent généralement pour les cures d'eaux minérales, qu'on peut ensuite continuer plus ou moins régulièrement chez soi, dans les villes d'air il est nécessaire de demeurer durant tout l'hiver, ou plusieurs années même.

A cette condition, les sujets valétudinaires des pays froids et humides, tous ceux qui souffrent de bronchite chronique, d'asthme humide, de catarrhes invétérés, tels que la coqueluche, ou de pleurésies adhésives, d'hémorragies pulmonaires, pourront tirer quelque profit de ce changement prolongé de domicile.

Outre les villes d'air, mentionnons les *cures d'air* et de *lait*, qu'on va faire dans les vallées et dans les montagnes de certaines parties de la Suisse.

C'est là que, pour ma part, j'envoie tous les sujets affaiblis par l'abus des plaisirs de toute espèce, ainsi que les enfants et les adolescents atteints de ramollissement ou de courbure vicieuse des os, et spécialement les poitrinaires.

Davos. — Parmi les localités les plus curieuses et les plus renommées pour les cures d'air et de lait, Davos mérite une mention à part.

Am Platz, dit Davos, est un très petit village du canton stérile des Grisons, qui se trouve encaissé entre des montagnes à pic, très élevées, dont les cimes sont couvertes de glaces perpétuelles.

On s'y rend du mois d'octobre au mois de mars.

La terre est revêtue d'une couche de neige, épaisse quelquefois

de trente à soixante centimètres, qui tombe presque toutes les
nuits. Mais dès que le soleil apparaît, vers 10 heures $1/2$ ou 11 heures
du matin, entre les crêtes des montagnes, elle fond rapidement et
une chaleur bienfaisante succède tout à coup, jusque vers 3 ou
4 heures, à une température glaciale.

Les malades profitent de ce moment pour sortir des villas et se
promener dans les rochers. Après 4 heures, ils ne peuvent plus
parcourir les chemins que les jambes garnies de grandes bottes
fourrées et une pelisse sur le dos, car, aussitôt que le soleil a
disparu de l'horizon étroit, la froidure, la pluie ou la neige
reprennent leur empire pour toute la nuit et la matinée du lendemain.

La cure consiste dans une alimentation principalement lactée.
Certains malades absorbent de 2 à 4 litres par jour d'un lait
crémeux, épais, que dans certains cas on additionne d'un peu
d'alcool.

Les autres aliments qu'on tire de Coire et de Zurich consistent
en viande de bœuf, huîtres et légumes divers. Les vins blancs et
rouges de France et d'Italie constituent la principale boisson.

On ne fait jamais de feu dans les appartements, même durant
les froids les plus rigoureux. Les fenêtres latérales sont parfaitement fermées, mais il existe au sommet des plafonds des vasistas
qu'on laisse en partie ouverts, toute la nuit, pour donner issue
aux émanations cutanées et respiratoires des malades.

Chaque sujet est pesé, dès son arrivée à Davos, et reçoit un
petit thermomètre de bouche, à l'aide duquel il peut constater
l'état de la température extérieure et surtout le degré de calorique vital, qu'il exhale durant ses promenades et ses ascensions
dans la montagne. D'après le plus ou moins de chaleur de la
bouche, il dirige sa marche, pour la ralentir ou l'accélérer de
manière à ne pas provoquer ces mouvements fébriles si communs
chez les phtisiques et les sujets délicats, qui se livrent à des exercices musculaires.

On comprend difficilement comment, avec des variations de
température aussi brusques et aussi extrêmes, contre lesquelles
on ne prend d'autres précautions que celle de se vêtir convenablement, Davos soit un séjour favorable aux malades les plus

débilités. Cela ne s'explique pas mieux au premier abord, que l'origine de ces goîtres endémiques dont sont si fières les populations fanatiques et crétinisées de certaines parties du Tyrol, en apparence les plus favorisées de la nature sous le rapport de la richesse du sol et de la végétation.

Cependant, il faut remarquer que les courants d'air, les vents et les poussières plus ou moins ténues, si pénibles dans nos climats, même à Nice, à Menton, à San-Remo et sur tout le littoral de la Méditerranée, sont inconnus à Davos. L'atmosphère, chaude ou froide, y est constamment d'un calme absolu. Le froid existe, vif, glacial, pendant la nuit; mais l'air n'étant pas ébranlé par des courants latéraux, on le supporte aisément, lorsqu'on est bien couvert ou bien vêtu.

Ajoutons que l'air vif des montagnes et la nécessité où se trouve tout malade, qui se promène, d'escalader leurs sentiers tortueux pour échapper à la chaleur directe que le soleil de midi projette au fond de la cuve qui constitue le village, oblige les poumons à se dilater, à s'épanouir, à se livrer, par conséquent, à ce mécanisme fonctionnel dont j'ai déjà parlé, qui est si favorable au développement physiologique des organes respiratoires.

Ajoutons encore que le régime lacté n'y est jamais exclusif, si ce n'est pendant les premiers jours de la cure. Le vin, l'alcool, les viandes, le poisson et quelques légumes sont ordonnés au repas principal.

Davos ne convient pas seulement aux poitrinaires; les personnes débilitées par diverses maladies chroniques, par des névroses invétérées, par des excès prolongés, s'en trouvent également bien.

De toutes les villes d'eaux et d'air que j'ai visitées, c'est Davos qui m'a le plus surpris et le plus donné à réfléchir.

Davos et Catane, qui peut lui être comparée mais qui lui est encore inférieure, sont les deux localités les plus recommandables aux personnes aisées, dont la poitrine malade éprouve quelques difficultés à se rétablir, malgré les soins et les conseils qui leur sont prodigués par leurs médecins.

ACCLIMATEMENT.

Les personnes qui se transportent, rapidement ou lentement, d'une contrée à une autre, devraient inscrire en grandes lettres, sur la première page de leur portefeuille, ces mots que j'ai déjà cités :

« Vivre partout où l'on séjourne, comme vivent les indigènes. »

Toute la question de l'acclimatement serait ainsi résolue d'une manière générale.

Malgré sa puissante faculté d'accommodation aux temps et aux lieux, l'homme ne peut impunément passer sans précautions du nord au midi, et vice versâ. Il ne peut surtout se prévaloir de ses habitudes acquises, de ses goûts et de ses besoins ordinaires, pour se conduire à l'étranger comme il le faisait chez lui.

L'homme est un produit du sol, pétri par l'eau et l'air de telle ou telle localité, et animé par le soleil qui y règne en souverain dispensateur de la lumière et de la vie. Sa contexture, ses goûts, ses besoins, ses instincts, résultent du milieu qui l'a formé. Il est mangeur de fruits, de dattes, de figues, là ; de viandes, d'huile, de graisse, ailleurs ; il boit de l'eau, d'un côté ; des liqueurs fortes, d'un autre côté.

Malheur à l'étranger qui veut intervertir des usages inhérents à la nature même des choses.

Qu'il se transporte partout où il lui plaira, mais qu'il n'oublie jamais de compter avec les milieux, les eaux, les aliments, l'atmosphère, dont il va devenir tributaire, soit momentanément, soit pour plusieurs années.

Que d'Européens, émigrés momentanément au Brésil, en Afrique et ailleurs, sont revenus mourir dans leurs foyers d'origine en confessant qu'ils avaient voulu vivre plus, mieux et autrement que les habitants des tropiques où ils avaient résidé.

Il n'y a pas à tergiverser : quiconque change de climat doit nécessairement adopter le régime alimentaire, les vêtements, les usages, les mœurs, le genre de vie en un mot, des localités nouvelles qu'il habite.

GYMNASTIQUE PHYSIOLOGIQUE ET THÉRAPEUTIQUE.

Les exercices corporels auxquels l'adulte peut se livrer sont nécessairement différents de ceux qui conviennent à la jeunesse. Dans la virilité, on dépense généralement une grande somme de forces organiques par le jeu de tous les appareils externes et internes. La vie professionnelle constitue généralement une gymnastique souvent fatigante et parfois très pénible. Dans l'âge mûr, l'activité fonctionnelle du cerveau et des organes des sens peut aller en augmentant, mais nullement celle des viscères, des muscles et des os qui constituent l'ensemble de la charpente humaine. On commence par désirer de plus en plus de longues heures ou de longs jours de repos, à rechercher les occasions de se délasser des travaux accomplis, jour par jour, durant une longue série de mois. De là, le succès de ces villes d'eaux et d'air, qui attirent dans leur sphère attrayante les travailleurs assidus jouissant de certaine aisance et pouvant abandonner momentanément le champ de leur labeur quotidien.

Les villes d'eaux et d'air peuvent être considérées comme les agents les plus efficaces et les plus alléchants de la gymnastique physiologique et thérapeutique de l'âge mûr.

MALADIES DE L'AGE MUR.

L'âge mûr compte quatre maladies qui lui sont, pour ainsi dire, particulières, quoiqu'on puisse les rencontrer en d'autres époques de la vie, mais dans des cas fort clairsemés ; ce sont : la *gravelle*, la *goutte*, le *diabète*, et le *cancer*.

NEUVIÈME CHAPITRE.

AGE DE RETOUR OU DE DÉCLIN — 50 A 65 ANS.

Nous n'avons plus de distinction à établir, ici, entre l'homme et la femme en ce qui concerne *l'art de vivre*.

Femme aimable, charmante fille d'Ève, le jour est venu où, comme l'acteur blasé, las de répéter et de jouer le même rôle, vous sentirez s'éteindre en vous le feu sacré qui vous a fait tant de fois braver les angoisses et les transes de la maternité.

La carrière de la femme féconde est terminée. Les enfants ont grandi. A leur tour, il vont faire souche. La mère d'hier sera demain l'aïeule. Son expérience guidera la jeune femme dans les débuts maternels; et c'est dans ses bras que les nouveau-nés recevront leurs premières caresses. La mission providentielle de la femme dure bien au delà de ses fonctions utérines. A l'heure des infirmités séniles, n'est-ce pas elle, avec son angélique patience, son habitude des misères corporelles, son affectueux dévouement, qui soutient, console et encourage le compagnon de ses destinées? Appuyés l'un sur l'autre, les deux vieillards supportent allégrement le fardeau des années. Que l'un succombe, et le second, frappé au cœur comme un chêne sapé par le bucheron, ne tarde pas à s'affaisser à son tour.

Toute la poésie, toute la philosophie de l'existence humaine se résument dans le mariage et s'identifient avec la femme.

Un phénomène curieux s'accomplit de 50 à 60 ans. Le développement corporel est depuis longtemps arrêté. Les organes ont atteint leur summum fonctionnel et ont fourni la plus grande partie de leur activité. Une tendance à l'obésité, due à des dépôts de graisse et de lymphe autour des principaux viscères, entre les muscles et sous la peau, se prononce de plus en plus, à partir de la quarantaine jusqu'à 60 ans environ. Avec la période de déclin commence une diminution sensible de la puissance musculaire.

On devient pesant, moins leste, moins résistant aux marches soutenues, aux ascensions sur les montagnes, les échelles et les escaliers. On s'essouffle facilement. L'ouvrier ne peut plus dépenser la même quantité de forces.

Et pendant que ces faits se manifestent, les facultés cérébrales conservent toute leur intensité et continuent même à s'étendre.

A mesure que le corps s'affaisse, l'intelligence grandit, les fonctions du centre nerveux se régularisent, s'harmonisent de plus en plus.

Examinons de plus près ce curieux phénomène.

Le système osseux et musculaire perd de sa virilité, avons-nous dit. Les appareils digestifs, respiratoires et autres sont dans le même cas. Les organes des sens n'ont plus tout à fait la même élasticité ni le même ton. Le cerveau seul garde toute sa vigueur et exécute ses fonctions avec plus de méthode, plus de précision et plus d'ampleur.

Il résulte de là que diverses modifications doivent être introduites dans l'art de diriger son organisme et de conserver sa santé, durant la période de retour.

SYSTÈME OSSEUX ET MUSCULAIRE.

Chacun doit se résigner à mener une vie moins active qu'auparavant. On se reposera plus souvent le jour; on se couchera plus tôt; on marchera moins vite; on fera travailler les bras avec moins d'ardeur; on évitera les montagnes, les courses forcées, les exercices gymnastiques fatigants; on continuera de monter à cheval, d'aller en voiture, de nager, mais avec calme, circonspection et mesure; — sous peine de voir survenir des congestions actives ou passives des poumons et du cœur, avec leur cortège d'infirmités spéciales : *bronchite chronique, asthme, maladies du cerveau.*

APPAREILS DE LA VIE ANIMALE.

L'estomac fonctionne encore parfaitement, surtout si l'on a gardé l'habitude d'une bonne et longue mastication.

Cependant il faut manger et boire avec plus de ménagements, moins pour l'estomac lui-même que pour le cœur, son voisin, et le cerveau, son antagoniste, qui s'embarrassent et souffrent quand ce viscère est trop rempli.

Le *cœur*, déjà vieilli, redouble d'efforts pour triompher de la plasticité plus grande du sang, de la résistance de plus en plus marquée des parois artérielles, qui deviennent moins élastiques, moins souples.

Ménagez donc le cœur en lui épargnant des secousses morales trop vives, et en évitant tout mouvement corporel prolongé, qui nécessite de sa part un surcroît de battements.

Les *poumons* s'engouent peu à peu avec l'âge et les infirmités diverses qui pèsent sur l'organisme au déclin.

Il faut s'abstenir de tout ce qui pourrait accroître cet engouement ; par exemple : d'un refroidissement brusque ou prolongé de la peau et des extrémités inférieures, qui est très dangereux après la cinquantième année.

Les *relations conjugales* ne s'accompliront plus qu'à des intervalles de plus en plus long : cette recommandation est très sérieuse.

Ce n'est pas par le travail intellectuel que le cerveau s'use et se ramollit avant la vieillesse, mais, en règle générale, par l'abus prolongé des fonctions génératrices. Sur 10 ramollissements du cerveau ou de la moelle épinière, qui se présentent de 50 à 65 ans, il en est 9 qui sont dus à cette dernière cause, chez la femme cependant moins que chez l'homme.

ORGANES SENSORIELS.

La *presbytie* s'accentue. L'usage de lunettes bien choisies est nécessaire pour la plupart des sujets, lorsqu'il s'agit de travailler sur de petits objets.

L'*ouïe* devient plus faible. Aussi doit-on avoir soin d'entretenir le canal de l'oreille dans un grand état de propreté, en le lavant et le baignant avec de l'eau tiède et, de temps en temps, avec un peu d'éther ou de carbonate de potasse dissous dans de l'eau dégourdie.

La *bouche*, les *dents*, le *nez* et la *peau* devront être également l'objet de soins hygiéniques particuliers : lavages, frictions sèches ou aromatiques, tous les jours ou plusieurs fois par semaine.

Cerveau. — C'est de 50 à 65 ans qu'il se développe et s'épanouit dans toute son amplitude. Ses cellules ne palpitent peut-être plus avec la soudaineté et la vivacité qui caractérisent les impressions et les réactions psychiques de la jeunesse et de la virilité, et qui donnent à l'imagination son éclat et à la mémoire son étendue; en revanche, elles agissent ou plutôt réagissent sur toutes les excitations internes et externes qui les frappent, avec plus de régularité, plus de méthode et plus d'ensemble, à l'instar des touches de ces pianos dont on joue fréquemment, qui vibrent avec de plus en plus de moelleux, de justesse et d'harmonie.

Le cerveau, en effet, a beaucoup acquis, beaucoup appris, beaucoup vu, beaucoup pensé et réfléchi depuis l'enfance. Que l'homme et la femme, père et mère de famille, mettent à profit ces années, privilégiées sous le rapport intellectuel, pour inculquer dans l'esprit des générations naissantes de saines idées, de sages maximes, des notions utiles et de bons exemples. Ils ont moissonné, ils récoltent. Qu'ils répandent maintenant les semences et les fruits de leur jugement éclairé, de leur expérience réfléchie, sur la tête de leurs enfants et petits-enfants.

Nul ne l'ignore : c'est dans la période de 50 à 65 ans que l'on compte les hommes d'État, les ministres, les fonctionnaires les plus habiles; les praticiens, les académiciens, les savants les plus érudits; les femmes, les hommes les plus raisonnables, dans toutes les catégories professionnelles et sociales.

Il est cependant des individus qui, passé la cinquantaine, s'accrochent obstinément à un certain cadre d'idées systématiques et deviennent routiniers, tranchants, rétrogrades, doctrinaires, dans le sens étroit qu'on applique aujourd'hui à ce dernier mot.

Mais le cerveau bien pondéré, qui travaille et étudie encore tous les jours, qui sent tout ce que la généralité des autres intelligences possède de connaissances supérieures aux siennes, ne tombe pas dans ces écarts. Il reste, jusqu'à la dernière lueur de l'esprit, perfectible, accessible aux découvertes nouvelles de la science et aux nobles inspirations du génie et du progrès.

HOMMES D'ÉTAT ET LÉGISLATEURS.

Ces considérations nous amènent à exposer en ce moment quelques principes d'hygiène privée et sociale, qui devraient faire l'objet des méditations des législateurs et des hommes politiques, que leur influence et leurs talents appellent à la direction des sociétés modernes.

Il leur appartient, à eux tout particulièrement, de faire prévaloir dans les usages, dans les mœurs, dans les coutumes et dans les lois, les règles de *l'art de vivre*, en ce qui concerne les grandes calamités ou les nombreux accidents qui affligent si souvent l'humanité.

Aussi, est-ce à eux qu'il appartient de prendre les mesures les plus avantageuses pour prévenir les grandes épidémies, pour organiser les maisons de correction, les dépôts de mendicité, les prisons; pour réprimer les délits, pour châtier et moraliser les criminels; pour établir, en un mot, sur des bases rationnelles, tout ce qui se rattache à cette grande question sociologique : *la criminalité*.

LA CRIMINALITÉ.

Dépôts de mendicité, prisons. — A côté des établissements hospitaliers destinés à l'éducation et à l'amélioration des races humaines, tels que les crèches, les écoles gardiennes, les orphelinats, les hospices et les hôpitaux de tous genres, il faut ajouter les maisons de correction et les prisons dont le but est double : éliminer de la société les mauvais sujets par mesure de sécurité publique, soumettre les gens vicieux, coupables de délits, à des mesures pénitentiaires et moralisatrices diverses.

Ce sujet nous amène naturellement à parler d'abord de la criminalité et de la procédure criminelle.

La justice et la responsabilité sociale. — La justice procède ordinairement avec un *sans façon* regrettable à l'égard des pauvres gens, des illettrés et des vagabonds, et avec une *routine* indigne de notre époque quand il s'agit de grands criminels. Sous ce double rapport, des réformes sérieuses s'imposent dans nos lois et dans nos mœurs.

La science moderne a été généralement aussi mal appliquée que mal interprétée, depuis quelque temps, par nos principaux criminalistes, et surtout par nos médecins légistes les plus renommés. Sous prétexte que l'acte résulte de l'organe, ils semblent portés à voir dans chaque coupable un malade. D'où la conclusion que le châtiment devrait être converti en *traitement*, et la prison en *hôpital*.

C'est tout simplement absurde.

Chaque homme, évidemment, agit suivant les incitations qu'il reçoit du dedans ou du dehors de son organisme, selon les notions, les habitudes, les goûts et les besoins dont il est l'expression et qui proviennent les uns de sa nature originelle, les autres de son éducation et du milieu dans lequel il vit.

Sous le rapport du sens intime la responsabilité morale est difficile, donc, à déterminer, et le degré de culpabilité des délinquants ou des criminels ne peut être apprécié exactement. Il y a, peut-on dire, autant de nuances d'assassins que de voleurs, d'escrocs et de fornicateurs.

Aussi ai-je proposé depuis longtemps aux sociologistes d'abandonner ces appréciations à la conscience propre de chaque individu; et d'appeler exclusivement l'attention, le jugement et la répression de la magistrature sur ce que j'ai appelé : *la responsabilité sociale.*

Quiconque a commis un délit, a dû nécessairement contrevenir aux lois sociales et causer un dommage à quelqu'un ou à quelque chose.

Tout fait semblable mérite répression, d'abord pour faire réparer le dommage causé, par un moyen quelconque; ensuite pour faire comprendre et reconnaître au coupable que ses actes étaient mauvais et qu'il doit travailler à son amélioration morale et physique ainsi qu'à sa réhabilitation sociale.

Telles sont les bases de la criminalité moderne sur lesquelles la justice doit édifier à nouveau son Code pénal, et d'après lesquelles elle doit réformer toute sa procédure ancienne.

Maisons de correction et prisons. — La plupart des *maisons de correction* et des *dépôts de mendicité* sont des bouges où les détenus se pervertissent souvent les uns les autres. On *condamne* au pied levé les vagabonds à la prison, et les enfants vicieux aux asiles pénitentiaires, souvent sans examen sérieux et sans enquête contradictoire.

Les investigations *médico-légales* sont faites exclusivement par les accusateurs à charge des prévenus, sans que ceux-ci puissent intervenir par eux-mêmes ou par leurs défenseurs naturels ou salariés dans les instructions judiciaires. Les *prisons cellulaires*, telles qu'elles sont administrées dans la plupart des pays, abêtissent, abrutissent les condamnés et les rendent incapables de pourvoir à leurs besoins après la libération. Les *mesures de police* à l'égard des repris de justice, soumis à une surveillance spéciale après leur sortie de prison, sont tellement insensées qu'elles leur rendent impossible l'existence et surtout le relèvement social.

Voilà autant de points de réformes urgentes, indispensables, que j'ai déjà indiquées fréquemment et qui ont été signalées également par divers sociologues, mais dont peu de gouvernements se préoccupent.

Quant au régime alimentaire et aux règlements intérieurs des établissements pénitentiaires, en général, j'aurais beaucoup à dire encore si je voulais révéler ici leurs vices et leurs inconvénients. On oublie trop que le condamné, en tant que condamné subissant sa peine, a des *devoirs à remplir* et non des *droits à exercer*. On n'a pas l'air de s'apercevoir que tout condamné a une dette à payer, d'une part, à la communauté et, de l'autre, aux particuliers auxquels il a causé des dommages; et qu'il doit travailler pour son châtiment de manière à former trois parts dans les fruits de son travail : une pour indemniser la communauté, une pour payer les dommages occasionnés, une pour lui servir à l'heure de sa libération conditionnelle ou définitive.

Que les chefs des parquets et des départements de la justice réfléchissent à ces considérations sommaires, et ils trouveront dans leurs sentiments d'humanité autant que dans leur esprit judicieux les éléments de toutes les améliorations qu'il faudrait apporter dans nos établissements pénitentiaires.

LES ÉPIDÉMIES.

Énumérons les *causes* des épidémies d'après leur importance respective. Les administrateurs et les législateurs en déduiront facilement les *mesures d'hygiène publique* propres à les prévenir ou à les combattre.

La misère. — Les gens mal nourris, malpropres, qui ignorent les notions les plus élémentaires de *l'art de vivre*, sont la proie ordinaire de toutes les épidémies, sans exception.

Ils en sont aussi l'une des causes les plus actives : les miasmes, les virus, les ferments, ou, comme on dit aujourd'hui, les microbes et les bactéries, trouvent dans ces organismes malsains et dans les localités infectes, le foyer le plus favorable à leur production et à leur propagation.

L'encombrement des populations. — Dans les villes, les déjections d'une grande quantité d'individus, agglomérés sur un même point du sol, vicient l'atmosphère et les eaux potables.

Les étables et les fumiers. — Dans les campagnes, le mauvais entretien des cours et des dépendances villageoises, produisent les mêmes inconvénients que l'encombrement dans les cités urbaines.

Les marais et les étangs. — Les grandes mares *d'eau stagnante* sont une cause très fréquente d'épidémies et même de maladies endémiques, telles que les *fièvres intermittentes*, par la grande quantité de matières organiques qui se décomposent sous la double action de l'air et de l'humidité.

Les saisons rigoureuses et les variations insolites de température. — En affaiblissant l'organisme, les intempéries saisonnières ou climatériques le prédisposent à subir l'action néfaste des germes épidémiques. L'action des saisons et des climats sur la production des fléaux cholériques, varioleux et autres, mérite d'être sérieusement étudiée par les médecins. Il y a encore là bien des points obscurs qui nécessitent de nouvelles recherches.

À ces causes générales ou communes, ajoutons les causes individuelles, qui jouent un rôle considérable dans la production des épidémies diverses. On sait que les maladies régnantes s'attaquent de préférence aux sujets qui se trouvent dans l'une des conditions suivantes : une mauvaise constitution, une santé altérée; *l'abus* des alcooliques, des plaisirs sensuels; les émotions morales extrêmes, un travail excessif et les écarts de régime.

Connaissant les causes générales et individuelles de toutes les épidémies, il est facile d'en déduire la manière de les prévenir, de les faire disparaître et de s'en préserver.

A diverses reprises, nous avons empêché la petite vérole de s'implanter dans diverses localités, en faisant assainir les maisons et nourrir les familles malheureuses dans lesquelles cette maladie apparaissait.

Quelles sont, de nos jours, les maladies épidémiques les plus redoutables et les plus fréquentes?

Ce sont : 1° le *typhus* et la *dysenterie*, qui sévissent dans les armées en campagne, les casernes encombrées, les pensionnats et les hospices mal entrenus;

2° La *variole*, qui règne surtout dans les pays où le virus-vaccin est le plus employé, et qui aurait diminué d'intensité et de fréquence, depuis longtemps, si l'on s'était attaché à la combattre et à la prévenir par des moyens exclusivement hygiéniques, tels que la désinfection des localités insalubres et des objets provenant des malades;

3° Le *choléra*, dont les apparitions sont assez rares en Europe, mais qui ravage annuellement les contrées infectes de l'Inde, et souvent les ports de l'Égypte et de la Méditerranée;

4° La *fièvre jaune* (*vomito negro*), très violente dans les parages maritimes des pays chauds;

5° La *scarlatine*, le *croup* et la *rougeole*, qui se manifestent dans des régions très circonscrites, en certaines saisons;

6° Les *fièvres intermittentes*, qui deviennent parfois graves et pernicieuses, mais dont on triomphe généralement par les vomitifs, les purgatifs et les toniques, surtout si l'on a le moyen de changer de résidence, de se rendre dans des endroits non marécageux.

MOYENS PRÉSERVATIFS CONTRE LES ÉPIDÉMIES.

Cette grande et intéressante question mérite toute notre attention.

Au temps où l'on attribuait les maladies épidémiques à des influences occultes, on ne s'ingéniait guère à en déterminer les causes positives pour parvenir à les supprimer toutes ensemble. Les grands feux qui furent ordonnés dans le cours de certaines pestes, avaient pour objet de purifier l'air, parce que le feu était réputé avec raison, comme un grand purificateur. On n'allait pas au delà.

Cependant des esprits observateurs ayant remarqué que les épidémies les plus fréquentes n'attaquaient pas souvent deux fois le même individu, en avaient conclu qu'il était avantageux d'avoir eu, au moins une fois, la maladie régnante. Il fallait ajouter : et d'en être sorti vivant.

A ce premier raisonnement, incomplet et faux, succédèrent paralogismes sur paralogismes, dont l'effet, au XVIIIe siècle, fut de faire inoculer à tout le monde le *pus* du fléau épidémique qui était alors le plus répandu et le plus meurtrier : *la petite vérole*.

On propagea ainsi, dans toute l'Europe, le germe même, le virus spécial de la variole, sous prétexte que ceux qui guériraient en seraient préservés pour toujours; ce qui n'était pas vrai.

Et pour engager les foules ignorantes à se prêter à cette homicide pratique, on fit courir le bruit, au nom de la science, que tout individu qui n'avait pas eu la variole, ne pouvait vivre au delà de 40 ans.

La variole existait, alors, à l'état quasi endémique, et emportait chaque année des milliers d'enfants dans toutes les contrées où cette pratique insensée était en vogue.

Cependant les gouvernements s'émurent en présence de ces hécatombes; et ils interdirent absolument l'inoculation du virus varioleux aux sujets de tout âge.

Ceci se passait vers 1795.

Aussitôt la mortalité variolique tomba. Les épidémies de petite vérole diminuèrent au point qu'on s'en crut débarrassé jusqu'en 1816.

Sur ces entrefaites, un médecin anglais, Jenner, qui avait constaté les ravages qu'occasionnait l'inoculation du pus varioleux, s'imagina de remplacer cette inoculation par celle d'un virus séro-purulent, qu'on appela *vaccin*, parce qu'il le prit sur le pis des *vaches*, contaminées par des vachères trayeuses atteintes de *syphilis constitutionnelle!*

Seulement, de 1800 à 1816, la vaccine ne fut guère pratiquée. Les populations se refusaient à l'emploi de ce nouveau virus, qui, pour être moins violent que le pus varioleux, n'en est pas moins *pernicieux* pour la santé des vaccinés, et *illusoire* quant à la prophylaxie de la petite vérole.

Chose remarquable : à partir de 1816, à mesure que la vaccine s'implanta dans les usages, les épidémies de variole se réveillèrent et ne firent qu'augmenter et se propager dans toute l'Europe!

Ces faits historiques, de la plus irrécusable authenticité, ne sont plus contestés en Allemagne, en Suède, en Angleterre, en Suisse ni en Amérique, depuis les travaux si érudits et si complets des médecins les plus distingués et des savants les plus éminents du nord et du centre de l'Europe.

Les pays latins seuls, qui se tiennent difficilement au courant des recherches et des annales des *sociétés savantes* de l'étranger, en sont encore à croire que c'est la vaccine qui a fait diminuer la mortalité et les épidémies varioliques au commencement de notre siècle; que la vaccine a rendu les épidémies récentes moins meurtrières ; qu'il y a moins de figures couturées aujourd'hui qu'il n'y en avait jadis ; et que si la vaccine ne fait pas de bien, elle ne fait pas de mal.

Nous avons démontré, avec nos amis de la *Ligue universelle des antivaccinateurs,* qui compte dans son sein les savants les plus érudits de notre temps, que toutes ces assertions sont erronées.

Loin d'avoir diminué le nombre des cas de variole et de figures couturées, la vaccine a maintenu et propagé, partout, la variole, et a fait naître, en outre, une foule d'infirmités et de maladies dangereuses, quelquefois mortelles chez les vaccinés.

On est revenu depuis longtemps, dans la science positive, de ces vieux préjugés que les vaccinateurs défendent encore avec des statistiques fausses et des raisonnements insensés, contre l'autorité des faits démontrés et du sens commun.

Malgré les apôtres de cette doctrine surannée, qui n'est plus acceptée que par les ignorants ou les exploiteurs, pour lesquels le vaccin est un objet de lucre, une source de profits divers, les médecins sensés qui étudient, qui réfléchissent et qui observent sans parti pris, déclarent qu'on doit combattre toutes les épidémies indistinctement : choléra, variole, typhus, fièvre jaune, par l'application des principes de l'hygiène tant privée que publique, et non par des inoculations, dans le sang des sujets sains, de poisons, de virus ou de microbes, atténués ou non.

Les travaux récents des savants anglais, allemands et suisses ont, d'ailleurs, mis hors de doute les vérités suivantes, qui sont de nature à faire réfléchir tous les hommes d'État : « Au lieu de prémunir les vaccinés contre la variole, la vaccine les rend plus aptes à contracter cette maladie, puisque dans toutes les épidémies varioliques ce sont TOUJOURS LES SUJETS VACCINÉS QUI SONT ATTEINTS LES PREMIERS — QUI SONT LE PLUS GRAVEMENT MALADES — ET QUI FOURNISSENT RELATIVEMENT LA MORTALITÉ LA PLUS ÉLEVÉE ! »

MALADIES TRANSMISSIBLES DES ANIMAUX A L'HOMME.

Parmi les maladies que les animaux peuvent transmettre à l'homme, citons :

Le farcin, la morve, le charbon, la rage, la petite vérole (clavelée des moutons), la vaccine, les affections venimeuses résultant de piqûres des serpents, vipères, abeilles, etc.

Moyens préservatifs et préventifs. — Les maladies qui se communiquent par morsures ou piqûres pourraient être déracinées dès le principe, si l'on prenait soin de *cautériser largement* les blessures avec une solution très concentrée d'azotate d'argent ou d'acide sulfurique; ou, faute de mieux, avec de l'eau bouillante ou un fer chauffé à blanc.

Ces procédés sont infaillibles et se trouvent partout sous la main, à la campagne comme à la ville.

Lorsqu'on a négligé de prendre immédiatement cette sage précaution, la plaie de la piqûre ou morsure se ferme plus ou moins, et devient le siége d'un gonflement dur.

En ce cas, il ne faut pas hésiter : on ouvre cette petite tumeur à l'aide d'un bistouri, dans toute son épaisseur, de gauche à droite et de haut en bas, ou *vice versâ;* puis on en cautérise le fond.

Cette pratique sera efficace, même deux ou trois jours après l'accident, pour le charbon, la morve, le farcin, la rage, la clavelée et la vaccine.

Quant aux conséquences de la morsure des serpents et vipères, elles ne peuvent être conjurées qu'au moment où elles se produisent, en recourant soit aux cautérisations, soit à une succion énergique de la plaie, et en appliquant une ligature fortement serrée au-dessus du point qu'elle occupe, s'il s'agit d'un bras ou d'une jambe.

.Les piqûres d'abeilles sont rarement suivies de phénomènes sérieux. Cependant si c'est la lèvre, la bouche, le tuyau de l'oreille ou l'intérieur d'une narine qui ont été piqués par un insecte, il sera toujours prudent de faire une incision légère sur ce point avec une lancette, et d'y laisser couler une solution caustique à l'aide d'un petit pinceau ou d'une petite baguette.

INOCULATIONS ET VACCINS.

La science, jusque dans ces derniers temps, ne recommandait que les moyens que je viens de signaler pour empêcher la propagation de certaines maladies virulentes graves de l'animal à l'homme.

Mais les préjugés classiques — répandus depuis les tentatives de Jenner avec le vaccin pour mettre l'homme à l'abri des atteintes de la variole ou de la clavelée (petite vérole des moutons), et, depuis les théories émises par Raspail sur l'origine et la nature de nos maladies qu'il attribuait à des animalcules microscopiques (microbes) — ont exalté l'imagination de quelques chimistes, plus habitués à manier le microscope qu'à traiter des malades, et ont fait naître une doctrine absurde, mais séduisante, puisqu'elle a fasciné longtemps la plupart des sociétés savantes et des médecins de Paris et de l'Europe.

C'est ainsi qu'un chimiste halluciné, étranger aux sciences positives, est parvenu à faire école en France, en promettant de rendre tous les hommes et tous les animaux réfractaires à l'action des *microbes,* au moyen de l'inoculation des germes atténués de toutes les maladies contagieuses.

Pour parvenir à ses fins, il a fait miroiter aux yeux de ses compatriotes l'honneur qui rejaillirait sur leur pays, s'il dotait la science et l'humanité de cette merveilleuse découverte. Et le gouvernement français s'empressa de lui ouvrir les caisses de l'État, tandis que les journalistes de toutes les opinions politiques entonnaient ses louanges. Heureusement, une réaction judicieuse n'a pas tardé de se produire, même à Paris.

Pour notre part, nous nous sommes insurgé contre les prétentions et les procédés de M. Pasteur, dès 1879. Dans une série de mémoires, nous avons démontré à l'Académie de médecine de Belgique :

1° Que M. Pasteur est simplement le continuateur servile de Jenner et de Raspail ; 2° que sa découverte des virus atténués n'est qu'une extension des anciens procédés de dilution homéopathique aux poisons organiques et aux virus ; 3° que sa méthode de culture des vaccins est l'imitation ou la reproduction de ce qui se passe, chaque jour, dans la nature, où le soleil, la chaleur, les vents et la pluie disséminent, atténuent, dispersent et tuent même les microbes ; 4° que, dans tous les cas, les inoculations de virus atténués ont tué beaucoup d'hommes et d'animaux, et n'ont jamais préservé aucun sujet, ni des races humaines, ni des races animales, de n'importe quelle maladie contagieuse ou virulente.

Je l'ai fait remarquer depuis longtemps : si la science contemporaine se fût trouvée en présence des seuls préjugés que la pratique de Jenner est parvenue à rendre populaires, elle aurait lutté pendant de nombreuses années pour les déraciner. Mais les exagérations et les généralisations de l'École française de Pasteur sont venues faciliter et simplifier la tâche humanitaire que les antivaccinateurs s'étaient imposée. La doctrine des inoculations à outrance avec des vaccins cultivés ou des virus atténués pour imprégner le sang de tous les sujets des races humaines et animales domestiquées, à diverses reprises durant le cours de l'existence de chacun, dans le but de les prémunir contre les atteintes éventuelles des microbes de la rage, du choléra, de la variole, en un mot, de toutes les maladies susceptibles de se propager par des germes quelconques, est si révoltante, si contraire au bon sens le plus vulgaire, si insoutenable devant la science, si odieuse et si funeste en pratique, qu'elle a suscité une indignation, une réprobation universelle.

Les théories fantastiques de l'École inoculatrice ou vaccinatrice de Paris, avant peu, seront à jamais répudiées du monde entier ; et, avec elles, les procédés de Jenner et les abus de la vivisection animale tomberont dans l'oubli, à la grande satisfaction de tous les gens sensés.

Pour aider à cette réaction philanthropique, à laquelle j'ai consacré depuis 1879 tant de travaux et tant de veilles, résumons les principaux arguments par lesquels les savants antivaccinateurs de tous pays ont combattu et démoli les assertions si hasardées et les pratiques si funestes de l'École française de M. Pasteur, qui, on ne pourrait trop le redire, n'a fait que copier, imiter, étendre et commenter les idées de Jenner, d'Hahnemann et de Raspail.

Ces questions sont du ressort de l'hygiène privée autant que de l'hygiène publique, parce qu'elles intéressent la santé et la vie de chaque représentant non seulement des sociétés humaines, mais aussi des espèces animales qui vivent au milieu d'elles.

M. Pasteur, disait-on, a d'abord découvert les secrets de la fermentation. — Sa théorie des ferments est tombée dans l'oubli, devant les faits et les expériences rapportés par les chimistes anglais, allemands et français, qui ont voulu la confirmer ou la vérifier.

M. Pasteur a inventé le chauffage des vins et des bières, pour les conserver. — Tous les fabricants et marchands qui ont suivi ses conseils ont perdu leurs bières et leurs vins, qui se sont décomposés plus rapidement au lieu de se conserver plus longtemps.

M. Pasteur a découvert le moyen de combattre sûrement la maladie des vers à soie. — En choisissant au microscope les germes reproducteurs, sans se soucier des conditions hygiéniques dans lesquelles doivent se développer et vivre les vers à soie et les mûriers dont ils se nourrissent, M. Pasteur a fait preuve d'une insigne ignorance. Tous les sériciculteurs qui ont délaissé l'hygiène pour s'en rapporter aux indications du microscope sur les conseils de M. Pasteur se sont ruinés. Cet inventeur a été le mauvais génie de la sériciculture, a dit M. Eugène de Masquard, de Nîmes.

Toutes ces prétendues découvertes sont, depuis plusieurs années, absolument rejetées de la pratique, malgré les sommes fabuleuses que le gouvernement français a gaspillées pour les propager par l'intermédiaire de l'inventeur et de ses disciples.

Battu et repoussé de ce côté, M. Pasteur s'est tourné vers la méthode de Jenner, et, généralisant les idées de Raspail, il a prétendu que toutes les maladies graves sont dues à des insectes microscopiques, aux microbes, et que pour empêcher ces insectes d'attaquer l'homme et les animaux sains, il fallait les insinuer dans le sang de ceux-ci, mais par petits groupes, en petits bataillons. A cette fin, il délaye, cultive, dilue les grandes armées microbiques qui se trouvent dans les virus naturels ; et, après cette opération homéopathique, il fait inoculer dans les organismes de l'homme et de l'animal, par petites quantités, les microbes de la rage, du choléra, du charbon, etc., sous le nom de vaccin de culture ou de virus atténués !

A-t-on connu jamais rien de plus absurde, de plus insensé?

Cependant, envisageons froidement, scientifiquement, cette méthode de vaccination universelle.

M. Pasteur, étant chimiste, a tenu ce langage : Quand un verre d'eau est saturé de sel, on a beau y mettre encore du sel, celui-ci ne se dissout plus. De même, quand un individu est saturé d'un virus quelconque, syphilitique ou autre, on a beau lui inoculer le même virus, atténué ou non, celui-ci ne prend plus.

« Sans doute, M. Pasteur, pas plus que Jenner, ne veut saturer les hommes, les animaux et les plantes de chacun de ces virus; il ne leur en inocule, dit-on à Paris et répète-t-on parmi toute la France, pas assez pour les rendre malades, mais juste ce qu'il faut pour les préserver de toute atteinte virulente nouvelle. »

Or, c'est justement ce que la biologie, d'une part, et les faits, de l'autre, contredisent de la manière la plus péremptoire.

Il est parfaitement établi que tout organisme vivant, qui a été saturé d'un virus quelconque et qui n'en est pas mort, finit par s'en débarrasser plus ou moins complètement, et redevient apte à contracter de nouveau la même maladie.

Donc, les virus atténués, s'ils avaient une vertu prophylactique réelle, ne pourraient l'exercer que pour un *temps limité,* d'autant plus court qu'ils auraient été plus atténués.

Mais qui vous assure qu'en insinuant une petite quantité de virus dans un corps sain, vous ne prédisposez pas ce dernier à s'imprégner plus facilement de ce même virus jusqu'à la saturation complète du sang et des tissus? *That is the question.*

Eh bien ! c'est ce que les faits révèlent : *tout sujet vacciné à l'aide des virus,* artificiellement atténués, *est d'autant plus exposé à devenir rapidement malade du fait des mêmes virus naturels, que le vaccin était plus faible.* C'est un corollaire de la grande loi biologique dont nous avons déjà tant parlé : *Similia similibus nascuntur.* Un virus introduit dans un organisme vivant qui lui est favorable s'y développe plus ou moins rapidement.

En définitive, tout le système de M. Pasteur se réduit à ces trois procédés : Atténuer si bien les virus qu'ils ne produisent aucun effet sensible. — Soutiendra-t-on qu'il en résulte la moindre préservation dans ce cas ? Ou les atténuer *si peu* qu'ils provoquent des symptômes absolument analogues à ceux qu'engendrent les virus naturels eux-mêmes. — Prétendra-t-on alors que, pour prémunir 1,000 individus contre une maladie, dont un seul d'entre eux peut-être sera atteint tôt ou tard, il faille leur communiquer, *à tous*, cette maladie, avec tous ses risques et périls? Ou bien atténuer le virus juste à tel point qu'il infecte, en partie, l'organisme, sans y *développer immédiatement* une maladie sérieuse. — Ce cas, difficile à déterminer, même dans les mains les plus expérimentées des inoculateurs, est précisément celui qui, comme nous l'avons dit tout à l'heure, crée chez les sujets vaccinés une aptitude spéciale à être saturés, à bref délai, des virus naturels correspondant aux virus atténués, qui leur ont été inoculés. C'est donc ouvrir la porte aux épidémies de variole et à la transmission des virus.

Les faits recueillis en Allemagne, en Angleterre, en Belgique et en Amérique ne laissent aucun doute à cet égard.

— Je passe sous silence, ici, les accidents et maladies plus ou moins graves qui sont fréquemment la conséquence de l'inoculation des virus, *même les plus atténués* : j'en ai parlé assez souvent à l'Académie de Belgique.

Malgré les réfutations qui lui sont tombées de toutes parts, M. Pasteur a continué d'affirmer qu'il avait trouvé le remède contre le choléra et contre la rage, toujours aux frais de l'État.

Il a publié des instructions ridicules à propos du choléra. Selon lui, pour éviter l'atteinte des microbes cholériques, il suffit de passer les mains, les cuillers et les fourchettes au feu avant de se mettre à table et d'appliquer une muselière de ouate phéniquée devant le nez et la bouche, quand on va visiter les malades.

Le docteur Thuillier, qu'il envoya en Égypte pendant le choléra de 1883 ne tenant point du tout à y aller lui-même, a suivi les conseils du maître : le choléra l'a tué.

Pour la rage, ce fut la même chose.

Sous prétexte de cultiver le virus rabique, M. Pasteur a massacré des milliers de chiens. Il a procédé à un système de vivisection tellement exagéré qu'il a soulevé une foule de protestations indignées à Paris même. Enfin, c'est par *centaines* qu'on compte les individus qui ont succombé à ses vaccinations de virus *atténués* pour *guérir la rage !*

« Adopter les idées de Jenner et de M. Pasteur, ce serait, en définitive, organiser la vaccination et la revaccination *universelle* et *perpétuelle*, rendre artificiellement tous les sujets des races humaines et animales sérieusement malades, et en tuer une bonne partie, pour *espérer* d'arriver à mettre quelques-uns d'entre eux, durant quelques semaines ou quelques mois, à l'abri de l'influence néfaste de certains germes morbides.

Est-il rien de plus absurde, au point de vue *hygiénique* et *économique*, alors que la science possède et permet d'appliquer des moyens sûrs, infaillibles et absolument inoffensifs, de se garantir contre la *contagion* des maladies épidémiques et contre la *transmission* des maladies virulentes, ainsi que nous l'avons vu plus haut ?

La *vaccine humaine* tue, chaque année, en Angleterre, 25,000 enfants. C'est officiellement prouvé.

Et parmi ceux qui survivent au virus vaccinal, il en est qui deviennent syphilitiques, scrofuleux, malingres, ou qui sont atteints d'altérations diverses du sang, des humeurs et des tissus, dont on parvient néanmoins à les guérir plus ou moins radicalement par les *dépuratifs*. (Voir ce mot : *Seconde partie*.)

En France, où le gouvernement n'a pas encore songé à instituer une statistique vaccinale, le vaccin peut être considéré comme la cause principale de la grande mortalité infantile, qui empêche l'accroissement de la population de cette nation prolifique.

De toutes les contrées vaccinées à outrance, l'Allemagne est celle qui compte la plus faible mortalité infantile, parce que, mieux avisés que les Anglais, les Français et les Belges, les Allemands ne font généralement vacciner leurs enfants qu'après la première année, c'est-à-dire lorsque ces petits êtres ont déjà acquis un certain degré de résistance vitale.

En présence de ces faits, n'avons-nous pas le droit, aujourd'hui, de le déclarer à haute et intelligible voix, en dépit des Jenner et des Pasteur, qui empoisonnent les races humaines et animales de leurs dangereux virus atténués :

La vaccination est la plus abominable mystification qui ait été imaginée pour intéresser les médecins et les vétérinaires à exploiter la bonne foi et l'argent du peuple, au détriment de sa santé.

LA VIVISECTION.

Je résume ici les principaux points de la question des vivisections, avec l'espoir qu'en Belgique comme en France, en Allemagne et en Angleterre, il se formera des sociétés protectrices des animaux pour mettre un frein, si pas une fin, aux horreurs de cette pratique. Il y va non pas d'une question de sentiment, de pitié, envers nos « frères inférieurs », les animaux domestiques, mais d'une question économique et sociale qui touche à l'éducation, aux mœurs et aux habitudes des nations civilisées, et qui relève par conséquent de l'*art de vivre*.

1. Il devrait être défendu de pratiquer la vivisection dans l'enseignement, dans les conférences et dans toutes les démonstrations publiques.

2. L'inoculation des germes septiques ou virulents à l'homme ou aux animaux devrait être rigoureusement interdite.

Telle est la thèse que j'ai soutenue à Paris, en 1885, devant un auditoire en partie sympathique, en partie hostile, mais qui eut le bon esprit de rester calme et attentif jusqu'au bout.

La vivisection rend l'homme cruel, le chirurgien insensible, l'adolescent barbare. Bien loin de concourir à l'avancement des sciences, elle en a le plus souvent retardé les progrès.

D'un autre côté, nous sommes en droit d'affirmer et de prouver que les recherches des vivisectionistes ont fourvoyé les physiologistes, les médecins et les savants de toute classe, en leur faisant prendre, dans une foule de questions scientifiques de la plus haute importance, l'effet pour la cause, la conséquence pour le principe, le phénomène accidentel pour la maladie essentielle.

Il suffit, pour être convaincu de l'exactitude de ce reproche, de refaire l'histoire de certaines maladies parasitaires et autres, telles que le *phylloxera* et l'*oïdium* des vignes, la maladie des pommes de terre, celle des vers à soie, le choléra des poules, le charbon, le farcin et la morve, la clavelée des moutons, le rouget du porc et la pleuropneumonie des bœufs, la variole, la fièvre typhoïde, l'angine diphthéritique, la rage et le choléra dit asiatique.

Dans toutes ces affections, les vivisecteurs, à la suite de leurs chefs, se sont amusés à rechercher « la petite bête », et sont restés à côté des faits, de la clinique et de la science positive.

SOINS A DONNER DANS LES CAS SUBITS D'ACCIDENTS
OU DE MALADIES.

C'est aux gens d'un âge mûr qu'il appartient généralement de prêter des soins rationnels, intelligents, bien compris et bien dirigés, à tous les malheureux qui se trouvent accidentellement atteints de blessures ou de maladies subites, dans le cours du travail, aux usines, en voyage, en chemin de fer, partout où les hommes de l'art ne peuvent être immédiatement présents.

Il faut, pour donner ces soins avec méthode, beaucoup de calme, de sang-froid, une grande expérience de la vie, quand on n'appartient pas à la profession médicale. Les sujets jeunes, en général, hommes ou femmes, perdent facilement la tête dans ces circonstances, sous le coup de l'émotion qui les travaille à la vue des phénomènes saisissants que présentent les blessures graves et les affections subites qui peuvent entraîner rapidement la mort.

Voilà pourquoi nous avons réservé pour ce chapitre l'importante question que nous allons aborder.

Que doit-on faire, en attendant le médecin ou en son absence, dans les cas de *piqûres*, de *plaies*, d'*hémorragies*, de *fractures*, de *luxations*, d'*entorses*, de *hernies*, de *brûlures*, d'*asphyxie*, de *submersion*, de *strangulation*, de *pendaison*, d'*empoisonnement*, d'*attaques de nerfs*, de *syncope*, d'*apoplexie*, etc.?

Piqûres. — Il y a des piqûres de toutes espèces, légères, profondes, simples, venimeuses, etc.

Tout le monde sait qu'en négligeant de soigner les piqûres les plus simples, on peut contracter un panaris avec toutes les conséquences qui en résultent quelquefois. Il n'est donc pas prudent d'abandonner à la nature de semblables accidents.

Voici ce qu'on doit faire dans le cas de piqûre :

Enlever complétement, avec une aiguille ou une épingle propre, les corps étrangers, corpuscules, minéraux, pointes, épines végétales, qui se trouveraient dans ou sous la peau.

Faire saigner un peu la partie blessée, *par succion* ou par *pression à l'aide des doigts*, ce qui se fait très facilement dans tous les cas.

Recouvrir le point piqué d'un morceau de taffetas ou de linge, et laisser cette partie en repos pendant quelques heures et même un jour entier.

Si la *piqûre* a eu lieu sous un ongle et s'il s'est introduit au fond de cette piqûre quelques grains de poussière, il faut aller chercher ceux-ci en coupant, à l'aide de fins ciseaux, la partie correspondante de l'ongle.

Enfin, on cautérisera toute piqûre suspecte, à la lèvre, à la paupière ou ailleurs, au moyen d'un peu *d'eau bouillante* versée sur le siége même de la blessure, ou d'une solution concentrée d'azotate d'argent.

Plaies. — Les plaies affectent des formes diverses. Tantôt il y a simplement déchirure des tissus, tantôt il y a perte de substance.

Dans tous les cas de plaies, il est urgent de savoir que le sang qui suinte sur leurs bords est la soudure naturelle qui doit les réunir et les cicatriser. Donc, il ne faut jamais laver les plaies à l'eau, ni froide ni chaude. On en extrait tous les corps étrangers, on rapproche ensuite leurs bords ou lèvres, de manière à recouvrir exactement toutes les parties sous-jacentes comme si la peau n'avait pas été entamée ; et, pour maintenir celle-ci en place jusqu'à la cicatrisation complète ou, au moins, jusqu'à ce qu'un chirurgien puisse renouveler le pansement, on y applique de *petites languettes* d'emplâtre agglutinatif de la grandeur d'un billet de caramel, en ayant soin de les imbriquer par leurs bords à la façon des ardoises ou des tuiles sur un toit.

Ces petits bandages sont très solides et valent quelquefois mieux que la suture chirurgicale elle-même.

A défaut d'emplâtre agglutinatif, on aurait recours à un peu de poix noire ou blanche, que les cordonniers emploient habituellement, fondue avec une très petite quantité d'huile d'olive ou de colza, et étendue, à chaud, sur un morceau de toile forte. Après refroidissement, on découpe ce linge emplastique, comme je l'ai déjà dit, en petites bandelettes de la grandeur des billets de caramel.

Hémorragies. — Quand l'hémorragie provient des parties extérieures du corps, de la tête, du cou, du tronc ou des membres, on s'empresse d'appliquer sur le point d'où le sang jaillit des pelotes de ouate, d'étoupe, de charpie, d'amadou, de toile brûlée ou des compresses petites et courtes de linge, empilées les unes sur les autres de manière à former un petit tas sur la surface de la plaie saignante; on roule ensuite sur le tout quelques tours d'une bande de toile, qu'on serre assez fortement pour comprimer la plaie et obstruer les vaisseaux déchirés.

Lorsqu'on ne parvient pas à enrayer l'écoulement sanguin par les bandages directs, dans le cas où cet écoulement rebelle a son siège à l'un des membres supérieurs ou inférieurs, on applique de petites compresses de linge empilées au pli de l'articulation qui se trouve immédiatement au-dessus du point blessé en allant de l'extrémité du membre vers le tronc, c'est-à-dire : au pli du coude, si l'hémorragie a lieu à l'avant-bras ; au creux de l'aisselle, si elle a son siège au bras ; et *l'on comprime fortement* ces compresses par une bande roulée autour de l'articulation, pour aplatir momentanément les artères, qui sont généralement très superficielles au pli des articulations.

C'est un moyen excellent, qui doit toujours être employé dans les circonstances graves.

Les *hémorragies* dont le point de départ se trouve à l'intérieur du corps, dans les muqueuses du nez, de la poitrine, de l'estomac ou des organes abdominaux, réclament des soins généraux immédiats, qui consistent dans des boissons froides, acidulées avec du vinaigre, du citron ou du vin de Bordeaux ; le repos absolu du corps dans un fauteuil ou, ce qui est préférable, au lit, et une potion au ratanhia que donnerait le pharmacien, en attendant le médecin, si l'écoulement sanguin se prolongeait.

L'application permanente de compresses d'eau froide sur la poitrine ou sur le ventre, auxquelles beaucoup de personnes ont tout de suite recours dans ces cas, ne doit jamais être conseillée que par un médecin qui en surveillera les effets. Beaucoup de fluxions de poitrine et de péritonites ont été occasionnées par l'emploi intempestif et inconsidéré de l'eau froide sur la poitrine ou sur le ventre.

Ces précautions ne sont pas nécessaires lorsqu'il s'agit d'*épistaxis*.

Pour combattre, dès le début, cette hémorragie, on doit mettre en usage, outre les boissons froides acidulées et le repos du corps, des compresses froides sur le front et sur la nuque, et même de petites boulettes de charpie enduites de perchlorure de fer liquide qu'on insinue dans la narine d'où le sang jaillit.

Le *perchlorure de fer liquide* est un hémostatique si sûr et si précieux que son nom ainsi que son usage doivent devenir familiers aux gens du monde et surtout aux gens du peuple.

C'est le moyen par excellence pour arrêter, par exemple, les petites hémorragies cutanées qui suivent parfois, chez les enfants et les femmes débiles, l'application des *sangsues*. Il suffit de quelques gouttes de ce liquide sur un peu de ouate, de linge ou d'amadou pour atteindre à l'instant ce but.

Blessures diverses. — Les engins puissants dont l'homme fait usage dans les travaux salutaires de la paix, ainsi que dans les attentats criminels de la guerre : les machines, voitures, balles, boulets, obus et mille autres instruments de production et de destruction, déterminent parfois des *entorses*, des *contusions* profondes, des *luxations*, des *fractures*, des *broiements*, des *écrasements*, plus ou moins étendus et compliqués.

Ces accidents se produisent partout : sur les voies publiques, dans les ateliers, sur les champs de bataille; presque toujours loin de hôpitaux.

Que faire, dans tous ces cas, en attendant l'arrivée du chirurgien?

Il faut examiner avec attention les blessures en puisant son courage dans le désir d'être utile à son semblable, dans la conviction que des secours immédiats peuvent sauver la vie du malheureux que le hasard met en notre présence.

C'est au fond de son cœur que le chirurgien trouve l'énergie qu'il déploie dans les grands accidents; c'est dans son cœur, dans son amour pour l'humanité, que toute personne étrangère à l'art de guérir doit trouver le sang-froid et la présence d'esprit qui lui permettront d'appliquer les premiers secours que je vais indiquer, et desquels dépend bien souvent la vie ou la mort des blessés.

On commence par nettoyer soigneusement la blessure en

enlevant les linges qui la recouvrent ou les débris qui s'y sont introduits, et les portions d'os ou de peau qui sont complétement détachées ; mais il faut bien se garder de laver les plaies saignantes avec de l'eau ; le sang qui coule d'une plaie, s'il n'y a pas hémorragie par une artère coupée, est une colle, une soudure naturelle qui facilite l'adhérence des portions de peau et de chair qu'on cherche à réunir par *première* ou *seconde* intention, c'est-à-dire par cicatrisation *immédiate* ou *consécutive*.

On *rapproche les chairs* et on rajuste tous les lambeaux avec les doigts ; puis on les maintient en contact, à l'aide de bandelettes agglutinatives ou de bandes de linge.

On arrête ensuite les *hémorragies*, s'il y en a, avec des compresses, bandes, etc., comme je l'ai dit tout à l'heure.

Après cela, il faut *immobiliser* les parties mutilées, afin d'éviter les douleurs excessives que le transport des blessés provoque si fréquemment, douleurs qui épuisent, exténuent et tuent beaucoup de patients.

Pour *immobiliser* les parties mutilées ou déplacées, il suffit d'appliquer latéralement, au-dessus du premier pansement de linge, trois ou quatre attelles de bois, plus ou moins grossières, faites à la hâte, garnies de linge et assez longues pour déborder en haut et en bas les points lésés.

On fixe ces attelles, au-dessus et au-dessous de la blessure, avec des bandes roulées qu'il faut bien prendre garde de serrer trop fortement.

Mais cette première immobilisation n'est pas suffisante pour permettre aux blessés d'être transportés, sans secousses pénibles, cruelles, même dans les voitures les plus perfectionnées, si l'on n'y ajoute l'*immobilisation complète* de tout le membre qui a été atteint, en fixant solidement ce dernier au tronc, s'il s'agit d'un bras ; ou au membre resté sain, s'il s'agit d'un pied, d'une jambe ou d'une cuisse.

Voici, alors, comment on procède :

Supposons qu'il s'agisse du bras. Le pansement complet de la partie blessée étant terminé, on place le bras à demi fléchi contre le tronc et, avec de longues bandes, on entortille tout, le tronc sain et le bras blessé, de manière à n'en faire qu'un bloc.

Quand la blessure occupe un membre inférieur, on allonge celui-ci contre son correspondant, et on les entortille tous les deux, en y ajoutant au besoin une *planche plus ou moins étroite*, mais assez longue, qui est elle-même enveloppée dans les tours de bande et qui donne ainsi prise, comme point d'appui, aux mains des aides chargés d'effectuer le transport.

Les blessures graves de la *poitrine* et du *ventre* réclament un mode d'immobilisation générale analogue, après le premier pansement direct.

On se sert, à cet effet, de grands et larges bandages de corps formés avec des draps de lit ou des nappes ; et aussi, quand cela est nécessaire, d'une planche étroite et longue, préalablement garnie de linge, sur laquelle le patient est couché, et qui est maintenue par le bandage de corps.

C'est de cette manière qu'on doit transporter au jour les houilleurs qui ont reçu des blessures graves au fond des fosses à charbon.

Dans les cas où le blessé est simplement atteint d'une *entorse* ou d'une *contusion* profonde, il est sage de s'opposer tout de suite à un afflux trop considérable de sang dans les parties lésées, en plaçant celles-ci dans la position le plus relevée possible.

Ainsi, par exemple, au lieu de plonger un pied blessé dans un seau d'eau, comme cela se pratique généralement en dépit des règles de l'art et du sens commun, il faut le mettre sur une chaise, dans une position relevée, et y appliquer, jusqu'à l'arrivée du chirurgien, de légères compresses d'eau froide.

A ce propos, disons un mot du *reboutage*. — Le *reboutage* n'a de raison d'être que dans les cas où des chirurgiens malavisés ont tenu trop longtemps immobiles les articulations atteintes d'entorse ou de contusion. Le massage forcé vient alors ranimer la vitalité des tissus engourdis et engorgés.

Traitons mieux les entorses, avec une immobilité relative de quelques jours seulement, suivie d'exercices modérés — et les rebouteurs ignorants, n'ayant plus à réparer nos bévues, resteront en présence de celles qu'ils commettent, à chaque instant, et tomberont bientôt en discrédit dans l'opinion publique.

Je tiens encore à faire une remarque au sujet des malheureux, atteints de blessures graves qui nécessitent les soins les plus prompts des chirurgiens.

Pourquoi, au lieu de faire transporter les patients du théâtre de l'accident jusqu'aux hôpitaux les plus proches, ne fait-on pas transporter les chirurgiens, avec leur petit arsenal thérapeutique, auprès de ces infortunés, chaque fois que cela est possible?

C'est une recommandation que je ne cesse d'adresser à nos administrations publiques, parce que j'ai la conviction d'avoir, pour ma part, sauvé la vie à un grand nombre de patients, qui auraient succombé aux grands délabrements dont ils étaient atteints, si je n'avais pris la peine d'aller, au plus vite, les amputer et les panser *sur place*, plutôt que de perdre un temps précieux en les faisant transporter, comme on le fait presque toujours, chez eux ou dans les hôpitaux.

N'oublions pas aussi d'insister ici sur l'abus que l'on fait trop souvent du genièvre chez les blessés, peu après l'accident.

Une petite quantité de liqueur alcoolique ne nuit certainement pas, mais une tasse d'excellent café chaud ou un verre de vieux vin valent infiniment mieux.

Une dernière remarque à propos de blessures. Ne vous amusez jamais à rechercher dans les profondeurs des tissus les balles qui ne peuvent être nettement senties sous vos doigts ou sous des pinces de chirurgien. Ces corps étrangers s'enkystent facilement dans la tête, dans la poitrine et dans le ventre, sans causer jamais le moindre inconvénient, par la suite, aux blessés. Je connais des douzaines d'individus qui gardent ces projectiles dans le corps depuis de longues années et qui vivent bien.

Hernies. — Dans les efforts musculaires même les plus légers, un accès de toux ou de rire, par exemple, il peut survenir une hernie, c'est-à-dire une issue subite d'une portion d'intestin à travers les anneaux sous-cutanés du ventre.

Dans un cas semblable, une douleur vive, accompagnée ou suivie du développement d'une tumeur du volume d'un œuf de pigeon, quelquefois d'un œuf de cane, appelle l'attention du blessé.

En attendant le chirurgien, à défaut d'un bandage spécial qu'on a rarement tout de suite à sa disposition, il faut se coucher, les talons haut, le bassin bas, et tenir la main sur la tumeur; ou plutôt y mettre de petites compresses de linge bien sec qu'on maintiendra en place avec une bande roulée autour du bassin, d'une part, et du pli de l'aine correspondant à la hernie, d'autre part, de manière que les deux anses forment un véritable *huit couché* (∞).

Un bandage ainsi fait permettrait au blessé de marcher et d'agir immédiatement après l'accident.

Lorsqu'une *hernie ancienne* vient à sortir brusquement de l'abdomen où elle était contenue au moyen d'un bandage, elle peut s'étrangler, si l'on ne parvient pas à la faire rentrer immédiatement.

Dans une circonstance aussi critique, on doit se coucher, le bassin plus bas que les jambes, et appliquer de nombreux et très chauds cataplasmes sur la tumeur même. Au bout d'une, de deux ou trois heures au plus, la hernie pourra presque toujours être facilement refoulée en place.

J'ai, par ce simple moyen, empêché bien des opérations sanglantes qui avaient paru inévitables à des praticiens expérimentés.

Brûlures. — Les brûlures peuvent être produites par des agents physiques ou par des agents chimiques.

Dans le premier cas, les désordres sont l'effet d'un excès de calorique; dans le second, outre un dégagement plus ou moins abondant de chaleur, il se fait des combinaisons spéciales, qui ont pour conséquence une détérioration plus ou moins profonde et rapide des tissus affectés. C'est ainsi que les acides énergiques, la chaux vive, la potasse caustique, l'azotate d'argent ou pierre infernale, agissent sur l'organisme vivant, en absorbant une partie de ses éléments, l'eau par exemple, et en comburant les autres.

Selon leurs degrés, les brûlures ont été divisées en plusieurs groupes, dont il nous suffit de retenir les suivants : *brûlures légères* avec conservation de l'épiderme à l'état de croûte parcheminée ou d'ampoules; *brûlures superficielles* ayant détruit et enlevé l'épiderme; *brûlures avec escarres* plus ou moins étendues et profondes.

Quant à leur siège, on peut distinguer :

1° Les brûlures du ventre et celles des autres parties extérieures du corps. Les premières sont les plus graves.

2° Les brûlures intérieures, telles que celles des voies respiratoires ou des voies digestives, qui peuvent être occasionnées par des fluides ou des liquides brûlants ou par des agents chimiques corrosifs.

Les soins à donner dans ces diverses circonstances doivent être divisés en *précautions* au moment où l'accident a lieu, et en *secours* quand l'accident est consommé.

Supposons qu'un gaz enflammé ou un jet de vapeurs cuisantes se dégage dans un endroit clos. Que faut-il faire ? Il faut se coucher à plat ventre et ramper ainsi pour gagner une issue.

Quand — ainsi que cela arrive si souvent de nos jours — le feu prend aux vêtements d'une femme, il faut qu'elle *reste immobile* et qu'elle *s'accroupisse* à l'instant, en appelant du secours.

Ce conseil est de la plus haute importance.

Je suis persuadé que si les malheureuses femmes dont les jupes flambent tout à coup gardaient leur sang-froid et *s'accroupissaient immédiatement*, au lieu de courir de ci, de là, elles arriveraient presque toujours à éteindre elles-mêmes les flammes qui les enveloppent.

Indépendamment de ces précautions, il en est encore une sur laquelle on ne pourrait trop insister :

Comment étouffe-t-on d'ordinaire le feu qui a pris aux vêtements d'une femme ? En la roulant dans une couverture, à terre, et en rejetant ainsi les flammes sur les chairs, surtout vers la région du ventre, où les brûlures sont plus graves que partout ailleurs.

Comment devrait-on faire ? Pour éviter les conséquences déplorables de cette mauvaise méthode, il faudrait s'empresser de placer entre les tissus enflammés et la peau un corps étranger quelconque : une couverture de lit, un tapis de table, un paletot d'homme, qui protégerait la femme pendant qu'à l'aide de linges jetés par-dessus ses vêtements on comprimerait et étoufferait les flammes.

— Quand les brûlures sont produites, voici comment on doit soigner les patients : on met dans une bouteille parties égales d'eau de chaux et d'huile d'olive ou de colza, on secoue vivement, et l'on enduit avec ce mélange, appelé *liniment oléo-calcaire*, toutes les parties contaminées.

Ce pansement doit être renouvelé souvent, *jusqu'à complète guérison* — sauf, dans certains cas particuliers assez rares, meilleur avis des hommes de l'art.

Ce remède s'applique à toutes les brûlures, dans tous les cas, pour tous les âges et dans toutes les régions du corps.

C'est le topique universel par excellence contre ces accidents; il tient lieu de tout autre et ne peut être avantageusement remplacé par aucun.

Rejetez donc tous les onguents de charlatan, tous les spécifiques de la pharmacie contre les brûlures, pour les remplacer par ce simple liniment d'huile et d'eau de chaux légère, qui mérite de devenir populaire et qui se trouve à la portée de tout le monde, à la campagne comme à la ville.

S'il y a des *ampoules* ou *vésicules* sur les points brûlés, n'y touchez pas.

De même, ne touchez pas aux escarres aussi longtemps qu'elles ne se détachent pas d'elles-mêmes.

Les *brûlures internes* sont excessivement graves.

J'ai vu des ouvriers qui avaient été enveloppés, les uns dans une atmosphère de flammes, et les autres dans une masse de vapeur d'eau bouillante, retourner tranquillement chez eux avec les apparences de la santé, se mettre au lit sans souffrance le soir, et s'éteindre par asphyxie au bout de deux ou trois jours, comme dans certains cas de choléra sec ou d'embolie cardiaque ou vasculaire.

Dans ces cas, on n'a d'autres ressources que de tenir les brûlés dans une atmosphère remplie de vapeurs aqueuses, allant de 16° à 20° centigrades selon les saisons, et de leur faire boire du café, du vin et des morceaux de glace.

Asphyxie. — L'*asphyxie* consiste dans le défaut d'air suffisant pour entretenir la respiration.

Elle est *primitive* quand le manque d'air est la cause directe de l'asphyxie, comme cela arrive chez les noyés, les pendus, etc...; et *consécutive* quand la respiration cesse, non par défaut d'air respirable, mais par la paralysie des organes thoraciques, ainsi que cela se présente dans les empoisonnements, la congélation, les convulsions, la syncope, etc.

Cette distinction est importante.

On a longtemps agité, dans la science, la question de savoir comment la mort se produit dans les cas d'asphyxie.

Est-ce le cœur, est-ce le cerveau, ou sont-ce les poumons qui, cessant de fonctionner, amènent la suppression des fonctions de tous les autres organes?

La question est complexe et n'a jamais été tranchée d'une manière générale et absolue.

Cependant, pour donner une bonne direction aux premiers secours qui doivent être appliqués dans les divers cas d'asphyxie, il est urgent de connaître si c'est vers les poumons, ou le cerveau, ou le cœur qu'il faut porter son attention et ses efforts.

L'expérience et la théorie m'ont conduit à admettre, à cet égard, les conclusions suivantes : dans l'*asphyxie primitive* ou directe, c'est-à-dire par défaut ou manque d'air respirable, que l'air oxygéné ait été ou non remplacé par des gaz impropres ou nuisibles à l'économie, la mort est due à la suppression des fonctions respiratoires par suite d'une congestion générale des poumons; dans l'*asphyxie consécutive* ou *indirecte,* autrement dite par paralysie des organes de la respiration, la mort provient de la disparition des vibrations nerveuses par suite d'une congestion ou d'une anémie profonde de la substance du cerveau.

Donc, dans les *asphyxies primitives,* il est nécessaire de chercher, de prime abord, à ranimer les fonctions pulmonaires; dans les *asphyxies consécutives,* au contraire, on doit, avant tout, s'attacher à réveiller le cerveau.

— Voyons d'abord quels sont les soins que réclament les asphyxiés de la première catégorie.

Le défaut ou le manque d'air respirable peut survenir dans bien des circonstances diverses.

Le larynx, ou la gorge, peut être obstrué par un corps étranger, comme cela se voit assez souvent chez les enfants et même chez les adultes.

Dans ce cas, il faut hardiment glisser l'index de la main droite ou de la gauche le long d'une joue et sur le côté de la langue; le plus profondément possible dans la gorge, puis ramener dans la bouche, avec le doigt formant crochet, les matières ou les objets qui mettent obstacle à la respiration. On ne doit pas craindre d'être mordu dans le cours de cette opération, le patient ne le pourrait pas; d'ailleurs, on peut avoir dans la main non occupée un corps dur, propre à être, au besoin, intercalé entre les dents.

La *strangulation*, la *pendaison*, la *submersion*, le passage dans des *régions atmosphériques trop élevées,* le séjour dans des endroits où *l'air est vicié* et confiné, par exemple dans des puits éboulés, des citernes, des fosses d'aisances, des galeries de mines mal ventilées, des appartements clos où se dégagent des gaz de charbon, dans les aires ou halles des fours à chaux, des fours à coke et des hauts fourneaux; telles sont les causes les plus ordinaires de l'asphyxie primitive ou directe.

Les premiers soins à donner, dans tous ces cas indistinctement, doivent tendre à ranimer les fonctions des poumons.

Pour cela, il faut introduire dans la poitrine de l'air pur et provoquer la respiration artificielle à l'aide d'un petit soufflet ou, faute de soufflet, en soulevant *les bras* du patient au-dessus de la tête et en les ramenant le long de la poitrine, alternativement, toutes les minutes.

On aide à l'action du soufflet, comme à celle des mouvements du thorax qui accompagnent l'élévation et l'abaissement alternatifs des bras, au moyen de pressions énergiques exercées sur les côtes pendant qu'un aide abaisse les bras ou durant les intervalles des injections d'air par le soufflet.

Le soufflet est, sans contredit, le procédé de respiration artificielle le plus avantageux, le plus sûr et le plus expéditif dans tous les cas possibles d'asphyxie. Il ne peut produire aucun accident, il doit être manié franchement, sans autre précaution que d'en introduire le bout entre les dents, de ne pas le plonger trop avant dans la bouche et de ne pas faire serrer les narines, comme beaucoup de médecins le recommandent à tort.

Chez un assez grand nombre de sujets asphyxiés par les gaz du charbon, j'ai obtenu des résultats inespérés, grâce à la respiration artificielle opérée au moyen d'un petit soufflet. J'en ai publié les cas les plus intéressants dans mon *Traité des maladies et des accidents des houilleurs.*

Dans cet ouvrage, j'ai même insisté beaucoup sur la nécessité de faire placer au fond des puits à charbon un ou plusieurs soufflets de petite dimension, et d'apprendre aux ouvriers la manière de s'en servir au besoin.

Pendant que deux ou trois personnes pratiquent la respiration artificielle comme je viens de le dire, il est indispensable que d'autres aides fassent sur le corps de l'asphyxié des *frictions rapides* et *énergiques.*

Comment faut-il exercer ces frictions? Avec la main ou un morceau de linge, et sans aucune espèce de liquide ni de baume. Pour être efficaces, ces frictions doivent être faites, avec la main ou de la flanelle, au sec, *excessivement rapides* en tous sens, très courtes et très vives, à la façon des sauvages qui veulent enflammer un morceau de bois.

On aura soin, en outre, d'entretenir autour des jambes et des pieds une douce *chaleur artificielle* au moyen de briques, de sable ou de bouteilles d'eau convenablement chauffés, jusqu'au moment où, la circulation étant rétablie, on aura la certitude qu'aucune congestion consécutive vers les poumons ni le cerveau n'est plus à redouter.

Quant à ces ingrédients qu'on a l'habitude de mettre sous le nez des asphyxiés : vinaigre, sels, aromates, ammoniaque, ils n'ont d'effet utile que lorsque la respiration naturelle commence à se rétablir. Ce sont de simples adjuvants, qu'on ne doit pas négliger de mettre en usage, mais sur l'action desquels il serait imprudent de trop compter si, pour y recourir, il fallait négliger l'emploi du *soufflet,* des *mouvements des bras* et des *frictions énergiques.*

Un dernier mot à propos de cette espèce d'accidents.

Quand un ouvrier est tombé au fond d'une citerne ou d'une galerie où l'air est profondément vicié, il faut, avant tout, aller le chercher et l'emporter dans un autre milieu, de même qu'il faut couper la corde d'un pendu avant d'essayer de le rappeler à la vie. On a imaginé, à cette fin, une foule d'appareils plus ou moins ingénieux et très utiles, mais qu'on ne possède pas toujours.

Voici alors comment on s'y prend : on lance dans la galerie ou la citerne un jet de vapeur ou une certaine quantité d'eau la plus chaude possible, qui détermine au sein de la masse gazeuse un ébranlement et un courant en vertu desquels les molécules malsaines sont chassées et remplacées par l'air extérieur. De son côté, le calorique dégagé par la vapeur ou l'eau chaude dilate, remue cette masse, et contribue aussi à l'assainissement rapide du foyer délétère.

Asphyxies consécutives. — A la rigueur, le nom d'asphyxie consécutive appliqué à des accidents tels que la syncope, les convulsions, la congélation, le choléra, les empoisonnements de toute espèce, les vastes brûlures extérieures, les brûlures internes et l'ivresse, semble passablement impropre. Cependant, au point de vue pratique, surtout en ce qui concerne les premiers soins à donner dans chacun de ces accidents — je dis accidents et non maladies, parce que, par leurs causes et leur nature, les asphyxies consécutives ont plus de rapports avec les accidents chirurgicaux qu'avec les affections pathologiques ordinaires — ils constituent un groupe ou plutôt une famille morbide bien définie, dont tous les sujets présentent les mêmes indications et réclament des moyens thérapeutiques analogues.

A l'*ivresse* poussée jusqu'à menace d'asphyxie par congestion pulmonaire ou encéphalique, il faut opposer la *chaleur artificielle*, spécialement autour de la *moitié inférieure du corps* : pieds, jambes, cuisses et ventre ; du café chaud à l'intérieur et des boissons ammoniacales.

Dans la période asphyxique des *vastes brûlures extérieures* et des *brûlures internes,* ainsi que dans le *choléra confirmé,* on doit employer également la *chaleur artificielle* autour du corps, le café chaud ou froid et des boissons ammoniacales, aromatiques ou vineuses.

Empoisonnements. — Lorsqu'il s'agit d'une personne *empoisonnée* soit par des substances minérales, soit par des matières organiques, il est inutile de perdre son temps à rechercher la nature du poison ingéré. La plupart des Traités d'hygiène et de médecine discourent longuement sur les diverses espèces de poisons minéraux, végétaux, acides, alcaloïdes, etc., pour aboutir à recommander toujours les mêmes soins dans tous les cas.

Le meilleur de tous les contre-poisons n'aura pas l'efficacité qu'on peut attendre, avec confiance, des moyens suivants, qui sont partout et en tous temps à la portée de chacun : gorger le sujet d'eau tiède ou froide et d'huile d'olive ou de beurre fondu non salé ; administrer aussitôt un vomitif, ou provoquer le vomissement en titillant le palais ; entourer le corps de chaleur artificielle ; faire prendre, après les premiers vomissements, du lait tiède ou des boissons gommeuses si le poison était constitué par une substance minérale caustique, un acide ou un alcali fort ; ou bien du café chaud et du vin de Bourgogne, si le poison était de nature végétale ou était constitué par des sels métalliques neutres, peu irritants, tels que certains composés d'arsenic, de mercure, de cuivre, de plomb, etc.

J'ai traité de cette manière diverses personnes et même des animaux, qui avaient été empoisonnés par l'arsenic, le phosphore, l'aconit, etc., et le succès le plus complet a répondu à mon attente, chaque fois que les premiers soins ne sont pas arrivés trop longtemps après l'ingestion et l'absorption dans l'économie des matières vénéneuses.

Congélation. — Lorsqu'on se trouve en présence d'un individu atteint de *congélation*, il ne faut pas trop vite désespérer de le ramener à la vie.

Je connais un vieillard qui a recouvré la santé, après avoir passé la nuit du 4 décembre 1875, depuis onze heures du soir jusqu'au lendemain à neuf heures du matin, inanimé, sans connaissance sur la neige, par une des gelées les plus intenses que nous ayons éprouvées.

La vie persiste longtemps dans certains organismes à la suite des *congélations* et de quelques asphyxies primitives, telles que celles qui sont produites par la submersion dans l'eau ou par le séjour dans les gaz émanant de la combustion du charbon.

Il faut donc insister longtemps, dans tous ces cas, sur les soins que l'on prête aux patients, et ne croire à la mort réelle que lorsque des signes certains de décomposition se manifestent.

On recommande avec raison de ne pas réchauffer trop rapidement les sujets glacés par le froid. Il pourrait en résulter des congestions et des réactions, qui compromettraient de nouveau la vie qu'on aurait momentanément sauvée.

Les frictions sèches, l'entretien d'une douce chaleur artificielle autour du corps avec des couvertures de laine, du sable bien chauffé, des briques ou de l'eau très chaudes, quelques boissons cordiales, le café et le vin principalement, qui constituent les excitants les plus sains, les plus inoffensifs et les plus efficaces : telles sont les ressources précieuses que chacun trouve partout à sa disposition et peut employer, avec confiance et persévérance, dans tous les cas de congélation.

Convulsions. — Cet accident si subit et si fréquent dans le jeune âge, qui fait l'effroi des mères et dont le triste spectacle émeut les hommes les plus endurcis, mérite d'arrêter un instant notre attention : nous en avons déjà parlé, mais il convient d'y revenir ici.

Voici tout ce que je fais pour combattre les convulsions des enfants, quelles qu'en soient les causes : dentition laborieuse, constipation accidentelle, congestions viscérales, début d'une fièvre éruptive, etc. Je débarrasse le baby de ses langes ou de ses vêtements, je l'enveloppe dans de la flanelle et je lui fais passer ou lui passe moi-même un, deux ou trois lavements composés d'eau et d'huile d'olive, mélange auquel on peut ajouter une cuillerée à café de sel de cuisine.

En même temps, je fais venir des cataplasmes très chauds avec lesquels j'enveloppe chacun de ses pieds, et je lui administre quelques cuillerées à dessert de sirop de rhubarbe.

Il y a vingt-cinq ans que je traite de cette manière simple, à la portée de tout le monde et qui ne peut jamais offrir d'inconvénients en aucune circonstance, tous les enfants atteints de convulsions, et j'ai toujours eu la satisfaction de triompher de ce mal plus effrayant que dangereux, si, bien entendu, un médecin maladroit ou des matrones ignorantes ne se mettent de la partie.

Chez les adultes les *convulsions* ou, comme on dit plus généralement, les *attaques de nerfs*, réclament les mêmes soins que chez les enfants.

Dans les cas très graves, spécialement chez les épileptiques, les hystériques et les visionnaires qui tombent en extase, quand il y a lieu de craindre une asphyxie consécutive prochaine, il faut s'empresser d'appliquer au creux de l'estomac la tête d'un marteau qui aura été préalablement plongée dans l'eau bouillante.

Ce puissant et rapide révulsif m'a rendu d'excellents services dans diverses circonstances délicates où il n'y avait pas de temps à perdre.

On doit se garder de contenir de force les sujets atteints de convulsions; il faut, au contraire, leur laisser la liberté entière de tous leurs mouvements, en veillant seulement à ce qu'ils ne puissent se blesser.

Syncope. — Cet accident est extrêmement fréquent et beaucoup plus sérieux qu'on le croit.

Sous l'influence d'une violente secousse physique ou morale, quelquefois d'un simple dérangement de la santé, le cœur cesse tout à coup de battre; le sang, qui obéit comme tous les corps solides et fluides aux lois de la pesanteur, n'étant plus chassé par les contractions cardiaques, descend rapidement du cerveau et engorge les veines pulmonaires. Qu'arrive-t-il alors? L'encéphale, privé du liquide qui le stimule, cesse de produire les réactions chimiques qui font vibrer les nerfs; la vue se trouble, les oreilles tintent, la tête s'affaisse, tous les muscles se relâchent et le sujet *tombe en syncope.*

S'il a le bonheur de tomber par terre, il est sauvé; le remède est à côté du mal. En effet, dans la position horizontale du corps, le sang, qui était descendu sur la poitrine, reflue plus ou moins vite vers la tête, revient au cerveau, et, comme le liquide acidulé qui arrive en contact avec une pile galvanique, il fait jaillir le choc électrique ou plutôt la vibration des cellules et fibres nerveuses, origine et principe unique de l'existence des êtres organisés.

Mais si, au contraire, le sujet a le malheur de tomber dans les bras d'un parent ou d'un ami attentif, qui ne connaît rien des soins à donner en pareil cas, il court grand risque de mourir. En effet, la syncope est presque toujours mortelle, si l'on s'obstine à tenir les personnes qui sont dans cet état debout ou assises, la tête plus élevée que la poitrine. Les sels, les stimulants, les excitants les plus énergiques sont alors de simples palliatifs, qu entretiennent un souffle de vie, mais qui ne l'empêcheront pas toujours de s'éteindre complètement. Tous les praticiens ont rencontré dans leur carrière de nombreux cas de *mort subite*, qui n'ont eu d'autres causes qu'une syncope soignée par des ignorants.

Ainsi, chaque fois que nous voyons une personne qui éprouve un malaise subit, qui s'affaisse sur elle-même, nous devons *toujours* commencer par la laisser étendue de son long à terre, si elle y est déjà, ou l'y mettre immédiatement, si elle est assise sur une chaise ou appuyée sur un meuble, ou soutenue par des mains amies.

Après cela, on prend un verre d'eau fraîche et on lui en jette le contenu, vivement et de haut, en pleine figure, de manière que le liquide frappe à la fois les lèvres et l'intérieur des narines. Cela suffit. Quelques frictions, des tapotements sur la poitrine, une ou deux secousses brusques, imprimées à tout le corps, achèveront d'éveiller les sens.

Pas n'est besoin d'avoir sous la main du vinaigre, ou des essences, pour soigner et guérir les sujets en syncope.

Accidents professionnels. — Toutes les professions ont leurs inconvénients spéciaux. Personne n'est content de son état; on connaît tous les ennuis de celui qu'on exerce, pas ceux des autres.

Chaque profession prédispose l'organisme de ceux qui s'y adonnent à certaines infirmités plus ou moins sérieuses, qui constituent ce que nous appelons : les *maladies professionnelles.*

Mais, en fait d'accidents subits proprement dits, il n'en est pas un qui soit exclusivement propre à une seule profession.

L'ardoisier peut tomber du haut d'un toit; mais on voit plus de domestiques tomber par mégarde des fenêtres qu'ils nettoient, que d'ardoisiers tomber des toits. Il n'y a pas que sur les champs de bataille des plaies d'armes à feu. Les marins courent risque de se noyer; mais que de noyés qui n'étaient pas marins !

Cependant il est deux accidents subits qui pourraient faire admettre une exception à la règle que nous venons de poser : les *peintres* sont sujets aux *coliques de plomb*, et les *débardeurs* qui travaillent dans les eaux fangeuses à des *plaies aux jambes*.

Les *coliques de plomb* doivent être combattues comme tous les autres empoisonnements. Seulement, comme la substance toxique, chez les peintres, a été absorbée petit à petit et ne se trouve plus dans l'estomac au moment où les coliques surviennent, les vomitifs ne sont pas nécessaires. On les remplace avantageusement par des purgatifs huileux. Du reste, chaleur artificielle, bon café, boissons chaudes, aromatiques ou ammoniacales, comme dans les autres espèces d'intoxication.

Mais ajoutons que si *les peintres se lavaient soigneusement les mains* avant de manger, ils se préserveraient facilement de cet accident ou plutôt de cette *maladie professionnelle*.

Les *débardeurs, maçons* et autres ouvriers qui travaillent dans des mares contenant des détritus organiques, sont exposés à des éruptions douloureuses des jambes et des bras qu'il faut soigner de la même manière que les brûlures : par le liniment d'huile et d'eau de chaux. Et comme il leur serait facile, pourtant, d'empêcher les atteintes de ce mal, accidentel plutôt que professionnel, si, avant de descendre dans les mares infectes, ils prenaient simplement la peine de mettre des... *guêtres !*

Maladies professionnelles. — On trouvera dans la *Seconde partie* l'histoire de toutes les maladies particulières que peuvent occasionner les diverses professions.

MALADIES DE L'AGE DE RETOUR OU DE DÉCLIN.

Les affections qui se manifestent le plus spécialement vers l'âge de retour sont les *bronchites chroniques* ou catarrhes des bronches, l'*asthme*, les *lésions organiques du cœur* et du *cerveau*.

DIXIÈME CHAPITRE.

VIEILLESSE.

On l'a dit avant nous : la jeunesse, c'est le printemps ; la vieillesse, c'est l'hiver, la saison rude et triste des frimas. Et cependant, n'assombrissons pas le tableau de nos derniers jours. Il n'y a pas que des épines et des rhumatismes, des rides et des tics, des souffrances et des paralysies, des appréhensions et des regrets, dans les périodes ultimes de la vie. Les sens sont moins vifs, mais non éteints ; les impressions moins profondes, mais non complètement dénuées de douceur.

Les vieillards se sentent vivre et aiment à vivre : preuve que leur existence n'est pas un martyre.

Voyons en quoi doit consister l'*art de vivre* à partir de la soixante-cinquième année.

Et d'abord, restituons à l'hygiène cette maxime que certaines sectes philosophiques lui ont dérobée : *Telle vie, telle fin.*

Une verte vieillesse est le couronnement d'une vie sage.

Ne sait-on pas, par exemple, que la plupart des débauchés meurent jeunes, ou tombent, de bonne heure, dans un état de décrépitude cachectique qui peut se prolonger assez longtemps, mais qui semble n'être qu'une lente agonie ; et que les caractères vicieux, les hommes pervers, ont généralement une existence agitée, pleine de soucis et d'insomnies, qui les prédispose à diverses altérations graves des humeurs et du sang ?

On a souvent comparé la vieillesse à l'enfance, parce qu'on supposait une certaine analogie entre ces âges extrêmes sous le rapport de la faiblesse organique et de l'impuissance fonctionnelle. Rien n'est moins fondé. Autant vaudrait comparer une page de papier blanc, vierge d'encre, avec un manuscrit, jauni par le temps et surchargé de ratures.

Tout est neuf, tout est sensation, tout est excitant pour l'enfant.

Ses tissus sont mous, abreuvés de sucs plastiques. Il absorbe par tous les pores le soleil qui le réchauffe, l'air qu'il respire et la terre qu'il mange sous des espèces diverses.

Chez le vieillard, les sens sont émoussés, la peau est sèche, la circulation du sang difficile, la digestion lente et le système nerveux indolent. Tout s'émousse peu à peu, il se flétrit, les os deviennent cassants et les muscles raides. Les sécrétions diminuent, changent de nature ou se tarissent. Les cheveux et les dents tombent. L'échine se courbe ou se rapetisse. Le poids du corps diminue de jour en jour, tandis que les jambes ont de plus en plus de peine à le supporter. La voix chevrote et faiblit. La mémoire perd de son étendue, l'esprit de sa vivacité, le sentiment de son expansion. Seul l'amour de soi ou l'instinct de conservation survit dans toute son intégrité et lutte encore pour l'existence avec la ténacité du marin qui s'attache aux épaves du naufrage.

Dans de semblables conditions comment doit-on vivre?

Les vieillards ont besoin de beaucoup de repos. Ils dorment peu, mais ils se délassent au lit. Aimant à se coucher tôt, ils se lèvent facilement le matin.

Partons de là.

A l'âge de 65 ans environ, levez-vous de 5 à 7 heures du matin, en été, de 6 à 8 heures, en hiver. Prenez une petite tasse de café au lait légèrement sucré, froid pendant les chaleurs, tiède en toute autre saison. Faites votre toilette, toujours à l'*eau dégourdie*, en tous temps; et habillez-vous plus ou moins, selon la température régnante.

Marchez et prenez l'air pendant 5, 10 ou 15 minutes au plus, soit dans vos appartements, soit au jardin, soit dans la rue. Si, pendant ce temps, le besoin d'une selle ne s'est pas fait sentir, passez-vous un lavement d'eau et d'huile.

On arrive ainsi à 7 ou 8 heures du matin, moment du déjeuner, composé de pain, lait, café, chocolat, œufs à la coque à peine cuits, fruits, confitures, au choix, selon les goûts, les saisons et les ressources pécuniaires.

De 9 heures à midi : exercices divers, travaux professionnels, surveillance dans les ateliers ou les bureaux, lecture, écriture, calcul, jardinage, selon ses aptitudes, ses forces et ses besoins.

A midi : distractions agréables, causeries, en attendant le dîner, le repas principal.

Chacun dîne, selon sa condition, de ceci ou de cela. Seulement, le vieillard ne doit pas ignorer que les viandes grillées, saignantes, noires, le gibier de haut goût, ne lui conviennent pas, et parce qu'il n'a plus d'excellentes dents, et parce que les fonctions de l'estomac sont plus laborieuses. Il en est de même des légumes crus, des salades.

Hors cela, il peut manger de tout en découpant *très finement* ses aliments, et les mâchant longuement avant d'avaler.

En fait de boissons, l'eau, la bière du pays et les vins jeunes doivent être préférés à toutes les autres.

Immédiatement après le dîner, calme physique et moral pendant une heure, soit qu'on se promène, soit que l'on cause, soit qu'on s'occupe de futilités.

Cette remarque s'applique à toute la vie. Quiconque, jeune ou vieux, se livre à un exercice corporel ou intellectuel tant soit peu pénible, immédiatement après un repas ordinaire, court risque de contracter une indigestion spéciale, que j'ai souvent comparée au mal de mer. La secousse mécanique de l'estomac avant que les aliments se soient bien mélangés et réduits en pâte ou pulpe homogène, provoque des contractions anormales dans ce viscère, à la suite desquelles les aliments sont ou vomis ou propulsés prématurément dans les intestins.

Dans un cas comme dans l'autre, il y a indigestion ou fausse digestion, complète ou incomplète, qui peut devenir grave chez les vieilles gens.

L'après-dînée sera consacrée aux visites, promenades, ou occupations journalières.

A 6 heures, troisième et dernier repas, obligatoirement frugal, analogue au déjeuner plutôt qu'au dîner.

Une fois par jour de la viande, quelquefois du poisson, telle doit être la règle stricte des menus de la vieillesse, surtout après 75 ans.

La soirée, hiver comme été, sera courte et employée à des jeux ou des amusements divers.

Enfin, couchez-vous de 9 à 10 heures au plus tard.

Il va de soi que cette règle de vie ne doit pas être suivie tous les jours, de point en point.

C'est plutôt là une formule générale, un modèle, un idéal, que chacun cherchera à réaliser le plus possible, sans s'astreindre à faire de son corps une machine de précision dont tous les mouvements seraient invariablement répétés à des heures déterminées.

Le vieillard n'a que deux ennemis redoutables : le *froid* et la *constipation.*

Il en aurait un troisième, non moins terrible, si, privé d'une compagne de son âge, il avait l'imprudence d'en choisir une à laquelle il voudrait apporter un regain de jeunesse.

Le *froid* rigoureux des hivers, les transitions brusques du printemps, les fraîcheurs nocturnes de l'automne, tuent impitoyablement les vieillards qui n'ont pas la précaution de se garantir par de chauds vêtements, le jour, et de bonnes couvertures, la nuit. Les bronchites, les fluxions de poitrine, en apparence les plus légères, réclament, à cet âge, des soins prompts, actifs et prolongés, de la part des praticiens les plus expérimentés.

Redisons, répétons à satiété que la *constipation* occasionne des rétentions d'urine, des engorgements de la prostate et du foie, des congestions du cerveau et du cœur. Cette affection est une infirmité exclusivement humaine, résultant de nos usages, de nos préjugés. C'est le fait d'une mauvaise habitude, qui date de la plus tendre enfance, grâce aux gronderies maladroites des bonnes ou des mamans chaque fois que les bambins se soulagent incongrûment. Les animaux à l'état de liberté ne présentent jamais de constipation réelle parce qu'ils ne sont pas esclaves des convenances sociales de leurs maîtres.

Faut-il que nous enfreignions ces convenances ?

Nullement. Mais on doit tourner la difficulté dans toutes les circonstances possibles, en cherchant des prétextes honnêtes pour s'éclipser un instant afin de se rendre aux vœux et de se conformer aux lois de la nature.

Tout le monde, vieillards, enfants, adolescents et adultes, doit avoir au moins une *garde-robe suffisante* dans les vingt-quatre heures. Dans le cas où cette évacuation ne vient pas naturellement, il est nécessaire de la provoquer, même tous les jours, même durant de longues années, toute la vie s'il le faut, par des lavements, ou, de temps en temps, par des eaux minérales laxatives ou un peu de sirop de rhubarbe; mais jamais au moyen des pilules d'aloès que prônent les marchands de spécifiques.

Les bains froids, les douches et lotions froides seront complètement interdits aux personnes âgées. Mais on leur recommandera une douce gymnastique, et principalement la marche lente et des travaux manuels qui exercent tous les muscles et les organes des sens.

Le vieillard doit avoir un fonds de bonne humeur. Il faut qu'il descende résolument en sage et en philosophe la pente de la vie, à reculons; c'est-à-dire qu'au lieu de se préoccuper de l'avenir, il doit lui tourner le dos pour jouir du présent et se revoir dans le passé. Il arrivera de cette manière à l'heure suprême, tout doucement, comme un voyageur atteignant le terme de son voyage.

Après une longue et laborieuse carrière, il s'effacera, comme tout s'efface, dans la pénombre d'une nuit naissante : l'horizon se restreint, la lumière s'affaiblit, tous les objets prennent une teinte uniforme et des contours sans reliefs, le silence se fait de plus en plus profond. C'est le soir d'un beau jour, qui n'aura pas de lendemain.

COMMENT ON DOIT VIEILLIR.

La vie est courte, disent les vieillards. Les jeunes gens ne partagent pas cet avis. A 18 ans, par exemple, quelle longue perspective s'ouvre devant l'imagination ! Et, de fait, jusqu'à la période du déclin, que d'événements se sont, depuis notre enfance, déroulés devant nos yeux, dans notre intérieur aussi bien que dans le reste du monde !

On s'est assis, de longues heures, sur les bancs de l'école attendant les jours de congés et de vacances, toujours si lents à venir. On s'est épris des plaisirs, on a cédé aux aspirations du cœur; on a lutté pour se créer une position. Le mariage, les enfants, la concurrence sociale ont accaparé nos soucis, nos rêves, nos pensers de chaque jour.

Quand, vieillissant, on se reporte à ces âges privilégiés d'autrefois, et qu'on se remémore les impressions, les désirs, les projets, qui se succédaient, alors, dans nos esprits, on est frappé de ce fait que la distance qui sépare les différentes époques de la vie paraissait si longue quand elle était à parcourir, et semble si brève dès qu'elle est franchie.

Ces retours sur le passé ont l'avantage de nous rappeler bien plus vivement nos luttes, nos déceptions, nos souffrances, nos douleurs intimes, que les courts instants de joie, de succès et de bonheur que nous avons éprouvés.

On se déshabitue ainsi, peu à peu, de la vie, qui finit par sembler monotone et insipide.

Le monde tourne dans un véritable cercle vicieux. Tout change et se transforme sans cesse, mais, au fond, c'est toujours la même chose. Le soleil, impassible comme toute gangue en fusion, se lève ou se couche, sur les berceaux comme sur les tombes, avec la régularité d'un pendule qui obéit aux lois fatales de l'attraction.

Dans le cours de notre carrière, nous assistons à un spectacle étrange, curieux, imposant, grandiose : les événements se succèdent autour de nous, des millions d'existences naissent et meurent, les sociétés humaines s'organisent ou s'effondrent sur différents points du globe, les sciences progressent, l'intelligence embrasse un horizon de plus en plus vaste, le mécanisme de la vie universelle est mieux conçu, mieux compris et mieux expliqué. Mais, en définitive, nous sommes continuellement soumis aux mêmes nécessités fonctionnelles. On mange, on boit, on dort de la même manière, aux mêmes intervalles, tous les jours. Et à l'heure où les sensations perdent de leur activité et les organes de leur puissance, tandis qu'on devient de plus en plus indifférent à ce nouveau qui se renouvelle incessamment dans toute la nature, on se fatigue de cette perpétuelle périodicité qui nous emporte, et qui nous ramène toujours les mêmes désirs et les mêmes besoins, dans chacune de nos journées et au retour de chaque saison.

Gardons-nous bien de confondre cette déshabitude graduelle de la vie résultant des soucis passés, avec le *dégoût de la vie* dont sont pris les blasés, les déclassés et les mélancoliques — c'est-à-dire, en un mot, les *malades* par abus de stimulus sensoriel — de toutes les époques.

Chez le vieillard, il y a, dans ses soucis et ses regrets, plus de
résignation philosophique que d'amertume et de désespérance.
Chez les spléniques, au contraire, il existe un vice fonctionnel et
un état morbide, caractérisés par des sensations bizarres, sinistres,
lugubres, dont cependant on peut triompher au moyen de l'hygiène et de la gymnastique, ou par le travail régulier. L'homme,
désabusé du monde par une longue expérience, se laisse vivre au
courant des années; le malheureux fourvoyé, désillusionné, décou-
ragé par des excès ou des irrégularités de toute nature, est porté
au suicide.

Si le passé, vu à travers nos vieux souvenirs, n'est guère qu'un
fourré plein de ronces et d'épines, traversé durant une chaude
journée, et sur lequel on porte un dernier regard de soulagement
et de tristesse, avant de s'engager dans le vague de la campagne
aux abords de la nuit, le présent apparaît aux gens vieillis comme
une cohue ou une salle de spectacle, vues de loin, dans un clair-
obscur, où tout le monde se démène, gesticule, siffle, applaudit,
mais d'où nulle perception nette n'arrive ni à l'oreille ni aux yeux.
Les impressions sensorielles sont de moins en moins vives et
nettes, et, d'autre part, le sentiment de malaise ou de fatigue qui
succède à toute sensation de longue durée, par exemple après un
repas copieux, se prononce de plus en plus.

Chose remarquable, plus on avance en âge, dans les dernières
périodes de l'existence, plus les sens s'émoussent, mais plus aussi
se développe l'expression de lassitude, de regret, qui suit leur
excitation prolongée ou tant soit peu énergique, et qui est la conséquence de l'ébranlement successif des nerfs sensoriels ou
moteurs.

Les hygiénistes et les moralistes, suivant nous, n'ont pas assez
tenu compte de ce fait physiologique.

Pour notre part, nous le considérons comme le correctif le plus
efficace des entraînements passionnels, dans toutes les conditions
et toutes les circonstances de la vie. L'individu qui a bu outre
mesure et qui se trouve sous le coup d'une indigestion, ne devrait-
il pas se promettre d'être plus sobre à l'avenir? Et ne tiendrait-il
pas sa promesse s'il réfléchissait de temps en temps aux conséquences de l'ivresse?... Les jeunes gens qui apprennent à fumer

ne sont-ils pas sujets à des incommodités pénibles, bien faites pour les engager à renoncer à cette habitude!

Tous les excès fonctionnels, toutes les excitations sensorielles, vives ou prolongées, les plus naturelles même, laissent derrière eux un état d'énervement, qui nous inciterait à la modération et à la sagesse, si nous y prêtions attention.

Qui viderait la coupe des plaisirs, s'il savait que le fiel est au fond?.... Et nous savons, par expérience, qu'après nous être abandonnés à la fougue de nos passions, nous n'éprouvons plus immédiatement après qu'amertumes, dégoûts, défaillances physiques et morales!

Les anciens, dans leur langage réaliste, exprimaient cette vérité par un adage d'une grande crudité, mais d'une extrême justesse : *Omne animal triste post coïtum.*

C'est surtout chez le vieillard que les moindres excès dans la marche ou dans les plaisirs et les simples écarts de régime sont suivis de longs et pénibles malaises, qui doivent être pour lui, non seulement un correctif, mais un avertissement.

Dans le présent, si vide et si terne, comme dans ses souvenirs, qui s'évanouissent un à un, il ne trouve donc plus rien qui l'attache fermement à la vie.

Cependant il tient à vivre encore.

Il ne se fait plus d'illusion; il n'embrasse plus, dans ses perspectives d'avenir, de grandes périodes; il se contente de désirer voir encore se lever le soleil, dans le cours de la saison prochaine : mais l'existence lui est toujours chère.

En 1852, il y avait à l'hôpital de Bavière (Liège) une botteresse centenaire, atteinte d'une affection légère. L'hiver étant rigoureux, je la retins dans l'établissement après sa guérison, pour lui permettre de gagner le printemps de 1853. Elle ne croyait pas en Dieu : « Je ne le connais pas, je ne l'ai jamais vu », disait-elle. Mais elle me considérait comme le dispensateur suprême de ses derniers jours. Elle avait conservé sa lucidité d'esprit. Elle n'était pas exigeante, elle me demandait seulement de la faire vivre encore une quinzaine! Il eût fallu la voir et l'entendre, au terme de ses deux semaines, réclamer à mains jointes dans son langage pittoresque : « Encore, ben âmé, une petite nouvelle quinzaine! » Et quelle joie, quelles bénédictions, quand, oracle de la destinée, je laissais tomber gravement ces mots fatidiques : « Madame, vous vivrez encore plus de quinze jours ! »

Cette brave centenaire se serait laissé couper un bras pour obtenir sa quinzaine !

Cet amour de la vie à un âge aussi avancé et dans de pareilles conditions sociales, semble étrange à quiconque ne s'aperçoit pas que ce sentiment est naturel, inné, inféodé à la matière qui forme l'économie humaine. Il est le fait de l'amour de soi, de l'égoïsme, autrement dit : de l'attraction, propre à tout être, organisé ou non.

L'enfant comme l'animal, comme le cristal, n'a d'autre instinct, d'autre passion que l'égoïsme qui le porte à s'approprier tout ce qui est conforme à sa nature. Les sentiments altruistes naissent et se développent par l'éducation et par l'exemple, ainsi que nous l'avons dit. Mais, vers la fin de ses jours, l'homme défaillant, dont les sens et les perceptions s'amoindrissent de plus en plus et dont les concepts perdent de leur activité et de leur lucidité, s'isole, se détache chaque jour davantage du monde extérieur et surtout du tourbillon social au sein duquel il a joué un rôle personnel ; il ne voit, il ne sent plus de la même manière qu'autrefois les phénomènes de la nature ni les incidents de la vie publique ; il se replie et se concentre en lui-même. Ses facultés acquises disparaissent insensiblement ; et il ne lui reste plus guère que cette propriété attractive, cet égoïsme natif, qui constitue l'essence de la matière dont il est pétri.

Voilà comment et pourquoi le vieillard le plus décrépit, l'infirme le plus cacochyme, tiennent tant à vivre, même au prix des plus grands sacrifices, tandis que, dans l'exaltation des sentiments altruistes les plus purs ou les plus pervers, une foule de sujets jeunes, vigoureux, n'hésitent pas à sacrifier leur vie pour la patrie, pour l'amour, pour la gloire ; ou pour éviter la honte, le déshonneur, la misère ; ou pour satisfaire leurs passions désordonnées, en dépit de tous les avertissements.

Ainsi s'écoule et s'évanouit doucement, progressivement, la dernière période de la carrière humaine, chez les sujets dont l'esprit n'est pas obsédé par les transes et les anxiétés de « l'au delà de ce monde. »

On s'éteint peu à peu dans une indolente décrépitude, geignant sans souffrir, souffrant sans le sentir, mais *à la condition* que cette défaillance successive de l'organisme ne soit pas compliquée des sinistres appréhensions de « *la vie future* », rêvée par les poètes et promise par les prêtres de tous les temps.

MALADIES DE LA VIEILLESSE.

Les maladies principales de la vieillesse sont celles de l'âge de déclin, enracinées, aggravées.

Nous n'avons plus rien à en dire.

Seulement, redisons-le pour la dernière fois : la *sobriété*, le *régime* à peu près exclusivement *végétarien*, l'*usage modéré* des eaux minérales alcalines et laxatives, le soin de tenir le ventre libre avec les clystères au besoin, aideront le vieillard à vivre, et à bien vivre, sans les accès de mélancolie et d'hypocondrie qui ne viennent surprendre que les gourmands, les constipés et les imbéciles.

Mais on ne pourrait trop répéter qu'il n'y a pas d'affections insignifiantes chez les vieillards : un vertige, un accès de suffocation, une crampe aux jambes, un point de côté, un mal de tête si léger qu'il paraisse, doit appeler l'attention du patient et de son médecin.

On dira : Vivre ainsi, autant mourir !

Mais ce n'est pas le vieillard qui tient ce langage.

Nous avons dit et chacun sait combien il aime à vivre, il se raccroche avec tant de bonheur à tout ce qui peut l'aider à végéter encore quelques jours ! Il a souci de sa santé, il se préoccupe de ce qui peut lui être utile ou nuisible.

Tant mieux pour lui : ces soucis et ces préoccupations sont un aliment, une distraction, pour son cerveau défaillant.

Il pense à son frêle organisme qu'il dorlote et ne se soucie plus guère du reste du monde. Son domaine social se réduit au cercle de ses besoins peu nombreux. Et que ne fait-il pas pour continuer à garder cette santé délicate, cette machine chancelante ! Mourir ainsi, c'est s'éteindre doucement.

AGONIE ET MORT.

La mort frappe tous les âges, tantôt soudainement, tantôt après une maladie plus ou moins longue.

On nomme *agonie* le moment extrême de la vie où la mort paraît imminente, inévitablement prochaine. C'est une période cruelle autant pour les assistants que pour les patients. Elle dure de quelques heures à quelques jours. Quelquefois, malgré les plus sinistres symptômes, après une agonie réelle, le moribond revient à la vie, pour un temps plus ou moins long. Tous les médecins ont constaté des faits semblables. Il ne faut donc pas abandonner à eux-mêmes les agonisants ; au contraire, c'est l'instant où l'on doit redoubler, autour de ceux qu'on a aimés, de soins et d'attentions.

Et cela pour deux raisons décisives.

Comme je viens de le dire, l'agonie n'est pas toujours nécessairement suivie de mort. C'est ainsi que, pour ma part, j'ai publié un travail intitulé : *Traitement de l'agonie*, où j'ai résumé les principaux soins à donner dans cette période si critique des maladies et des accidents graves.

D'un autre côté, le patient, durant l'agonie, n'a pas toujours complètement perdu l'usage de ses sens ni de ses facultés. La voix peut être éteinte, mais l'ouïe persiste souvent jusqu'à la dernière seconde, et reste quelquefois très fine. Les sensations semblent abolies, mais le cerveau palpite et *pense*.

En présence de cet état, quels sont les devoirs des familles? Quelle conduite ont à tenir les assistants? Ne leur est-il pas impérieusement prescrit d'adoucir, de toutes façons, les souffrances corporelles du moribond, et d'occuper, de distraire, de réconforter son esprit par d'affectueuses et agréables paroles, par tous les témoignages d'une sollicitude tendre et ferme, qui jettent des lueurs d'espérance et des rayonnements de souvenirs jusque dans les affres finales de la mort? Au lieu de laisser geindre les agonisants sur leur couche, sans mot dire, au lieu de se tenir à l'écart, loin d'eux, pour pleurer, il faut les entourer, leur parler, leur sourire, leur dire des choses qu'ils aimaient à entendre, leur passer un linge doux, aromatisé, sur la figure, leur faire comprendre et sentir enfin que des mains amies sont là pour les soutenir, pour les protéger, pour les aider à vivre encore!... Pas un mot de tristesse, pas une larme de désespérance.

Que celui dont le cœur se gonfle et la voix sanglote se retire un instant pour céder la place à d'autres assistants, momentanément moins émus, et pour revenir après avoir recouvré un peu de calme et de sang-froid.

Voilà comment on doit aider à mourir ses parents, ses proches, ses amis, toute l'humanité.

Qu'on évite donc avec grand soin de déployer devant des moribonds les appareils lugubres, les entretiens funèbres, tout le sinistre cérémonial de certains rites religieux.

On ne pourrait concevoir tout ce que l'administration inintelligente de ce qu'on appelle les *derniers sacrements*, chez les chrétiens, a causé de tortures, d'angoisses et de désespoir aux malheureux agonisants. Que de fois après avoir quitté, le soir, un moribond, jeune ou vieux, qui semblait attendre en souriant, épanoui, calme, heureux, le lever de son dernier soleil, je l'ai revu, le lendemain, la figure consternée, inquiète, le corps agité, fiévreux, refusant tout secours et toute consolation!

Nous avons évité, dans cette revue hygiénique de la vie humaine, tout ce qui a rapport à l'influence sur la santé et les mœurs, tant privées que publiques, de nos dissensions politiques et de nos pratiques religieuses. Nous nous dispenserons donc de parler ici plus longuement de l'effet déplorable des cérémonies religieuses sur l'esprit des moribonds.

Bornons-nous à insister sur l'importante question des *derniers soins*, dont ils doivent être l'objet.

L'*agonie*, on le sait, est la dernière phase de la plupart des maladies qui ont une terminaison funeste. On la considère généralement, et non sans raison, comme le dernier spasme de l'organisme aux abois, la dernière étincelle de vie, l'avant-coureur certain de la mort.

Quand ce sinistre signe d'une fin prochaine vient à se manifester, il semble que toute lutte soit devenue inutile, que tout secours soit impuissant, que tout effort de conservation soit complètement inefficace. Alors, le moribond attend l'heure suprême, tantôt avec une angoisse poignante, indicible, tantôt dans un état de somnolence précurseur de l'éternel sommeil. Alors, la famille se recueille et se prépare à supporter le coup dont elle va bientôt être frappée, et le médecin, désarmé, assiste impassible, quoique profondément ému et remué jusqu'au fond des entrailles, à ce douloureux sacrifice qui s'accomplit malgré les efforts qu'il a faits pour le conjurer.

Mais la mort n'est pas toujours précédée de l'agonie. Cette période ultime de la grande lutte que l'économie humaine soutient contre les nombreux éléments qui tendent à la détruire, manque évidemment chaque fois que les forces vitales sont subitement enrayées, diminuées ou abolies par un agent extérieur ou par une cause interne.

D'un autre côté, il est des états morbides, fréquemment mais non nécessairement mortels, dans lesquels l'agonie constitue parfois la période principale, parfois la période la plus longue, de l'affection ou de l'accident qui s'est produit, soit au milieu de la santé, soit dans le cours d'une maladie plus ou moins grave.

Ainsi, beaucoup de *nouveau-nés* présentent un état de *mort apparente* analogue à celui qu'offrent la plupart des *asphyxiés* par submersion, éboulements, air vicié, etc.

Les *convulsions*, le *croup*, certains *empoisonnements*, les *accidents* et les *hémorragies* graves, la *syncope*, l'*asthme*, le *choléra* et d'autres affections, aiguës ou chroniques, présentent parfois aussi, soit d'emblée, soit très rapidement, cet état de *mort apparente* ou prochaine, dans lequel trop souvent bien des médecins eux-mêmes n'osent plus rien tenter, par la crainte qu'en cas d'insuccès de leurs efforts le public ne les accuse d'avoir hâté la mort du patient ou de l'avoir gratuitement fait souffrir.

« J'estime, a dit le docteur Gallard, qu'il y a véritablement lâcheté de la part du médecin à fuir devant cet ennemi qui s'appelle : LA MORT, et à lui abandonner son malade, sans oser rester auprès de lui pour le défendre jusqu'au dernier moment, même au prix d'efforts complètement désespérés. »

Je pourrais citer de nombreux faits relatifs à des vieillards et surtout à de jeunes sujets, qui, malgré l'état d'*agonie confirmée* dans lequel ils se trouvaient, ont pu être rappelés à la vie par les soins hygiéniques empressés dont ils ont été l'objet.

Il ne faut jamais abandonner les *agonisants* à leur triste situation aussi longtemps que le dernier souffle de vie n'est pas éteint.

Même dans les cas où la mort prochaine est inévitable quoi qu'on fasse, on aura toujours la consolation d'avoir adouci, par des attentions affectueuses et par des exhortations encourageantes, ces heures de crise suprême dans lesquelles, semblable au foyer qui s'éteint en jetant ses dernières étincelles, lumineuses et vives encore parfois, le cerveau dégage avec ses vibrations finales une foule d'idées, tantôt diffuses et incohérentes, tantôt successives et bien coordonnées. Comme si ce qu'on a nommé l'*âme humaine*, qui n'est qu'une fonction ou une propriété passagère inhérente à un organe, exhalait le reste de ses impressions passées avant de s'abîmer dans le néant d'un être qui va se décomposer et se désagréger, pour rentrer dans le mouvement général de la matière.

Consummatum est. Tout est fini. La dissociation des éléments organiques va commencer. De nouvelles existences, de nouveaux produits inanimés et animés, vont surgir de ces débris qui furent un être humain.

Respectons le culte des morts. Il faut honorer ceux qui ont bien vécu ; en garder un bon, un éternel souvenir ; se remémorer leurs qualités et leurs traits, et les proposer comme exemples et modèles aux enfants, aux générations naissantes.

Mais que faire des cadavres ?

Faut-il les laisser pourrir en terre ? Faut-il les incinérer, dès que les premiers signes de décomposition putride apparaissent ?

LA CRÉMATION.

La *crémation* est le meilleur mode d'inhumation que recommandent la *raison*, l'*hygiène* et la *morale*, qui ne doivent jamais marcher que de compagnie.

Entre la pourriture lente et l'incinération rapide dès que la pourriture se déclare, la *raison* n'hésite pas à choisir. L'*hygiène* répudie les cimetières, véritables foyers d'infection aérienne et souterraine. Et la *morale*, dans le culte des morts, donnera toujours la préférence à l'urne cinéraire plutôt qu'au cadavre putréfié ou momifié !

La crémation a été en vigueur, ou plutôt en honneur dans les temps anciens ; ce sont les exagérations luxueuses de ses partisans plus que les préjugés religieux qui l'ont fait tomber en désuétude. De nos jours, la crémation est de nouveau recommandée et appliquée dans une foule de pays, particulièrement en Italie et en Allemagne.

Cependant quelques sociologues lui opposent encore une objection qui, au fond, n'est pas sérieuse.

On dit que pour faciliter la recherche des criminels, pour favoriser les investigations de la justice, il est indispensable de conserver intacts les cadavres le plus longtemps possible.

Je ne comprends pas que les hommes d'État s'arrêtent à cette difficulté, plus spécieuse que fondée, et qu'il est si aisé de trancher, une fois pour toutes.

Brûlez tous les cadavres des individus qui ont fait une maladie connue, régulière, et dont toutes les phases ont été suivies et surveillées par un homme de l'art.

Brûlez tous les cadavres de ceux qui, ayant succombé rapidement ou accidentellement, ont été soumis à une autopsie légale par laquelle on a déterminé les causes réelles de la mort.

Enterrez les autres au cimetière.

Qu'en résultera-t-il ?

Que 999 corps sur 1000 seront soumis à la crémation ; et que les cimetières, réduits à la millième partie de ce qu'ils sont de nos jours, n'occasionneront plus que le millième des inconvénients et des dangers qu'ils produisent aujourd'hui.

Certains hommes d'État, avec lesquels je me suis entretenu quelquefois pour plaider la cause de la *crémation*, m'ont fait remarquer que les principes ou les préjugés religieux l'empêcheraient longtemps encore d'être adoptée dans nos mœurs.

Je ne le pense pas.

Quelles que soient les idées que l'on se forme relativement à un autre monde, à une autre vie, à la résurrection même des corps, nul homme sensé n'admettra jamais qu'il y ait la moindre différence entre des restes humains passés au feu et des cadavres putréfiés dans des cimetières dont on ne trouve plus de traces au bout de quelques siècles.

SECONDE PARTIE : MÉDECINE.

CONSIDÉRATIONS GÉNÉRALES.

Pour faciliter les recherches dans cette seconde partie de *L'Art de vivre* et en rendre la lecture plus attrayante, j'ai divisé toutes les maladies en trois sections : I. *Maladies des enfants* ; II. *Maladies des femmes* ; III. *Maladies communes*.

Dans chacune de ces sections l'ordre alphabétique sera suivi de manière à former un dictionnaire complet de médecine facile à consulter.

Pour constater l'existence d'une maladie quelconque et lui donner son nom scientifique ou vulgaire, il est indispensable de connaître ses principaux caractères apparents. J'aurai donc soin d'indiquer clairement, en peu de mots, les caractères ou les symptômes apparents de chaque affection, lorsque son nom seul ne suffira pas pour la désigner et la faire reconnaître.

Ainsi, il serait inutile de décrire une *brûlure*. Mais il est bon d'indiquer aux gens du monde à quels signes on distingue une pneumonie d'une fièvre typhoïde.

La maladie étant connue, il s'agit d'en rechercher les *causes*, d'abord pour établir un traitement rationnel, ensuite pour enseigner au malade comment il pourra éviter, par la suite, de nouvelles atteintes des mêmes agents morbides.

L'énonciation des *causes* réelles, directes, des maladies est de la plus haute importance. Si tant de praticiens se fourvoient encore aussi souvent dans le traitement de leurs malades, c'est parce qu'ils négligent cette étude préalable. Supposons qu'une personne se plaigne de vives douleurs à l'estomac. Avant de rien conseiller, n'est-il pas urgent de s'enquérir à quoi cette douleur

est due? Est-ce à l'ingestion d'une crème glacée, d'une tasse de
café bouillant? Dans le premier cas, il faut conseiller les boissons
tièdes; dans le second, les boissons froides, au contraire. Mais si
cette douleur provenait d'une indigestion naissante, d'une position vicieuse, d'un effort musculaire, d'une contusion, n'est-il pas
évident que ce sont des moyens absolument différents qui seraient
indiqués comme remèdes?

La maladie et ses causes une fois bien établies, on doit envisager le malade en particulier, individuellement, et appliquer,
jour par jour, selon son âge, son sexe, ses habitudes et ses
ressources, les soins spéciaux et le régime alimentaire qui lui
conviennent.

Au premier abord, les soins spéciaux et le régime alimentaire
propres à chaque sujet malade paraissent extrêmement compliqués et difficiles à déterminer avec précision. Si l'on en croit les
dictons populaires, les médecins, dans la pratique aussi bien
qu'en théorie, sont rarement d'accord. Hippocrate dit : *oui*;
Galien : *non*. Cela n'est vrai qu'en partie. Les divergences des
hommes de l'art sont plus souvent spécieuses que réelles. Et
quand elles sont formelles, elles tiennent, non pas à l'imperfection de la science médicale, mais au défaut de connaissances
générales et au manque de jugement des hommes de l'art. Aussi,
à mesure que la biologie fait de nouveaux progrès et surtout à
mesure qu'elle est mieux enseignée et mieux comprise, la thérapeutique devient de plus en plus réellement exacte, mathématique, comme on le verra dans le cours de cette seconde partie.

Enfin, après avoir fait connaître la *maladie*, ses *causes* patentes,
le *traitement* et le *régime* qu'elle réclame chez les divers sujets qui
en sont atteints, j'énumérerai les *mesures préventives* — c'est-à-
dire les moyens de se prémunir contre ses atteintes dans toutes
les conditions sociales possibles — que la science indique.

L'histoire de chaque maladie comprendra donc sa *définition*, ses
causes, son *traitement*, le *régime alimentaire* et les *mesures prophylactiques* qui lui sont propres.

J'ai dit que l'ordre alphabétique du dictionnaire sera observé
dans les trois sections de cette seconde partie. Cela n'empêchera

nullement que je réunisse parfois en groupes certaines affections de même nature. Ainsi, par exemple, au mot : *Abcès,* je traiterai de tous les abcès possibles pour la facilité et l'avantage des lecteurs. De même, au mot : *Maladies,* il ne sera fait qu'un groupe des *maladies des yeux,* par exemple. Cependant, à propos de chaque affection particulière des yeux qui sera signalée à son rang alphabétique, j'aurai soin de renvoyer au groupe particulier dans lequel elle est décrite.

Un dernier mot, pour aller au devant d'une objection.

Quand les familles, les gens du monde comme on dit, seront mieux au courant qu'elles ne le sont aujourd'hui du traitement qui convient à leurs malades, les rapports des médecins avec leurs clients ne deviendront-ils pas plus difficiles et plus tendus?

Si cette conséquence se produisait, nous n'y verrions pas encore une raison de continuer à laisser ignorer au public comment on doit traiter les malades. Mais les hommes de l'art qui seront parfaitement initiés à tous les détails de leur profession, ne trouveront que plaisir et avantage à exposer leurs opinions et à motiver leurs avis en présence de personnes intelligentes, capables de les comprendre et de les apprécier.

La médecine ne doit plus être pratiquée avec mystère comme une science cabalistique, à laquelle ses adeptes eux-mêmes ont l'air de ne pas croire. Il faut, comme nous l'avons dit, que chaque acte, chaque parole de l'homme de l'art appelé à traiter un client, soient pesés, médités, raisonnés et puissent être justifiés, aussi bien vis-à-vis des familles intéressées que des médecins consultants.

Je n'admets pas qu'un médecin, comme j'en ai vu, demande au client qui l'honore de sa confiance s'il veut être traité par l'allopathie, la dosimétrie ou l'homéopathie. Quand on n'a pas confiance en soi-même, quand on n'a aucun jugement formé sur les divers modes de thérapeutique en vogue, on renonce à la profession médicale.

Mais j'admets parfaitement, au contraire, qu'un praticien consciencieux refuse de prescrire des poisons, des remèdes qu'il sait inutiles ou dangereux, de vacciner, d'inoculer des alcaloïdes dans le sang humain, parce que, devant des convictions sincères, raisonnées, nul ne doit jamais pactiser avec sa conscience en vue de plaire aux clients ou de servir ses intérêts personnels.

. Notre thérapeutique, il est bon de le dire, est, dans tous les cas, sans aucune exception, essentiellement hippocratique et hygiénique, conforme à la nature des choses et aux lois de la biologie, indépendante de toute théorie préconçue : microbique, homœopathique, dosimétrique, hypodermique, etc.

Pour reléguer dans les oubliettes du passé toutes ces doctrines fantaisistes qui substituent, dans le traitement des malades, les virus aux modificateurs hygiéniques et les *alcaloïdes* (les poisons) aux plantes dont ils sont extraits, il suffit de ces simples réflexions :

1° Il n'y a pas de maladies proprement dites. Le mot *maladie* est une abstraction, une entité classique destinée à simplifier le langage. Il n'y a que des *malades*.

Qu'est-ce qu'un malade? C'est un individu dont l'organisme est dérangé.

Comment l'organisme humain se forme-t-il et s'entretient-il? Par l'absorption de plantes ou d'animaux en nature, et non par l'absorption des *virus* et des *alcaloïdes* que la chimie en extrait.

2° Or, quand l'organisme humain est *dérangé*, ses propriétés et ses besoins ne sont-ils pas absolument les mêmes qu'à l'état de santé?

3° Et parce que l'individu *dérangé* (*malade*) est moins résistant, moins solide que l'individu sain, on lui ferait absorber des principes chimiques (alcaloïdes, poisons, virus, ferments, microbes de laboratoire) *contraires à ses besoins naturels et à ses propriétés physiologiques?*...

— Pauvre science médicale, que de sottises les contempteurs d'Hippocrate t'ont fait endosser sur la foi des alchimistes passés et des chimiatres du temps présent!

PREMIÈRE SECTION.

MALADIES DES ENFANTS.

Les enfants, qu'on dit généralement si nerveux et si impressionnables, ont le système nerveux mou, faible, peu sensible. L'éducation des sens seule le développe progressivement. Leur sang et leurs tissus, peu riches encore en principes terreux, sont dépourvus de plasticité.

Il s'ensuit que les maladies des enfants diffèrent notablement de celles des adultes.

L'enfant supporte mal la diète et les pertes de sang ; mais les accidents, les opérations chirurgicales aussi bien que les maladies ne lui occasionnent pas de souffrances comparables à celles qu'éprouvent les adultes, dans les mêmes conditions pénibles.

ANGINE (*croup, laryngite, mal de gorge*). — Quand un enfant devient brûlant et agité, s'il a la voix rauque, s'il tousse creux, que ce soit le jour ou la nuit, on peut affirmer qu'il a *mal à la gorge* et qu'il aura une angine, une laryngite ou un croup plus ou moins grave.

Causes. — En été, les enfants s'échauffent facilement dans leurs jeux ou dans les promenades; si, dans l'état de transpiration, ils restent exposés à un refroidissement trop rapide en voiture ou dans un endroit frais, la peau est brusquement entravée dans ses fonctions. La transpiration s'arrête et les *muqueuses* (la *peau intérieure*) se congestionnent par contre-coup.

Ainsi naissent beaucoup d'affections aiguës de la gorge, de la poitrine ou du ventre, chez les jeunes sujets.

En hiver, l'effet est le même, soit que les enfants mal vêtus se refroidissent trop profondément à l'école ou en voyage, soit qu'après d'échauffantes courses ou des exercices très actifs ils restent exposés, sans précautions hygiéniques, à l'action du froid subit ou prolongé. Dans un cas comme dans l'autre, la peau est enrayée dans ses fonctions et les muqueuses de l'un ou de l'autre appareil organique interne deviennent malades en s'enflammant par *congestion*, c'est-à-dire par afflux du sang.

La plupart des angines n'ont pas d'autres causes.

Il en est cependant qui proviennent de contagion, voici comment. Tous les produits morbides : *pus, virus, microbes*, comme tous les produits physiologiques, *pomme, moule, homme*, se reproduisent et se multiplient en

créant d'autres produits de même espèce que la leur, en vertu de la loi biologique universelle : *Similia similibus nascuntur*, qui est rigoureusement
vraie, même pour les substances minérales. Pus fait pus, comme chair fait
chair, quand ces éléments organiques se trouvent en contact avec des
substances et dans des conditions climatériques favorables à leur évolution.
Cela étant, lorsqu'un sujet atteint de croup, d'angine couenneuse ou diphthéritique, rejette des mucosités âcres, celles-ci ou leurs émanations volati-
lisées peuvent donner naissance au *croup,* si elles se trouvent en contact
avec la gorge d'un sujet sain.

Ce mode de propagation des *angines* par contagion directe ou indirecte
est assez rare, quoi qu'en aient dit les partisans aveugles du microbisme
anté-diluvien. Presque toujours elles surgissent *spontanément,* comme je l'ai
dit plus haut, sous l'influence d'un refroidissement subit ou prolongé de la
peau.

Traitement. — Le traitement des angines soit simples, soit croupales, est
d'une simplicité mathématique. Qu'elles proviennent d'un vice de fonctionnement de la peau ou de contagion, les soins doivent être identiquement les
mêmes.

D'abord, il faut *exciter* les fonctions cutanées qui constituent le plus grand
et le plus puissant révulsif de l'économie animale, en plaçant le malade
dans un lit bien chauffé et dans un appartement d'une température d'au
moins 18°, soit l'hiver, soit l'été. Ensuite, on fait dégager dans cet appartement de la *vapeur d'eau* simple, en grande quantité, pour imbiber l'air
d'une humidité tiède; et on donne à boire des infusions ou tisanes chaudes.

Après cela, on enduit tout le cou de l'enfant d'huile de colza, et on lui
met une légère cravate de soie. S'il tarde à transpirer on lui donne un
vomitif léger, fait de sirop et de poudre d'ipécacuana, et non d'émétique.

Quand la transpiration se produit, une détente notable se manifeste dans
la fièvre, et bientôt la toux tend de plus en plus à devenir grasse. C'est le
moment de faire prendre à l'enfant, entre les gorgées de tisane sudorifique
de mélisse, de tilleul ou de sureau, de petites cuillerées de jus de fruits
acides (framboises, groseilles, pommes, oranges).

Lorsqu'enfin la toux est décidément grasse, on pourra renouveler le petit
vomitif indiqué plus haut; et on donne du lait, du café, du bouillon et du
vin de Tours au petit malade, en attendant qu'il demande à manger.

Tel est le traitement rationnel de toutes les *angines infantiles,* sans exception. Employé d'emblée par les familles, il guérirait sûrement presque tous
les malades. Les drogues infernales, les cataplasmes au cou, les sangsues,
les vésicatoires, les badigeonnages caustiques, astringents, spécifiques, au
dedans et au dehors de la gorge, les diètes absolues, les vomitifs violents
de cuivre ou d'antimoine, les prétendus antiseptiques, constituent autant de
moyens funestes, plus propres *à tuer* qu'à guérir les enfants atteints d'angine,
de croup, etc.

Régime alimentaire. — Un jour ou deux au plus de tisane sudorifique, tel est le maximum de la diète qu'il faut imposer aux enfants dans ces maladies. Quelle que soit l'intensité du mal au bout de ce court laps de temps, il est nécessaire de soutenir de suite le petit malade avec les *aliments liquides* déjà indiqués, y compris le vin de Tours, le seul vin recommandable pour les enfants malades.

Les aliments solides arrivent ensuite avec la convalescence.

Mesures préventives. — Ne surmenez jamais les enfants. Surveillez-les dans leurs jeux et surtout après leurs jeux, ainsi qu'en voyage. Ne les laissez pas séjourner dans les appartements où se trouve un sujet souffrant d'une angine ou d'un mal de gorge aigu quelconque. Enfin, désinfectez la pièce où le malade a été traité (voir *Fumigation Guytonienne* dans la *Première partie*), avant d'y faire coucher d'autres personnes ou des enfants, et le croup deviendra bien rare.

APHTHES. — Quand on remarque de petites *ulcérations blanches* ou *grises* sur les lèvres, la langue ou dans la bouche d'un enfant, il faut se dire ceci : cet enfant a des aphthes parce qu'il a été *refroidi;* en le réchauffant au lit pendant quelques jours, il sera guéri. Ou il a l'*estomac dérangé* par une alimentation mal dirigée ; en ce cas, il faut le mettre à un régime alimentaire *hygiéniquement conçu.* Ou il va avoir le muguet; en le tenant dans la chambre bien chaudement pour le surveiller pendant quelques jours, on saura à quoi s'en tenir.

Toutefois il est bon, quand on constate l'apparition des aphthes chez n'importe quel sujet, petit ou grand, de toucher ces petits ulcères avec le bout d'un crayon de sulfate de cuivre (*couperose bleue, pierre divine*). Cela n'empêche nullement de recourir aux soins thérapeutiques généraux précités.

BÉGAIEMENT (*bredouillement, zézaiement*). — Ces infirmités relèvent exclusivement de l'hygiène et de la gymnastique, comme nous l'avons vu dans la *Première partie.*

BLESSURES (*opérations chirurgicales*). — L'insensibilité relative des enfants dans les cas de blessures et d'opérations chirurgicales est réellement curieuse. Pendant que je coupais un jour, à Loverval, les deux bras à un enfant de cinq ans qu'un lourd chariot avait mutilé, je n'entendis guère d'autres plaintes que celles-ci : « Je dirai à papa que vous me sciez les deux bras. »

Donc, même dans les accidents les plus graves, ne soumettez *jamais* les enfants jeunes au chloroforme, au chloral, encore moins aux *insensées* et *funestes inoculations de morphine* avec la seringue de Pravaz.

Surtout ayez soin de bien nourrir, de soutenir par de bons et doux aliments, les petits blessés ou opérés.

BRONCHITE (*catarrhe, coqueluche, fluxion de poitrine, grippe, pleurésie, pneumonie, rhume*). — Tout enfant qui tousse fréquemment et qui est oppressé, gêné de la respiration, est atteint d'une irritation des voies respiratoires. Dans ces conditions, quand il a seulement mal à la gorge, on le dit atteint d'angine ; s'il est fiévreux, agité sans avoir mal à la gorge, c'est à une inflammation plus profonde des organes thoraciques, à une bronchite, une fluxion de poitrine qu'on a affaire.

Enfin si, sans se plaindre d'aucun mal, l'enfant tousse depuis longtemps, avec ou sans quintes, il s'agit d'une coqueluche ou d'une bronchite chronique.

Causes. — Généralement les causes de la *bronchite aiguë* et de la *pneumonie* sont les mêmes que celles des angines.

La *bronchite chronique* est la suite d'une bronchite aiguë (fluxion plus ou moins étendue de poitrine) négligée ou mal soignée.

La *coqueluche* est une laryngite ou une bronchite aiguë, entretenue et passée à l'état chronique par l'incurie des parents souvent, quelquefois par l'influence d'un état atmosphérique particulier.

Beaucoup de médecins considèrent la *coqueluche* comme une maladie épidémique *contagieuse*. C'est une erreur. La coqueluche est une *bronchite agaçante* par l'irritation des filets nerveux qui correspondent aux petites bronches. Elle est parfois *climatérique* ou *saisonnière*, c'est-à-dire qu'en certaines saisons, froides et humides en hiver, ou sèches et chaudes en été, les enfants s'enrhument facilement et arrivent à la coqueluche *faute de soins complets immédiats*.

La coqueluche n'a pas d'autres caractères, ni d'autre origine. Elle est moins contagieuse que l'*ophthalmie* et même que la *simple bronchite*, puisque les mucosités qu'elle produit sont plus inoffensives, bien moins pourvues de virulence ou de microbes pathogènes que celles de la bronchite vraie.

Traitement. — Pour la *bronchite aiguë*, on tient le malade au lit, dans une chambre à température douce, égale, avec des boissons tièdes, gommeuses, et de légers aliments liquides (lait, bouillon, potage, fruits cuits).

Quelques cataplasmes chauds sur la poitrine, un léger purgatif au besoin aideront à la guérison.

Si la bronchite prend un caractère violent ou si elle a été négligée à ses débuts, il est nécessaire de redoubler les soins précités et de recourir au plus tôt à un et même à plusieurs vésicatoires successifs sur le devant de la poitrine ou au dos, qu'on laissera en place quatre ou cinq heures et qu'on pansera ensuite avec un peu de crème de lait ou de cérat étendu sur un linge fin.

Le vésicatoire, quoi qu'en aient dit certains auteurs, est le sauveur par excellence des enfants atteints de bronchites ou de pneumonies aiguës.

La *pneumonie* et la *pleurésie* infantiles, si intenses qu'elles soient, ne réclament pas d'autre traitement que le précédent : les vésicatoires *laissés au plus trois à quatre heures* font merveille.

Quant aux drogues : kermès, émétique, tolu, aux soi-disant sirops expectorants, aux pastilles de toutes espèces, elles embarbouillent l'estomac des petits malades, achèvent de leur enlever l'appétit et les affaiblissent outremesure. C'est par des *soins hygiéniques* plutôt que médicamenteux qu'on guérit même les gros catarrhes de poitrine.

La *bronchite chronique* doit être traitée absolument comme une pneumonie chez l'enfant. On tiendra le malade en chambre pendant quelques semaines ; on lui appliquera un vésicatoire sur la poitrine ; on en mettra même un second, au bout de quinze jours, si le premier n'a pas fait bon effet ; enfin, on le nourrira convenablement avec des aliments farineux et gras, notamment l'huile de foie de morue pure ou aromatisée.

La *coqueluche* réclame des soins identiques à ceux de la bronchite chronique, dont elle n'est qu'une variété, comme on l'a vu.

Faut-il envoyer les enfants atteints de coqueluche à l'étranger ou dans les usines à gaz ? Cela n'a pas le sens commun. Soignez ces sujets comme il vient d'être dit et vous n'aurez pas besoin de les exposer à devenir plus malades en changeant de lieux ou en se rendant chaque jour dans des établissements industriels ouverts à tous les vents.

On peut envoyer au loin les enfants atteints de coqueluche, quand la maladie a complètement disparu.

Régime alimentaire. — N'imposez pas la diète absolue aux enfants malades plus de 24 à 48 heures.

Retenons ceci : en quelque maladie que ce soit, il faut donner des aliments légers à tout enfant qui demande à manger.

Les médecins auraient beau dire : Quelle langue ! quel pouls ! L'instinct naturel des enfants qui, eux, ne s'imaginent pas avec les adultes qu'il faut *manger sans faim* pour vivre, vaut infiniment mieux que toutes les présomptions des hommes de l'art. Le lait, le bouillon, les potages, les crèmes, les fruits cuits, les jus de fruits conservés sont plus légers pour l'estomac que les remèdes les plus anodins de la chimie médicale.

Mesures préventives. — Ces affections n'étant nullement contagieuses, il suffit pour en préserver les enfants de les surveiller, de les soigner bien et de les traiter à temps, dès qu'ils s'encatharrent.

CARREAU (*brique, gros ventre*. — Un enfant malingre, chétif, mangeant peu, fiévreux, qui a un ventre ballonné, très gros, souvent douloureux, avec diarrhées et constipations alternatives, a le *carreau*.

Causes. — Une mauvaise nourriture, trop faible, trop aqueuse, une alimentation trop azotée, occasionnent, aussi bien l'une que l'autre, cette dégénéresscence des ganglions lymphatiques de l'abdomen et ce dépérissement général de l'organisme qui caractérisent le *carreau*.

Le *carreau* peut venir aussi d'une *mauvaise constitution* héréditaire, ou du *séjour* prolongé dans des lieux bas, sombres et humides; en ces derniers cas, il n'est qu'une forme des scrofules.

Traitement. — Il faut commencer par instituer un régime alimentaire sain en rapport avec l'âge du malade. On appliquera sur le ventre de la flanelle en permanence. On fera sur tout le corps des frictions générales avec un linge rude.

Si l'enfant a mangé trop de viande autrefois, on lui fera boire des eaux minérales de Pougues ou de Vichy dans du lait chaud pour dégraisser le foie.

Si, au contraire, il a été nourri de substances trop aqueuses, indigestes, on lui donnera une cuillerée à dessert de sirop de quinquina ou de ratanhia et du vin de Tours, à chaque repas.

S'il a hérité d'une mauvaise constitution ou habité des endroits malsains, on le placera dans des conditions favorables, au soleil et au bord de la mer, autant que possible.

Tous les pays possèdent aujourd'hui d'excellents établissements maritimes pour les enfants scrofuleux ou malingres.

L'huile de foie de morue ne convient pas à ces sujets, aussi longtemps que les voies digestives ne sont pas revenues à leur état normal.

Régime alimentaire. — Il faut ordonner à ces sujets une alimentation plus végétarienne qu'animale. Légumes frais, fruits choisis, cuits ou confits; boissons aromatiques, salines; très peu de sucre, de graisse et de viande.

Mesures préventives. — Les époux doivent surveiller leur propre santé, s'ils veulent obtenir des enfants sains. Qu'ils appliquent, ensuite, les règles de l'hygiène à l'alimentation et à l'entretien de leurs rejetons, ils les préserveront du carreau.

CHOLÉRA. — Nous verrons dans la *Troisième section* l'histoire du choléra.

En ce qui concerne le choléra chez les enfants, quelle qu'en soit l'origine, épidémique ou sporadique (cas isolés), disons que le traitement consiste à chauffer au plus vite les petits malades, *artificiellement, avec des objets secs,* tels que du sable chauffé ou des briques chaudes, et à leur faire prendre des infusions aromatiques, du café fort, du vin chaud.

CONSTIPATION. — La constipation n'est pas une maladie proprement dite, mais elle peut occasionner de nombreuses infirmités chez les enfants comme chez les adultes. Il faut que l'enfant ait au moins une selle tous les jours. Les petits lavements avec l'eau tiède et l'huile d'olive, les sirops de rhubarbe, de chicorée, de manne; chez les enfants déjà âgés de 4 à 7 ans et plus, les eaux minérales salines, l'huile de ricin, les infusions de séné, bien aromatisées pour éviter les coliques; tels sont les luxatifs les plus avantageux pour le jeune âge.

CONVULSIONS (*chorée, danse de Saint-Guy*). — Les convulsions infantiles sont faciles à reconnaitre. L'enfant commence par rester immobile, le regard fixe, extatique; bientôt une agitation musculaire se montre à la face et aux membres. Lorsque l'agitation des membres et de la face est permanente, sans que le sujet arrive jamais à la perte de connaissance, on appelle ces convulsions : *danse de Saint-Guy,* ou *chorée.*

Causes. — Tout ce qui provoque l'afflux insolite du sang au cerveau : la constipation, une indigestion, une congestion du cerveau par le froid ou par une fièvre éruptive naissante, sont les causes ordinaires des convulsions. Chez les enfants d'un certain âge, des refroidissements répétés, une nourriture trop excitante, des émotions vives, la peur, les surprises, les contes effrayants, déterminent assez souvent la danse de Saint-Guy.

Traitement. — Les convulsions subites et momentanées étant toujours sous l'influence d'une excitation du cerveau, il faut, dans tous les cas, amener un reflux du sang vers les pieds et le ventre. On s'empressera donc de mettre des cataplasmes chauds à chaque pied de l'enfant. En même temps, on lui passera des lavements laxatifs avec du sel de cuisine, de l'huile d'olive et de l'eau tiède; on appliquera des flanelles chaudes sur le ventre et on lui promènera de temps en temps un mouchoir légèrement *imbibé d'eau froide* sur les narines, sur la face et à la nuque — sans jamais se laisser aller à maintenir des compresses d'eau froide, encore moins de la glace sur la tête; ce serait provoquer le développement d'une *méningite incurable.*

Dès que l'enfant peut avaler on lui donne du sirop de rhubarbe s'il est très jeune, de l'huile de ricin s'il est déjà âgé, pour débarrasser complètement les voies digestives.

Si les convulsions sont suivies d'une maladie éruptive quelconque, il va sans dire qu'il faut traiter cette maladie sans aucun égard pour les manifestations nerveuses du début.

Contre la *chorée,* on emploie les bains tièdes généraux, un régime alimentaire hygiénique, frugal mais tonique, la gymnastique modérée et l'abstention de travaux intellectuels assidus.

Régime alimentaire. — Les convulsions sont un accident plutôt qu'une maladie réelle. Elles sont plus effrayantes que graves, et durent habituellement peu de temps. Elles ne réclament donc aucun régime particulier.

Mesures préventives. — En général, les mesures préventives se déduisent de la connaissance des causes d'une maladie. Évitez la constipation chez les enfants; abstenez-vous de les impressionner par des récits effrayants, vous empêcherez beaucoup de convulsions et de chorées de se produire.

COQUELUCHE. Voir *Bronchite*.

CORPS ÉTRANGERS. — Les enfants portent facilement les petits objets au nez, à l'oreille et à la bouche. Ce n'est guère que dans la bouche que ces corps étrangers peuvent causer de sérieux accidents. J'ai vu mourir asphyxiés des nourrissons et des enfants déjà grands qui avaient *avalé de travers* des pepins d'orange, des noyaux d'amande, des boutons, etc.

Ne laissez donc jamais de petits objets à la portée des jeunes enfants.

Si les *corps étrangers* : boutons, épingles, pièces de monnaie, sont descendus dans l'œsophage ou l'estomac, ne donnez jamais un vomitif. Aidez-les, au contraire, à traverser les intestins pour sortir par l'anus, en nourrissant l'enfant de pommes de terre, de pruneaux ou de pain d'épices.

CORYZA. — Le Coryza ne réclame que des soins hygiéniques de bonnes femmes, tels que : un peu de chandelle sur le front et la racine du nez, des lotions à l'eau tiède sur et dans les narines et un petit bonnet léger sur la tête pour aller à l'air.

DENTITION. — La dentition n'est pas une maladie. Voir la *Première partie*.

DIARRHÉE. — La diarrhée est une indisposition quelquefois très rebelle chez les nourrissons.

Causes. — Les variations de température et une alimentation vicieuse sont les causes habituelles des diarrhées infantiles.

Traitement. — Lorsque l'application sur le ventre de quelques cataplasmes chauds, le séjour au berceau ou au lit, des boissons douces, le laitage, les potages au riz aromatisés, les sirops de coings, de quinquina et de ratanhia ne triomphent pas au bout de quelques jours de cette indisposition, il faut avoir recours, surtout si l'enfant maigrit, dépérit et commence à vomir souvent, au tonique par excellence de l'enfant malade : *le vin de Tours*.

J'ai obtenu, grâce au vin de Tours, de véritables résurrections chez ces petits sujets dans des cas absolument désespérés de diarrhée incoercible, qui avait résisté au traitement que je viens d'indiquer et à tous les traitements pharmaceutiques imaginés par d'autres médecins.

Ne confondez pas, sous ce rapport, le véritable vin de Tours avec les autres vins blancs de France ou d'Espagne, qui ne peuvent le remplacer dans les cas de diarrhée infantile.

Régime alimentaire. — Le régime exclusivement lacté est le seul qui convienne dans ces cas jusqu'à la convalescence franche. Après cela, le café, les fécules et les autres aliments ordinaires peuvent être accordés peu à peu avec discernement, selon les forces et l'âge des sujets.

Mesures préventives. — La dentition étant à peu près étrangère aux diarrhées ainsi qu'aux autres maladies de l'enfance, il ne faut jamais dire quand un enfant devient malade : « Ce n'est rien, cela passera ; c'est pour les dents ». Combattez au contraire immédiatement toute diarrhée qui apparaît, soit durant la dentition, soit en tout autre temps ; et avant tout surveillez bien le régime habituel des nourrissons.

FIÈVRES (*éruptives, inflammatoires, intermittentes, muqueuses, typhoïdes*). — La fièvre n'est pas une maladie, mais un symptôme précurseur d'une maladie.

Un enfant court, s'échauffe. Son sang entre en fermentation par excès de calorique développé sous l'influence du mouvement. Il peut en résulter une *fièvre inflammatoire* simple qui durera quelques jours ; ou bien, si la saison s'y prête, une *fièvre éruptive* (rougeole, suette, scarlatine, variole).

Les *fièvres intermittentes* sont la conséquence d'un empoisonnement de l'économie par l'atmosphère des marais, comme les fièvres muqueuses ou typhoïdes, qui sont assez rares chez les enfants, proviennent d'une altération du sang par suite d'une perturbation fonctionnelle de l'organisme ou de l'infection miasmatique des appartements et des localités.

Nous allons parler bientôt des *fièvres éruptives*, nous verrons aux *Maladies communes* les *fièvres intermittentes, muqueuses et typhoïdes ;* arrêtons-nous donc seulement ici aux *fièvres inflammatoires*, qu'on ne rencontre guère que chez les jeunes sujets.

La *fièvre inflammatoire* est caractérisée par une chaleur exagérée de la peau, la soif, un accablement général, sans autres symptômes saillants.

Causes. — Nous l'avons dit, un surchauffement de l'organisme, surtout en été, par des exercices trop vifs ou trop prolongés, produit facilement la fièvre inflammatoire chez les sujets jeunes.

Traitement. — Le repos absolu au lit, une température douce dans la chambre, des boissons rafraîchissantes, à petites gorgées : orangeades, eau de pommes ou de fruits, suffisent pour faire disparaître cette maladie, quand elle n'est pas l'avant-coureur d'une autre affection plus sérieuse.

La fièvre inflammatoire peut durer d'un à huit jours.

Régime alimentaire. — Après 24 heures de diète, on donnera au malade du lait froid ou des potages aux légumes. S'il y a des redoublements de la fièvre vers le soir, pendant quelques jours, ainsi que cela se présente souvent, on prescrira une limonade sulfurique légère bien édulcorée, comme boisson tempérante à prendre par cuillerée d'heure en heure dans la soirée.

Mesures préventives. — Empêcher les enfants de se surmener en été dans leurs jeux et leurs courses.

FLUEURS BLANCHES. — Beaucoup de mères de famille s'inquiètent en constatant quelquefois chez leurs petites filles de 4 à 12 ans des écoulements vaginaux ou flueurs blanches, plus ou moins abondants. Les commentaires et les soupçons naturellement surgissent; souvent, presque toujours même, il n'y a rien qu'une *fluxion morbide* passagère provenant de causes naturelles.

Causes. — Le refroidissement des jambes, l'habitude de s'asseoir sur des pierres froides ou dans des prairies humides, la présence de vers à l'anus ou de vermine aux parties génitales occasionnant des démangeaisons et provoquant des frottements en ces points-là; voilà les causes les plus ordinaires des *écoulements blancs* chez les petites filles.

Traitement. — En recherchant la cause, la maman trouvera facilement le remède au *bobo* de la fillette, qui l'a tant inquiétée à tort.

Voici d'ailleurs quels sont les soins indiqués en pareils cas : des bains de siège chauds, des lotions fréquentes à l'eau tiède autour du bassin ; des vêtements assez chauds pour le bas du corps, en hiver; une alimentation ordinaire, l'abstinence d'eau froide et de tisanes quelconques.

Si l'enfant est faible et n'a pas d'appétit, il sera bon de lui donner quelques élixirs légèrement ferrigineux et toniques, tels que la *teinture martiale de Ludovic*, par cuillerée à café à la fin des principaux repas.

Cette teinture ferrugineuse est l'un des plus précieux médicaments toniques pour les enfants de 4 à 12 ans.

Régime alimentaire. — Il fait partie du traitement indiqué plus haut.

Mesures préventives. — Défendre aux petites filles de s'asseoir habituellement sur des dalles froides.

GANGRÈNE (*du bassin, de la bouche, des extrémités; escarres, plaies noires*). — Des taches brunâtres, noires, sèches ou humides, apparaissant dans le cours d'une maladie ou d'une blessure grave chez les enfants, indiquent l'existence d'une *décomposition spéciale* des tissus affectés, qui a reçu le nom de *gangrène*.

Causes. — La misère, une alimentation malsaine, des maladies aiguës ou chroniques graves, une excessive malpropreté, des blessures diverses, de mauvais pansements, des poisons végétaux incorporés aux aliments, peuvent amener la gangrène.

Traitement. — Il faut s'attacher tout de suite à combattre le mal en séparant les parties mortes des parties vivantes, sans hésitation, quand cela est possible. Un doigt, un pied amputés à temps ont sauvé bien des sujets, quand on parvenait ensuite à connaître et à supprimer la cause qui avait déterminé la gangrène.

Si le mal siège à la bouche, il n'est pas toujours possible de le couper dans sa racine avec l'instrument tranchant ; il faut alors se contenter de lavages fréquents avec de l'eau tiède, suivis de lotions de genièvre. Tous les autres prétendus antiseptiques sont des caustiques ou des astringents plus ou moins dilués, qui n'ont ni plus ni moins de vertus antiputrides que le genièvre à doses tolérables pour l'organisme.

Lorsque la gangrène se montre au bassin, ce qui est assez fréquent dans les maladies longues et graves chez les enfants mal nettoyés, il faut employer des lavages à l'eau et au genièvre, comme pour la bouche, et mettre sur les parties gangreneuses trois ou quatre fois par jour le liniment de Larrey avec une plume ou un doux pinceau.

Le liniment de Larrey se prépare avec des blancs d'œufs (albumine), du genièvre et de l'eau de Goulard, en quantités égales, battus ensemble pour en faire un liniment crémeux.

Malheureusement, quoi qu'on fasse, dans un grand nombre de cas la gangrène est le simple avant-coureur d'une détérioration si générale ou si profonde des liquides ou des solides de l'économie humaine, que celle-ci ne tarde pas à succomber.

Régime alimentaire. — Il ne peut jamais être question de diète dans les cas de décomposition organique tels que la gangrène ; au contraire, on nourrit le malade par tous les moyens possibles suivant son âge et ses besoins particuliers.

Mesures préventives. — Soignez bien les enfants. Dans leurs maladies graves, ayez l'attention de les nourrir à temps, de les changer souvent de place dans le lit et de les bien nettoyer autour des parties génitales. Dans les cas de blessures, évitez les bandages trop serrés, les pansements irritants à la charpie, aux onguents, aux antiseptiques irritants, tels que l'iodoforme, l'acide phénique et autres *chinoiseries des chimistes*, qui ne valent pas l'eau simple et le genièvre que les chirurgiens intelligents emploient aujourd'hui, exclusivement, dans leur pratique

HERNIES (*inguinales, ombilicales, scrotales*). — Une petite tumeur qui n'est ni dure, ni douloureuse, qui disparaît facilement sous le doigt, soulevant la peau chez les enfants à l'ombilic, au pli de l'aine, ou dans la bourse scrotale (garçons), est une hernie.

Causes. — Les *hernies inguinales* (pli de l'aine) résultent aussi des cris prolongés, surtout de la constipation et des efforts faits par le baby pour se soulager, et aussi du bandage de corps mal mis et trop serré.

Les *hernies ombilicales* apparaissent chez les nouveau-nés quand on n'a pas coupé le cordon ombilical juste à deux centimètres du ventre ; quand on néglige de maintenir pendant six semaines la petite ventrière de l'enfant ou quand cette ventrière est mal placée et trop serrée, ou quand l'enfant crie beaucoup.

Les *hernies scrotales* ont la même cause; mais ici les familles, les médecins même se méprennent facilement s'ils n'examinent pas soigneusement le sujet.

Il arrive fréquemment qu'après la naissance les deux testicules ne sont pas descendus encore dans les bourses. Si l'un d'eux reste engagé dans le pli de l'aine, on peut le prendre pour une hernie : grave erreur. Si, au contraire, il descend brusquement, entrainant derrière lui une portion du tube intestinal, on peut le prendre pour une hernie et essayer de le faire rentrer dans l'abdomen : plus grave erreur.

Traitement. — Un petit bandage circulaire en caoutchouc ou une bande de toile enroulée autour du ventre et maintenue par une petite pelotte d'ouate vis-à-vis de l'ombilic, suffiront pour guérir en quelques semaines ou quelques mois les hernies ombilicales des bébés.

Un bandage oblique en caoutchouc est nécessaire pour le traitement des hernies inguinales et scrotales.

Mais, avant de procéder à la pose de cet appareil, il faut examiner avec prudence l'état des parties. D'abord, avec les doigts on s'assure si les deux testicules sont dans les bourses.

Si oui, la hernie, soit inguinale, soit scrotale, est refoulée dans le ventre et on applique le petit bandage à l'aine.

Si non, il faut se garder de mettre un bandage sur le testicule arrêté en chemin. En ce cas, en attend sa descente. Si elle s'effectue un jour ou l'autre, on examine de nouveau et on met le bandage inguinal lorsqu'une hernie réelle s'est produite à la suite de cette descente.

De cette façon on agira toujours à coup sûr.

Régime alimentaire et mesures préventives. — Le régime n'a rien à voir ici. Quant aux mesures préventives, elles consistent à combattre la constipation à temps, à bien soigner l'enfant à sa naissance et après, et à bien examiner les organes génitaux quand on y constate la moindre difformité.

HERNIE RECTALE (*chute du rectum*). — Un mot spécial pour cette insignifiante infirmité passagère, parfois très douloureuse chez certains enfants.

L'habitude de pousser pour aller à la garde-robe, une diarrhée longue, des purgatifs trop violents, déterminent aisément cette infirmité.

En ce cas, il suffit de faire coucher l'enfant à plat, les jambes relevées; de graisser la tumeur rouge qui dépasse l'anus, avec de l'huile d'olive ou du cérat, ou du beurre peu salé; aussitôt on applique un linge mou, le coin d'un mouchoir de poche imbibé d'eau froide qu'on presse légèrement avec la main sur toute la tumeur; ensuite, on retire vivement le linge et l'on pousse avec l'index sur le centre même du bourrelet muqueux qui rentre tout seul si l'enfant reste immobile, la bouche largement ouverte, afin qu'il n'exerce pas de pression sur les muscles abdominaux.

Un repos de quelques minutes est à peine nécessaire, après cette petite opération familiale.

HOQUET. — Le hoquet est un spasme convulsif du diaphragme.

Pour le faire cesser, chez les enfants, quand il n'est pas la conséquence d'une maladie, il suffit de leur mettre une prise de tabac dans le nez.

HYDROCÉPHALIE *(grosse tête, tête d'eau*. — Certains enfants naissent hydrocéphales; d'autres le deviennent après la naissance. Dans ces deux cas, les os du crâne sont ou disjoints ou hypertrophiés, et le liquide naturel du cerveau est devenu si abondant qu'on pourrait appeler l'hydrocéphalie une *hydropisie du cerveau*.

Causes. — Une grossesse orageuse, des émotions pénibles avant l'accouchement, un traitement mercuriel antérieur, un père ivrogne ou syphilitique, un accident dans le cours de l'organisation du fœtus ou un arrêt de développement de la tête, telles sont les diverses causes dont chacune séparément peut donner lieu à l'hydrocéphalie de naissance.

Après la naissance, cette maladie peut être la conséquence d'une méningite, par suite d'un refroidissement, de la vaccination, de la tuberculose, ou bien d'une chute ou de coups portés sur la tête de l'enfant.

Traitement. — Quelle que soit la cause de l'affection, il faut se garder de recourir aux drogues ou aux manœuvres qu'on a préconisées longtemps dans les livres classiques, à tort et à travers.

Quand l'hydrocéphalie n'est pas poussée jusqu'à l'imbécillité absolue ou l'idiotie incurable, c'est par des soins hygiéniques, par l'éducation gymnastique rationnelle qu'on parvient à la combattre le plus avantageusement et le plus rapidement.

Donc ni drogues, ni opérations contre l'hydrocéphalie.

Régime alimentaire. — Le malade sera soumis à une alimentation aussi sèche et aussi substantielle que son âge le comporte. On écartera tous les aliments fades, aqueux et les tisanes, les eaux d'orge, dont trop de *bonnes femmes* abusent chez les malades de toute espèce.

Le bon lait, les œufs, des fécules fermentées bien cuites, des légumes verts, des viandes blanches, du café, de l'eau et du vin, des fruits acides, voilà tout ce que le menu des hydrocéphales tolère, depuis la naissance jusqu'à la puberté. J'en parle par une longue expérience, après de sérieux succès.

Mesures préventives. — Je renvoie les pères et mères de famille aux

causes possibles de cette affection; ils comprendront ce qu'ils ont à faire
pour empêcher leurs rejetons de naître et de devenir hydrocéphales; mais
ils ne s'empresseront pas de se soupçonner réciproquement, comme j'en
ai vu des exemples regrettables, quand, *ce qui est le cas le plus fréquent,*
c'est dame nature et non pas eux-mêmes qu'il faudrait *accuser.*

INSOMNIE. — « Les enfants qui naissent le matin, dorment le jour et
veillent la nuit, pendant six semaines », dit un proverbe wallon. C'est assez
vrai.

Que faire à cela? Rien : attendre.

Mais l'*insomnie* est quelquefois due à *d'autres causes.* Il suffira de les
signaler pour que chacun sache quelles mesures il doit prendre dans ces
divers cas. Ainsi, un maillot trop serré, des linges humides, des cuisses ger-
cées par le froid ou l'urine, une digestion laborieuse par l'usage du biberon,
une constipation habituelle, la diarrhée, des oxyures rongeant l'anus, le froid
de l'appartement, l'absence de petit bonnet de nuit en hiver, l'immobilité
trop grande du corps durant le jour, les potages affreux au beurre, pain et
eau d'orge, des punaises, des secousses insensées de berceau, une hernie.

Il n'est pas une de ces causes que je n'aie rencontrée auprès des enfants
atteints d'*insomnie,* et dont je n'aie triomphé lestement en les supprimant.

Qu'on en soit convaincu, il n'y a pas d'insomnie sans cause. La nuit succède au jour; le repos à l'activité organique.

Nul n'enfreint impunément les alternatives nécessaires de la vie. Ne res-
tons donc jamais indifférents devant l'insomnie habituelle. C'est une incommodité très sérieuse, surtout chez les sujets nerveux, les enfants et les
femmes.

MALADIES DES OS (*courbure, difformités, rachitisme*). — 1º La
courbure des os est fréquente chez l'enfant. Cela tient à ce que le système
osseux, dans le jeune âge, est encore en partie à l'état cartilagineux, souple,
peu rigide et peu élastique.

Cela explique la facilité avec laquelle les jambes des jeunes houilleurs et
des hiercheuses se cambrent tant dans les fosses à charbon, et pourquoi, au
lieu de se briser toujours dans les efforts et les accidents, les os des bras et
des jambes se tordent ou se courbent simplement quelquefois, et gardent
cette forme vicieuse.

C'est la gymnastique (voir *Première partie*) qui redresse les courbures et
qui atténue le plus possible les autres difformités osseuses, congénitales ou
vicieuses.

2º Les *difformités osseuses* les plus pénibles sont celles qui atteignent les
côtes et la *colonne vertébrale.* Ces lésions sont généralement la conséquence
d'une mauvaise constitution ou d'attitudes vicieuses, soit dans la famille,
soit à l'école. L'usage des petits chariots pour apprendre aux enfants à marcher, des petites voitures pour les promener, des pupitres mal conformés ou

mal placés, à contre-jour, pour les instruire, causent de nombreuses difformités costales et vertébrales, *surtout aux filles*, plus dociles, plus sédentaires que les garçons et pourvues d'un système osseux plus souple et plus flexible que celui du sexe fort.

Nous avons dit, dans la *Gymnastique*, ce qu'il faut penser des appareils orthopédiques; et la manière de s'en servir quand ils peuvent être utiles.

3° Le *rachitisme (ramollissement des os)*. Le mot *rachitisme* est plutôt une expression littéraire que médicale, qui résume un état morbide caractérisé par une constitution chétive ou une mauvaise santé, par un arrêt de développement organique, ou des difformités osseuses diverses; en un mot, un enfant mal venant et mal conformé est un rachitique.

Causes. — L'hérédité paternelle ou maternelle, un allaitement mal réglé, des aliments en trop grande quantité ou de mauvaise qualité, des maladies incomplètement guéries, telles que la bronchite, la croûte de lait, la rougeole, etc., sont les causes principales du rachitisme.

Traitement, régime alimentaire et mesures préventives. — Les particularités propres à chacun de ces trois points dérivent évidemment de la *cause directe* de la maladie.

Dans tous les cas, il faut s'attacher à refaire la constitution du sujet rachitique par une hygiène bien ordonnée et par une alimentation convenable. On recommande souvent les médicaments amers, le phosphate de chaux, les ferrugineux et les excitants, agrémentés de mille moyens topiques, pour combattre cette affection. Nous ne blâmons nullement l'usage modéré et circonspect de ces ingrédients, mais nous avons la certitude qu'un régime alimentaire bien conçu, les soins de l'hygiène familiale et publique ordinaires, le soleil, l'air pur, le mouvement, la gymnastique, triompheront plus facilement du mal, à eux seuls, qu'avec le concours d'un tas de drogues, dont le moindre inconvénient est de déranger les voies digestives si délicates de ces petits êtres.

MALADIES DE LA PEAU. — On pourrait comprendre, sous le nom de maladies de la peau, toutes les affections fébriles aiguës qui envahissent cette tunique, telles que l'érésipèle, la rougeole, la scarlatine, etc. Ce serait un abus de langage. Nous ne considérons comme maladies réelles de la peau que les affections aiguës ou chroniques, qui intéressent l'enveloppe humaine et qui n'intéressent qu'elle. Ainsi, comme on le verra plus loin, les syphilides et les vaccinides, dépendant exclusivement d'une altération du sang et des tissus internes, ne doivent pas être considérées comme de simples affections cutanées.

Les maladies proprement dites de la peau dont il sera question ici sont les suivantes : 1° *croûtes de lait*, 2° *dartres*, 3° *gale*, 4° *lèpre*, 5° *sclérème* (endurcissement de la peau), 6° *teigne*.

1° *Croûtes de lait (eczéma facial)*. — Les enfants, à la mamelle et après le sevrage, ont parfois la face et la tête recouvertes de croûtes mollasses, jaunâtres, épaisses, qui les défigurent plus ou moins. C'est une exsudation de la peau surabondante, qui se concrète à l'air et qui s'exfoliera plus tard quand l'enfant sera soumis à un régime moins aqueux et moins pâteux.

Causes. — Le lait et les tisanes donnés avec trop d'abondance, en excitant la transpiration cutanée, peuvent faire naître la croûte de lait. Les soins de propreté maladroits, la mauvaise habitude d'enduire la tête des enfants de corps gras ou de les laver avec force savon ont le même effet.

Traitement. — C'est le régime alimentaire qui doit être plus ou moins modifié chez les enfants atteints d'eczéma de la face. On diminuera la quantité de boissons aqueuses; on ajoutera à l'allaitement naturel des soupes au lait, faites comme je l'ai dit au chapitre des nouveau-nés (*Première partie*); on évitera les bains et les lavages à l'eau tiède trop fréquents.

Il faut se garder surtout de mettre du beurre ou d'autres graisses de coiffeur ou de pharmacien sur les parties malades. En arrêtant la transpiration insensible de la peau, tous ces onguents ne font qu'accroître et étendre le mal. La *croûte de lait* doit être tenue à l'*état sec*. On nettoie la tête et la face tous les jours avec une brosse douce à chapeau ou un linge fin; rien de plus.

Les enfants porteurs de croûtes de lait sont très sensibles au froid. Un refroidissement subit ou prolongé dans les mauvais jours suffit pour leur faire contracter des bronchites ou des pneumonies très sérieuses Il ne s'agit donc pas de faire promener et sortir ces sujets *tous les jours,* pour aller prendre l'air quelque temps qu'il fasse. Au contraire, redoublez à cet égard de vigilance et de prévoyance pour les enfants, jusqu'à leur complète guérison.

Régime alimentaire. — La croûte de lait n'exige aucun régime particulier.

Mesures préventives. — Ne ramollissez pas la peau de vos nourrissons et ne l'excitez pas trop souvent avec les bains tièdes et les grandes lotions chaudes dont les garde-couches, les bonnes et surtout les mamans abusent si volontiers. La peau fonctionnant outre mesure alors, arrive facilement à la croûte eczémateuse. Il vaut mieux nettoyer tout le corps des enfants *au sec,* avec des essuie-mains de toile, tous les jours, en réservant les lotions tièdes pour le bas-ventre. La mauvaise habitude des bains chauds affaiblit le tissu cutané et l'expose à des répercussions transpiratoires aux plus petites variations de température.

2° *Dartres.* — Ce vieux mot de la vieille médecine ne signifie plus rien aujourd'hui. Il n'y a d'autres dartres que les maladies de la peau, à chacune desquelles son nom particulier sera donné dans ce dictionnaire.

3° *Gale.* — Cette maladie, qui a exercé tand de ravages autrefois et qui, avec la syphilis, a donné naissance à une affection jadis redoutable qu'on appelle la *lèpre*, est rangée aujourd'hui au nombre des simples *incommodités provoquées par la vermine,* dont on se débarrasse en vingt-quatre heures.

Malheureusement, beaucoup de médecins encore méconnaissent trop légèrement l'existence de la gale. Ils parlent de *prurigo,* de *pityriasis* et d'autres affections du cadre nosologique émanant des poux ou du vaccin ou des syphilides ; et ils laissent indéfiniment les familles et les enfants se gratter et boire des drogues diverses, même des poisons prétendument anti-dartreux, sans les engager à tuer tout bonnement avec du soufre les acares qui les rongent (l'acare de la gale est une espèce d'araignée microscopique).

Règle générale : Il faut poser en principe ceci : *tout individu* qui se gratte, le soir en se couchant et durant le jour, qui porte sur les bras, les cuisses, le ventre et quelquefois (pas toujours) sur les mains de très petits boutons secs, pointus, ou légèrement vésiculeux, *a la gale* et doit se traiter comme galeux.

Causes. — La gale n'a qu'une cause : un insecte microscopique qui se creuse des sillons dans l'épaisseur de la peau, surtout aux endroits où cette tunique est le plus fine, et qui s'y reproduit très vite en été, très lentement en hiver.

Traitement. — *Le soufre tue tous les microbes organisés.* Mélangez dans un vase un demi-litre d'huile de colza, 50 grammes de soufre, 10 grammes de carbonate de potasse et une cuillerée à potage d'eau. Graissez-en tout le corps, excepté la tête et la face, des petits ou grands galeux, une fois le matin et une fois le soir. Faites-leur prendre un bain tiède savonneux, le lendemain ; désinfectez tous leurs linges, la literie et les vêtements, soit à la cuvelle des lessiveuses, soit dans un four à air chaud de 100° à 110°, et les acares de la gale, autrement dit : toute la colonie psorique, pères, mères, enfants et œufs compris, auront vécu.

Mais la désinfection des objets de toilette et de couchage est de rigueur, comme il est de rigueur de faire appliquer le remède, en même temps, à tous les membres d'une même famille affectés de gale, sous peine de *récidive* à bref délai.

Régime alimentaire et mesures préventives. — Nous n'avons qu'un mot à dire sur ce double sujet : regardez à qui vous donnez la main, avec qui et où vous allez coucher, et d'où viennent vos habits et vos linges.

Ce sont les ateliers et les écoles qui sont le plus ordinairement le siège de contagion de la gale. Jadis on les surveillait de près à cet égard, mais comme la maladie n'est plus guère redoutée, on s'est relâché de cette surveillance.

On a eu tort, et on aura tort aussi longtemps qu'il y aura des gens malpropres et insouciants.

4° *Lèpre.* — La lèpre est ou une gale invétérée datant de loin ou une syphilide méconnue, peut-être héréditaire, qui a été traitée longtemps avec les mercuriaux. (Voyez *maladies communes, lèpre.*)

5° *Sclérème.* — Le froid, rien que le froid, produit quelquefois chez les nouveau-nés un gonflement léger de toute la peau, qui devient dure comme une couenne de lard. L'enfant est inquiet, agité, souffrant. Si l'on n'aperçoit pas à temps ce mal, suite d'imprudences, de négligences ou de voyages intempestifs, et si l'enfant n'est pas rapidement réchauffé, il survient au bout de quelques jours une inflammation grave, très souvent incurable, des intestins, des poumons ou d'autres viscères.

Causes, traitement, régime alimentaire et mesures préventives. — La cause unique étant le froid, l'unique traitement consiste dans le réchauffement méthodique et soutenu de l'enfant. Les bains chauds, les langes chauds, le lait chaud, une température de 18° dans l'appartement; des frictions sèches avec une brosse douce ou de la flanelle légère, seront mis en usage.

Si la maladie est déjà ancienne et grave, il faudra multiplier ces moyens et y ajouter le vin de Tours, par cuillerée à café, pour soutenir le nouveau-né, et des tisanes sudorifiques (infusion de pommes, de sureau, etc.).

6° *Teigne (favus).* — La *croûte de lait* est formée par des croûtes molles, occupant la face aussi bien que la tête. La teigne, au contraire, n'occupe guère que le cuir chevelu et se trouve constituée par des croûtes sèches, coriaces, très dures.

Les microscopistes prétendent que le principe élémentaire de la teigne est un champignon analogue à certains lichens. Va, pour un champignon.

Causes. — La malpropreté jointe à une mauvaise santé produisent la teigne.

Traitement. — Lavez la tête de l'enfant, tous les jours, à l'eau tiède; peignez-la et brossez-la ensuite de manière à enlever, chaque fois, le plus de croûtes possible sans écorcher le sujet. Essuyez au sec et appliquez sur la partie malade une pommade composée d'huile d'olive ou de colza, un quart de litre, huile de cade, 10 grammes. Enfin, recouvrez la tête d'un bonnet de linge, jour et nuit.

Renouvelez ce pansement deux fois par jour, jusqu'à la guérison, qui aura lieu au bout de quelques semaines.

Régime alimentaire. — En même temps que le traitement local, un traitement hygiénique est nécessaire. Il faut reconstituer la santé du sujet par les soins hygiéniques connus de tous nos lecteurs.

Mesures préventives. — La teigne est inoculable, infiniment plus que la croûte de lait, quasi autant que la gale. Il suffit d'être prévenu de cette particularité pour prendre les précautions requises à ce sujet.

MALADIES DES YEUX. — Dans ce groupe pathologique de l'enfance il faut citer seulement : la *cataracte*, l'*ophtalmie catarrhale*, l'*ophtalmie constitutionnelle* ou *scrofuleuse*, l'*ophtalmie des nouveau-nés* et le *strabisme*.

1° *Cataracte.* — La cataracte consiste dans l'opacité de la lentille de l'œil. Au centre de l'œil, derrière l'ouverture noire de la pupille se trouve une lentille transparente, comme du blanc d'œuf frais, de la grosseur d'un pois aplati. Quand cette lentille devient opaque, la lumière ne la perçant plus, l'œil perd ses fonctions visuelles. C'est la cataracte.

Un chirurgien expérimenté seul peut rendre la vue à l'œil cataracté, soit en enlevant le cristallin malade, soit en le plongeant dans le fond de l'œil, soit en le déchiquetant en morceaux qui se dissolvent peu à peu et disparaissent dans l'humeur vitrée au fond du globe oculaire.

2° *Ophtalmie catarrhale.* — L'enfant d'un certain âge qui est atteint d'une inflammation simple des yeux doit être tenu en repos dans un appartement *peu éclairé*. On lui lavera légèrement les paupières de temps en temps avec de l'eau tiède contenant quelques gouttes de vinaigre.

L'ophtalmie catarrhale règne parfois épidémiquement. Elle frappe des familles entières, mais elle est peu contagieuse. Elle est plutôt la conséquence d'un *état atmosphérique*, propre à certaines saisons, qui attaque simultanément ou successivement une foule de personnes de tous âges.

3° *Ophtalmie constitutionnelle (ophtalmie scrofuleuse, blépharite scrofuleuse, taies ou fleurs scrofuleuses sur la cornée).* — On a donné le nom d'ophtalmie scrofuleuse à une affection très commune qui débute tantôt par les paupières, tantôt par le globe de l'œil, sous forme d'un petit bouton blanc entouré de lignes roses (fleur des yeux), et qui produit une petite ulcération, souvent très douloureuse, surtout chez les enfants vivant dans des chambres malsaines et malpropres. Cette ophtalmie est souvent accompagnée de *photophobie* (impossibilité de supporter la lumière du jour).

Les *blépharites chroniques* (bords des paupières rouges), les yeux chassieux et les taches permanentes sur le miroir de l'œil (taies de la cornée, etc.) sont la conséquence habituelle des *ophtalmies*, dites : *scrofuleuses*, ou *rhumatismales*, ou *constitutionnelles*, selon les idées préconçues des écrivains classiques qui les ont décrites.

Causes. — Signalons une santé mauvaise et le séjour prolongé dans des lieux bas, humides, chargés de fumée et de poussière. — Les saisons ne sont pour rien dans cette maladie.

Traitement. — Abritez les yeux malades contre la lumière vive par le séjour dans une chambre très peu éclairée, ou par le port d'une visière, ou par des lunettes de couleur foncée; lavez-les souvent à l'eau vinaigrée et mettez un vésicatoire de deux centimètres, en longueur et en largeur, derrière une oreille. On entretiendra ce vésicatoire avec l'onguent Garou pendant deux ou trois semaines.

Quelques grands bains assez chauds seront utilement employés aussi, surtout pour combattre la photophobie.

Régime alimentaire et mesures préventives. — Les mesures préventives sont faciles à déduire des causes précitées.

Quant au régime alimentaire, il doit tendre à modifier la santé et, au besoin, la constitution de l'enfant, par l'usage de l'huile de foie de morue, des sirops ferrugineux et amers, d'une alimentation saine et tonique, etc.

4° *Ophtalmie des nouveau-nés.* — Peu de jours après la naissance, si les paupières d'un œil ou des deux yeux de l'enfant rougissent, se gonflent et laissent suinter une humeur blanche, on a affaire à l'*ophtalmie des nouveau-nés.*

Causes. — Une mère atteinte d'écoulements vaginaux peut, en accouchant, occasionner une ophtalmie au nouveau-né. Le plus souvent, cette affection est la suite d'un refroidissement contracté au moment de la naissance ou peu de jours après. Parfois, elle résulte de l'éclat du jour persistant sur la tête de l'enfant. Enfin, elle peut être due à plusieurs de ces causes à la fois.

Traitement. — On commence par mettre l'enfant dans une chambre complètement obscure, éclairée seulement par une bougie. On injecte lentement, 10 à 15 fois chaque jour, de petits filets d'eau tiède au moyen d'une fine seringue dont la canule est tenue à quelques millimètres de distance du coin de l'œil.

Les yeux malades seront ainsi sauvés si des collyres et d'autres remèdes plus ou moins violents, qu'on emploie trop fréquemment dans ces cas, ne viennent pas les abîmer. Les oculistes du temps passé ont créé bien des borgnes et des aveugles par leur intervention inutile dans ces ophtalmies, peu dangereuses *quand elles sont traitées comme je viens de le dire.*

Régime alimentaire et mesures préventives. — L'enfant doit être convenablement nourri durant tout le traitement.

Pour s'opposer à l'apparition de cette ophtalmie, les mères malades doivent se faire soigner pendant la grossesse; on aura soin de tenir, comme il a été recommandé instamment dans la *Première partie,* les nouveau-nés pendant deux ou trois semaines au moins dans une demi-obscurité, et on les préservera soigneusement contre le froid.

L'ophtalmie des nouveau-nés est très contagieuse. Seulement cette contagion ne se produit jamais à distance, mais par le contact direct du pus oculaire sur la muqueuse palpébrale des sujets sains, absolument comme le pus des écoulements urétraux ou vaginaux.

5° *Strabisme.* — Loucher c'est avoir la berlue, être *berlu,* comme on dit en wallon. Le strabisme est une infirmité visuelle et non une maladie, que la gymnastique corrige mieux que toutes les opérations chirurgicales, dans la jeunesse. Cette infirmité est parfois héréditaire. En ce cas, elle est assez tenace. Plus souvent elle est la conséquence d'une habitude, contractée dans les deux premières années de l'enfance, ou plus tard à l'école, de regarder de travers.

Traitement. — Remédier à cette habitude dès qu'on en constate l'existence par la gymnastique oculaire (*Première partie*).

MÉNINGITE (*fièvre cérébrale*). — Chez les enfants, la fièvre cérébrale ou méningite s'exprime par une fièvre ardente, l'œil hagard, la face souffrante et l'absence de connaissance.

Causes. — L'inflammation du cerveau est la plus grave de toutes les inflammations de l'organisme, parce qu'elle frappe un viscère délicat, mou, pulpeux, essentiel à l'exercice de toutes les fonctions de l'économie. Les chutes, les coups sur la tête, l'ardeur du soleil, les fièvres éruptives graves, le typhus et toutes les inflammations étendues des tissus ou des appareils du corps, tels que l'œil, l'oreille, les poumons, etc., peuvent provoquer l'apparition de la méningite.

Traitement. — Il est urgent d'agir avec énergie contre cette dangereuse maladie, même dans le jeune âge, quelle qu'en soit la cause.

On place l'enfant dans une chambre modérément chauffée de 12° à 16°. On applique aux pieds des cataplasmes chauds, de temps en temps, et on fait prendre une ou deux fois par jour des *purgatifs végétaux* en poudre fine (scammonée, jalap, etc.). On applique un large vésicatoire à la nuque et on n'accorde au malade, pendant les trois ou quatre premiers jours de ce traitement actif, que des tisanes légères et du lait coupé d'eau tiède.

Ne donnez jamais de calomel (purgatif mercuriel) ni de préparations mercurielles d'aucune espèce, soit par la bouche, soit en lavement, soit sur la peau, en onguent ou en pommade, ces remèdes étant pires que la maladie.

Oui, rejetez de la manière la plus absolue tous les mercuriaux quelconques à n'importe quelles doses, même infimes, surtout infimes, de la thérapeutique de l'homme et des animaux! Sous ce rapport, j'abonde complètement dans les idées très sages et très absolues de mon ami le Dr Raspail.

Le mercure est toujours inutile contre les maladies; mais il détériore à coup sûr, partiellement ou totalement, les êtres organisés qui ont le malheur de l'absorber.

Cette remarque d'une longue expérience, consacrée par les hommes les plus compétents de la clinique contemporaine, doit être inscrite dans l'agenda de toutes les familles soucieuses de leur santé.

Régime alimentaire. — Même dans la méningite, la diète des enfants ne doit être ni longue ni absolue. Dès que les premiers accidents sont conjurés, l'alimentation féculente et lactée est nécessaire.

Si la maladie s'aggrave, tout en redoublant les soins des premiers jours, on est tenu de soutenir le malade avec des jus de fruits et des potages divers, même avec le vin de Tours.

Mesures préventives. — La plupart des méningites provenant d'accidents ou de maladies impossibles à prévoir ou à prévenir sont inévitables. Mais on peut s'opposer aux *coups de soleil* et on doit empêcher les matrones d'autrefois, dont le nombre diminue de jour en jour, de comprimer la tête des nouveau-nés sous prétexte de la bien arrondir!

MÉNINGITE TUBERCULEUSE (*méningite granulée*). — On donne ce nom à une méningite chronique de nature ou d'origine tuberculeuse qui se montre chez des enfants malingres, chétifs, et qui est incurable. Tantôt la méningite tuberculeuse se manifeste dans le cours du carreau ou d'une bronchite chronique, tantôt elle débute d'emblée traîtreusement, lentement, chez de jeunes sujets mal portants, sous l'influence de causes occasionnelles en apparence insignifiantes.

MUGUET (*rainette*). — Le muguet se dénonce par de petites plaques blanches sur les lèvres et dans la bouche; ces petites plaques sont très adhérentes à la muqueuse, dont le fond est plus rouge qu'à l'état normal.

Causes. — L'influence du froid, à la maison ou dans les longs trajets au dehors, une alimentation imparfaite et des efforts trop répétés de succion à une mamelle mal conformée, enflammée ou pauvre en lait, engendrent la *rainette*.

Traitement. — La chaleur constante autour du corps à l'aide de bons vêtements, une *alimentation lactée* saine, une petite quantité de tisane mucilagineuse légère (graines de lin et pommes de capendu) avec ou sans lait; c'est là tout ce qu'il faut pour empêcher le muguet de s'étendre à toute la muqueuse de l'estomac et des intestins et pour la guérir en quelques semaines dans tous les cas, *sans aucune espèce de drogues*, pas même le populaire et insignifiant *miel rosat*.

Régime alimentaire. — Il doit être exclusivement lacté, mais en quantité suffisante.

Mesures préventives. — Ayez grand soin de bien vêtir les nouveau-nés qu'on veut transporter au loin dans les premiers mois de la vie, soit en hiver, soit en été; de les nourrir selon les règles de l'hygiène infantile et de les empêcher de passer trop brusquement du froid au chaud et *vice versâ*.

PARASITES. — Les poux et autres insectes parasites sont facilement tués par la poudre ou les pommades de soufre, toujours inoffensives pour tout le monde, tandis que le précipité rouge, l'onguent gris et les autres composés de mercure qui ne jouissent pas d'une efficacité supérieure à celle du soufre comme insecticides peuvent causer des accidents graves.

PHTHISIE PULMONAIRE (*scrofules, tuberculose*). — Chez les enfants, les scrofules et la tuberculose générale des ganglions lymphatiques sont plus fréquentes que la phtisie proprement dite. L'enfant dépérit (tombe dans l'athrepsie, disent les savants), s'étiole, se dessèche et meurt, si l'on ne vient à temps à son aide.

Causes. — Il faut accuser ici la misère, la mauvaise constitution des parents, la syphilis et la vaccine comme les causes principales de ces diverses affections graves, qui n'en font qu'une en réalité au point de vue pratique.

Traitement. — Tout le traitement consiste dans des soins hygiéniques multipliés et surtout dans une alimentation réconfortante, appropriée à l'âge des sujets. Les médicaments prétendument modificateurs, anti-scrofuleux ou anti-tuberculeux, n'ont de vertus réelles que par leurs propriétés nutritives et assimilatrices.

Régime alimentaire. — L'alimentation est donc le principal moyen de traitement vraiment modificateur et régénérateur qu'on oppose à la *phtisie*, aux *scrofules* et à la *tuberculose* infantiles. Ajoutez-y toutes les précautions sanitaires, si utiles à tous les enfants sains et si nécessaires à ceux qui sont malades : l'air pur, le soleil, la propreté, l'exercice, etc.

Mesures préventives. — Si l'on en croyait les admirateurs, de plus en plus rares, des doctrines microbiques exclusives que le chimiste Pasteur a mises à la mode en médecine durant quelques années, il y aurait moyen de prévenir le développement de ces maladies. Selon eux, il existe dans ces affections des microbes; et pour soustraire les *êtres chétifs* qui sont atteints de scrofules, de tubercules, de phtisie, de carreau, etc., à l'action homicide de ces microbes (*tuberculeux*, s'il vous plaît), il faudrait — on n'ose pas l'avouer, tant c'est idiot et odieux — *inoculer* à ces malheureux des microbes atténués, devenus bénins à force d'être... apprivoisés !

Il a fallu l'extrême badauderie scientifique du XIXᵉ siècle, qu'on pourrait appeler *le siècle de la vaccine*, pour prendre au sérieux de semblables blagues, devant lesquelles les savants positivistes et les biologistes instruits restent stupéfaits de surprise et de dégoût.

On ne préserve les enfants de ces maladies chroniques que par l'observation stricte des principes les plus élémentaires de l'hygiène, par le traitement rationnel des maladies antérieures des père et mère, et en s'abstenant de *vacciner* les premiers et de *revacciner* les seconds.

RÉTENTION D'URINE. — Il peut arriver qu'un enfant éprouve de la difficulté à uriner. Cet accident exige qu'on regarde si l'ouverture du canal de l'urètre n'est pas obstruée par un corps étranger ou par un gonflement insolite.

Si l'on ne voit rien, on met l'enfant dans un demi-bain chaud, en attendant l'arrivée d'un praticien, qui sera peut-être obligé de *sonder* l'enfant.

ROUGEOLE, SCARLATINE, SUETTE, VARIOLE (groupe des fièvres éruptives de l'enfance). — Nous réunissons d'autant plus volontiers ces quatre maladies ensemble que, malgré les différences symptomatiques qui les caractérisent chacune, elles réclament absolument le même traitement, le même régime alimentaire et les mêmes mesures préventives. Leurs causes elles-mêmes ont une si grande analogie qu'on pourrait dire — et je l'ai dit à l'Académie de Belgique dans un *Mémoire* spécial — que ces affections appartiennent à la même famille pathologique, qu'elles sont sœurs et qu'elles se transforment si souvent les unes dans les autres qu'on ne parvient pas toujours à les distinguer nettement.

Avant l'apparition des phénomènes cutanés, la plupart de ces petits malades ont une *fièvre aiguë*, quelquefois *très intense* et très grave.

Règle générale alors : celui *qui aura la rougeole* a les yeux battus, chassieux, il éternue et tousse. Celui *qui aura* la scarlatine se plaint surtout de mal de gorge, d'angine. Celui *qui aura* la suette souffre dans tous les membres. Enfin, le futur varioleux a très mal à la tête, au ventre et aux reins.

Il y a certainement beaucoup d'exceptions à cette règle, puisqu'on voit parfois des enfants *rouges* de rougeole ou *boutonnés* de variole avant de s'apercevoir qu'ils sont sous le coup d'une maladie.

Quand la fièvre éruptive est développée, la *rougeole* se montre sous forme de papules roses semblables à des morsures de puces ; la *scarlatine* a une teinte uniforme sans *éminences* (*doses,* en wallon) sur la peau ; la *suette* consiste en une sueur générale ; et la *variole,* en petits boutons durs, isolés, qui deviendront des pustules.

Causes. — En certaines saisons climatériques, indéterminées encore, tantôt l'une, tantôt l'autre, plusieurs ensemble même de ces quatre maladies naissent spontanément chez les enfants, ici ou là, spécialement chez les enfants vifs, actifs, remuants. Dès qu'elles arrivent à leur période d'éruption à la peau, elles peuvent se transmettre par contagion, soit directement au contact (*suette, variole*), soit indirectement à distance (*rougeole, scarlatine*).

Les auteurs classiques, qui voient la contagion partout, ne veulent pas admettre le développement *spontané* des fièvres éruptives. Ils ont tort. L'avenir dissipera leur erreur.

Traitement. — Le séjour au lit est indispensable. Seulement il ne faut pas accabler le malade de couvertures. Il ne faut pas le faire transpirer à outrance. On lui donnera des boissons légèrement *tièdes* jusqu'au moment où l'éruption apparaît.

On ne permettra que du lait plus ou moins allongé d'eau pour tout aliment aussi longtemps que la fièvre aiguë du début ne sera pas un peu calmée, ce qui arrive presque toujours quand l'éruption se montre et n'est pas trop abondante.

Plus on échauffe le malade par une chaleur artificielle excessive, plus l'éruption est abondante et la maladie longue et grave. Qu'on retienne cela pour éviter de tomber dans un excès regrettable, surtout quand il s'agit de la variole et de la scarlatine.

Dans le cas de rougeole intense et dans le cas de scarlatine, si légère qu'elle ait pu être, il est de toute nécessité d'empêcher l'enfant de s'exposer au froid ou au refroidissement de la peau *pendant plusieurs semaines,* sous peine de voir le *rubéoleux* attraper une pneumonie, une bronchite ou une coqueluche; et le *scarlatineux,* une *hydropisie générale* (anasarque) difficile à guérir.

Enfin, si l'imprudence de l'enfant ou l'imprévoyance des parents amène l'*anasarque* (gonflement de la face et de tout le corps), le seul remède consiste dans le séjour prolongé durant plusieurs semaines dans un appartement bien chauffé, des bains chauds, de la flanelle sur tout le corps, des frictions sèches sur la peau et une alimentation douce aromatisée.

Abstenez-vous, en ce cas, de recourir à n'importe quel médicament énergique.

Nous devons une mention spéciale au traitement de la variole.

Règle générale : jour et nuit, tout individu atteint de fièvre aiguë intense doit être tenu dans une obscurité complète. Le service dans la chambre se fera avec une veilleuse ou une chandelle. L'obscurité, dans les cas de variole, par exemple, empêche la figure de garder, par la suite, ces cicatrices ponctuées, hideuses, qui ont décidé tant de jolies femmes à se faire vacciner !

On comprendra l'importance de cette recommandation quand on saura que c'est l'action de la *lumière solaire* vive, brillante, qui contribue à creuser les plaies des pustules et à laisser ainsi des marques indélébiles sur la figure. Traitez donc les varioleux dans l'ombre. Et vous ne verrez plus, on ne pourrait trop le redire, ces figures d'écumoires, épouvantail qui a fait à lui seul le succès de la vaccine chez les femmes.

Régime alimentaire. — Du lait, des infusions pectorales au début; du lait, des fécules, du bouillon, des potages, des compotes, marmelades et fruits dans le cours de la maladie; de la bière, du vin et des viandes blanches à la fin. Voilà le régime commun à tous ces malades sans exception.

Mesures préventives. — Empêchez vos enfants de trop gaminer quand il fait chaud. Ne les laissez pas en contact direct ou indirect avec les sujets atteints d'une fièvre éruptive quelconque. Tout est là, comme hygiène prophylactique de ces maladies.

Quant à ces moyens de préservation qui ont été tant prônés autrefois : la belladone contre la scarlatine, la vaccine contre la petite vérole, il faut les laisser aux ignorants, aux niais et aux exploiteurs de la bourse et de la santé publiques.

Les quatre maladies dont il vient d'être question ont leurs diminutifs, qu'on appelle *roséole* ou petite rougeole, *varioloïde, varicelle* (poquettes d'eau), etc.

Aucune de ces maladies ne préserve l'homme contre le retour possible de la même affection. Certains individus ont eu quatre, cinq fois la petite vérole, la rougeole, etc.; ce qui n'empêche pas les vaccinateurs incorrigibles de soutenir que la vaccine prémunit le vacciné contre les atteintes de la petite vérole ! Un virus quelconque ferait ce que le virus de l'affection lui-même ne peut faire comme préservatif ! Est-ce assez... vaccinatoire?

SYPHILIDES et VACCINIDES. — Nous réunissons ces deux affections si communes chez les enfants, parce qu'elles ont absolument la même nature et la même origine, parce qu'elles produisent les mêmes effets et réclament le même traitement.

Les syphilides et les vaccinides se présentent sous forme de boutons pustuleux, de plaies ulcéreuses, de ganglions engorgés, de suppurations diverses sur les bras, au cou, au niveau des articulations, aux pieds, aux mains; de plaques muqueuses autour des organes du petit bassin, etc.

Causes. — Certaines syphilides sont dues à l'hérédité. Mais la plupart *proviennent de la vaccine;* de là, le nom de *vaccinides* qui leur a été donné.

Nous verrons dans la *Troisième section* la filiation qui existe entre le vaccin humain, le vaccin animal et le virus syphilitique.

Traitement. — Les lésions externes seront pansées à l'eau et au genièvre et quelquefois à la teinture d'iode et aux acides caustiques ou astringents, comme des plaies ulcéreuses ou des excroissances de mauvaise nature. On évitera d'employer dans ces cas, comme dans tous les cas de lésions cutanées, les onguents, la charpie, les mèches et les antiseptiques nouveaux et anciens, aussi nuisibles les uns que les autres, le styrax, l'iodoforme, l'acide phénique, etc., dont le moindre inconvénient est d'exciter les tissus et d'aggraver l'altération organique qu'on veut combattre.

A l'intérieur, on donnera à ces malades des eaux minérales alcalines, en quantités variables selon l'âge des sujets et l'intensité de l'affection.

Régime alimentaire. — Durant le cours des vaccinides et des syphilides, le régime végétarien sera prescrit avec la plus grande rigueur.

Quand je dis régime végétarien, je n'exclus pas les vins, ni la bière, ni les œufs, ni le lait, ni le bouillon léger, ni les alcooliques aromatiques, en quantités modérées, les aromates, les assaisonnements et les liqueurs spiritueuses étant, à petites doses, des *ferments naturels* indispensables à la digestion des aliments solides et même des boissons aqueuses.

VERS INTESTINAUX. — Les enfants, aussi bien que les adultes, peuvent être porteurs de vers intestinaux. Les *oxyures* (petits vers filiformes de 8 à 10 millimètres), les *ascarides lombricoïdes* sont très communs chez l'homme. Le *tænia* et les *trichines* sont assez rares. Voir pour les détails et le traitement à la *Troisième section.*

DEUXIÈME SECTION.

MALADIES DES FEMMES.

La femme, sous le rapport physiologique, se distingue de l'homme par des fonctions spéciales que des causes multiples peuvent altérer ; de là une série de maladies particulières au sexe féminin qu'il est bon d'étudier ensemble.

Pour en faciliter la connaissance aux lecteurs, je vais ranger les *maladies des femmes* en trois groupes, correspondant à la *puberté*, à la *grossesse* et à l'*âge de retour*, y compris l'âge adulte.

Dans les maladies communes aux deux sexes — qui peuvent donc atteindre la femme aussi bien que l'homme — la première doit-elle être l'objet de soins exceptionnels, différents de ceux qui conviennent au second? Oui et non. Au point de vue pathologique, la femme ne doit pas être distinguée de l'homme dans un grand nombre de maladies et d'accidents qui leur sont communs ; cependant dans tous les cas, sans aucune exception, la femme peut momentanément se trouver dans des conditions personnelles qui réclament de la part du praticien une attention et des soins exprès. Ainsi, avant de conseiller quoi que ce soit à une femme malade ou blessée, l'homme de l'art doit toujours s'enquérir si *sa cliente* n'est pas dans un état de menstruation, de grossesse, d'allaitement ou de couches, qui ne changerait peut-être rien au fond des indications qu'il voudrait remplir, mais qui serait de nature à modifier plus ou moins le mode d'application de ses conseils et de ses soins.

I. — *Maladies de la puberté.*

Nous avons vu dans la *Première partie* les précautions hygiéniques que réclame la puberté; examinons ici les soins que nécessitent les maladies particulières à cette période de la vie des femmes.

ALTÉRATION DU SANG (*anémie, chlorose, flueurs blanches, hydro-hémie, pâles couleurs*). — La puberté est sans contredit la phase la plus critique de l'existence chez les femmes. La menstruation ne s'établit pas toujours régulièrement. Souvent on voit la jeune fille grandir en s'affaiblissant et s'étiolant à mesure que les règles se produisent d'une manière plus ou moins normale. On dit alors qu'elle est atteinte de *pâles couleurs* ou de *chlorose*.

Les médecins ont établi une distinction plus ou moins tranchée entre la *chlorose* et l'*anémie*. Cela nous intéresse peu ici. L'anémique manque de sang en *quantité* seulement; la chlorotique ne possède qu'un sang insuffisant en *qualité* et en *quantité* tout à la fois. Au fond, chez l'une comme chez l'autre, il y a *défaut de sang* dans l'organisme. L'*hydrohémique*, au contraire, ne manque pas de sang; mais son sang contient trop de sérum et pas assez de globules rouges.

Causes. — La vie claustrale des pensions, l'air confiné des appartements en ville, certaines habitudes pernicieuses, une alimentation impropre en qualité ou en quantité, une menstruation difficile, rare ou trop abondante; des maladies antérieures, anciennes ou récentes; telles sont les causes ordinaires de la chlorose ou de l'anémie chez les jeunes filles.

Traitement. — La première condition à remplir est de placer la malade dans un milieu convenable, de la retirer du pensionnat, de la mettre, si possible, à la campagne, et de lui faire prendre des aliments substantiels très variés.

La seconde condition, c'est de régulariser les fonctions utérines. Ici deux circonstances, *absolument différentes*, peuvent se présenter. Quand la chlorose est accompagnée d'une menstruation difficile, *rare*, avec d'insignifiantes éliminations de sang, il faut prescrire des préparations toniques et aromatiques, telles que les composés de fer, les poudres de safran et de cannelle, et les bains de siège chauds. Quand, au contraire, la chlorose est provoquée ou entretenue par des règles trop fréquentes et trop abondantes, comme cela se présente plus souvent que ne le croient les médecins qui ne s'enquièrent pas assez sérieusement des causes premières, réelles, qui ont amené telle ou telle maladie, les ferrugineux et les excitants ne peuvent qu'être nuisibles. Il ne s'agit pas alors de chercher à favoriser la production du sang et les fonctions utérines, mais à *régulariser celles-ci* pour empêcher la déperdition exagérée de celui-là. En ce cas, on aura recours au double traitement suivant, l'un pendant l'écoulement, l'autre entre les époques des menstrues.

Pendant l'écoulement ménorragique, on fait garder le repos à la malade, on lui donne des boissons acidulées et des aliments liquides froids.

Lorsque l'époque hémorragique est passée, on ordonne la reprise de la vie et du régime habituels; on fait prendre des sirops astringents, et particulièrement les potions de ratanhia, qui jouissent d'une grande efficacité dans les anémies ou les chloroses par suite d'*hémorragies cataméniales ou autres.*

Le ratanhia en extrait se donne à la dose de 50 centigrammes à 1 gramme par jour, durant les époques intermédiaires des menstruations.

Pendant le cours des règles on suspend l'usage de ce médicament et on garde le repos physique le plus complet possible. Au bout de quelques mois de ce traitement simple, on verra les écoulements sanguins se modérer et la jeune fille reprendre ses couleurs, ses forces et son activité.

Dans les cas d'hydrohémie, au traitement propre à l'anémie il faut ajouter, parfois, des purgatifs actifs et l'abstention des boissons aqueuses.

Régime alimentaire. — Les *chlorotiques* ont généralement l'estomac doublement capricieux, comme *enfant gâté,* d'abord, et comme malade atonique ou asthénique, ensuite.

Les *anémiques* simples souvent n'ont guère d'appétit aussi, et parce que leur estomac est affaibli comme tout le reste de l'organisme, et parce que des névralgies diverses se déclarent facilement à la poitrine, à la tête et au ventre, chaque fois que la quantité de sang nécessaire à l'économie est devenue insuffisante.

On ne peut donc pas ordonner d'emblée tous les aliments toniques qui seraient utiles à ces malades. Il faut compter et parfois ruser avec leurs *faiblesses* gastronomiques.

Insensiblement on arrive cependant à relever les voies digestives à l'aide des potages, des crèmes épicées, des fruits acides et de viandes légères bien assaisonnées.

On doit se garder toutefois d'imposer à ces sujets une alimentation tonique *trop persistante,* qui finirait par agacer les intestins et échauffer la masse du sang. Ne forcez jamais le régime alimentaire de ces malades, mais insistez principalement chez les anémiques et les chlorotiques *peu réglées,* sur les préparations de fer et les aromates végétaux; et, chez les chlorotiques *trop réglées,* sur les potions au ratanhia.

Mesures préventives. — S'il est requis de remonter à la *cause vraie* qui a rendu tel sujet malade, pour formuler un traitement convenable, il l'est davantage pour indiquer les mesures propres à prévenir la maladie.

Au lieu d'abandonner à elles-mêmes ou à des étrangères la direction des filles à l'époque de la puberté, que les mères, ou les tantes, ou les parentes intelligentes se chargent de ce soin. Elles trouveront dans leur expérience de la vie féminine et dans leur cœur les moyens de régler, sans encombre et sans dommage pour la santé, les fonctions nouvelles de la jeune vierge.

AMÉNORRHÉE. — DYSMÉNORRHÉE. — MÉNORRAGIE. — MÉTRORRAGIE. — Certaines femmes perdent de bonne heure leurs règles, d'autres les perdent momentanément par suite de maladies diverses ou d'accidents; le mot *aménorrhée* (suppression des règles) exprime ces particularités. Quand il y a lieu d'espérer le retour de ces évacuations normales, on traite la jeune fille ou la femme comme il a été dit pour la *chlorose* — dont elle n'est qu'un symptôme, quand elle n'est pas la conséquence grave d'une maladie chronique de la poitrine ou des ovaires.

La *dysménorrhée* (règles douloureuses) réclame les soins hygiéniques qui ont été indiqués dans la *Première partie* (LA PUBERTÉ).

La *ménorragie* (flux menstruel trop abondant), qui est une cause assez fréquente d'anémie ou de *chlorose* chez les jeunes personnes, doit être traitée comme on l'a vu plus haut.

La *métrorragie* (hémorragie abondante de matrice) peut être occasionnée par des causes multiples : avortement, chute ou coups durant la grossesse, accouchement, fatigues extrêmes, altérations diverses des organes génitaux, etc.

Dans tous ces cas, il ne suffit pas de faire prendre à la malade des potions astringentes, des boissons acidulées et des aliments liquides froids, il faut l'intervention d'un accoucheur ou d'un chirurgien habile pour combattre directement la cause première de l'hémorragie par des moyens mécaniques ou topiques parfaitement connus aujourd'hui.

HERMAPHRODISME. — A l'époque de la puberté les vices de conformation qui constituent les cas si variés d'hermaphrodisme se prononcent définitivement.

Règle générale : l'hermaphrodisme résulte ou d'un arrêt de développement de certains organes sexuels, ou d'une hypertrophie de certains autres, qui fait croire, au premier abord, à un mélange des sexes sur le même sujet.

Dans ces divers cas, il n'y a rien à faire le plus souvent. Cependant j'ai rencontré des difformités sexuelles congénitales auxquelles on peut remédier.

Ainsi, il y a quelques années, une dame, mariée depuis 10 années, pâle, jaune, chlorotique, vint me consulter. Elle n'était presque pas réglée. A peine quelques gouttes de sang venaient à chaque mois humecter le périnée. On ne voyait pas le vagin. Les deux petites lèvres étaient imperceptibles et l'espace compris entre elles était occupé par une peau ferme, très dure et très élastique, que le doigt pouvait refouler au loin vers le bassin.

Cette dame, sans vagin et sans enfant, fut opérée à l'aide d'une simple incision en croix sur la peau élastique. Le vagin existait parfaitement derrière cette peau; et moins de douze mois après, un accouchement naturel avait lieu dans d'excellentes conditions, la santé de l'opérée s'étant rapidement rétablie lorsque le sang des règles eut trouvé un libre accès.

INFLAMMATION ET KYSTE DES OVAIRES (*kyste ovarique, tumeur du ventre*). — Beaucoup de jeunes personnes contractent, tantôt par accident, tantôt par imprudence, le germe d'une maladie pénible, souvent grave, qui assombrit toute leur existence, à laquelle on a donné le nom d'*engorgement* ou de *congestion chronique* des ovaires, source des *kystes ovariques* si fréquents chez les femmes adultes.

Causes. — 1° Toutes les difficultés de menstruation provoquent une congestion passagère des ovaires ;

2° L'absence des précautions hygiéniques les plus élémentaires *durant les règles* (par exemple : s'asseoir assez longtemps sur des pierres froides, dans des prairies humides, se promener sur la glace) peut occasionner aussi un empâtement sanguin des ovaires, quelquefois une péritonite ovarique;

3° Enfin, les mêmes accidents résultent également quelquefois de coups, de chocs ou de chutes sur le ventre.

Traitement. — 1° Nous avons dit comment il faut traiter toutes les anomalies de la menstruation; inutile d'y revenir ici.

2° et 3° Dans les cas où la région ovarique devient douloureuse par suite d'imprudences individuelles ou d'accidents, il faut se hâter de placer la malade dans un lit bien chauffé, d'appliquer sur le point douloureux, *immédiatement,* de 6 à 10 sangsues et des cataplasmes suffisamment renouvelés.

Ce traitement appliqué avec méthode enlèvera certainement le mal naissant et préviendra toute suite fâcheuse dans l'avenir.

Qu'on évite surtout, dans ces circonstances, d'employer les onguents mercuriels, le calomel et autres drogues violentes, qui ne jouissent d'aucune efficacité spéciale et qui détériorent sûrement toute la constitution, à commencer par les dents, les cheveux, les ongles, etc.

Lorsque, faute de soins opportuns ou malgré tous les soins, la tumeur de l'ovaire a pris des proportions plus ou moins considérables au bout de quelques années, il n'y a plus d'autre traitement rationnel et radical possible que l'*opération* habilement pratiquée.

Cependant, il arrive quelquefois qu'une tumeur de l'ovaire, à la suite d'un accident ou d'une maladie quelconque, s'enflamme et devient le siège d'un abcès profond du ventre. C'est l'*ovarite aiguë* (*péritonite ovarique*).

J'ai vu plusieurs cas de ce genre.

Dès qu'on s'aperçoit de l'existence de ce travail inflammatoire, qui provoque toujours beaucoup de douleurs abdominales, il faut se hâter d'appliquer quelques sangsues, une ou plusieurs fois, sur le point malade, ainsi que des cataplasmes et des emplastiques anodins divers. Il sera même parfois urgent d'avoir recours au caustique de Vienne, comme dans certains abcès profonds (voir ABCÈS, *Troisième section*).

Régime alimentaire. — Dans les cas d'ovarite aiguë, on soutient la malade comme on peut et non comme on veut, avec des bouillons, des potages, de l'eau additionnée de vin, etc., l'appétit n'étant jamais très prononcé en pareil cas.

Mesures préventives. — Ne négligez aucune indisposition provenant d'une menstruation pénible ou irrégulière. Observez les précautions hygiéniques nécessaires en ce temps-là. Soignez immédiatement toutes les inflammations, congestions, engorgements, qui peuvent survenir dans la région des ovaires par accidents ou autrement. Telle est la prophylaxie rationnelle de cette affection.

MALADIES NERVEUSES (*catalepsie, chorée, éclampsie, épilepsie, extase, hypnotisme, hypocondrie, hystérie, léthargie, névralgie, nymphomanie, somnambulisme*. — La puberté est l'âge des névroses. L'évolution rapide qui s'accomplit dans les organes dont la vitalité va dominer pendant trente à quarante ans l'existence de la femme, détermine des congestions sanguines et des vibrations nerveuses, physiologiques, sans doute, mais que le moindre incident peut faire passer à l'état morbide. Qu'on ne l'oublie pas, le véritable âge critique des personnes du sexe, ce n'est pas l'âge de retour, mais l'époque de la puberté.

De là, tant de névroses qui se manifestent de l'âge de 10 à 20 ans dans les deux sexes, mais *principalement* chez les filles. Cette particularité m'engage à traiter, ici, le chapitre des *maladies nerveuses* féminines proprement dites.

1° *Catalepsie, extase, hypnotisme, léthargie, somnambulisme.* — Ces cinq maladies ont la même forme symptomatique consistant dans un état de *torpeur cérébrale*, complète dans la catalepsie, l'extase et la léthargie, partielle dans l'hypnotisme et le somnambulisme.

La *cataleptique* est immobile et insensible, comme un cadavre vivant. L'extatique semble n'avoir plus de vie réelle que dans la face et le regard, absolument fixes mais exprimant une grande profondeur de pensée ou de réflexion apparente. L'*hypnotique* est dans un état de *somnambulisme* artificiellement provoqué par des *passes* ou par des *impressions visuelles* : objets brillants, regards dominateurs, qui engourdissent incomplètement ou partiellement le cerveau. La *léthargique* est une cataleptique momentanée. La *somnambule* est dans un état de rêve actif.

Causes. — La catalepsie, l'extase et la léthargie sont causées généralement par de violentes émotions morales ou par de longues et vives préoccupations intellectuelles chez des sujets, filles ou garçons, mais plus souvent chez les filles que chez les garçons, qui sont prédisposés, par leur constitution nerveuse ou débile, à ressentir fortement ces impressions.

L'hypnotisme ou magnétisme animal est un *somnambulisme artificiel* absolument semblable, en fait, au somnambulisme naturel, avec cette seule différence que la cause de ce dernier est indépendante du bon vouloir du sujet.

Dans les accès de catalepsie, d'extase ou de léthargie, on peut vivre assez longtemps sans manger ni boire. Mais on a beaucoup exagéré la durée de ces abstinences pathologiques dans les récits qu'en ont fait les historiens et certains médecins trop complaisants ou trop crédules. Un membre de l'Académie de médecine de Belgique nous a donné un bel exemple, jadis, de cette légèreté et de cette crédulité facile ou complaisante, dans l'affaire de la célèbre christomane Louise Lateau, de Bois-d'Haine, dont j'ai écrit sommairement l'histoire dans le *Grand dictionnaire de P. Larousse*.

L'hypnotisme (magnétisme artificiel par suggestions morales ou par pratiques physiques) et le somnambulisme naturel ont donné lieu, depuis quelques années, à des travaux et à des expériences remarquables, mais qui malheureusement ont plus servi à dévoiler les trucs des charlatans qu'à faire progresser la biologie.

Dans ces deux états nerveux, il y a tension et congestion de la pulpe cérébrale; d'où résulte un engourdissement général, semblable à celui qui caractérise la première phase du sommeil. La volonté, la conscience, le sens intime sont en partie annihilés. Ces organes des sens ne sont pas complètement paralysés. La vue est vague, obscure, mais l'ouïe est très fine. On se trouve comme transporté dans un monde idéal, l'esprit perdu, absorbé dans des souvenirs prochains ou éloignés vers lesquels on peut habilement diriger la volonté inerte, par des impressions sensorielles diverses.

Le somnambule naturel comme le magnétisé sont des automates mus par des impressions inconscientes dans une espèce de rêvasserie, qui obéissent facilement aux injonctions et aux *suggestions* du dehors.

Il nous est arrivé bien des fois d'aborder un malade pendant son sommeil, et de tenir avec lui une conversation suivie sur un sujet quelconque, dont il n'avait nul souvenir au moment du réveil.

Les faits de *double conscience* et de *dédoublement du moi*, comme on les appelle en biologie et en philosophie, se rapportent au même groupe de névroses.

Une jeune demoiselle de C. fut, pendant toute la première moitié d'une longue fièvre typhoïde, sous l'influence d'un état de dédoublement du moi que j'avais involontairement provoqué par suggestions. Ses parents avaient été atteints de typhus. Comme elle avait très peur de cette affection (tout en soignant admirablement ses chers malades), je l'avais persuadée qu'elle ne ferait jamais cette maladie si elle se nourrissait bien. Quelques mois après la guérison de ses parents, elle devint malade et je dus lui donner de nouveau l'assurance qu'elle n'aurait pas le typhus. Elle me crut. Et, durant la plus grande partie de cette affection, qu'elle subit à un degré très prononcé, elle ne perdit jamais cette croyance. Elle était bien éveillée, elle parlait de tout avec suite, exposant ce qu'elle éprouvait et ce qu'elle voulait, mais elle rapportait tous les symptômes de sa maladie à une personne imaginaire, qu'elle croyait couchée près d'elle. Si elle avait une colique : « Tiens, disait-elle, voilà encore celle-là qui a mal au ventre; quant à moi, je ne souffre jamais, je me porte bien. » Et, au même instant, elle causait avec sens et avec tact de tout autre sujet.

J'ai rencontré et publié beaucoup de cas semblables, même chez des hommes maladifs ou très nerveux, à la suite de blessures, d'émotions vives ou de maladies diverses.

Avant de quitter ce point, conseillons vivement aux jeunes gens de ne pas se prêter bénévolement aux expériences d'hypnotisme qu'on voudrait exercer sur eux. On ne joue pas impunément avec le cerveau et les nerfs. Toute contention vive, profonde, du viscère intellectuel peut devenir cause d'une perturbation plus ou moins accentuée de ses fonctions et, par suite, d'une modification insolite de ses cellules constituantes. Il suffit d'un atome de sang engagé dans un globule nerveux ou extravasé d'une gaine nerveuse pour détériorer ces éléments si délicats.

Donc, ne jouons pas à l'hypnotisme ni au somnambulisme artificiel, et soignons par l'hygiène, par des exercices physiques variés et par le régime, les *somnambules spontanés, ces hypnotiques naturels, qui sont de véritables malades.*

Traitement. — Tous les sujets dont il vient d'être question sont très nerveux et souvent d'une constitution délicate; les jeunes filles prédisposées à ces états cataleptiques, extatiques, etc., sont mal réglées, souffreteuses, d'une imagination souvent désordonnée par suite de lectures ou de leçons trop suivies ou au-dessus de la portée de leur intelligence, par des rêves romanesques ou des hallucinations religieuses. Il est facile de déduire de là le traitement rationnel, mathématique, précis, qui doit être institué dans chaque cas.

Supprimez d'abord la cause du mal aussitôt que vous l'avez reconnue. Corrigez la constitution et réprimez les écarts fonctionnels par un régime hygiénique reconstituant qui fortifie le sang, les chairs et les os, en laissant reposer le plus possible le cerveau et les principaux organes des sens. La vie calme, tonique, de la campagne, la société des gens sérieux et sages achèveront alors de ramener l'équilibre dans l'organisme, en vertu de cet adage hippocratique éternellement vrai : *Sanguis moderator nervorum :* « le bon sang frais, plastique, est le calmant par excellence du système nerveux. »

C'est le traitement que j'avais conseillé pour Louise Lateau, mais qu'on n'a pas suivi.

Régime alimentaire et mesures préventives. — Le *régime alimentaire* est indiqué par la nature même des sujets malades. Les aliments succulents du règne végétal et du règne animal; les préparations légères de fer, de ratanhia; les petits voyages et la vie de famille triompheront facilement de ces maladies, pour la plupart plus étranges que dangereuses, quand on sait les comprendre et les soigner selon les règles de la *médecine hygiénique,* autrement dit : de la *médecine hippocratique,* la seule qui soit conforme aux lois de la nature et aux principes de la biologie.

Quant aux *mesures préventives,* elles consistent à supprimer les causes qui peuvent, par leur durée ou leur répétition, faire naître l'une quelconque de ces maladies.

2° *Chorée* (voir *Maladies des enfants, convulsions*).

3° *Éclampsie* (voir *Maladies de la grossesse*).

4° *Épilepsie.* — Convulsions saccadées, violentes, dont la cause organique est une congestion momentanée du cerveau plus ou moins modifié dans sa structure. L'abus des plaisirs et surtout l'onanisme provoquent fréquemment cette maladie. .

Traitement. — Le traitement de l'épilepsie est à la fois hygiénique et médical. Il est évident qu'on doit éviter TOUT ce qui peut porter rapidement le sang à la tête. Mais pour obtenir la cure radicale ou au moins une amélioration notable de cette affection, il faut entretenir pendant assez longtemps une révulsion constante vers les extrémités supérieures ou inférieures du corps.

Un intelligent pharmacien de Bruxelles, H. Bonnewyn, qui avait été atteint d'épilepsie par hérédité, ayant eu le malheur d'être cruellement brûlé à une jambe, a vu disparaître complètement ses accès convulsifs. Il en a conclu, avec raison, qu'une brûlure profonde, entretenue, plusieurs mois, en suppuration aux membres inférieurs des épileptiques, pourrait les délivrer à jamais de cette maladie.

Pour le traitement de l'accès, voir *Hystérie*.

5° *Hypocondrie.* — Les sujets faibles ou affaiblis par des maladies ou des excès de toute nature deviennent facilement hypocondres ou mélancoliques. La vie leur semble à charge. Beaucoup de ces malheureux se suicident.

C'est le *spleen* des Anglais dont le sang est devenu malade, soit par une *alimentation insuffisante,* soit par une alimentation *trop riche* en substances animales. Il s'agit donc, pour guérir les hypocondres, de guérir la maladie du sang et de supprimer la cause qui a fait naître cet état nerveux, insupportable et pour le patient et pour son entourage.

6° *Hystérie.* — Convulsions générales sans saccades, mais avec de grands mouvements musculaires des bras et du corps, qui se montrent exclusivement chez les femmes d'un tempérament nerveux à l'occasion d'une menstruation laborieuse ou d'émotions morales vives, déterminant un état congestif passager de la matrice et des ovaires.

Le traitement général de l'hystérie consiste à combattre le tempérament nerveux et à faciliter les fonctions utérines.

En ce qui concerne les *accès*, il faut savoir s'abstenir de toute intervention active. Ici, comme dans l'*accès épileptique,* on se bornera à délacer les vêtements de la malade et à l'empêcher de se faire du mal; mais on ne cherchera nullement à enrayer les mouvements du corps ni des membres. Cependant, lorsqu'on peut se procurer un cataplasme très chaud, son application sur l'estomac chez les épileptiques, sur l'abdomen chez les hystériques, abrège souvent la durée des accès.

Toutes les drogues et tous les moyens autres que ceux qui ont été signalés dans ce chapitre, qu'on a conseillés contre l'épilepsie et l'hystérie, n'ont jamais eu qu'un résultat certain, celui d'emplir la poche des praticiens qui les exploitaient.

Comme il y a de petits accès épileptiques, il y a des accès hystériques insignifiants. Par exemple, on a donné à certains *spasmes* de la gorge chez les femmes et *même chez l'homme*, le nom de boule hystérique.

Jadis, on croyait que cette boule était constituée par la matrice qui se transportait au cou ! Cette sottise n'a plus cours aujourd'hui que chez les ignorants.

7° *Névralgies.* — Tous les nerfs irrités directement ou indirectement deviennent douloureux. On appelle cette douleur *névralgie*, et l'on ajoute à ce mot comme qualificatif le nom de l'organe, du viscère ou du tissu qui est le siège du mal. De là, *névralgie dentaire* ou *odontalgie, céphalalgie (névralgie de la tête), gastralgie, entéralgie, otalgie,* etc.

La plupart des névralgies sont d'origine rhumatismale, c'est-à-dire qu'elles proviennent généralement de l'action du froid humide sur nos organes et nos tissus. Aussi, le principal remède contre les névralgies est-il absolument semblable à celui qu'on emploie contre le rhumatisme : *une chaleur douce et persistante,* entretenue autour du point affecté de névralgie et autour du corps en même temps.

J'ai guéri plus de névralgies faciales avec des bonnets de coton jour et nuit, plus de sciatiques (névralgie sciatique) avec des caleçons de flanelle, plus d'odontalgies avec le repos au lit, qu'avec tous les *antinévralgiques* de nos formulaires classiques, tels que la quinine, le valérianate de zinc, la cocaïne, l'opium et tous les topiques aujourd'hui connus.

8° *Nymphomanie.* — La nymphomanie n'est qu'une variété de l'hystérie, quand elle n'est pas la triste et fatale conséquence de l'onanisme. On la combat, comme ce dernier, par la raison, par la persuasion, en signalant aux coupables les conséquences sinistres de ces mauvaises habitudes : l'*épilepsie,* la *folie* ou la *phtisie pulmonaire.*

VAGINISME. — Certaines jeunes filles et jeunes femmes éprouvent quelquefois des douleurs névralgiques si vives au moindre attouchement sur les parties génitales, qu'elles redoutent tout rapport conjugal. Cette excitabilité excessive peut être calmée par des bains de siège chauds, par des onctions huileuses sur les points sensibles, ou par l'intervention d'un chirurgien qui recherchera s'il n'existe pas de petites crevasses, qu'une cautérisation légère ferait disparaître facilement.

II. — *Maladies de la grossesse.*

Comme la puberté, la grossesse est un état physiologique. Mais toute déviation d'un état physiologique pouvant devenir une maladie ou une cause de maladie, on doit comprendre sous le nom de maladies de la grossesse tous les accidents et toutes les infirmités, qui peuvent assaillir la femme depuis le moment de la conception du nouvel être jusqu'au delà de l'accouchement.

ACCOUCHEMENT. Voir *Première partie.*

AVORTEMENT (*fausse couche*). — L'avortement est un accident toujours sérieux et digne de toute l'attention des familles.

Causes et mesures préventives. — Dès les premiers indices de la grossesse, la femme doit s'abstenir de faire de longues courses à pied et surtout en voiture ordinaire ; de sautiller sur les pieds en dansant, en descendant les escaliers ; de faire des efforts avec les bras pour soulever des fardeaux ou atteindre des objets élevés. Si elle s'encatarrhe, elle évitera de rester debout pendant les accès de toux ; si elle est repasseuse ou lessiveuse, elle travaillera debout le moins possible.

Dans les cas où elle ferait une culbute violente ou recevrait des coups sur le ventre, elle gardera le repos et appliquera les remèdes qui ont été indiqués, en pareilles circonstances, pour la jeune fille à l'époque menstruelle (voir *Maladies de la puberté*).

Traitement. — Que l'avortement vienne spontanément, ou qu'il ait été déterminé par des accidents ou par des manœuvres que la loi considère avec raison comme homicides, criminelles, et punies avec une juste sévérité, il réclame des soins spéciaux.

Si le sang s'écoule avec abondance, on fera rester la femme au lit et on lui donnera des boissons froides en attendant l'accoucheuse ou l'accoucheur.

Le point capital est de s'assurer, quand le fruit est expulsé, s'il n'en reste pas des débris dans la matrice. Dans ce cas, avec une longue pince à faux germe, on irait les chercher.

Lorsque tout l'embryon et ses membranes avec l'arrière-faix, s'il y en a déjà un (vers 2 à 3 mois de grossesse), sont sortis, les suites de l'avortement ou de la fausse couche n'offrent rien de particulier.

En 2 ou 3 jours au plus, la femme est sur pied et peut vaquer à ses affaires modérément, à moins qu'elle n'ait été l'objet de pratiques violentes ou qu'elle n'ait pris des drogues énergiques qui auraient détérioré ou abîmé sa santé.

Si l'avortement s'accompagne de violentes hémorragies, il faut se comporter comme dans tous les cas d'hémorragies utérines.

Régime alimentaire. — C'est celui des accouchées, dont il a été question dans la *Première partie*.

Si l'avortement se compliquait d'une maladie traumatique ou naturelle, le régime alimentaire serait réglé d'après les caractères et la marche de celle-ci.

DÉPLACEMENTS DE LA MATRICE (*antéversion et rétroversion; chute, hernie, prolapsus* de l'utérus ou du vagin). — Il arrive quelquefois que la matrice, inclinée en avant (*antéversion*) ou en arrière (*rétroversion*) à l'état ordinaire, conserve cette sa position vicieuse durant la grossesse et devient cause de douleurs telles que l'avortement peut en être la conséquence.

Un accoucheur habile parvient facilement à remédier, avec la main, à ces vices de position, si on le consulte à temps.

Les infirmités qu'on nomme chute, hernie ou prolapsus de la matrice ou du vagin, réclament des soins différents selon que la femme est ou n'est pas à l'état de grossesse.

Généralement la grossesse fait disparaître, au moins momentanément, ces infirmités, la matrice remontant naturellement dans l'abdomen à mesure qu'elle se développe. Cependant, j'ai vu des cas de prolapsus utérin complet se produire, malgré toutes les précautions, au moment de l'accouchement et la matrice sortir complètement du vagin avec l'enfant.

Dans ce cas, il suffit de refouler cet organe vers l'intérieur du corps après avoir fait coucher la femme les pieds plus haut que la tête.

En dehors de l'état de grossesse, toute chute ou hernie de la matrice ou de la paroi supérieure du vagin doit être corrigée par des moyens mécaniques. Autrefois, on appliquait à demeure dans le vagin des anneaux (pessaires) pour maintenir l'organe en place. On conçoit les inconvénients nombreux que ces instruments devaient occasionner aux femmes. J'ai retiré un jour du vagin d'une femme un pessaire en caoutchouc, qui s'y trouvait quasi incrusté depuis 9 années. L'orthopédie remplace aujourd'hui les vieux pessaires par un appareil composé d'une ceinture abdominale élastique, à laquelle s'adaptent quatre cordons destinés à maintenir un *support vaginal* pourvu d'une cuvette de petite dimension, qui maintient parfaitement la matrice et le vagin.

Cet appareil offre le grand avantage de ne se placer que le matin, et de s'enlever le soir, au moment du coucher.

ÉCLAMPSIE. — L'éclampsie est une attaque de nerfs de nature *épileptiforme*, qui est provoquée chez certaines personnes par le développement de l'enfant dans la matrice, ou par un commencement de travail précurseur soit d'un avortement, soit d'un accouchement prochains.

Dans le premier cas, il faut combattre l'éclampsie par des bains chauds, des sangsues sur le ventre ou de petites saignées; dans les deux autres cas, si les bains ne calment pas l'accès, l'accoucheur verra s'il n'est pas nécessaire d'accélérer mécaniquement le travail commencé.

ÉCOULEMENTS VAGINAUX (*vaginite, fleurs blanches, leucorrhée*). — Quelles que soient les causes des écoulements vaginaux, qui affligent tant de jeunes filles et de jeunes femmes, le traitement qu'on doit leur opposer est absolument le même. Et comme c'est au moment de l'accouchement que l'existence d'un écoulement vaginal (vaginite aiguë ou chronique) peut occasionner le plus de conséquences désagréables, au moins pour l'enfant à naître, c'est dans le présent chapitre qu'il est bon d'étudier cette maladie.

Causes. — Une constitution lymphatique, l'abus de la bière et des tisanes, une alimentation insuffisante en qualité, la vie sédentaire, le froid persistant des pieds et des jambes, ainsi que les maladies chroniques, prédisposent les personnes du sexe à contracter des écoulements vaginaux plus ou moins abondants, généralement indolores. Mais il est des écoulements vaginaux souvent très douloureux, qui proviennent de l'abus des fonctions conjugales ou de rapports sexuels avec des individus malades.

Que ces écoulements viennent des parois du vagin seulement ou de l'intérieur de la matrice, ils sont dits *chroniques* quand ils sont indolores; et *aigus* quand ils sont accompagnés de douleurs ou d'*inflammations locales ardentes*.

Traitement. — La *vaginite aiguë* (écoulements vaginaux aigus) sera traitée de la manière suivante : repos à la chambre ou au lit, lotions fréquentes d'eau chaude au bas-ventre et bains de siège également chauds, une ou deux fois par jour. Injections d'eau tiède deux ou trois fois dans les 24 heures. Boissons douces, tièdes et alimentation exclusivement végétale et féculente.

Qu'on s'abstienne de tout onguent, de toute graisse, de toute drogue et surtout de toute injection *irritante,* quoi qu'en disent les spécialistes et la quatrième page des journaux.

La *vaginite chronique* (leucorrhée, etc.) doit être l'objet d'un traitement plus complexe, principalement hygiénique et tonique. Il faut rendre du ton à toute l'économie, en même temps qu'aux organes malades. L'hydrothérapie sagement entendue, les bains froids courts, les bains de mer suivis d'énergiques frictions sur le bassin et les membres inférieurs, l'exercice en plein air, une alimentation tonique, tantôt astringente, tantôt ferrugineuse, selon les particularités propres aux malades, des vêtements convenables en laine ou en soie autour du ventre et des jambes pour y entretenir une douce chaleur, seront successivement ou concurremment employés.

J'ai guéri beaucoup de leucorrhéiques en leur faisant adopter de *chauds caleçons en hiver* et de *légers pantalons en été*.

On vante contre les *fleurs blanches chroniques* de toute nature et de causes diverses, une foule de topiques merveilleux et d'injections miraculeuses. Beaucoup de médecins, dits spécialistes, pratiquent la méthode infernale des cautérisations du col utérin et des muqueuses vaginales, où ils découvrent toujours, au speculum, *une multitude de crevasses !*...

Que les femmes ne se laissent pas prendre à ces manœuvres charlatanesques, plus malfaisantes encore qu'inutiles. On abuse du *speculum* de nos jours. Cet instrument indispensable pour pratiquer des *opérations* heureusement très rares à l'intérieur du vagin, l'extirpation des polypes de la matrice, par exemple, est absolument déplacé, inconvenant et dérisoire dans toute autre circonstance. C'est le doigt et non l'œil de l'accoucheur qui le renseigne sur tous les détails intimes qu'il a intérêt à connaître dans les affections vagino-utérines. J'ai vu des fillettes de six ans atteintes de leucorrhée insignifiante, qui avaient été déflorées à coups de bistouris par des médecins — pour pouvoir passer un petit speculum et faire des injections antiseptiques dans le vagin !

Régime alimentaire et mesures préventives. — Dans les cas de vaginite aiguë, une demi-diète lactée et féculente. Dans ceux de vaginite chronique, une alimentation restaurante, tonique.

Quant aux mesures préventives, elles dérivent trop évidemment des causes que j'ai indiquées pour qu'il soit besoin de les énumérer.

ÉPANCHEMENT DE LAIT (*phlegmatia alba dolens*). — On appelle épanchement de lait une affection étrange qui survient chez certaines femmes après les couches, à la période de l'allaitement, et qui est caractérisée par un gonflement douloureux d'un ou des deux membres inférieurs, plus rarement des bras, et quelquefois de tout le corps, avec fièvre et accablement.

Au début, l'épanchement de lait est toujours douloureux. Quand la maladie a duré quelques semaines ou est devenue chronique, la douleur peut devenir insignifiante, mais jamais on ne voit d'épanchement de lait, même ancien, absolument indolore.

La disparition ou la diminution notable de la sécrétion laiteuse est un *effet* de la maladie et non une cause, comme on l'a cru longtemps à tort. On sait que le liquide sanguin de l'économie animale converge par attraction vers le point où une irritation quelconque se produit, comme les eaux de l'océan se portent vers la lune.

La *révulsion* n'est rien qu'une marée, un transport liquide vers un centre d'appel, qui se forme spontanément, comme dans les flux et reflux de la goutte ou du rhumatisme aigu, ou qui est engendré artificiellement, par exemple avec les vésicatoires, les caustiques et les ventouses sèches, qui sont des *révulsifs simples*, et avec les ventouses scarifiées, les sangsues, la saignée et le séton, qui sont des remèdes à la fois *révulsifs* et *éliminateurs*.

Causes. — Le froid humide agissant sur les membres inférieurs ou supérieurs, ou sur tout le corps d'une femme qui allaite, peut occasionner l'inflammation des petits vaisseaux lymphatiques et veineux de la peau et, par suite, des veines du tissu cellulaire sous-cutané.

Traitement. — Aussitôt qu'apparait l'épanchement de lait — expression impropre s'il en fût, puisque le lait ne s'épanche pas en réalité dans le corps, mais se tarit dans les mamelles, la *fluxion* ou marée *sanguine* se portant vers les points affectés — la malade doit être tenue au lit *chaudement*. On appliquera des sangsues sur le point le plus douloureux. On mettra des cataplasmes tièdes, *pas trop chauds*, sur les membres malades, qu'on enduira en outre d'huile de colza. S'il se forme des abcès sous-cutanés, on les ouvrira de bonne heure *très largement*.

Lorsque l'affection est devenue chronique, on enveloppe les membres gonflés (*œdématiés*) de bandes de flanelle modérément serrées, *jour et nuit;* et l'on applique la *méthode purgative* avec méthode et persévérance.

J'ai donné souvent, pendant quinze à trente jours, à des femmes atteintes d'épanchements de lait datant de six semaines, deux mois et plus, deux cuillerées à potage de *teinture de jalap composée* (eau-de-vie allemande des pharmaciens), de deux en deux jours, puis de trois en trois jours, puis enfin de quatre en quatre jours, en ayant soin de les nourrir avec d'excellent bouillon et de bon vin. Toutes ont radicalement et rapidement guéri.

Régime alimentaire. — Dans l'épanchement de lait à l'état aigu, la diète lactée simple et les tisanes sudorifiques sont indiquées. Dans les cas chroniques, l'alimentation doit être réconfortante.

Mesures préventives. — Toute femme qui allaite doit se prémunir contre le froid humide persistant. Si elle y a été exposée assez longtemps, elle doit se mettre au lit et se faire transpirer le plus tôt possible, pendant vingt-quatre heures au moins, pour rétablir les fonctions de la peau.

FIÈVRE PUERPÉRALE (*péritonite, métrite, métro-péritonite, suites de couches*). — Dans les six ou huit premiers jours de l'accouchement, la mère est exposée à contracter des douleurs de ventre avec ralentissement ou arrêt de l'écoulement des lochies; bientôt surviennent : fièvre, frissons, maux de tête. C'est la péritonite, la métrite ou la métro-péritonite puerpérale.

Causes. — Les causes les plus fréquentes de cette maladie sont : 1° l'emploi du seigle ergoté dans les accouchements laborieux ou contre les hémorragies utérines. Cette infernale drogue, que je n'ai jamais eu besoin de prescrire dans aucun cas, a causé et cause encore, tous les jours, la mort d'une foule d'accouchées. Le seigle ergoté ni l'ergotine n'ont, en aucune circonstance, facilité l'accouchement — opération physiologique qui doit être, dans certains cas, aidée *mécaniquement* et non chimiquement, par un habile praticien. Quant aux hémorragies utérines sérieuses, on n'en viendrait jamais à bout si l'on n'avait que ce poison dangereux à sa disposition.

2° La funeste et vulgaire habitude, implantée par les gardes-couches du temps jadis, de faire changer aux accouchées les linges de corps et de lit, sans recourir aux minutieuses précautions requises pour éviter que la peau, en état de transpiration insensible au lit, ne soit brusquement saisie par l'humidité inhérente aux linges frais.

La fièvre puerpérale peut prendre les caractères d'une fièvre typhoïde grave, si les accouchées se trouvent dans des appartements malpropres, surtout en été. En ce cas, outre la métro-péritonite propre aux *suites de couches*, il existe une altération particulière du sang, qui double la gravité de la maladie.

Traitement. — Des applications de sangsues, des cataplasmes tièdes sur le ventre, des boissons mucilagineuses et de doux purgatifs, tels que l'huile de ricin, voilà les moyens rationnels les plus efficaces pour combattre d'emblée les fièvres puerpérales ordinaires, qui débutent par une inflammation des viscères de l'abdomen et du bassin.

Ne songez jamais, en aucun cas, grave ou bénin, à employer le calomel ni les onguents mercuriels. Ces ingrédients n'ont jamais guéri personne par eux-mêmes et ont toujours eu le triste privilège, quand ils ne tuent pas les malades — ce que j'ai vu souvent dans les familles où j'étais appelé en consultation — de les accabler d'infirmités plus ou moins sérieuses pour le restant de leurs jours.

Lorsque les *suites de couches* se compliquent d'une fièvre infectieuse (typhoïde, putride, etc.), le traitement local (soins pour le ventre) doit être le même que dans la métro-péritonite aiguë simple; seulement, on changera toutes les mauvaises conditions hygiéniques qui ont occasionné la complication, et l'on fera prendre à la malade des boissons acidulées, antiseptiques, à la tête desquelles il faut placer l'EAU DE RABEL (*limonade sulfurique édulcorée*).

L'engouement produit dans le corps médical par les travaux de Pasteur et de Lister, si singulièrement exaltés et si radicalement surfaits, a fait naître des procédés et des pratiques thérapeutiques insensés, contre lesquels, au nom de la science et de l'humanité, les biologistes ne pourraient protester trop vivement. On sait que les pourritures, les décompositions et fermentations organiques sont des foyers de production de germes, de virus, de microbes de toute espèce; et que ces germes morbides, en vertu de la loi universelle : *Similia similibus nascuntur*, tendent à se multiplier partout où ils rencontrent des milieux favorables à leur évolution. Partant de là, les médecins de l'école chimique moderne se sont attachés à détruire les germes ou les microbes à mesure qu'ils se produisent, au lieu de chercher, comme le recommandent et le font les disciples d'Hippocrate, les vrais *biologistes-thérapeutes*, à *guérir la maladie*, c'est-à-dire à supprimer le foyer, la source même qui les produit.

Les pasteuriens et les listériens *combattent des effets*; les hippocratistes *anéantissent les causes*, sans négliger toutefois la destruction des agents nuisibles qui en sont déjà provenus. Laquelle de ces deux écoles médicales comprend le mieux la nature ?

Mais les microbistes ne se sont pas bornés à combattre des *effets,* ils ont voulu en prévenir l'apparition par des procédés exclusivement chimiques, qui, loin de combattre les maladies dans leur siège, les exaltent et les aggravent.

Ainsi, pour prévenir le développement des germes ou des microbes infects des lochies, ils veulent que toutes les accouchées se soumettent à des injections vaginales de *sublimé corrosif,* caustique qui tue les microbes comme tous les caustiques sans exception, mais qui ajoute à l'inflammation naturel'e des muqueuses utéro-vaginales de la femme accouchée, une *inflammation artificielle qui peut causer de graves accidents.* A des écoulements inévitables, que les soins vulgaires de propreté rendent absolument inoffensifs, les microbistes opposent des liquides irritants, toujours inutiles et souvent nuisibles!... De l'huile sur du feu.

Supprimons absolument tous les antiseptiques de Lister et de Pasteur, et remplaçons-les, partout au besoin, par de simples lavages à l'eau pure et des lotions au genièvre, ou à l'eau-de-vie camphrée, qui suffisent, *dans tous les cas possibles,* pour aviver, régénérer les tissus organiques malades, et pour empêcher les produits de leur décomposition de nuire aux sujets sains ou de propager les maladies.

Régime alimentaire. — Aussi longtemps que la fièvre puerpérale supprime l'appétit, on se borne à donner aux malades des boissons mucilagineuses (dans la métro-péritonite) ou rafraîchissantes, acidulées (dans la fièvre typhoïde puerpérale). Mais dès que l'estomac peut supporter des *aliments légers,* il faut en accorder.

Mesures préventives. — Un accoucheur ne doit jamais permettre à une femme de faire ses couches dans une *chambre malsaine.* Il doit être excessivement sévère pour les changements de linge dans les quatre ou cinq premiers jours de l'accouchement. Jamais il ne laissera prendre de seigle ergoté aux parturientes.

Moyennant ces mesures préventives, il n'y aurait plus de fièvre puerpérale.

Contagiosité de la fièvre puerpérale. — A propos des mesures préventives, une question se présente : la fièvre puerpérale est-elle *épidémique?* Elle est contagieuse, elle peut être propagée directement par les miasmes (microbes) qui s'exhalent des accouchées malades, et qui peuvent être transportés d'accouchée à accouchée par des intermédiaires, par une salle d'accouchement, ou par des accoucheuses et des accoucheurs malpropres, tout imprégnés de ces miasmes; mais elle n'est *nullement épidémique.*

Ceci nous amène à dire un mot de la *contagion* en général.

Tous les produits morbides ont une propension à se multiplier s'ils se trouvent en contact avec des substances conformes avec leur nature. C'est toujours la loi universelle : *Similia similibus nascuntur,* qui est vraie en pathologie comme en physiologie. Il en résulte, comme premier corollaire,

que toute maladie accompagnée de produits morbides, déjections, excré-
tions, suppurations, etc., est transmissible dans certaines conditions ou
circonstances, faciles à déterminer pour chacune d'elles. Et, comme second
corollaire, il est évident que tous les produits morbides, *sans exception*, doivent être détruits, annihilés, par l'un des moyens connus aujourd'hui : par le
feu, la chaleur, l'oxygène, ou le chlore; en un mot, par les caustiques minéraux et végétaux, auxquels on a donné le nom d'*antiseptiques*.

FISSURES DU PÉRINÉE (*déchirures du périnée*). — Il arrive parfois,
faute de précautions de la part des accoucheurs ou accoucheuses, ou par
suite d'une application de forceps trop brutale, que le périnée se déchire en
partie (fissures) ou en totalité (déchirures).

Dans ces cas, le chirurgien jugera s'il doit pratiquer une suture immédiate;
ce qui est absolument nécessaire quand la déchirure est étendue. En attendant son intervention, il est urgent d'engager la femme à tenir les deux
jambes rapprochées l'une de l'autre, et même de les maintenir en contact à
l'aide d'un lien, mouchoir ou serviette, enlaçant les deux genoux.

FŒTUS MORT. — Lorsqu'on présume qu'un fœtus est mort, on doit
attendre l'époque naturelle de l'accouchement. Si, au délai voulu, l'expulsion
ne se prépare pas, on la provoque par les moyens doux et lents que les
accoucheurs connaissent, et pratiquent au besoin, par exemple quand l'avortement, ou l'accouchement prématuré, est déclaré nécessaire par un certain
nombre de praticiens réunis en consultation.

GOITRE (*grosse gorge*). — Le goitre est un gonflement hypertrophique
de la glande thyroïde (glande placée au devant du cou).

Causes. — Le goitre peut avoir l'une des trois causes suivantes : 1° le
séjour dans des pays marécageux et fangeux, ou des localités mal aérées
et dépourvues d'eau saine. Le goitre est alors endémique et constitutionnel;
2° certaines maladies du sang : hydrohémie (chlorose aqueuse) ou leucoci-
thémie (surabondance de globules blancs); 3° des efforts musculaires violents; des cris prolongés dans l'accouchement; l'habitude de porter de lourds
fardeaux sur la tête.

Traitement. — Contre le goitre dû à la première cause, on emploie un
traitement hygiénique général facile à déterminer. Contre le goitre *exoph-
thalmique* (c'est-à-dire porté au point que les globes des yeux sont saillants
hors de l'orbite), outre le traitement hygiénique et tonique modificateur d'un
sang appauvri, il faut employer la *médication purgative* active, dont on a
tant abusé autrefois et qu'on néglige trop de nos jours. Quant au goitre par
efforts musculaires, il n'exige qu'un traitement local très simple et souvent
inefficace : emplastiques de poix, pommades iodurées.

Régime alimentaire et mesures préventives. — En se reportant aux causes de la maladie et au traitement signalé plus haut, on sait à quoi s'en tenir sur le mode d'alimentation et sur les mesures préventives applicables, aux goitreux. Insistons seulement sur cette particularité qu'il faut obliger les parturientes, qui crient beaucoup et fort, à tenir la tête plutôt inclinée vers la poitrine que renversée en arrière. C'est une précaution importante pour éviter le développement d'une grosse gorge.

GROSSESSE EXTRA-UTÉRINE. — Au lieu de se développer dans la matrice, certains embryons se forment en dehors de cette cavité. On suppose que, par une secousse quelconque, physique ou morale, ou par un vice organique passager, un spermatozoaire aura rencontré l'ovule féminin dans une *trompe* (ligament utérin) ou au voisinage de l'ovaire dans le péritoine et s'y sera fixé.

Le plus souvent, les grossesses extra-utérines n'aboutissent qu'à des formations incomplètes, qui se confinent dans le ventre et s'y flétrissent plus ou moins. Si elles viennent à terme, ou si elles occasionnent des accidents, tels que l'éclampsie, des vomissements incoercibles, etc., l'opération césarienne est indiquée comme unique remède.

HÉMORRAGIE UTÉRINE (avant, pendant et après l'accouchement). Lorsque le sang s'écoule avec une certaine abondance par le vagin chez une femme enceinte, ou en travail d'enfantement, ou récemment délivrée, il faut rechercher la cause et le siège de l'écoulement pour agir en conséquence.

1º *Avant l'accouchement.* — Certaines femmes continuent à être plus ou moins réglées durant la grossesse. Ces cas sont très rares. Souvent on s'y est trompé, on a pris pour menstrues de petites hémorragies dues à l'insertion du placenta sur le col de la matrice ou dans son voisinage.

La plupart des petites hémorragies vaginales dans la grossesse étant dues à cette cause ne réclament provisoirement que des soins passagers : repos au lit, injections froides, tamponnement du vagin même s'il le faut, jusqu'à ce que l'écoulement sanguin ait cessé. Si cet écoulement menaçait la vie de la femme, il y aurait lieu de provoquer une consultation et, au besoin, de recourir à l'avortement légal.

Quelquefois ces hémorragies sont causées par des accidents, chutes ou coups sur le ventre, qui ont décollé le placenta en tout ou en partie. Selon le degré ou la persistance de l'hémorragie, on se conduira, en ce cas, comme je viens de le dire : repos, injections froides, d'abord. Ensuite, si cela devient nécessaire, l'expulsion forcée du fruit.

2º *Pendant l'accouchement.* — Toute hémorragie abondante pendant l'accouchement, quelle qu'en soit la cause, accident ou position anormale de l'arrière-faix, réclame impérieusement l'intervention *immédiate* de l'accoucheur. Il doit faire l'accouchement d'emblée, en passant un doigt, puis deux, puis trois, puis toute la main à travers le col de la matrice, pour aller chercher les pieds de l'enfant ou pour appliquer le forceps sur le crâne, selon qu'il juge que la délivrance se ferait le plus lestement et le plus avantageusement pour la mère et l'enfant.

C'est dans de semblables conditions que le sang-froid et l'habileté d'un homme expérimenté, sûr de lui, peuvent rendre d'éminents service aux familles.

3° *Après l'accouchement.* — Lorsque l'enfant et le placenta sont sortis, soit naturellement, soit avec la main de l'homme de l'art, s'il survient une hémorragie abondante, il faut placer la femme horizontalement sur son lit de travail, les deux jambes rapprochées et jeter sur le bas-ventre des jets d'eau froide, en même temps qu'on lui fait boire de l'eau très froide, un peu de vin de bordeaux, une potion au ratanhia.

Un jour, une accouchée pâle, en apparence exsangue, gisait sur le plancher; le sang bavait encore. L'accoucheuse avait perdu la carte et se lamentait en demandant du perchlorure de fer qui n'arrivait pas. En arrivant, je n'hésite nullement. Un baquet d'eau froide était à ma portée, j'en lançai le contenu sur les cuisses et le bas-ventre de la femme, qui fit un soubresaut; et le sang fut arrêté d'emblée : le perchlorure de fer devint inutile.

Mais on ne réussit pas toujours à arrêter ainsi des hémorragies utérines abondantes. Souvent on ne peut attendre que les astringents donnés par la bouche produisent leur effet; le sang coule à flots et les syncopes succèdent aux syncopes. Dans ces cas, assez rares cependant aujourd'hui, voici ce qu'on doit faire. Naguère, une jeune dame, après un avortement laborieux double compliqué d'adhérences placentaires, etc., se lève malgré les recommandations formelles des gens qui la soignaient, et va s'accroupir sur un vase pour satisfaire un besoin, 36 heures après sa délivrance. Avec les efforts de pression auxquels elle se livre, une hémorragie abondante se produit instantanément. L'accoucheuse arrive, tamponne le vagin. L'hémorragie persiste avec des contractions utérines violentes pour expulser les caillots qui se formaient. Il n'y avait qu'un parti à prendre : enlever le tampon, vider la matrice de ses caillots et injecter dans sa cavité à l'aide d'une seringue emmanchée d'un long tube en caoutchouc, une forte solution de perchlorure de fer jusqu'à cessation de l'écoulement sanguin. C'est ce qui fut fait lestement et la patiente, qui était sans connaissance depuis une heure, fut sauvée.

Le perchlorure de fer produit sur les vaisseaux béants de la matrice le même effet que sur les trous sanguinolents résultant de l'application des sangsues : il coagule et cautérise superficiellement le tout, le sang et la plaie.

Régime alimentaire et mesures préventives. — Les hémorragies de cette nature étant subites et rapides, il n'y a pas lieu de parler de régime alimentaire ni de mesures préventives à leur égard. Il suffit de renourrir bien et méthodiquement les sujets qui ont perdu ainsi des masses de sang, quasi tout d'un coup.

LOCHIES. — Après l'accouchement, l'utérus se dégorge lentement en évacuant par le vagin des liquides auxquels on a donné le nom de *lochies*. Ces écoulements, doivent-ils être l'objet de précautions exceptionnelles, par exemple d'injections astringentes, antiseptiques, etc.? Jamais! Des soins ordinaires de propreté suffisent. On lave les parties externes à l'eau bien tiède, tous les jours. On applique *sur* ces parties des linges très secs, bien chauffés, qu'on renouvelle deux ou trois fois chaque jour. Voilà tout.

Les tripotages que certains microbistes ont conseillés dans ce cas n'ont pas le sens commun, étant toujours inutiles et souvent nuisibles, comme je l'ai dit en parlant plus haut du traitement de la fièvre puerpérale.

VARICES (*aux jambes, à la vulve*). — Les femmes enceintes sont très sujettes à contracter des *varices aux jambes*, si elles portent des jarretières, si elles fatiguent beaucoup, si elles exercent des professions pénibles qui les obligent à rester longtemps debout; et des *varices à la vulve*, lorsque le fœtus est très gros, ou mal placé, ou lorsque la femme a déjà eu beaucoup d'enfants.

On conçoit, d'après cela, ce qu'il faut faire pour empêcher cette infirmité autant que possible.

Lorsque les varices sont très développées *aux parties génitales*, il n'y a qu'à prendre le plus de repos possible en attendant l'heure de la délivrance; *aux jambes*, il est prudent de porter des bas élastiques.

Si l'une des veines variqueuses venait à s'ouvrir tout d'un coup, on aurait soin de mettre tout de suite un ou deux doigts sur le point d'où le sang veineux jaillit, en attendant un bandage de linge qu'on appliquera autour soit de la jambe, soit du bassin, comme s'il s'agissait d'une saignée qui aurait été pratiquée sur un membre inférieur ou aux parties sexuelles.

VOMISSEMENTS INCOERCIBLES. — Le début de la grossesse est souvent annoncé par des malaises, par l'altération des *traits de la face*, des maux de cœur, le matin, et des vomissements parfois. Il arrive que ces vomissements prennent une persistance pénible, rarement dangereuse pourtant, mais qui tendent à détériorer la santé de la mère et de l'enfant. On les appelle alors : les *vomissements incoercibles de la grossesse*.

Causes. — Il n'y en a qu'une : le développement de la matrice qui se congestionne et qui agace, irrite, les filets nerveux du bassin, de telle façon que cette irritation se propage par continuité vibratoire aux plexus ou aux ganglions du grand sympathique (système nerveux de la vie splanchnique). De là, les vomissements de la grossesse.

Traitement. — Le traitement consiste à favoriser le développement *pacifique* de la matrice et à décongestionner partiellement les organes du bassin.

Pour favoriser l'expansion de l'utérus, les bains de siège tièdes, prolongés, renouvelés de quelques jours en quelques jours, constituent un moyen à peu près infaillible. Chez plusieurs dames, j'ai dû faire renouveler les bains deux fois par jour pendant un mois, parce qu'elles ne pouvaient conserver dans l'estomac que les aliments qu'elles prenaient en sortant du bain.

Jamais je n'ai été obligé de proposer l'avortement légal pour guérir les vomissements incoercibles, dont, selon certains praticiens, on ne parviendrait pas toujours à triompher par les ressources ordinaires de l'hygiène et de la thérapeutique hippocratique.

Je dois prévenir ici les familles, que les auteurs classiques signalent plus de 60 drogues diverses, toutes au plus abominables et baroques, comme autant d'agents propres à combattre les vomissements de la grossesse.

La médecine *positive, rationnelle,* nous révèle suffisamment la *cause* du mal; pourquoi chercher alors, dans les hypothèses et dans l'empirisme aveugle, des *indications contraires à la nature des choses?*

Indépendamment des bains de siège tièdes, dont les effets sont à peu près infaillibles, j'ai quelquefois conseillé des applications de sangsues à l'anus, chez certaines personnes très sanguines.

Dans tous les cas, il est requis d'entretenir la liberté du ventre par des lavements huileux ou de petites doses de sel de soude, pris les uns comme les autres à jeun, le matin.

III. — *Maladies de l'âge de retour.*

Plus la femme avance dans la vie, moins les maladies particulières à son sexe sont nombreuses. En dehors des affections de la menstruation et de la grossesse, ou de la puberté et de l'accouchement, on ne rencontre plus guère chez elle, avant comme après l'âge de retour, que trois ou quatre maladies qui lui soient spéciales. Comme la poule au déclin de la période ovulaire, elle semble, dans les dernières phases de son existence, reprendre, au point de vue pathologique du moins, les allures et les expressions symptomatiques du genre masculin.

Sous le nom de *maladies de l'âge de retour,* il faut comprendre les quelques affections féminines qui peuvent se montrer à tout âge en dehors des particularités pathologiques propres à la puberté et à la grossesse, mais qui deviennent plus fréquentes et plus sérieuses à mesure que l'âge de retour approche.

CANCER DU SEIN. — Cette affection, si commune chez les femmes et si redoutée de toutes les familles, tendrait à disparaître du cadre nosologique, si les gens du monde en connaissaient mieux la *cause principale,* et si les médecins la traitaient avec plus de discernement. On a trop vite dit : *cancer du sein* quand on rencontre un sein engorgé, bosselé, dur, crevassé quelquefois, qui a résisté durant plusieurs mois ou plusieurs années aux pommades, onguents et drogues bizarres recommandés par les *bonnes femmes* ou par des praticiens imbus des vieilles idées classiques sur la nature et l'origine du cancer en général : il y a mieux que cela à dire et à faire.

Causes. — Toute jeune fille ou toute femme qui reçoit un coup, une contusion sur le sein et qui ne s'en inquiète pas, peut avoir, par la suite, ce qu'on appelle : un cancer du sein. Sont dans le même cas, toutes les personnes du sexe qui, après l'accouchement ou l'allaitement, présentent dans le sein un engorgement, douloureux ou non, d'une partie plus ou moins grande de cette glande.

Il est évident que ces modifications partielles du tissu de la glande mammaire ne deviendront pas nécessairement, toutes, des soi-disant cancers; mais il suffirait que des chagrins prolongés, de vives et fréquentes émotions morales, suscités par des malheurs domestiques ou des revers de fortune multipliés, vinssent altérer la santé et la constitution, pour que les empâtements ou engorgements de la mamelle, même indolores, inoffensifs, bénins de leur nature, prissent un caractère malin, assez pernicieux pour donner lieu à une dégénérescence complète du sein, un véritable cancer.

Traitement et mesures préventives. — Le traitement des tumeurs, empâtements, engorgements, etc., du sein, doit être fait à double fin : pour *guérir* le sein affecté, d'une part; pour *prévenir* l'apparition possible d'un cancer, de l'autre.

Ceci est très important pour les femmes et pour leurs familles.

Toute mamelle qui n'est pas *souple, élastique, indolore,* dans toute son étendue, doit être sérieusement examinée par un homme de l'art expérimenté, surtout si elle a été soumise à l'action de l'une des causes précitées.

Pour peu donc que le sein présente une particularité anormale, il y a lieu de recourir aux soins que je vais indiquer.

Après une contusion ou un choc quelconque, si le sein est un peu sensible à la pression dans une partie de sa substance, de même lorsqu'une main exercée constate l'existence d'un engorgement indolore, ancien ou récent, on applique immédiatement six à huit sangsues sur le point affecté. Après cela, on y entretient, pendant vingt-quatre heures, des cataplasmes légers, tièdes, de farine de lin. Dès que les piqûres des sangsues sont guéries, on met en permanence, sur toute l'étendue du point malade, un emplastique doux, résolutif, tel que l'emplâtre de Bavière, l'onguent de la mère Thècle, et l'on recouvre tout le sein d'une couche de ouate, en recommandant, pendant douze à quinze jours, le repos quasi absolu du bras correspondant.

Au bout de trois ou quatre semaines, on recommence le même traitement si le mal n'a pas complètement disparu.

De cette manière, on préviendra à coup sûr le développement ultérieur d'un cancer ou plutôt d'une dégénérescence cancéreuse du sein.

Lorsque la tumeur du sein est ancienne, très dure et très étendue, avant de s'en rapporter exclusivement à l'avis des chirurgiens, généralement trop prompts à crier : c'est un cancer ! et à *jouer du couteau*, il est indispensable de recourir au traitement médical précité, que je vais développer de nouveau avec plus de détails, vu l'importance du sujet.

Une dame de 30 ans avait, depuis cinq à six années, une tumeur du sein réputée cancéreuse par tous les chirurgiens consultés. On avait fixé jour pour l'opération. Au dernier moment, elle prit peur et vint me trouver avec sa tante. Je lui prescrivis une application de huit sangsues, des cataplasmes pendant deux jours et un emplâtre de la mère Thècle, de la grandeur d'une carte à jouer, pendant trois semaines. Sa santé, quoique bonne encore, étant légèrement ébranlée par les inquiétudes, je lui fis prendre des préparations alcalines de soude et de potasse et des aliments doux, laitage, œufs, légumes et fruits, sans viande d'aucune sorte. Au bout de quinze jours, nouvelle application de sangsues et de soins externes et internes, comme la première fois. Trois semaines après, même répétition. Le sein commençait à diminuer. Il se forma un petit abcès chaud sous la peau, que j'ouvris. Je continuai de mois en mois le même traitement pendant six mois. La cure a été radicale. Le sein est revenu complètement à l'état normal.

Les purgatifs végétaux actifs peuvent concourir à ce traitement médico-hygiénique rationnel.

Mais j'insiste, dans ces cas comme dans tous les cas de cancers de n'importe quelle partie du corps, sur le régime végétarien à peu près exclusif.

L'abus de la viande est une grande cause des altérations du sang et des viscères, qui provoquent des engorgements glandulaires et la décomposition des tissus de l'économie. Une alimentation frugale, une grande sobriété, l'abstinence à peu près complète, au moins des viandes fortes, du mouton, du gibier, contribuent beaucoup plus que les médicaments salins et autres, à la dépuration du sang et des humeurs à l'aide desquels nos muscles, nos os et tous nos organes se régénèrent incessamment.

Sans adopter les principes exagérés des *végétariens*, je reconnais volontiers qu'ils ont rendu un service signalé à l'humanité en révélant les dangers et les conséquences de l'usage abusif, que l'on fait dans les classes aisées, de l'alimentation animale Je suis convaincu que bien des cancéreux incurables vivraient longtemps s'ils renonçaient à manger de la viande et des œufs, pour se contenter de lait, de fécules, de légumes et de fruits.

Grâce à ce traitement général et local, j'ai vu fréquemment des tumeurs du sein, dures, adhérentes, se dissoudre et fondre complètement, comme celui de la dame dont je viens de parler.

C'est avec la plus grande confiance qu'on peut le recommander à tous les jeunes praticiens. Dans les cas où il faudrait absolument opérer, après l'avoir appliqué, il aurait encore l'avantage d'être parvenu à simplifier l'état local et d'améliorer la santé de la malade.

Faisons remarquer maintenant qu'il existe des cancers du sein anciens, ulcérés, incurables, chez des personnes plus ou moins âgées, qu'on doit s'abstenir d'extirper, quoiqu'ils ne puissent plus être soumis à aucun traitement médical avec quelques chances de succès. On se borne alors à des soins généraux et locaux d'hygiène : bonne chère, propreté. J'ai connu des femmes qui ont vécu jusqu'à 80 ans avec une santé relativement bonne, malgré de vrais cancers du sein datant de plus de vingt-cinq années.

Régime alimentaire. — L'alimentation sera à peu près exclusivement végétale, durant tout le traitement de la maladie.

ENGORGEMENT DE LA MATRICE (*métrite aiguë et métrite chronique*). — On a distingué, en médecine, une foule de *métrites différentes*, d'après les points de vue fantaisistes de chaque auteur. L'inflammation de la matrice, aiguë ou chronique, détermine des effets variés selon l'âge, le tempérament et les habitudes de la femme; mais, au fond, c'est toujours la même maladie, et le traitement est facile à déterminer dans tous les cas possibles.

Toute métrite est signalée par un *engorgement douloureux* de la matrice, qui pèse sur la vessie, sur le rectum, sur le périnée, et rend pénibles toute fatigue musculaire, même la marche, les secousses de voiture, etc.

Causes. — Les personnes du sexe qui ont eu beaucoup d'enfants, qui ont mené une vie laborieuse, qui ont souvent souffert durant les périodes menstruelles, ou qui ont longtemps séjourné dans des endroits froids et humides, les pieds et les jambes glacés, sont exposées particulièrement à contracter des métrites aiguës et chroniques.

Traitement. — *Métrite aiguë :* repos du corps, sangsues à l'anus ou au périnée, bains de siège chauds, cataplasmes sur le ventre, au besoin un vésicatoire sur le bas du ventre. Régime doux.

Métrite chronique : même traitement, en insistant cependant sur les vésicatoires plutôt que sur les sangsues. On réitère donc l'application des vésicatoires. On met aussi, sur le bas du ventre quand les plaies superficielles des vésicatoires sont guéries, les emplâtres résolutifs doux, de la mère Thècle, de Bavière, de diachylon gommé ou camphré.

L'imprévoyance et l'imprudence des femmes sont souvent portées au point qu'elles ne se décident à consulter un médecin et à se soigner qu'à la dernière extrémité, quand le mal est devenu absolument insupportable. Alors il se produit parfois, quoi qu'on fasse, des abcès qui s'ouvrent dans la vessie, dans le rectum, ou à travers les parois du ventre ou du périnée. Ces accidents ou ces complications, qui ne sont pas toujours graves, demandent des soins de propreté spéciaux, mais ne doivent modifier en rien les principes rationnels de thérapeutique qui viennent d'être exposés.

On aura l'attention, dans les cas de suppuration lente surtout, d'alimenter convenablement la malade.

Régime alimentaire et mesures préventives. — Il est nécessaire d'entretenir la liberté du ventre dans les cas d'engorgement de matrice, tant à l'aide de lavements huileux ou d'huile de ricin que d'une alimentation apte à fournir des selles molles : pruneaux, compotes, légumes divers, boissons alcalines, etc.

Quant aux mesures préventives, les unes sont à la portée de tout le monde, les autres sont irréalisables. Une mère de famille, qui a beaucoup d'enfants, subit les conséquences possibles de ses fonctions maternelles; mais une jeune fille peut toujours éviter de laisser congeler ses pieds et ses jambes au point de contracter un engorgement inflammatoire de la matrice, comme on en voit tant d'exemples même dans les familles aisées.

MÉNOPAUSE. Voir *Première partie*.

POLYPES DE LA MATRICE. — Les polypes utérins sont assez rares. On les extirpe par la ligature, l'écrasement, la torsion ou la section, comme on le fait pour les polypes du nez.

ULCÉRATIONS DE LA MATRICE. — Les crevasses du col utérin ont fait l'objet de mille exagérations dans la science et dans la pratique de l'art de guérir.

A chaque instant, on entend des femmes accuser des ulcérations utérines : « Voyez-vous, disent-elles, c'est tel médecin qui a découvert cela, tel jour à telle heure! Je suis obligée d'aller me faire cautériser au speculum! c'est ennuyeux, mais quand il faut, il faut! »

La vérité c'est qu'on prend trop souvent des fentes naturelles du col utérin chez les femmes qui ont eu des enfants, pour des ulcérations réelles, et qu'on porte sans raison des caustiques sur un organe délicat qu'il serait préférable, même dans ce cas d'ulcérations vraies — à moins qu'elles ne soient de nature syphilitique — de laisser tranquilles, en se bornant à faire adopter à la femme des soins de propreté plus fréquents qu'à l'ordinaire : des bains, des lotions, des injections vaginales à l'eau tiède contenant un peu de genièvre ou d'eau-de-vie camphrée.

Il n'y a pas de crevasses du col, non syphilitiques, qui résistent à ces petits lavages; et quand il n'y a pas de crevasses, ces petits lavages n'en font pas naître. — On n'en peut dire autant des caustiques appliqués à tort et à travers par les spécialistes du speculum, qui vivent de l'exploitation des matrices inquiétées sans motif.

VAPEURS et SPASMES. — L'âge de retour est regardé à tort comme un âge critique pour la femme. La fluxion menstruelle va diminuant de mois en mois. Rarement, elle cesse tout d'un coup. Parfois, elle se reproduit à des intervalles irréguliers sous forme d'hémorragies passagères.

Dans tous ces cas, il suffit de se conformer aux règles ordinaires de l'hygiène, en laissant évoluer la nature et en opposant les moyens thérapeutiques, indiqués dans ce dictionnaire, aux incidents qui pourraient survenir.

L'incident ou le phénomène le plus fréquent et le plus agaçant du retour d'âge chez les femmes consiste dans certaines maladies bizarres de l'estomac, du cœur et de la gorge, qu'on nomme *vapeurs* ou *spasmes*. Vous entendez beaucoup de personnes du sexe prétendre qu'elles sentent une boule, un nœud à la gorge. Quelques-unes croient encore que c'est la *matrice qui remonte*. Ces spasmes ne sont que l'effet d'une constriction de certains muscles du cou excitée par les modifications interstitielles que subissent les viscères et les nerfs du bassin. Ces spasmes sont accompagnés souvent de *palpitations cardiaques*, de *migraines*, de *névralgies*, chez les personnes d'un tempérament nerveux ou d'une imagination impressionnable.

Contre ces symptômes multiples, on se contente d'ordonner les bains généraux, une alimentation tonique et des eaux minérales laxatives, prises une ou deux fois par semaine.

Ce sont les moyens qu'on conseille également dans tous les cas de vapeurs ou de spasmes nerveux, de même espèce, qui se présentent assez souvent pendant la vie spéciale de la femme, depuis la puberté jusqu'au retour d'âge, à la suite d'affections morales tristes, de maladies longues ou d'excès divers.

VIDANGES — Les matrones donnent le nom de *vidanges* à l'écoulement lochial qui succède à l'accouchement, et dont la durée ainsi que l'abondance varient d'une femme à l'autre. Les lochies sont sanguines (couleur *rouge*) pendant le premier jour; séro-sanguines (rouge pâle) quatre ou cinq jours; séro-muqueuses (blanc-grisâtre) ensuite de 15 à 30 jours plus ou moins selon les cas et les sujets.

Si les *vidanges* restent très colorées et fétides après la première semaine, il y a lieu de croire que des débris d'arrière-faix ou des ulcérations internes en sont la cause et d'appeler là-dessus l'attention de l'accoucheur.

TROISIÈME SECTION.

MALADIES COMMUNES.

Les *maladies communes* sont celles qui atteignent indistinctement les personnes de l'un et de l'autre sexe, à partir de l'enfance
jusqu'à la vieillesse.

Sous cette rubrique, je traiterai donc des affections et des
infirmités qui peuvent se présenter à tous les âges de la vie et
dans les deverses conditions sociales. Comme je l'ai dit déjà, tout
en suivant l'ordre alphabétique qui a été adopté pour la SECONDE
PARTIE de l'*Art de vivre*, je réunirai en certains groupes pathologiques les maladies qui ont entre elles une analogie particulière
d'origine, de nature ou de siège. Par exemple, à côté de la *goutte*,
je placerai le *rhumatisme*, en faisant attention, arrivé au mot :
rhumatisme, de renvoyer le lecteur au mot : *goutte*.

En ce qui concerne la *division* de l'exposé ou de l'histoire de
chaque maladie que j'ai adoptée : 1° *dénomination* ou diagnostic,
2° *causes*, 3° *traitement*, 4° *régime alimentaire*, 5° *mesures préven-*
tives, je ne la respecterai pas toujours à la lettre; par exemple,
dans les articles où plusieurs de ces paragraphes peuvent être
confondus ensemble, et dans ceux où cette division serait superflue.

A.

ABCÈS (*adénite, anthrax, clous, écrouelles, fistules, furoncles, humeurs*
froides, panaris, phlegmons). — Tout le monde sait ce qu'on entend par un
abcès. Une tumeur plus ou moins dure qui se ramollit rapidement ou lentement, et qui donne lieu à une évacuation de pus ou de matières en décomposition par des ouvertures spontanées ou artificielles; voilà l'abcès.

L'abcès peut se former dans toutes les parties extérieures ou intérieures
du corps.

Causes. — La plupart des abcès sont la conséquence d'une blessure,
d'une piqûre ou d'un coup plus ou moins violent reçu sur l'une ou l'autre
partie du corps.

Quelquefois, ils proviennent d'une maladie interne : rougeole, décomposition du sang, altération des tissus, inflammation des viscères ou des os.

Les abcès qui marchent rapidement à la suppuration avec chaleur et douleur locales, fièvre plus ou moins marquée, etc., sont appelés *abcès chauds*, pour les distinguer de ceux qui se produisent peu à peu, quasi sans chaleur, sans douleur et sans fièvre, et qui n'arrivent à la suppuration ou à l'élimination des matières décomposées qu'au bout de plusieurs semaines et même de plusieurs mois, auxquels on a donné le nom d'*abcès froids*. Selon leur position, leur étendue et leur profondeur, les abcès chauds ou froids prennent différents noms : adénite, anthrax, etc.

Traitement. — Examinons chaque espèce d'abcès.

1° *La tête.* — Le *cuir chevelu* est rarement le siège d'un abcès.

Cependant on voit assez souvent des anthrax de la nuque empiéter sur la tête. Il ne s'agit pas de penser aux sangsues dans cette région où la peau est excessivement dure. Il faut appliquer des cataplasmes de farine de lin très humides et chauds ; puis faire agir de bonne heure et *largement* le bistouri, pour donner issue au sang échauffé et faciliter l'écoulement du pus. Après cela, on applique sur le point opéré de simples compresses de linge enduites de cérat.

2° A la *face*, l'*abcès chaud* ou *froid* réclame des soins spéciaux selon le point qu'il occupe.

S'il se montre au *front*, aux *paupières*, au *nez*, autour ou au-dessous des *oreilles*, il faut appliquer sur le point douloureux des cataplasmes chauds, faits avec de l'amidon bouilli comme pour empeser le linge. Au bout de quelques jours, dès que la tumeur, petite ou grosse, parait se ramollir, le chirurgien y donnera un coup de lancette. Lorsqu'un peu de pus s'est écoulé, on lave souvent la plaie à l'eau tiède et l'on cesse de mettre des cataplasmes. Une rondelle de taffetas gommé, percée au centre d'un petit trou et renouvelée tous les jours, suffira jusqu'à la guérison.

Si l'*abcès*, se montre dans l'épaisseur de la joue, il faut tâcher de le faire percer dans la bouche pour éviter des cicatrices désagréables à la figure. Pour cela, on applique tout de suite une ou deux sangsues au dedans de la bouche, sur le point même où la tumeur se montre. On ordonne ensuite de fréquents *bains de bouche*, en tenant simplement de l'eau ou une tisane *tiède* dans la bouche, du côté malade. Le chirurgien, alors, saisit le moment opportun pour ouvrir l'abcès dans la cavité buccale à travers la muqueuse.

On agit de la même façon absolument pour les abcès des gencives, des amygdales, du palais, en un mot de toutes les parties de la bouche et du pharynx (gorge).

3° Au cou on rencontre très souvent, chez les jeunes gens surtout, des abcès, tantôt chauds, tantôt froids, provenant de l'engorgement et du ramollissement des ganglions lymphatiques, parfois au milieu d'une santé parfaite, parfois à la suite de diverses maladies. Ces abcès commencent par des tumeurs au cou qui grossissent plus ou moins lentement et qui s'enflamment,

rougissent et se ramollissent, dans certains cas très vite, dans d'autres cas
peu à peu.

, Le *traitement* de ces abcès est très simple. Il faut, en général, éviter d'appliquer des sangsues, ou des cataplasmes, ou des graisses quelconques. Il
suffit de recouvrir la tumeur ganglionnaire d'une rondelle d'onguent de la
mère Thècle. On laisse cette rondelle en place plusieurs jours. Si elle tombe,
on la remplace par une autre rondelle. Dès qu'on s'aperçoit que la tumeur se
ramollit, on la fait ouvrir par un chirurgien, qui aura toujours soin, en ce
cas, de faire son incision dans la partie la plus déclive de la tumeur, afin
qu'elle se vide plus aisément du pus qu'elle renferme et qui continue à se
former encore d'ordinaire, petit à petit, pendant plusieurs jours. Cette précaution chirurgicale est indispensable pour toutes les ouvertures d'abcès,
froids ou chauds; le pus, comme tous les liquides, étant soumis aux lois de
la pesanteur, tend toujours à se porter dans le fond le plus bas des tumeurs.
C'est là une des causes des fusées purulentes et des *fistules* diverses, dont il
sera question plus tard.

Si les parties antérieures et latérales du cou sont le siège ordinaire des
abcès froids ou chauds chez les jeunes gens, la nuque est l'endroit de prédi-
lection des *anthrax* dans l'âge adulte.

Tout *anthrax* (tumeur *dure, douloureuse,* qui *grossit vite*) doit être énergiquement traité d'emblée, surtout à la nuque. On fera de larges applications
de sangsues sur le mal. On y mettra des cataplasmes de farine de lin chauds.
Et le chirurgien l'ouvrira largement *de très bonne heure,* avec un bistouri
bien affilé.

Le *clou (furoncle)* est un petit anthrax qui n'exige guère une application de
sangsues. Il suffit de le recouvrir d'un peu d'onguent de la mère Thècle et
de ouate pour y entretenir la chaleur jusqu'à sa maturité.

Règle générale : le clou perce seul, sans douleur, s'il est soigné comme je
viens de le dire.

4° A la *poitrine,* il survient fréquemment aux aisselles (sous les bras) des
abcès, tantôt chauds, tantôt froids, auxquels on applique le traitement des
abcès chauds (sangsues et cataplasmes), ou des abcès froids (onguent de la
mère Thècle, ouate et cataplasmes), selon le plus ou moins d'inflammation
locale qui les accompagne.

Chez les femmes, les seins sont souvent le siège de duretés, d'engorgements douloureux, qui donnent lieu à de vastes abcès chauds, dont la durée
est quelquefois très longue quand ils sont mal traités ou mal soignés.

Dès que l'engorgement dur, douloureux, se produit dans le sein, il y faut
appliquer sans tarder six à huit sangsues et une compresse de ouate. Cette
précaution m'a fréquemment permis d'empêcher la formation d'abcès
mammaires chez des femmes qui allaitaient. Si, malgré les sangsues mises de
bonne heure, l'engorgement douloureux persiste et augmente, le médecin
jugera s'il faut faire une seconde application de sangsues. Mais, dans tous les

cas, au lieu d'appliquer des cataplasmes chauds sur le sein malade, il faut le recouvrir, en tout ou en partie, selon l'étendue de l'engorgement, d'un emplâtre de la mère Thècle, qu'on laissera en place et qu'on renouvellera au besoin jusqu'à ce que la tumeur soit ramollie et *bonne à percer* par là lancette *au point le plus déclive.*

Traités de cette manière, les abcès du sein les plus volumineux se guérissent quasi sans douleur, si l'on se garde de faire des mouvements avec le bras correspondant au sein malade, *le repos absolu de la partie souffrante étant la première condition d'un bon traitement.*

C'est une *maxime* à retenir.

5° Le *ventre* (abdomen) est très souvent atteint de clous, d'abcès chauds ou froids, d'anthrax même, qui réclament les mêmes soins que sur les autres parties du corps.

Seulement les *abcès profonds* du ventre et les *abcès du périnée* (partie inférieure du bassin) exigent une médication expresse.

Tous les abcès qui se présentent aux environs de l'anus et des parties génitales doivent être traités comme il suit : repos absolu du corps, sangsues sur le point douloureux et dur, cataplasmes de farine de lin ou d'amidon. Enfin, aussitôt qu'il y a un peu de ramollissement, incision large avec le bistouri.

Si ce traitement énergique n'est pas appliqué, l'abcès du périnée se fait jour sur divers points, à la peau, ou dans le rectum, etc., et il en résulte souvent des infirmités pénibles, telles que : fistules à l'anus, etc.

Des *abcès profonds* peuvent se produire dans l'abdomen et dans la cavité de la poitrine, par suite de coups violents ou de pressions énergiques; d'une altération des os ou d'une inflammation des viscères abdominaux ou thoraciques.

Que faut-il faire quand une tumeur très profonde se manifeste au ventre ou à la poitrine, par le soulèvement ou le bombement de la peau et des tissus qui constituent les parois de ces cavités?

Il faut, au plus vite, amener à maturité les abcès qui se préparent et s'efforcer de faire écouler le pus au dehors pour éviter qu'il n'aille se faire jour dans les intestins, la vessie, la matrice ou le péritoine (enveloppe de ces organes) s'il occupe le ventre, ou bien dans les poumons, les bronches, la plèvre ou le péricarde (enveloppe du cœur) s'il se forme dans la poitrine (thorax).

On doit avoir recours aux sangsues quand la tumeur intérieure se montre au ventre. Mais, dans tous les cas, en attendant que le pus commence à se former, le médecin emploiera la pâte caustique de Vienne pour attirer de plus en plus les substances en décomposition (pus, sang vicié, etc.) à la surface de la peau. Ce n'est qu'un peu plus tard, lorsqu'on a la certitude que le pus est formé qu'on ouvre avec précaution d'abord, puis largement, la tumeur pour donner une issue facile aux matières nuisibles.

6° Les *abcès des membres supérieurs* ou *inférieurs* doivent être traités selon qu'ils sont chauds ou froids, superficiels ou profonds, petits ou grands, comme ceux dont il vient d'être question.

Trois remarques importantes sont seulement à noter ici : 1° N'omettez jamais d'appliquer des sangsues sur les abcès chauds, le plus tôt possible ; 2° faites-les ouvrir *largement* aussitôt que le pus commence à se former ; 3° n'appliquez plus de cataplasmes sur les abcès dès qu'ils ont une large ouverture.

Plus les *abcès* sont profonds, et plus on doit se hâter de les ouvrir avec le bistouri.

Un mot des *abcès* des *extrémités digitales,* qu'on nomme *panaris.* Les sangsues sont indiquées ici comme dans tous les abcès chauds, de même qu'un coup de lancette superficiel.

Mais il faut se garder surtout de mettre des cataplasmes sur les *panaris ouverts.* On abuse trop généralement de ces émollients, qui sont *utiles avant la formation du pus,* mais qui sont *nuisibles aussitôt que le pus a trouvé une issue.*

— *Règle générale,* tout abcès ouvert doit être pansé seulement, une ou deux fois par jour, avec des lavages d'eau tiède, un peu de linge propre et une enveloppe d'ouate, ou de laine, ou de soie, pour entretenir une douce chaleur dans la partie malade.

Ne laissez jamais employer dans ces pansements, *en aucun cas, ni charpie, ni mèche, ni drain ou sonde à demeure, ni graisse d'aucune espèce.*

L'eau tiède, la douce chaleur naturelle du corps maintenue par des linges propres ; au besoin, des lotions ou des injections avec le genièvre, une fois par jour, suffisent pour la cicatrisation des chairs malades, et la régénération des tissus qui ont formé la poche plus ou moins volumineuse des abcès.

7° Les abcès chauds ou froids, dont il vient d'être question, ne se terminent pas toujours par la cicatrisation. Quand ils proviennent d'un corps étranger, d'une carie d'os, d'un tendon malade ; ou quand ils ont été mal soignés, ils deviennent chroniques et forment des *fusées* ou des trajets *fistuleux,* qui minent la santé des sujets. De là, les *fistules à l'anus,* les *fistules costales, lacrymales* et autres fistules, simples ou multiples, qui font le tourment de tant de personnes des deux sexes.

Dans tous ces cas, il n'y a pas à hésiter. Il faut aller à la source du mal : enlever le corps étranger et guérir par les caustiques ou les révulsifs les os cariés, les tendons, les tissus ou les viscères altérés. Cela fait, si les *fistules* ne se referment pas d'elles-mêmes, on les fera cicatriser en y injectant, à l'aide d'une petite seringue, du genièvre ordinaire ou de l'alcool camphré ou une solution d'azotate d'agent.

Lorsqu'il s'agit de *fistules compliquées* à l'anus, c'est une petite opération chirurgicale qui en fera justice.

8° Il faut considérer et traiter comme des *abcès indolents* toutes les tumeurs anormales, de n'importe quelle partie du corps, qui se sont développées petit à petit, sans douleur, et qui ne sont pas enfermées dans une poche spécial, comme les kystes sébacés. Ces tumeurs *indolentes* peuvent à la longue dégénérer et devenir des *tumeurs malignes*. Donc, il faut les attaquer *vivement* où elles se trouvent, au sein et ailleurs, avec des sangsues répétées de quinze en quinze jours ou de mois en mois, et un emplâtre de la mère Thècle placé en permanence après chaque application de sangsues. Quand la tumeur se ramollit, on l'ouvre avec l'instrument tranchant, comme un abcès ordinaire.

C'est ainsi que j'ai traité et guéri radicalement bien des tumeurs de nature suspecte, non seulement au sein des femmes, mais au cou, sur le dos, etc., des gens de l'un et de l'autre sexe.

Régime alimentaire. — Dans le cours des abcès, quels qu'ils soient, la diète n'est jamais nécessaire. Quand le patient perd l'appétit par suite de la douleur ou d'un état fébrile momentané, on le nourrit provisoirement avec du lait et du bouillon, et l'on s'efforce de ranimer les fonctions digestives.

Mesures préventives. — On évite les abcès en soignant sa santé, en suivant un régime frugal et en se préservant des coups et blessures.

ACARE (*acarus*). — Insecte microscopique qui se développe dans le tissu cutané où il produit l'affection connue sous le nom de gale. (Voir *Gale*, MALADIES DES ENFANTS, page 327.)

ACNÉ (*couperose, rougeurs de la face*). — Boutons rouges qui se manifestent à la face chez les individus qui travaillent beaucoup au feu ; chez les personnes qui ont le sang échauffé par l'abus des plaisirs de la table, et chez certaines femmes sanguines à l'époque de la grossesse.

Le remède contre l'acné se déduit des causes qui l'amènent. Il ne peut être question d'appliquer sur la figure des graisses, ni des onguents. Un peu de poudre de riz ou de lycopode est certainement le meilleur palliatif, en attendant qu'un régime alimentaire doux et la suppression des causes morbides de l'acné l'aient amendé ou fait disparaître.

AIGREURS D'ESTOMAC. Voir *Migraine*.

ALBUMINURIE. — On peut constater dans les urines, par des moyens simples, la présence de l'albumine (partie liquide du sang, semblable au blanc d'œuf). Ce fait n'est pas toujours le signe d'une maladie sérieuse. Beaucoup de femmes enceintes rendent passagèrement de l'albumine par les urines. Certains vieillards aussi. Toutefois, c'est un symptôme qui mérite attention quand il est accompagné de douleurs des reins, de sécheresse à la peau, de soif et de fièvre lente ou vive ; et surtout d'*anasarque*.

Causes. — L'albuminurie sérieuse provient parfois d'une inflammation des reins, par des blessures directes ou par l'absorption de certains poisons, tels que la cantharide ; plus souvent, elle est due à une suppression de la transpiration cutanée par refroidissement subit ou prolongé de la peau. Exemples : 1º Un homme va à la chasse, reçoit une averse sur le dos et reste grelottant toute la journée sans changer de linge ni se réchauffer; il a toute chance de devenir albuminurique, s'il ne se soigne pas très bien d'emblée; 2º une femme, voulant nettoyer sa cave en plein été, y séjourne trop longtemps et s'y glace; elle court risque de contracter une albuminurie, si elle néglige les soins qui vont être précisés.

Traitement. — Un traitement antiphlogistique direct et énergique triomphera de l'*albuminurie* par poisons ou blessures. Les reins étant enflammés par congestion sanguine, il faut employer, en ce cas, les sangsues, les ventouses, les bains, les boissons rafraîchissantes et le séjour au lit, bien chaudement, avec régime doux, léger.

Dans l'*albuminurie par refroidissement,* il est urgent de ranimer au plus tôt les fonctions de la peau. Toutes les ressources de l'art de guérir, alors, ne doivent tendre qu'à ce but. Un air convenablement chauffé, des bains chauds, des bains de vapeur, des frictions sèches ou aromatiques sur tout le corps, des vêtements de laine de la tête au pied, des boissons sudorifiques, une alimentation douce mais succulente : viandes blanches et légumes cuits; tels sont les moyens multiples qu'il faut mettre en œuvre, concurremment, pour empêcher la congestion des reins de passer à l'état chronique et de désorganiser complètement ces viscères si importants, ces filtres si précieux pour la santé.

Si la maladie est déjà avancée et grave, aux moyens précédents on ajoutera des vésicatoires, des cautères ou un séton à la région rénale.

On a recommandé une foule de médicaments internes contre l'albuminurie. Nous les rejetons tous comme inutiles et quelquefois funestes. Les eaux minérales alcalines de Pougues, de Contrexéville, de Vichy et de Pulna sont les seuls remèdes intérieurs qui puissent convenir aux albuminuriques.

Les classiques semblent s'inspirer encore de quelques indications accessoires pour instituer le traitement de l'albuminurie. Ainsi, dans un ouvrage couronné en 1889 par l'Académie de médecine de Belgique, nous lisons que l'albuminurie est presque toujours due à l'alcoolisme; ce qui est inexact. Et qu'il y a quatre *indications* à remplir pour soigner convenablement les albuminuriques : 1º les priver d'albumine dans les repas; 2º combattre l'anémie (consécutive); 3º faire fonctionner les reins sans les irriter; 4º éliminer les produits toxiques.

On le voit, l'auteur a pensé à tout, excepté à l'essentiel : aux fonctions de la peau qu'il faut raviver et exciter avant tout, tant pour dépurer l'économie par la *transpiration cutanée* que pour détourner vers la peau la congestion insolite des reins, obligés de suppléer à cette fonction pervertie ou entravée.

Régime alimentaire et mesures préventives. — Il est bon de redire, une fois pour toutes, que je ne mentionnerai plus expressément le régime ni les mesures préventives propres à chaque espèce de maladie, que dans les cas où j'aurais quelques réflexions particulières à faire sur l'un ou l'autre de ces points. Quand le traitement exposé comporte avec lui le régime le plus convenable et quand les mesures préventives résultent directement de la désignation des causes spécifiées, il serait ennuyeux de répéter ce qui a été dit déjà à ce sujet. Ainsi, il va de soi que, pour prévenir le développement de l'albuminurie par refroidissement cutané, il s'agit de ne pas se laisser glacer, ou de se réchauffer parfaitement aussitôt qu'on le peut.

ALIÉNATION MENTALE. Voir *Maladies nerveuses.*

ALLOPATHIE. Voir *Homéopathie.*

ALOPÉCIE. Voir *Calvitie.*

ALTÉRATION DU SANG. — Le sang, qui n'est en réalité que la chair coulante, la gangue de l'économie animale, est très fréquemment altéré par une infinité de causes ou d'agents de toutes espèces. La plupart des maladies aiguës et chroniques sont la conséquence d'une altération ou modification du liquide sanguin, dont l'école hippocratique se préoccupe beaucoup avec raison. Les chimistes solidistes de la secte microbique semblent prendre en pitié les savants observateurs qui parlent encore des altérations du sang comme point de départ des principales affections du cadre nosologique, depuis la fièvre typhoïde jusqu'à la phtisie pulmonaire. Il faut leur laisser cette puérile satisfaction. La secte microbique et les poisons chimiques seront démodés tôt ou tard, tandis que les principes de l'hippocratisme, qui sont l'expression des phénomènes de la nature, sont éternels.

Le sang s'altère et devient malade directement ou consécutivement par suite d'une foule de causes, dont les principales sont : le refroidissement rapide ou lent de la peau, une alimentation vicieuse, le séjour dans des lieux insalubres, les poisons actifs ou lents, l'absorption de médicaments inutiles, l'inoculation des virus et spécialement du vaccin humain et animal, les excès de tous genres, les commotions physiques violentes et les émotions et impressions nerveuses excessives ou prolongées.

C'est aux médecins, aux malades et aux familles qu'il appartient de rechercher les causes vraies des *altérations du sang*, et d'indiquer les moyens pratiques d'y remédier : 1° en supprimant ces causes; 2° en combattant les effets déjà produits.

Exemple : Durant un hiver rigoureux, une dame de la campagne, de forte constitution, sanguine, qui n'avait jamais fait de feu dans sa chambre à coucher, fut prise de douleurs vives dans les muscles, dans le ventre et dans la tête, avec rougeur et gonflement de la peau aux bras et aux jambes. Des nodosités et des taches rouges et dures apparurent sur les membres, avec d'insupportables démangeaisons. Son médecin ordinaire vit là-dessous une altération du sang de *nature dartreuse* et prescrivit l'*arsenic*.

Au bout de six semaines, l'hiver durait toujours, et la maladie s'aggravait malgré l'arsenic. Cette drogue avait même provoqué des crampes atroces d'estomac. Appelé auprès de cette dame, je recherchai la *cause du mal ;* je sus bientôt qu'il ne pouvait avoir *aucune source interne,* et je fus convaincu que la peau soumise à de *fréquents et longs refroidissements,* le matin et le soir, pendant les soins de toilette, et au commencement de la nuit dans un lit glacé, s'était peu à peu congelée, avait perdu une partie de ses fonctions transpiratoires et déterminé tous les malaises externes et internes que subissait la patiente.

Je fis jeter l'*arsenic à l'égout.* La malade chauffa sa chambre à coucher, bassina son lit tous les soirs, et six semaines après elle était complètement guérie de son *altération du sang,* réelle mais non point dartreuse évidemment.

— A propos de chaque maladie où l'altération du sang joue un rôle, ces vérités recevront confirmation. (Voir *Maladies de la puberté.*)

AMAUROSE, AMBLYOPIE. Voir *Maladies des yeux.*

AMÉNORRHÉE. — Suppression des règles. (Voir *Maladies des femmes.*)

AMNÉSIE (*perte de mémoire*). Voir *Maladies nerveuses.*

AMPUTATIONS. — Dans tous les cas d'amputation, on doit s'attacher à rapprocher le plus possible les lambeaux de peau pour réduire la plaie artificielle à sa plus simple dimension. Lorsque toute la plaie peut être recouverte par la peau, on obtient la réunion immédiate, dite en chirurgie : par première intention. Mais que la plaie soit recouverte en totalité ou béante en partie, les pansements du premier au dernier jour seront faits de la manière suivante :

On applique sur toute la partie opérée un linge sec, fin, qu'on recouvre de ouate ou d'étoupe ou de charpie; et, par-dessus le tout, on met un second linge maintenu à l'aide d'une bande roulée. Pour renouveler ce pansement, on commence, après avoir enlevé le bandage jusqu'au premier linge qui est adhérent à la plaie, par mouiller à l'eau tiède plaie et linge adhérent jusqu'à ce que celui-ci se détache et tombe de lui-même. On essuie alors la plaie et l'on y verse un peu de genièvre ordinaire. Ensuite, on imbibe légèrement de genièvre un nouveau linge fin, pour faire un pansement absolument semblable au précédent.

Jamais, dans aucune de mes nombreuses amputations, je n'ai employé de cérat, de graisse, d'onguent, ni d'antiseptiques d'aucune sorte. L'eau, le genièvre et du linge propre m'ont toujours procuré des succès complets et de rapides guérisons.

Les chirurgiens ont agité souvent la question de savoir si, dans les accidents graves, il faut amputer les membres broyés *tout de suite* ou seulement lorsque les blessés sont sortis de l'état d'insensibilité relative qui suit généralement les grandes blessures. Il faut toujours *amputer immédiatement*, sur place; si le blessé est dans un état passager de syncope, quelques cordiaux suffisent pour ranimer les vibrations nerveuses et la circulation sanguine. Les opérés, bien pansés, peuvent être alors impunément transportés chez eux ou à l'hôpital. Au contraire, les blessés non opérés qu'on transporte au loin et qui doivent attendre la réunion des hommes de l'art, souffrent cruellement, perdent beaucoup de sang et sont plus exposés à des conséquences fâcheuses après des opérations tardives.

AMYGDALITE (*angine tonsillaire, gonflement des amygdales*). — Les amygdales s'enflent quelquefois très rapidement, par *inflammation aiguë*, à la suite d'un refroidissement des pieds, ou du cou, ou de tout le corps. Ce gonflement peut aller jusqu'à obstruer quasi complètement l'ouverture de la gorge et donner lieu à l'asphyxie. D'autres fois, l'amygdalite se termine par un abcès. Enfin, on rencontre assez bien d'enfants et de jeunes gens qui ont naturellement les amygdales très grosses et qui éprouvent, de ce chef, de grandes difficultés pour respirer, chanter, parler ou courir comme tout le monde.

On le voit, dans le cas présent, la définition ou le diagnostic de la maladie se trouve aller de pair avec l'exposition des causes qui l'engendrent.

Traitement. — L'*amygdalite aiguë légère* ne réclame que des soins hygiéniques et spécialement des bains de bouche. Pour faire des bains de bouche, on tient de l'eau ou de la tisane tiède dans cette cavité, pour la rejeter au bout de quelques instants et la remplacer peu après par une autre quantité du même liquide.

L'*amygdalite aiguë intense*, outre les mêmes soins que la précédente, exige une ou plusieurs applications de sangsues au côté droit ou gauche du cou, sur la région même des amygdales. Ce moyen est héroïque quand on l'emploie à temps; il empêche généralement la formation d'un abcès de la gorge et surtout il prévient la suffocation, qui peut être la conséquence d'un développement excessif des amygdales enflammées.

Les sujets chez lesquels les amygdales sont hypertrophiées, soit dès la naissance, soit après des maux de gorge fréquents, doivent-ils être opérés par un chirurgien? Non. L'ablation des amygdales est inutile. Voici le traitement qui réussit avec de la patience et de la persévérance, à ramener ces glandes à leur dimension à peu près normale.

On imbibe de poudre d'alun ou de tanin un gros pinceau en cheveux, préalablement mouillé d'eau et mis au bout d'un long manche de plume, par exemple, pour faciliter la manœuvre. Ensuite, on applique cette poudre directement sur les amygdales et l'on fait gargariser le patient avec un verre d'eau.

Cette petite manipulation est répétée tous les jours ou tous les deux jours.

Tous les soirs, on frictionne le dessous des mâchoires et du menton avec une pommade alcaline de soude ou de potasse.

Ce simple traitement suffit toujours pour obtenir l'effet désiré au bout de quelques mois.

ANASARQUE (*enflure, œdème général*). — L'anasarque est le symptôme d'une maladie, telle que l'*albuminurie*, une *affection du cœur*, la *phlegmatia alba dolens*. L'*œdème* également est un symptôme morbide, ou d'un accident, ou d'une maladie. Leur traitement rentre dans celui de la lésion principale.

ANÉMIE (*sang faible, appauvrissement du sang*). — Il est facile de reconnaître l'anémie à la faiblesse particulière et au teint blême des sujets.

Causes. — L'anémie reconnaît trois espèces de causes : 1° les pertes de sang abondantes ou prolongées, et les maladies aiguës ou chroniques ; 2° l'empoisonnement du sang par des gaz irrespirables ; 3° la misère.

Traitement. — L'anémie de la première et de la troisième cause est facilement combattue par une alimentation tonique et par des préparations amères, aromatiques ou ferrugineuses, aptes à reconstituer le sang.

Lorsque l'anémie provient d'un empoisonnement du sang par les miasmes (microbes) des marais, ou par le séjour prolongé dans des endroits insalubres (charbonnages mal ventilés, fosses d'aisances, citernes, etc.), il faut s'attacher à éliminer de l'organisme les substances délétères au moyen des sudorifiques suivis de la *médication purgative*, d'excellents soins hygiéniques et d'une alimentation réconfortante en rapport avec l'état de l'estomac.

Nous n'avons rien de particulier à dire, après cela, du régime alimentaire ni des mesures préventives de l'anémie.

La ventilation adoptée dans nos puits à charbon et les précautions qu'on prend aujourd'hui avant de laisser descendre les ouvriers dans des cavités closes insalubres, ont diminué notablement les cas d'anémie, qu'on rencontrait autrefois dans certaines professions.

L'anémie par suite de fièvres intermittentes devient aussi de plus en plus rare et parce qu'on assèche beaucoup de marais et parce qu'on traite mieux qu'autrefois les fièvres qu'ils engendrent. (Voir *Altérations du sang*, MALADIES DE LA PUBERTÉ.)

ANESTHÉSIE (*chloroformisation, éthérisation*). — On sait que l'ivresse portée à un haut degré détermine l'insensibilité absolue du sujet.

De son côté, la chirurgie est parvenue à obtenir, pour certaines opérations longues et douloureuses, l'insensibilité complète ou relative des patients, à l'aide de principes analogues à l'alcool, tels que les éthers, le chloroforme, l'oxyde de carbone, l'opium, le chloral, et un grand nombre d'autres stupéfiants plus ou moins volatils.

C'est l'une des plus belles conquêtes de la chirurgie moderne.

Quand l'anesthésie a été portée trop loin, on a quelquefois à déplorer la mort des sujets. En présence d'un semblable accident, il faut s'empresser de secouer et de frictionner vivement l'anesthésié, de lui appliquer des objets très chauds aux pieds et au creux de l'estomac et de pratiquer la respiration artificielle à l'aide d'un petit soufflet, ou avec la bouche à défaut de soufflet.

ANÉVRISME. — L'anévrisme est une tumeur produite sur le trajet d'une artère par une maladie ou un accident qui a altéré ce vaisseau.

Le traitement de cette tumeur est exclusivement chirurgical. On emploie la *compression* à l'aide de bandages appropriés. Les autres moyens auxquels on peut aussi avoir recours sont trop spéciaux pour être signalés ici.

Dans les cas de mort subite, on entend fréquemment dire que l'accident est dû à un anévrisme. Or, les anévrismes du cœur sont excessivement rares. Il s'agit plus souvent, dans ces circonstances, soit d'un arrêt brusque des battements du cœur par suite d'une lésion valvulaire ou d'une embolie, soit d'une sidération cérébrale par une syncope prolongée, ou par l'abus des plaisirs.

ANGINE (*mal de gorge*). — L'angine grave des adultes doit être traitée un peu plus énergiquement que celle des enfants. (Voir *Maladies des enfants.*) Une ou deux applications de sangsues au cou, sous la mâchoire, et les soins généraux indiqués pour les enfants en triompheront toujours.

ANGINE DE POITRINE (*sternalgie*). — Cette maladie est caractérisée par une angoisse indicible dans la poitrine. Elle se montre dans certaines maladies du *cœur*, dans certains cas d'*empoisonnement* et dans diverses affections de l'*estomac*. On conçoit que le traitement de l'angine de poitrine doit consister avant tout en palliatifs destinés à entretenir la chaleur du corps et surtout à reporter le sang vers les extrémités inférieures, à l'aide de sinapismes.

Selon la cause directe de l'affection qu'il faudra rechercher, on indiquera aux malades des mesures propres à prévenir le retour des accès sternalgiques, qui sont souvent mortels.

ANGIOLEUCITE (*inflammation des vaisseaux lymphatiques*). — Le corps humain comprend trois sortes de vaisseaux : les artères, les veines, les vaisseaux lymphatiques. Ces vaisseaux peuvent s'irriter, s'enflammer directement ou par voisinage; de là les *artérites*, les *phlébites* et les *lymphangites* ou *angioleucites*, connues en médecine. (Voir pour plus de détails : *Artérite* et *Phlébite*.)

ANKYLOSE. — L'ankylose ou immobilité articulaire résulte d'une soudure des tissus osseux et cartilagineux d'une articulation.

Des chirurgiens ont proposé de casser cette soudure par la force pour rendre l'articulation mobile de nouveau. Les gens sensés ne doivent jamais se prêter à de semblables absurdités.

Mesures préventives. — Pour prévenir l'ankylose dans les cas de tumeur blanche, de brûlures ou de blessures, qui nécessitent l'application de bandages particuliers avec repos absolu du membre affecté, il est nécessaire de faire exécuter, à l'articulation malade ou voisine des parties malades, des mouvements divers, lents, prudents, mais complets, au moins une fois tous les huit jours. Lorsque ces mouvements ne peuvent être tentés, par exemple dans certaines tumeurs blanches déjà anciennes, il n'y a qu'à se résigner à s'efforcer d'obtenir la guérison avec l'ankylose : de l'avis de tout le monde, par exemple, une jambe raide vaudra mieux qu'une jambe de bois.

ANOREXIE (*perte d'appétit*). — L'anorexie est un simple symptôme d'une affection primitive ou consécutive de l'estomac. Cherchez bien la cause en interrogeant le sujet et supprimez-la; puis remédiez aux effets fâcheux qu'elle a produits.

Prenons un exemple : un buveur de bière qui finit par avoir tous les matins des *vomissements crapuleux* doit cesser de tant boire. Il doit, ensuite, réconforter son estomac par un régime sec, tonique, frugal, composé d'aliments légers, pris en petite quantité durant quelques semaines.

L'anorexie due à de grandes fatigues, à des chagrins violents, etc., doit être traitée d'une manière analogue.

ANTISEPTIQUES. — Tous les principes physiques et chimiques qui décomposent les substances organiques, mortes ou vivantes, sont des antiseptiques. Les chimistes modernes ont fait grand bruit autour de quelques composés nouveaux dont ils ont cru faire des antiseptiques spéciaux, spécifiques même, supérieurs à tous les antiseptiques connus jusqu'à eux. Mais le soleil, l'air, la chaleur, tous les acides et un millier de substances minérales parfaitement définies ne pouvaient être détrônés comme insecticides, antiseptiques ou anti-microbes, par des agents nouvellement constitués dans les laboratoires. Il est donc arrivé que l'acide phénique et tous les carbures d'hydrogène, et tous les mercuriaux, dont les chirurgiens et les accoucheurs de l'École chimiatrique voulaient faire des panacées, ont fini par céder le pas à leurs prédécesseurs. Le chlorure de chaux et les eaux phéniquées sont relégués, aujourd'hui, à l'arrière-plan des procédés et des moyens antiseptiques. (Voir *Méthodes médicales*.)

ANTHRACOSE. — Maladie des charbonniers, remarquable par les crachats noirs. (Voir *Mélanose*.)

ANTHRAX. Voir *Abcès*.

APHONIE. — Extinction de voix par suite d'une maladie ou d'un accident.

APHTHES. — Ne confondez pas les aphthes avec le muguet (*rainette*) des enfants. Le muguet est produit généralement par le froid et une alimentation vicieuse; les aphthes résultent plus souvent d'une maladie antérieure ou d'une irritation des voies digestives; le muguet est une sécrétion anormale dans la bouche et sur la muqueuse pharyngo-intestinale; l'aphthe est une ulcération légère, en forme de petits boutons déchirés, qui se montre sur les mêmes organes.

Chez les adultes et chez les enfants, l'aphthe discret, accessible à la main, doit être cautérisé légèrement avec un crayon de sulfate de cuivre.

L'aphthe discret est assez souvent l'indice d'un dérangement des voies intestinales; en ce cas, il sera bon de modifier le régime et les habitudes du sujet et de lui faire prendre quelques légers purgatifs.

Les aphthes qui surviennent dans le cours d'une maladie chronique, laryngite, phtisie, diabète, etc., sont toujours le résultat d'une altération profonde de l'organisme. On en combat les effets douloureux par de doux *gargarismes* au lait tiède, additionné d'un peu de bicarbonate de soude.

APOPLEXIE (*coup de sang*). — On a distingué quelquefois l'apoplexie en *sanguine*, *séreuse* et *nerveuse*. L'apoplexie *nerveuse* n'est qu'un vertige passager; l'apoplexie *séreuse* est une congestion cérébrale chez des sujets malades dont le sang est fortement appauvri, comme chez les hydropiques; l'apoplexie *sanguine* est le vrai *coup de sang*.

Causes. — Des travaux excessifs, les émotions violentes, l'abus des plaisirs de la table, l'insolation, une hypertrophie du cœur, une constipation habituelle, sont les causes ordinaires de l'apoplexie sanguine, qui peut être foudroyante, mais qui peut être aussi suivie d'une guérison plus ou moins complète. On dit souvent que certains individus replets, sanguins, à cou court, sont prédisposés à l'apoplexie. *Cela est inexact.* Pour être prédisposé à cette affection, il faut être sous l'influence de l'une des causes précitées.

Retenons bien ceci, que la plupart des *coups de sang* sont occasionnés par une *maladie du cœur*, qui pousse facilement le sang au cerveau et qui l'empêche de revenir aussi facilement.

Traitement. — Faut-il saigner un individu qui tombe d'apoplexie? Faut-il lui appliquer des sangsues?

Cette question a été longtemps controversée. Aujourd'hui l'on est à peu près d'accord à ne saigner les apoplectiques que dans les cas de pléthore sanguine bien caractérisée. Dans les autres cas, on a plutôt recours à une application de sangsues à l'anus; jamais au cou ni derrière les oreilles. Seulement, avant de mettre six à huit sangsues à l'anus, il faut avoir soin de vider autant que possible les intestins par des lavements purgatifs au sel de cuisine, au sulfate de soude, ou à une infusion de séné. En même temps qu'on donne ces soins empressés, on réchauffe les pieds et les genoux à l'aide de cataplasmes de farine de lin vinaigrés. Aussitôt que le malade peut avaler, on lui fait prendre de l'huile de ricin, 30 grammes, et une tisane agréable quelconque:

Lorsque l'apoplectique reprend connaissance, on recherche la *cause* de son accident et on le traite en conséquence.

La langue, la face et les membres complètement ou partiellement paralysés à la suite d'une attaque d'apoplexie, reprennent très lentement leurs fonctions; d'ordinaire, cependant, dans quelques cas, la guérison radicale est assez rapide.

Quel traitement doit-on employer pour combattre les paralysies d'origine apoplectique? Un traitement exclusivement hygiénique. Les frictions sèches sur la peau des parties affectées, la gymnastique classique, des exercices modérés, un régime sobre.

Les drogues excitantes, telles que la noix vomique et les secousses électriques, peuvent faire beaucoup de mal et n'ont jamais fait de bien aux apoplectiques. Il faut donc toujours préférer le traitement hygiénique dont il vient d'être question.

Régime alimentaire. — Quelle qu'ait été la cause et le degré de l'apoplexie, la sobriété, c'est-à-dire un régime alimentaire doux, frugal : lait, fruits, légumes, viandes blanches et eaux minérales légères, est de rigueur dès que le malade peut avaler et mâchonner facilement. Éviter et une diète prolongée, et une alimentation abondante, qui lui seraient également funestes.

Mesures préventives. — Soyez sobre, calme, raisonnable. N'abusez pas des plaisirs de la table ni du tabac. Évitez les coups de soleil, les fatigues et les impressions violentes. Tenez toujours, toute votre vie, le ventre libre. Vous n'aurez rien à craindre de l'apoplexie, *si votre cœur est sain.*

Que personne ne s'inquiète donc plus de la grosseur ou de la longueur de son cou, ni de son tempérament plus ou moins sanguin, ni de sa taille et de sa corpulence : l'apoplexie ne vient pas de là.

ARTÉRITE (*lymphangite, phlébite*). — L'inflammation des vaisseaux, artères, veines et vaisseaux lymphathiques, s'accompagne toujours de vives douleurs sur leur trajet, avec gonflement, dureté, chaleur et rougeur à la peau.

Causes. — Ces inflammations sont dues à diverses causes : des opérations chirurgicales difficiles; des pansements malpropres; des plaies mal soignées recouvertes d'onguents ou de graisses prétendûment antiseptiques qui les irritent, au lieu d'être tenues propres et saines par des lavages fréquents à l'eau et au genièvre; des maladies de la peau et du tissu cellulaire, graves, telles que : érysipèle, phlegmons, gangrène, etc.

Traitement. — Il faut combattre activement toute inflammation naissante des vaisseaux, par les sangsues en quantité suffisante, les cataplasmes huileux, les emplastiques doux (onguent de la mère, emplâtre de Bavière), le repos absolu du corps. S'il survient des abcès, il faut les ouvrir au plus tôt' très largement, et les panser proprement à l'eau et au genièvre.

Régime alimentaire et mesures préventives. — Le malade devra se nourrir convenablement durant le cours de l'affection. Quant aux moyens prophylactiques, ils dépendent bien plus de la volonté et de l'attention des chirurgiens que de celles des opérés.

Ces inflammations peuvent avoir, entre autres conséquences funestes, la production d'embolies capables de provoquer des morts subites ou rapides.

ARTHRALGIE. — Douleur des articulations qui peut être la conséquence d'un accident ou d'une maladie rhumatismale, et qui précède parfois le développement d'une tumeur blanche. (Voir *Coxalgie*.)

ARTHRITE. — Inflammation articulaire. L'arthrite reconnaît deux ordres de causes bien distincts : les violences extérieures (chutes, coups, écarts musculaires) et les affections intérieures, rhumatismales et goutteuses.

Traitement. — Dans un cas comme dans l'autre, toute articulation enflammée doit être l'objet de soins immédiats et complets. D'abord, le repos absolu du point malade est nécessaire. En outre, si la douleur est intense, surtout après des violences extérieures, appliquez sans hésiter des sangsues. L'oubli de cette précaution et l'imprudence des blessés qui mettent en mouvement *trop tôt* le membre imparfaitement guéri, est la principale cause des tumeurs blanches de la hanche, du genou, du pied et du poignet.

ASCARIDE LOMBRICOÏDE. Voir *Lombric*.

ASCITE (*hydropisie du ventre*). — L'abdomen peut s'emplir de la sérosité (albumine) du sang, par suite d'une maladie du cœur, du foie, des reins, des ovaires, du péritoine ou de la matrice. L'ascite n'est donc qu'un effet pathologique ou un symptôme relevant des soins de la maladie qui la fait naître.

Cependant il devient souvent nécessaire d'ajouter au traitement de la maladie originelle une opération très simple dite : *paracentèse,* qui consiste à évacuer le liquide épanché au moyen d'un trocart, qu'on plonge à travers la paroi abdominale jusque dans le péritoine.

ASPHYXIE. — Cette maladie, ses causes et son traitement ont été longuement exposés dans la *Première partie,* page 282.

ASTHÉNIE (*faiblesse générale*). — Expression médicale peu utile, par laquelle on désigne l'état d'une personne profondément affaiblie dont il faut reconstituer les forces physiques et morales.

ASTHME (*emphysème pulmonaire*). — L'asthme est une grande gêne respiratoire, pénible, anxieuse, accompagnée d'une toux, tantôt sèche et sifflante, tantôt grasse et bruyante.

Causes. — On a beaucoup épilogué sur l'*asthme* dans les livres classiques; on a parlé de l'asthme nerveux, de l'asthme humide, de l'asthme périodique, etc. Nous n'en connaissons qu'un seul : l'asthme dû à une série de catarrhes bronchiques mal soignés, incomplètement guéris, espèce de coqueluche au second degré qui se manifeste par accès, tantôt sous l'influence du froid humide, tantôt sous celle d'une chaleur atmosphérique élevée, tantôt enfin par suite de la moindre fatigue ou excitation personnelle.

Traitement. — L'*asthme,* comme la coqueluche, se manifeste par accès, avec cette différence que les accès de coqueluche se montrent plusieurs fois par jour et sont généralement très courts, tandis que ceux de l'asthme sont très longs, excessivement pénibles et ne reviennent que deux, trois ou quatre fois dans le cours d'une année.

Soins pendant l'accès. — S'il est violent, des sangsues à la poitrine sont quelquefois indiquées. Un vomitif procure toujours beaucoup de soulagement. Les vésicatoires, les boissons alcalines et sudorifiques sont aussi parfaitement indiqués. — S'il est léger, on le calmera plus ou moins rapidement en fumant des cigarettes formées de tabac nitré ou de plantes antispasmodiques, très répandues dans le commerce; en plongeant les mains ou les pieds dans de l'eau très chaude; en buvant quelques gorgées de fort café; en avalant quelques perles d'éther avec une infusion légère de mélisse ou de menthe; en plaçant des cataplasmes sinapisés (rigolots) au dos ou aux cuisses.

Soins en dehors des accès. — On traite l'asthme comme la coqueluche et surtout comme la bronchite chronique, par les préparations salines à doses plus ou moins hautes, les vésicatoires passagers, un cautère au bras pendant plusieurs mois et une vie très tranquille.

Les asthmatiques peuvent aussi recourir avantageusement aux potions sulfureuses à doses modérées, surtout durant l'hiver.

Régime alimentaire. — Durant l'accès, diète absolue. En dehors des accès, alimentation frugale, douce, nourrissante, sans exagération de viandes ni de vins, qui conviennent peu, en général, aux personnes dont les organes thoraciques sont impressionnables et faciles à se congestionner.

Mesures préventives. — Évitez les bronchites, et guérissez-les à fond, quand elles viennent vous surprendre.

ASTIGMATISME. — Défaut de netteté dans les images visuelles, qui peut provenir d'un vice organique incurable, d'une tumeur oculaire ou d'une simple fatigue de l'œil.

ATAXIE LOCOMOTRICE. — Difficulté dans les mouvements coordonnés du corps due à une maladie du cerveau ou de la moelle épinière, à la suite de fatigues, d'excès divers ou d'un accident.

ATHREPSIE. — Mot inutile, qui signifie : dépérissement du corps par alimentation vicieuse.

B.

BÂILLEMENTS. — Les bâillements sont de simples indices : l'expression d'un besoin ou d'un malaise de certains organes. Besoin de repos, d'air respirable, d'aliments; malaise de l'estomac, du cerveau. Enfin, ils peuvent être aussi la suite de mouvements réflexes provoqués par les bâillements d'autrui, c'est-à-dire un de ces effets d'imitation involontaire qu'on appelle aujourd'hui : *suggestion*.

BALANITE. — Inflammation du gland. (Voir *Blennorragie*.)

BANDAGE. — On donne ce nom à un grand nombre d'appareils différents. Nous les rangerons en deux groupes : *A*. les bandages *chirurgicaux* et *B*. les bandages *orthopédiques*.

A. 1° Pour arrêter les hémorragies (saignée, accidents), on emploie des bandages simples, composés de compresses et de bandes de linge, qu'on serre plus ou moins, selon les cas, et qu'on ne laisse pas en place plusieurs jours sans y regarder ou sans les renouveler.

2° Dans les cas de fractures, il n'y a que deux espèces de bandages qui soient recommandables : le *bandage roulé,* ouaté et amidonné, et le *bandage de Scultet.* Celui-ci est composé de compresses de linge, d'attelles en bois et en carton, qui sont maintenues le long des membres fracturés au moyen de cordons ou de ligatures en assez grand nombre. Toutes les fractures *compliquées,* c'est-à-dire dans lesquelles il y a des plaies profondes allant de la peau jusqu'aux os lésés, doivent être contenues par le bandage de Scultet. D'un autre côté, tous les bandages roulés ordinaires doivent être fendus sur toute leur longueur au bout de huit à dix jours au plus, et transformés en bandage de Scultet par des cordons ou courroies noués de distance en distance.

Les bandages plâtrés, dextrinés, sont des contrefaçons malheureuses du bandage amidonné.

Les coques en zinc et les moules en plâtre, préparés à l'avance, ne peuvent servir que pour le *transport* des blessés.

3° Dans les entorses et certaines luxations, on emploie aussi quelquefois le bandage roulé, ouaté et amidonné.

4° Pour les lésions ou blessures du ventre ou de la poitrine et de l'épaule, on a recours a des bandages roulés simples sans amidon.

B. 1º Les hernies inguinales et autres sont contenues à l'aide de petits appareils nommés bandages, qu'on a beaucoup simplifiés depuis quelques années. Pour l'homme, le bandage inguinal doit être à bec allongé (*bec de corbin,* disent les bandagistes); pour la femme, la pointe du bandage des aines doit être arrondie légèrement.

2º Aux hernies abdominales on applique un bandage spécial formé d'une plaque arrondie et légèrement bombée, en étoffe ou peau de chamois, qui est maintenue par une ceinture ventrale élastique.

3º Pour les chutes ou descentes de l'utérus et pour les prolapsus du vagin ou du rectum, on se sert de bandages bien différents des anciens pessaires ronds, en anneaux, qu'on appliquait autrefois à demeure, c'est-à-dire qu'on laissait en place plusieurs jours ou plusieurs mois sans les retirer. J'ai même été appelé à extraire du vagin d'une dame âgée un pessaire-anneau en caoutchouc qui était resté en place durant neuf années consécutives. Il était devenu plus dur que du silex et l'opération n'a pas été sans douleur et sans certains efforts bien dirigés pour éviter la déchirure du périnée.

Les bandages pour tous ces cas se composent d'une cuvette ou d'un anneau de petite dimension, surmontant une petite tige qui est maintenue à une ceinture ventrale par quatre courroies, deux en avant, deux en arrière.

— On place ces bandages le matin; on les enlève le soir.

BEC-DE-LIÈVRE. — Fente de la lèvre supérieure qu'on peut faire disparaître par une opération consistant à souder ensemble les deux bords de la fente, préalablement avivés par l'instrument tranchant.

BÉGAIEMENT (*bredouillement*). Voir *Première partie.*

BLENNORRAGIE (*chaude-pisse, urétrite, vaginite*). — L'inflammation aiguë des organes génitaux externes, chez l'homme comme chez la femme, a reçu divers noms, selon la partie de ces organes qui est spécialement affectée, vulvite, vaginite, balanite, urétrite, etc.

Les *causes* et le *traitement* de ces affections sont absolument les mêmes.

Causes. — La malpropreté jointe à des excès alcooliques et sexuels est la cause première de cette maladie. Une fois développée, elle se propage facilement aux muqueuses saines par le contact du pus ou des écoulements qu'elle engendre. L'ophtalmie des nouveau-nés et l'ophtalmie purulente des adultes n'ont pas souvent d'autres causes que le contact de l'œil avec du pus blennorragique.

Mais, il faut insister sur cette vérité : les classiques ont eu tort de ne pas reconnaître que toutes les variétés de blennorragie peuvent être produites *spontanément* chez des sujets, sains auparavant, par des causes indépendantes de la contagion : la malpropreté et la luxure.

La blennorragie n'est pas sortie de la boîte de Pandore; comme la rage, la syphilis, le typhus, la variole et toutes les maladies avec ou sans virus, elle se crée d'emblée tous les jours.

Traitement. — La blennorragie ne peut jamais donner lieu à l'infection syphilitique. Ses produits purulents peuvent irriter toutes les muqueuses saines, mais ils n'ont aucune analogie avec le virus syphilitique. Aussi le traitement de la blennorragie est-il simple.

Le malade doit rester tranquille le plus possible; prendre des boissons tièdes légères et des potions alcalines de potasse ou de soude; faire des bains locaux ou de fréquentes lotions à l'eau tiède sur les points affectés.

La marche et les fatigues musculaires aggravent le mal et font naître l'*orchite,* inflammation très douloureuse du testicule.

Les boissons froides et le refroidissement du corps peuvent engendrer des complications rhumatismales très douloureuses, qu'on devrait appeler : *rhumatismes blennorragiques.*

Nous avons supprimé complètement de la thérapeutique de cette affection les drogues incendiaires, inefficaces et toujours nuisibles, qu'on conseille banalement encore, telles que le poivre de cubèbe, le copahu, la térébenthine, etc.; ainsi que tous les procédés non moins funestes, d'injections astringentes et autres, qui déterminent des écoulements chroniques, des rétrécissements de l'urètre, des engorgements de la prostate et mille autres complications ou suites déplorables.

— En traitant la blennorragie comme une simple inflammation des muqueuses, par le repos, les moyens doux, la propreté et les alcalins ordinaires, on la guérit à coup sûr et assez rapidement, sans aucunes conséquences fâcheuses.

Régime alimentaire. — Dans le cours de la blennorrhagie, on ne doit pas suivre un régime particulier. Il suffit de manger moins qu'à l'état normal, d'éviter les aliments forts, les boissons excitantes, et l'eau froide, surtout en hiver.

Mesures préventives. — Le sujet, qui se soigne personnellement, ne pourrait prendre trop de précautions pour éviter de porter aux yeux les doigts ou des linges qui auraient été en contact avec le pus blennorragique.

BLENNORRHÉE. — Toute blennorragie passée à l'état chronique prend le nom de blennorrhée, leucorrhée, etc.

Causes. — Le traitement vicieux de la blennorragie aiguë par des injections urétrales ou vaginales est la cause essentielle de la blennorrhée.

Traitement. — Presque toujours chez l'homme, l'existence d'un rétrécissement urétral entretient un écoulement permanent qui porte le nom de *goutte militaire,* comme l'ophtalmie granuleuse avait reçu celui d'*ophtalmie.*

militaire, parce que ces deux maladies étaient excessivement fréquentes chez les malheureux soldats soumis, autrefois, au traitement disciplinaire, brutal et irrationnel, des cautérisations et des injections irritantes dans des affections aiguës, simples, qui ne réclamaient que des émollients et des soins hygiéniques.

Il faut donc, avant tout, combattre le rétrécissement à l'aide de bougies en caoutchouc ou de sondes métalliques. Après cela, on soumet le malade à un régime sec, à des préparations alcalines, telles que l'azotate de potasse à petites doses et à des révulsifs légers, vésicatoires volants, teinture d'iode, dans le voisinage du point affecté.

Chez la femme, la leucorrhée sera traitée par des injections vaginales émollientes, des bains et les autres moyens indiqués pour la blennorrhée.

Tous les prétendus modificateurs de la vitalité des membranes muqueuses, qu'on débite sous forme *d'injections infaillibles* contre les écoulements chroniques de l'homme et de la femme, tannent, désorganisent, ces tuniques et entretiennent l'état morbide des tissus plutôt que de le guérir.

BLÉPHARITE. — Inflammation aiguë ou chronique des paupières. (Voir *Maladies oculaires*.)

BLESSURES. — Nous avons indiqué ce qu'il faut faire dans tous les cas de blessures en attendant l'arrivée du chirurgien, quand on juge sa présence nécessaire (Première partie : *Accidents*; deuxième partie : *Maladies des enfants*). Il ne nous reste à parler ici que des *pansements* applicables à toutes les blessures ou opérations qui sont suivies de suppuration.

Nous ne cesserons de le redire en toute occasion : il faut éliminer des pansements toutes les graisses, tous les onguents, les antiseptiques, la charpie, les mèches, les drains, tous les ingrédients qui irritent les parties vivantes et y entretiennent une suppuration inutile, pour s'en tenir aux linges secs et propres, aux lavages à l'eau simple, aux lotions et aux injections avec le genièvre ou l'alcool dilué, camphré ou non.

Les docteurs Raspail recommandent en ce cas particulièrement l'alcool camphré, qui peut remplacer le genièvre. A part ce petit détail, je suis parfaitement d'accord avec cette famille de savants praticiens en ce qui concerne les *pansements en général*. Ils protestent, comme je l'ai toujours fait, contre l'usage des préparations phéniquées, etc., qui auraient pour but de soustraire les plaies suppurantes au contact des microbes atmosphériques. Loin d'être nuisible aux plaies, l'air hâte leur cicatrisation, à tel point que les pansements secs, avec de simples lavages de propreté et des lotions au genièvre ou à l'alcool camphré, pour favoriser la cicatrisation, l'adhérence et la cutisation des parties lésées, sont adoptés aujourd'hui par les médecins les plus expérimentés de tous les pays.

On est revenu depuis longtemps de la peur du contact de l'air dans les plaies internes ou externes, qui a fait commettre tant de bévues aux chirurgiens d'autrefois, et qui a fait pendant quelques années la réputation et la fortune des Lister et des Pasteur.

BORBORYGMES. — Gargouillement intestinal qui annonce la faim, ou une digestion pénible de substances féculentes, ou la présence de vers intestinaux.

BOULIMIE (*faim de bœuf*). — Les individus atteints de vers intestinaux ; ceux qui ont un estomac de canard avec un pylore large ; ceux qui ont pris l'habitude de manger beaucoup et goulûment, sont généralement des boulimiques.

Les boulimiques de la deuxième catégorie sont absolument incurables. On a connu à Valenciennes un pauvre diable de journalier qui mangeait en une séance le dîner préparé pour vingt personnes. Son estomac, un type d'estomac de canard, est conservé au Musée de cette ville.

BOURDONNEMENTS D'OREILLE. — Les bourdonnements désagréables d'oreilles viennent du cérumen durci dans le tuyau de l'oreille, d'un corps étranger qui s'y trouve, d'une compression des canaux auriculaires par des tumeurs internes ou externes, d'une affection du cœur ou des gros vaisseaux.

Les soins de propreté indiqués dans la *Première partie*, suffisent pour dissiper ce désagrément quand il n'est pas dû à des causes organiques spéciales.

BOURGEONS CHARNUS. Voir *Excroissances*.

BRONCHITE (*catarrhe de poitrine, grippe*). — La bronchite est généralement la suite d'un refroidissement de tout le corps, ou d'un arrêt trop brusque de transpiration après des fatigues, des marches prolongées ou le séjour dans des appartements trop chauffés.

Chez les enfants, la bronchite prend facilement les caractères de la coqueluche, en certaines saisons. Chez les adultes, elle est quelquefois accompagnée d'une courbature et d'une fièvre assez marquée ; on lui donne, alors, le nom de *grippe*.

La grippe n'est pas plus contagieuse que la coqueluche, mais quand la saison est favorable au développement de ces bronchites particulières, elles deviennent fréquentes ; ce qui les fait considérer comme épidémiques.

Bronchite simple, coqueluche et grippe doivent être traitées de la même manière, par le séjour dans un appartement bien chauffé, des boissons émollientes, des cataplasmes chauds sur la poitrine et une alimentation liquide douce, jusqu'à ce que la maladie soit entrée dans sa phase de résolution ou de maturité, caractérisée par une expectoration facile plus ou moins abondante. Arrivés à ce point, les malades peuvent se relâcher de la sévérité de ce traitement hygiénique et prendre des aliments solides. Si l'on avait la précaution de traiter de cette manière toutes les bronchites aiguës dès leur apparition, on rencontrerait moins de pneumonies, de pleurésies, de bronchites chroniques, d'asthmes et de phthisies, qu'on en compte aujourd'hui dans toutes les classes de la société.

Les prétendus expectorants : kermès, ipécacuana, goudrons, térébenthine, tolu, tablettes, pâtes et sirops de toute nature, sont de simples adjuvants qui ne peuvent pas nuire à petites doses, mais dont on peut se passer aisément. Dans tous les cas, aucune de ces drogues ne guérirait une bronchite sérieuse, si celle-ci n'était, en même temps, l'objet des soins hygiéniques précités.

BRIGHT (*maladie de Bright*). Voir *Albuminurie.*

BRÛLURES. Voir *Première partie.*

BUBONS. Voir *Abcès.*

C.

CACHEXIE. — Ce mot signifie l'état constitutionnel d'une personne atteinte d'une maladie chronique grave, qui a complètement détérioré la santé : *cachexie* paludéenne, mercurielle, syphilitique, cancéreuse, tuberculeuse, etc.

CALCULS. — Petits cailloux ou dépôts qui se forment dans divers organes du corps. De là leurs noms divers.

1° *Calculs biliaires ou hépatiques.* — La bile, en se concrétant, peut créer des calculs dans la vésicule du foie. Ces calculs, étant poussés vers l'intestin par le canal cholédoque, déterminent quelquefois ces atroces coliques, connues sous le nom de *coliques hépatiques,* qui sont souvent suivies de *jaunisse,* ou épanchement de bile dans le sang et les tissus.

Traitement. — Le traitement des calculs biliaires est parfaitement connu aujourd'hui : il est exclusivement chimique. Les calculs biliaires étant composés de bile, substance grasse, huileuse, la bile étant très soluble dans l'éther et les alcalis, avec lesquels elle constitue un véritable savon qui, de son côté, est très soluble dans l'eau, il s'ensuit qu'il faut faire prendre au malade des préparations alcalines (bicarbonate et sulfate de soude ou de potasse), des perles d'éther et *beaucoup* d'eau ou de tisane légère. L'éther et les alcalins transforment les concrétions biliaires en savon, et l'eau ingérée dans les voies digestives dissout ce savon et l'élimine par les urines. Il est bon de faire prendre aussi des purgatifs salins, de temps en temps, au malade pour favoriser l'élimination de la bile par les voies intestinales.

Le traitement de la *jaunisse* est le même que celui des calculs biliaires.

Quant à la *colique hépatique,* elle réclame les mêmes soins que la *colique néphrétique* (voir *Calculs rénaux*).

2° *Calculs intestinaux.* — On rencontre dans les intestins, et même dans l'estomac, des *concrétions,* parfois très volumineuses, formées de débris de toute espèce, de noyaux de fruits, de paille, de phosphate de chaux, agglutinés ensemble, qui ont reçu le nom de *bézoard*. Ces bézoards peuvent obstruer complètement l'intestin et donner lieu à des coliques de miséréré ou volvulus, à une invagination ou à une constipation mortelle.

La médication purgative est le seul mode de traitement médical et préventif des bézoards.

Quelquefois, quand le bézoard est descendu dans le rectum, il faut aller le prendre avec des pinces longues pour lui faire traverser l'anus.

3° *Calculs rénaux et vésicaux.* — Les voies urinaires présentent assez souvent des calculs de phosphate de chaux et de magnésie, provenant de la mauvaise qualité des eaux potables ou de l'abus de sel anglais — qui est un sulfate de magnésie et que, pour cette raison, nous avons banni à jamais de notre thérapeutique, en le remplaçant toujours par le sulfate de soude.

La gravelle est un diminutif ou un commencement de calculs urinaires.

Les calculs ou graviers qui se forment dans les reins éprouvent quelquefois de la difficulté pour arriver à la vessie. Dans ces cas, ils provoquent des *coliques néphrétiques*, qui ne sont pas moins douloureuses que les coliques hépatiques. Dans la vessie, les graviers ou calculs, qui ne peuvent pas franchir l'urètre avec l'urine, deviennent le noyau de la *pierre*.

Traitement. — Dans la *colique néphrétique*, il faut employer, comme dans la *colique hépatique*, des cataplasmes très larges et très chauds sur le point douloureux (les reins ou le foie), des bains de siège chauds, des boissons sudorifiques et relâchantes, tels que le thé Chambard. Au besoin, il est bon de faire une application de sangsues sur les reins ou le foie pour décongestionner ces viscères. La chaleur du corps, avec transpiration dans un bon lit, est le meilleur de tous les calmants dans ces circonstances comme en bien d'autres.

Les graviers ou calculs, tant vésicaux que rénaux, seront analysés pour déterminer le remède chimique qui convient au malade. S'ils sont composés d'acide urique, on recommandera les alcalins et le régime exclusivement végétal; s'ils sont composés de phosphate de chaux et de magnésie, on emploiera les sels de potasse acidulés et un régime mixte.

Enfin, si les calculs deviennent, malgré tous ces soins, une cause permanente de tourments pour la vessie et de dangers pour le malade, on procédera à l'une des trois opérations suivantes : I. Lavages aqueux alcalins de la vessie, fréquemment renouvelés; II. Broiement des calculs dans la vessie (*lithotomie*); III. Taille par l'un des procédés chirurgicaux connus.

4° *Calculs salivaires.* — La salive, obstruée en partie dans son cours par une tumeur ou une blessure de la bouche, peut donner aussi lieu à des concrétions. Ce cas est rare, mais quand il se présente, il est nécessaire de supprimer la cause de la rétention salivaire et d'enlever les calculs, ou de le faire dissoudre lentement par des gargarismes d'eau salée et éthérée.

Mesures préventives.— Le régime trop animalisé, trop chargé de graisse, étant la cause la plus fréquente des *calculs biliaires* avec ou sans jaunisse, il est requis de manger beaucoup de fruits et de légumes, si l'on est prédisposé à cette maladie par suite d'un tempérament bilieux, d'une alimentation succulente et d'une vie sédentaire.

Les *calculs intestinaux* peuvent être évités en s'abstenant de manger des choses indigestes, absolument réfractaires aux sucs digestifs, tels que noyaux de fruits, coquilles, bois, paille, queues de cerises; et en entretenant régulièrement la liberté du ventre.

Les *calculs urinaires* ayant deux causes principales : les eaux potables trop calcareuses et l'abus du sel anglais, il va de soi qu'on empêchera leur formation en évitant l'usage de ces substances.

CALVITIE (*pelade*. — La chute des cheveux est la conséquence : 1º de la malpropreté ; 2º de la teigne ; 3º de l'usage des pommades quelconques ; 4º de l'emploi du mercure, de l'arsenic et d'autres poisons minéraux comme remèdes ; 5º de la syphilis mal traitée; 6º des alternatives trop brusques de froid et de chaud à la tête ; 7º de la migraine ; 8º des refroidissements de la tête, par exemple la nuit lorsqu'elle est longtemps découverte, dans des chambres froides et humides; 9º des congestions cérébrales provoquées par l'abus des vins et des aliments d'une digestion laborieuse ; 10º de longues et graves maladies, telles que la fièvre typhoïde.

Jamais les travaux intellectuels n'ont fait tomber un seul cheveu de la tête de l'homme ou de la femme, quoi qu'en content à leurs parents les étudiants dont le crâne commence à se dégarnir.

Pour garder vos cheveux, évitez donc les dix causes d'*alopécie* ou de *pelade* que je viens de signaler.

Quant aux *régénérateurs des cheveux,* tant vantés dans les journaux, le meilleur ne vaut absolument rien.

Lorsque le bulbe ou la racine même du poil est resté intact, les cheveux repoussent d'eux-mêmes, comme après le typhus.

S'il a été atteint dans sa substance par une cause quelconque, les cheveux se flétrissent, se dessèchent et ne reviennent plus, quoi qu'on fasse.

CANCER. — Le cancer est une des maladies les plus redoutées dans toutes les classes de la société; c'est aussi l'une de celles que les chercheurs de microbes ont le plus mal comprises et le plus mal traitées.

La sinistre école de Pasteur a fait fausse route, ici comme partout où elle a prétendu réformer les sciences médicales, en massacrant des milliers de sujets sains, qui ne demandaient qu'à vivre, et en empoisonnant des malades que l'hygiène aurait pu guérir.

Sous des influences diverses, il se fait souvent, dans certains ganglions ou dans certains tissus de l'organisme animal, des épanchements de sang, de lymphe plastique, auxquels on ne prête pas assez attention. Généralement, ces tumeurs, petites ou grosses, sont anodines, indolores. Mais pour peu que la santé s'altère, soit par des chagrins domestiques, des impressions morales, soit par des maladies incidentes, elles prennent un caractère pernicieux grave, elles se développent outre mesure et projettent dans le sang et dans le reste de l'économie des produits de mauvaise nature.

C'est là le cancer, c'est là son origine et sa marche la plus ordinaire.

Beaucoup de praticiens s'imaginent encore que toutes les tumeurs cancéreuses sont de nature maligne d'emblée. Cela est exact quelquefois, mais le plus souvent le contraire est vrai : le cachet ou le caractère cancéreux n'est généralement que la conséquence d'une transformation ou d'une évolution insolite d'une tumeur bénigne, anodine.

J'en ai eu la preuve fréquemment.

Il suit de là : 1° qu'il faut surveiller et traiter toutes les tumeurs les plus bénignes ; 2° qu'on doit chercher à maintenir la santé ou à la rétablir dès qu'elle s'altère ; 3° qu'il ne faut pas livrer au couteau du chirurgien toutes les tumeurs présumées cancéreuses, sans avoir eu recours au préalable à un *traitement médical rationnel*.

J'ai empêché de cette manière, par un traitement simple, des centaines d'opérations, qu'on devait pratiquer sur l'avis des chirurgiens les plus renommés qui prétendaient *avoir constaté* l'existence d'un squirrhe, et qui ne voyaient d'autre chance de guérison que dans le bistouri.

Plusieurs faits remarquables de guérison de soi-disant cancers du sein, du cou, etc., par le traitement médical, ont été signalés dans mes mémoires académiques. Ils ont été accueillis d'abord avec réserve et incrédulité ; mais on a bien dû se rendre à l'évidence, en présence des faits positifs. Voir à ce sujet : *Cancer du sein* (2ᵉ SECTION, *Maladies des femmes*).

CANCROÏDE. — Le cancroïde ou cancer superficiel de la peau, qui se porte aux lèvres chez les fumeurs, aux endroits le plus souvent froissés par des outils chez certains ouvriers et certaines ouvrières, exige une attention particulière. Il faut de bonne heure s'attacher à le combattre par des *caustiques spéciaux*, poudres ou pâtes connues de tous les pharmaciens, de préférence à l'emploi du bistouri.

CARDIALGIE (*névralgie de l'estomac*). Voir *Névralgie*.

CARIE. — Maladie des os, des dents, des tendons, avec décomposition de leur substance.

Pour guérir la carie, il faut enlever les parties mortes, cautériser légèrement les parties vivantes qui adhèrent encore à l'organisme, et faire de fréquents lavages ou de fréquentes injections à l'eau et au genièvre, pour reconstituer les tissus et supprimer les odeurs et les suppurations infectes.

Qu'on ait soin surtout de s'abstenir, dans ces pansements, de tous les irritants, solides ou liquides, dits antiseptiques : l'iodoforme, l'acide phénique, le sublimé corrosif, etc.

CARREAU. Voir *Maladies des enfants.*

CATALEPSIE. Voir *Maladies des femmes.*

CATARACTE. Voir *Maladies des yeux* et *Maladies des enfants.*

CATARRHE. — Synonyme d'inflammation d'une muqueuse. On dit catarrhe de la vessie, des bronches, etc.

CAUCHEMAR. — Le cauchemar, le mauvais rêve, les secousses nerveuses nocturnes, proviennent généralement d'une digestion imparfaite et laborieuse. On évite cet ennui en ne se couchant pas trop tôt après le dernier repas; en prenant, au besoin, un cordial : pastille de menthe, liqueur aromatique, au moment de se coucher et en tenant la tête assez relevée dans le lit, au moins durant le premier sommeil.

CÉPHALALGIE (*mal de tête*). — Les causes de la céphalalgie sont excessivement nombreuses. Nous les rencontrerons successivement en parlant des diverses maladies aiguës ou graves, dont le mal de tête n'est qu'un symptôme, depuis le simple vomissement et le rhume de cerveau jusqu'au typhus. (Voir aussi *Névralgie.*)

CHANCRE SYPHILITIQUE. Voir *Maladies syphilitiques.*

CHARBON (*clou malin, pustule maligne*). — Une tumeur dure, rouge noirâtre, s'élevant rapidement après une piqûre ou une morsure venimeuse, ou après le contact de la peau avec des matières en putréfaction, voilà le *charbon* ou la *pustule maligne.*

Cette maladie, très douloureuse et très dangereuse, est assez commune chez les corroyeurs.

Traitement. — En présence d'une piqûre ou d'une morsure suspecte, la cautérisation à l'aide d'un caustique liquide est toujours nécessaire, comme mesure préventive et curative à la fois.

Quand on a négligé cette salutaire précaution, la tumeur charbonneuse qui se développe doit être largement incisée dans plusieurs sens, et cautérisée encore profondément avec les caustiques liquides ou avec la poudre-pâte de Vienne (*potasse, chaux vive et alcool*).

Dans des cas semblables, on ne doit pas se fier aux graisses, ni aux onguents, ni aux autres remèdes familiers. Le traitement chirurgical énergique, indiqué plus haut, est de la plus grande nécessité.

CHEVAUCHEMENT DES DOIGTS. — De mauvaises chaussures ou une disposition native peuvent amener une infirmité désagréable aux mains et pénible aux pieds, connue sous le nom de chevauchement des doigts. La gymnastique et des appareils ou des bandages légers remédient assez facilement à ce vice de conformation, quand on s'y prend assez tôt pour le combattre. (Voir *Orthopédie.*)

CHIMIATRES et **CHIMIATRIE**. — Depuis que les alchimistes ont ouvert la voie à l'étude analytique des corps de la nature, on a vu fréquemment des savants, absolument étrangers aux connaissances générales de la *biologie*, s'imaginer que tout se passe dans l'organisme vivant comme dans les cornues de laboratoire, et prétendre que tel produit chimique, issu de leurs fabriques, détermine invariablement telle réaction vitale à l'état de santé ou à l'état de maladie des sujets. Ce sont eux qui ont inventé les remèdes spécifiques. Certes, les chimistes ont rendu de grands services à la thérapeutique; mais les doctrines générales que certains d'entre eux ont parfois fait adopter par les praticiens peu familiarisés avec les sciences naturelles, pour le traitement chimique ou anti-microbique des maladies, a causé d'innombrables accidents dans la société et de nombreuses déceptions dans le corps médical.

On ne connaitra jamais tous les sujets, chez les hommes et chez les animaux, que les théories chimiques de Pasteur et de son école ont littéralement tués.

CHLOROSE. Voir *Maladies des femmes,* 2ᵉ SECTION.

CHOLÉRA. — Le choléra est caractérisé par un refroidissement rapide de toutes les extrémités et de la face; un malaise général avec ou sans indigestion, une grande anxiété précordiale et une vive sensation de chaleur au dedans du corps.

On distingue deux espèces de choléra : le *choléra sporadique* ou *choléra nostras,* qui survient tout à coup, dans le cours de l'été principalement; et le *choléra épidémique,* qui parcourt de temps à autre de vastes contrées. Celui-ci est infiniment plus grave que celui-là.

Causes. — On accuse trop légèrement les fruits et les légumes verts d'être une cause du *choléra nostras.* La principale cause de cette maladie estivale réside dans de grandes fatigues ou des marches forcées pendant les chaleurs. Le sang surchauffé peut donner naissance au choléra nostras, surtout si, dans cet état physique, on boit imprudemment beaucoup d'eau froide ou si l'on mange des aliments indigestes.

Le *choléra épidémique* a sa cause essentielle dans les *conditions magnétiques et atmosphériques* particulières, peu connues encore, de telle ou telle saison et peut-être dans un *principe miasmatique* (microbe ou vibrion, infiniment subtil) qui, émané d'un milieu infect, se reproduit facilement et rapidement, partout où il rencontre un foyer également infect.

La cause du choléra épidémique est donc à la fois physique et chimique, météorologique et biologique. C'est ainsi qu'on s'explique l'émigration, l'épidémicité et la nature de cette maladie, originaire non seulement des bords du Gange, mais de tous les grands centres de population où d'immenses quantités de matières animales et végétales sont en putréfaction.

Le choléra n'est nullement contagieux d'individu à individu. Tout le monde étant plongé dans la même atmosphère cholérigène, chacun est exposé à contracter la maladie; seulement, les sujets sains qui vivent sagement et sobrement résistent aux atteintes physiques et chimiques du fléau, tandis que ceux qui commettent des excès de plaisirs ou de travail, ou qui vivent dans des conditions insalubres, sont particulièrement prédisposés à en devenir victimes (*choléra trousse-galant*). On conçoit, d'après cela, combien il est absurde d'attribuer au choléra une origine exclusivement microbique, et de prétendre qu'un cholérique peut transmettre la maladie aux personnes de son entourage.

Le choléra a plus d'analogie avec la fièvre intermittente, le typhus et la fièvre jaune qu'avec les maladies virulentes proprement dites, telles que la variole, la rage et la syphilis.

Traitement. — Le traitement du choléra, tant *épidémique* que *nostras*, est très simple : *il faut réchauffer le malade d'emblée à tout prix*.

Un bon feu dans la chambre, *même en été* (avec portes et fenêtres ouvertes, au besoin), un bon lit garni de sable ou de briques chauffés, de bonnes couvertures entourant tout le corps, des linges chauds sur le ventre, des boissons *froides*, acidulées, aromatiques ou alcooliques, à petites doses, très fréquemment renouvelées; aucune drogue. Tel est tout le traitement rationnel et efficace du choléra.

Régime alimentaire. — Diète absolue pendant l'attaque cholérique. On donne pour boissons du café sans lait, du rhum, des liqueurs aromatiques, à petits coups, par très petites gorgées, et de *petits morceaux de glace* dans la bouche. Lorsque le malade est réchauffé, qu'il ait ou non encore des vomissements ou de la diarrhée, on lui donne, entre les gorgées de boissons stimulantes, quelques cuillerées de bouillon. Lorsqu'il est convalescent, on permet avec mesure des aliments légers, crèmes, flans, ris de veau, etc.

Mesures préventives. — On se préserve du choléra nostras en évitant les fatigues excessives durant l'été, et en s'abstenant, le corps étant échauffé, de prendre des boissons froides et des aliments peu digestifs.

Quant au choléra épidémique, on s'en préserve en vivant sagement et sobrement durant tout le cours du fléau, et en *soignant au lit*, d'emblée, les moindres indispositions qui surviennent : maux de cœur, maux de ventre, diarrhée, vomissements, etc., de la manière qui a été indiquée plus haut pour le choléra confirmé.

Est-il nécessaire d'ajouter que toutes les théories et les pratiques vaccinatoires, imaginées par Ferran et Pasteur, contre le choléra, et qui ont été si sottement vantées dans les journaux politiques et médicaux, durant quelques années, n'étaient que des farces indignes d'arrêter l'attention des savants ?

Inoculer une *pourriture quelconque*, sous le nom de virus cholérique, pour prémunir les inoculés contre l'action du prétendu *virus* cholérique naturel — qui n'existe pas à l'état virulent — c'était un comble.

Ferran, Pasteur et leur secte anti-scientifique ignoraient que le germe cholérique, qui s'épand dans l'atmosphère et qui se développe dans toute espèce de foyer d'infection, sous l'influence de certaines conditions climatériques favorables à son évolution, est un *poison méphitique* analogue au gaz oxyde de carbone, et non un virus agissant comme ceux de la variole, de la syphilis et de la morve.

Quarantaines et cordons sanitaires. — Les mesures préventives arrêtées par certains gouvernements contre la propagation du choléra par voie de terre ou de mer n'ont aucune raison d'être. Tout navire, toute marchandise, toute voiture et tout individu, venant d'un lieu infecté par le choléra, devraient être soumis à une désinfection méthodique, avant d'être admis à pénétrer dans un pays encore exempt de ce fléau. Cette désinfection peut se faire en moins de vingt-quatre heures, au moyen des fumigations chlorées ou sulfureuses et des armoires à air chauffé à 110°.

Il est donc fort inutile de créer des entraves au commerce et aux voyages en imposant, aux hommes et aux choses, des *quarantaines* plus ou moins longues; ou en les refoulant vers le lieu de provenance par d'insensés *cordons sanitaires.*

CHONDROME. — Tumeur indolente d'aspect cartilagineux.

CHORÉE. Voir *Maladies des enfants.*

CHROMIDROSE. — Teinte bleue de la peau. La chromidrose est un symptôme d'une maladie du cœur, de la persistance du trou de Botal principalement.

CIRCONCISION. — Opération pratiquée sur le prépuce par les Juifs et les Turcs aux garçons nouveau-nés, dans un but hygiénique non justifié. Cette coutume tombera.

Quelquefois les chirurgiens pratiquent la circoncision pour des affections inflammatoires ou des difformités du prépuce.

CIRRHOSE. — Altération spéciale du foie, par suite généralement d'écarts réitérés de régime, tels que l'abus des liqueurs fortes ou des boissons fermentées. La cirrhose peut être aussi la suite d'une inflammation chronique du foie, contractée par accident ou par un séjour prolongé dans les pays chauds.

Le traitement de la cirrhose est essentiellement hygiénique et simplement palliatif, quand le foie est profondément désorganisé.

CLIGNOTTEMENT DES YEUX. — Tic nerveux passager ou habituel, résultant d'une habitude infantile ou d'un état choréique léger.

Un petit vésicatoire sur le front, appliqué pendant quatre ou cinq heures et renouvelé au besoin, suffit pour faire disparaître ce tic.

COEUR (*maladies du*). — Le cœur est exposé à bien des maladies. Cet organe, qui bat en moyenne 70 fois à la minute, subit le contre-coup de toutes les impressions nerveuses, soit physiques, soit morales, qui surviennent dans le cours de l'existence; d'autre part, le sang, avec lequel il est sans cesse en contact, le fait participer aux modifications de chaleur et de nature que les maladies aiguës ou chroniques font éprouver à ce liquide nourricier, à cette chair coulante, comme on l'appelle.

Les causes des maladies du cœur sont donc innombrables.

Citons les principales maladies du cœur : 1° les inflammations cardiaques, *endocardite, péricardite,* avec ou sans épanchement séreux dans le péricarde, qui se montrent principalement dans le cours des *rhumatismes aigus* et des *accès de goutte* mal soignés ; 2° les altérations organiques du cœur, *hypertrophie, dégénérescence graisseuse, atrophie, anévrisme, insuffisance valvulaire,* etc.; 3° les palpitations du cœur, qui peuvent provenir d'une maladie propre de ce viscère, mais qui plus souvent ne sont que la conséquence d'un appauvrissement du sang, soit en quantité après de longues maladeis ou de grandes hémorragies, soit en qualité dans la chlorose, le purpura, le scorbut, la fièvre intermittente, etc.

Traitement. — Les maladies du cœur de la première catégorie sont traitées, comme toutes les autres inflammations viscérales, par des sangsues, par la saignée même, et par des vésicatoires sur la région cardiaque, avec repos, diète relative, boissons rafraîchissantes, etc.

Celles de la deuxième catégorie ne peuvent être l'objet que de soins et de précautions hygiéniques et diététiques spéciales, pour empêcher le mal de s'aggraver. En ce cas, la science ne peut établir qu'une médication préventive, palliative et symptomatique, parce qu'elle est impuissante contre le mal lui-même, ainsi que cela arrive, d'ailleurs, dans un assez grand nombre d'*affections organiques* des viscères les plus importants de l'économie.

Enfin, aux palpitations consécutives à certaines altérations du sang, on porte remède indirectement, mais sûrement, en rendant au sang lui-même ses qualités normales.

Les antispasmodiques, digitale, menthe, anis, éther, etc., sont, dans ces derniers cas, des palliatifs avantageux, qui font prendre patience aux malades en attendant que le traitement rationnel et radical qui a pour but la reconstitution du sang ait produit ses effets.

COLIQUES. — Maux de ventre dont les causes sont très diverses.

Règle générale : La chaleur du lit, des bains de siège, des boissons sudorifiques et des cataplasmes chauds calment les coliques et permettent d'attendre les secours ultérieurs de l'art, s'ils deviennent nécessaires.

Disons un mot des *coliques des peintres* ou *coliques de plomb.* Les peintres négligent souvent de se laver les mains à fond avant de manger. Aussi, lorsqu'ils ont manipulé des sels de plomb, sont-ils exposés à contracter la colique des peintres. Le sulfate de soude pris dans une infusion pectorale tiède est un remède souverain contre cette colique, surtout si l'on y joint les soins hygiéniques qui conviennent, comme on vient de le voir, dans tous les cas de colique sans exception.

COLITE. — Inflammation de la partie de l'intestin qu'on nomme côlon. Traitement ordinaire des inflammations abdominales : sangsues, etc.

COMMOTION. — Secousse violente de tout le corps ou d'une partie du corps qui produit un état de stupeur générale ou locale souvent sérieux. Les sangsues constituent un remède souverain contre la commotion cérébro-spinale et parfois on doit faire une petite saignée au bras.

CONGÉLATION. — Une partie des extrémités ou tout l'organisme peuvent être congelés par une trop longue exposition au froid intense.

Les *engelures,* avec ou sans crevasses, ne sont rien autre qu'une congélation partielle des doigts, du nez, des oreilles, etc.

Traitement. — Si la congélation est récente, il faut réchauffer lentement et progressivement les parties gelées. On commence par les frotter à la main vivement avec de la neige, qui fond peu à peu, et puis avec de l'eau tiède ; enfin, avec de l'eau-de-vie ou du genièvre. Voyez à ce sujet, dans la PREMIÈRE PARTIE, *Soins à donner dans les accidents.*

Si les *engelures* sont anciennes, le même traitement que pour les congélations récentes est applicable. On frotte, le matin et le soir, les engelures avec de la neige fondante pendant quelques minutes, puis avec de l'eau tiède pendant quelques minutes encore, et on termine chaque séance par des frictions vives avec le genièvre.

CONGESTION. — La congestion est l'afflux du sang ou de la sérosité sanguine vers tel ou tel organe, par suite d'une cause interne ou externe quelconque.

La congestion précède presque toujours l'inflammation. Aussi est-il prudent d'opposer des moyens révulsifs ou expulsifs aux congestions naissantes, aussitôt qu'on s'aperçoit de leur apparition. Les sangsues, les ventouses, les purgatifs, les vomitifs et les vésicatoires rendent de précieux services dans ces cas, quand on sait habilement les appliquer.

Un purgatif et des sangsues à l'anus, employés à temps, ont bien des fois empêché des *congestions cérébrales* de devenir des apoplexies.

CONSOMPTION. — Usure, épuisement de l'organisme.

CONSTIPATION. — J'ai dit, dans la *Première partie,* tout ce qu'on doit savoir pour combattre et pour prévenir la constipation, cause si commune des hémorroïdes, des coliques de miséréré, des apoplexies et même des fièvres typhoïdes.

CONTAGION. — Propriété qu'ont certaines maladies de se transmettre par l'air, si leurs principes morbides sont volatils : rougeole, scarlatine, fièvre intermittente, typhus, choléra ; ou par contact direct, si leurs germes sont fixes : syphilis, rage, morve.

Il est des maladies qui peuvent se transmettre des deux manières à la fois : telles sont la petite vérole et l'angine diphthéritique, la fièvre puerpérale.

Pour se prémunir contre la contagion, il est donc urgent d'éviter le contact direct avec les malades atteints d'*affections à virus fixes,* et de ne pas séjourner longtemps, étant à jeun surtout, dans les appartements où se trouvent des sujets atteints *d'affections à principes volatils* (germes, miasmes ou microbes).

CONTRACTURE. — État d'un muscle ou d'un *tendon raidi* et *raccourci.*

Dans l'application des bandages pour des cas de fracture et d'entorses, ou d'appareils orthopédiques pour corriger des difformités, on court risque de produire des contractures et des ankyloses même, parfois incurables, si l'on maintient trop longtemps les parties affectées dans l'immobilité. Il est donc sage, en pareils cas, de faire jouer librement, *avec les précautions requises,* les muscles, les tendons et les articulations, à des intervalles peu éloignés, de huit en huit jours, par exemple.

CONTUSION. — Froissement accidentel d'une partie du corps par un choc quelconque. Selon l'organe blessé, la contusion est insignifiante ou sérieuse. Une chute sur les fesses, même suivie d'un épanchement sanguin abondant sous la peau, ne réclame d'autres soins que le repos. Il n'en est pas de même au sein. Toute contusion du sein exige des soins particuliers et souvent des sangsues.

CONVALESCENCE. — Toute convalescence doit être sévèrement surveillée, les rechutes dans certaines maladies, entre autres dans la rougeole, la scarlatine, le typhus, le choléra, la pneumonie, la bronchite, la pleurésie, le rhumatisme aigu et la goutte, étant souvent plus graves que la maladie elle-même. Les convalescents, heureux de revivre, sont trop souvent impatients et imprudents, *en tout.*

CONVULSIONS. Voir *Maladies des enfants, maladies des femmes,* et la Première partie.

COQUELUCHE. Voir *Bronchite* (*Maladies des enfants* et *maladies communes*).

CORDON SANITAIRE. Voir *Choléra* et *Quarantaine.*

CORS AUX PIEDS (*durillons, oignons, poireaux, verrues*). — Les cors aux pieds (durillons et oignons) proviennent d'une chaussure mal ajustée, ou du chevauchement des doigts, ou de la difformité des ongles du pied.

Traitement. — Le traitement consiste à couper nettement les ongles, à faire confectionner de bons souliers et à faire disparaître les callosités existantes.

Pour faire disparaître ces *callosités* on les amollit avec des lotions d'eau chaude; puis on les enduit d'huile de colza qu'on frotte longtemps avec les doigts; ensuite, à l'aide des ongles de la main, on racle le cor et l'oignon pour en enlever le plus possible. On recommence ce manège une fois tous les jours.

Les cors les plus vieux disparaissent ainsi parfaitement, sans les ennuis et les inconvénients qu'occasionnent les pédicures et les ingrédients, plus ou moins caustiques, qu'ils recommandent.

Quant aux *verrues* (*poireaux*), ce sont des excroissances tantôt mollasses, tantôt sèches, qui apparaissent principalement aux mains des jeunes gens, sans causes spéciales connues. Le meilleur remède est celui-ci : cautériser légèrement les excroissances avec un petit pinceau trempé dans une faible solution d'azotate d'argent, et laver les mains à fond plusieurs fois par jour en ayant soin de les essuyer vivement avec un linge bien sec.

CORROSION. — Ce mot est synonyme d'ulcération en médecine.

CORYZA (*rhume de cerveau aigu ou chronique, ozène, punaisie*). — Le refroidissement subit ou prolongé de la tête est l'unique cause du coryza passager ou aigu.

En se répétant fréquemment, surtout chez les sujets de constitution affaiblie et les enfants mal portants ou mal soignés, le coryza aigu devient *chronique*.

Le *coryza chronique* peut engendrer des ulcérations fétides sur la muqueuse nasale et donner lieu à cette maladie désagréable qu'on appelle *ozène* ou *punaisie*, à cause de son odeur.

Traitement. — Dans les cas de coryza aigu, on couvre la tête et le cou, jour et nuit, d'un léger tissu pour éviter les transitions de chaleur, on enduit le front et le nez d'un corps gras; et l'on respire par le nez de la vapeur d'eau, un instant, puis de l'eau tiède, un instant aussi, enfin du genièvre.

Contre le *coryza chronique*, on persévère dans les soins précités et, s'il y a des ulcérations fétides à l'intérieur des narines, on y fait des aspirations plus fréquentes, par le nez, de genièvre ou d'eau-de-vie camphrée.

Lorsque les sujets atteints de punaisie sont de faible constitution, on s'attache à les fortifier par les moyens connus, tant hygiéniques que thérapeutiques.

Si la maladie est d'origine syphilitique, vaccinale ou scrofuleuse, on lui oppose, en outre, le traitement général rationnel indiqué aux articles *syphilis*, *vaccine* et *scrofules*.

COUCHES. — J'ai exposé les soins à donner aux femmes en couches dans la Première partie. Rappelons seulement ici qu'il ne faut pas tenir les femmes récemment accouchées trop longtemps dans leur lit et leurs appartements, comme on le faisait autrefois. L'accouchement est un acte physiologique commun à toutes les races animales supérieures. Ce sont les anciens accoucheurs et les vieilles matrones qui l'ont transformé en un état morbide, en créant la *fièvre de lait* et en imposant à la mère et à l'enfant des pratiques insensées, contraires à la nature.

COUP DE SANG. Voir *Apoplexie.*

COUPEROSE. Voir *Acné.*

COURBATURES. — Douleurs musculaires provenant de fatigues et de refroidissement, auxquelles on remédie par le repos, les onctions d'huile de colza et les bains tièdes.

COXALGIE. — Tumeur blanche de l'articulation coxo-fémorale. Les *causes*, le *traitement* et les *mesures préventives* qui ont rapport à la *coxalgie* sont identiquement ceux qui conviennent à toutes les *tumeurs blanches* des autres articulations.

Causes. — Le refroidissement local des fesses chez les enfants qu'on laisse assis sur des dalles froides et humides, et un écart musculaire négligé, à la suite d'une glissade ou d'un effort, sont, bien plus souvent qu'une mauvaise constitution, cause de la coxalgie.

Quant aux tumeurs blanches des autres articulations, elles sont à peu près exclusivement occasionnées par des chutes ou des blessures mal soignées. Ainsi une articulation qui est devenue plus ou moins sensible par n'importe qu'elle cause, doit être laissée au repos absolu jusqu'à guérison complète, sous peine de voir l'inflammation passagère devenir chronique et donner lieu à des arthralgies et des tumeurs blanches, dont la guérison radicale est toujours lente.

Traitement. — Prise au début, toute maladie articulaire caractérisée par la douleur, la chaleur et le gonflement des tissus, doit être traitée immédiatement comme il suit : repos absolu de l'articulation malade, sangsues, cataplasmes adoucissants, onctions huileuses et, au besoin, vésicatoires.

Si l'on a négligé ces premiers soins à peu près infaillibles, la tumeur blanche ne tarde pas à se manifester; les mouvements articulaires deviennent de plus en plus douloureux et difficiles, des épanchements de synovie, de pus même, et des déviations osseuses se produisent. Alors, il faut attaquer bravement le mal par le *caustique de Vienne,* et ne pas s'amuser aux remèdes anodins et vulgaires, dont le badigeonnage à la teinture d'iode est le plus puéril et le plus insignifiant. La *teinture d'iode* sur la peau n'est qu'un moyen empirique, qui n'a pas, en ce cas, la moindre raison d'être. C'est une véritable duperie thérapeutique.

Pour que le caustique de Vienne fournisse tous ses effets révulsifs, il faut le laisser en place de 10 à 15 minutes et avoir soin de recouvrir, chaque fois, le point brûlé d'un petit morceau d'emplâtre de Bavière. Ainsi soignée, la cautérisation pratiquée à l'aide de la pâte de Vienne n'est cicatrisée complètement qu'au bout de deux mois : c'est donc une révulsion d'environ six semaines très active et indolore.

Pour maintenir l'articulation malade en repos durant le cours du traitement, on applique un simple bandage roulé de ouate et de carton. Les bandages amidonnés et plâtrés ne conviennent en aucun cas de tumeur blanche : ils peuvent même être dangereux, s'ils compriment les tissus sains du voisinage.

Mesures préventives. — Les causes des tumeurs blanches étant bien déterminées, chacun comprendra ce qu'il faut faire pour les éviter, ainsi que les mesures qui les empêcheraient de se développer lorsqu'elles n'existent encore qu'à l'état de première période d'*inflammation aiguë* ou de *souffrances récentes*.

COW-POX. — C'est le nom qu'on donne au vaccin qui est recueilli sur le pis des vaches. Le cow-pox se présente chez ces animaux sous forme d'une pustule plate ombiliquée, entourée d'un disque rouge étroit, assez semblable aux pustules plates des chancres vénériens.

On sait d'ailleurs que c'est par la main des vachères atteintes de syphilis constitutionnelle que le virus de cette maladie est transmis au pis des vaches, d'où il est repris sous le nom de cow-pox ou *vaccin primitif* de vache, pour être inoculé à l'homme sous prétexte de préserver l'humanité de la petite vérole !

Le *cow-pox*, ou vaccin primitif, étant inoculé au pis de jeunes génisses, y développe de nouvelles pustules ombiliquées qui fournissent aux vaccinateurs le virus, vaccin secondaire, appelé *vaccin animal*, lequel est parfois si atténué, par ses transmigrations successives de génisse à génisse, qu'il a perdu toute force prolifique. On dit alors que le vaccin n'a pas pris !

CRAMPE. — Synonyme de contraction douloureuse des muscles de l'estomac, des intestins. Les crampes se montrent de préférence aux mollets.

Une bonne friction sèche et des linges très chauds appliqués sur le mal le font disparaître, à moins qu'il n'existe à l'endroit affecté une tumeur ou une désorganisation particulière.

CRÉMATION (*incinération des morts*). — Seul mode d'inhumation que recommande l'hygiène et que les peuples devraient employer. Voir *Première partie*.

CRÉTINISME. — Atrophie du corps et spécialement du cerveau, accidentelle ou héréditaire, qui est fréquente dans certaines contrées malsaines, et qui se complique alors de difformités diverses, notamment du goitre.

Il est évident que la civilisation doit s'attacher à faire disparaître ces tristes maladies par l'assainissement des localités et par la lutte contre le paupérisme et la misère, au moyen de l'instruction et du travail équitablement répartis et propagés.

CREVASSES. — Gerçures des lèvres, des mains, du sein, de l'anus, etc., qu'on guérit à l'aide de cautérisations superficielles avec une solution d'azotate d'argent, et qu'on prévient par les soins ordinaires de propreté, par exemple, en faisant des onctions huileuses fréquentes sur le bout du sein des nourrices, sur les mains des personnes qui travaillent habituellement à l'air et dans les eaux de ménage, etc. (Voir *Ulcérations*, p. 362.)

CROUP. Voir *Maladies des enfants*.

CYPHOSE. — Coubure vicieuse de la colonne vertébrale. (Voir *Scoliose*.)

CYSTITE. — Inflammation de la vessie. Elle est aiguë ou chronique.

La *cystite aiguë* réclame les mêmes soins que toutes les autres inflammations aiguës des viscères : bains, boissons émollientes, repos, régime doux, sangsues, vésicatoires.

La *cystite chronique* est souvent l'indice d'une altération grave de la vessie ou de l'existence d'un calcul urinaire.

Le traitement de cette affection doit être purement hygiénique, adoucissant. Toutes les injections vésicales, astringentes, antiseptiques, recommandées jadis, agaçaient cet organe et aggravaient la maladie.

CYSTOCÈLE. — Hernie de la vessie, qu'on réprime avec un bandage convenable.

D.

DACRYOCISTITE. — Tumeur lacrymale entre le nez et l'œil provenant de l'obstruction du canal lacrymal qui fait communiquer les paupières avec le nez. Cette obstruction est causée souvent par des rhumes de cerveau négligés ou par des polypes nasaux.

Des lotions chaudes dans les narines et des poudres irritantes, telles que le tabac, suffisent parfois pour amener la guérison de la *dacryocistite*. Lorsque la maladie résiste à ces simples moyens, il faut recourir à l'opération de la tumeur.

DALTONISME. — État de certaines personnes qui ne discernent pas nettement les couleurs principales, prenant le bleu pour le rouge, le jaune pour le vert, etc. On a fait beaucoup de bruit dans certaines administrations de chemins de fer autour du daltonisme. Cela n'en valait pas la peine. Le daltonisme est bien plus souvent le fait d'un manque d'attention et d'instruction que d'un vice oculaire.

DARTRE. — Vieux mot qu'on applique dans le peuple à une foule de maladies de peau différentes.

DÉFAILLANCE (*faiblesse, lypothimie*). — Quelle que soit la cause de la défaillance, une indigestion, une émotion, une secousse, elle réclame des soins identiques à ceux de la syncope. (Voir *Première partie.*)

DÉLIRE. — Perte de la raison, *passagère* comme dans certaines maladies et dans l'ivresse, ou *permanente* comme dans la *folie*. (Voir *Maladies nerveuses* et *Première partie*, page 210.)

DELIRIUM TREMENS. — Délire accidentel propre aux ivrognes, accompagné souvent de tremblements musculaires et d'hallucinations plus ou moins dangereuses, qui porte ces sujets, tantôt au suicide, tantôt à l'assassinat.

Cause. — La cause du delirium tremens n'est autre que l'usage abusif des liqueurs alcooliques.

Traitement. — Le traitement invariable est celui-ci : mettre le malade dans une camisole de force pour qu'il ne puisse nuire à autrui ni à lui-même ; lui faire boire des doses répétées de sirop de morphine par cuillerée à café pour amener un calme relatif ; lui donner des aliments sains convenablement épicés.

DÉLIVRANCE. Voir la PREMIÈRE PARTIE, *Accouchement.*

DÉMENCE. — Folie. (Voir *Maladies nerveuses*.)

DENT et **DENTITION.** Voir PREMIÈRE PARTIE, *Maladies des enfants* et *Gingivite.*

DÉPURATIFS. — Les empoisonneurs de l'école Pasteur, qui ne visent qu'à tuer une foule de petites bêtes dans l'économie humaine au moyen de tous les virus les plus violents, ne savent plus ce que c'est qu'un *dépuratif.*

Étudier les lois de la nature, suivre ses métamorphoses pour les diriger en vue de la santé et du bien-être de chaque sujet, c'est le vieux jeu ! Ils ont changé tout cela ! En un tour de main, ils escamotent les maladies en détruisant les microbes sur place, dans le *corps humain.* Il est vrai qu'après cela cette *guenille* qui vous est chère est détraquée, engourdie, paralysée, décomposée pour longtemps ou pour toujours. Qu'est-ce que cela peut vous faire, puisqu'on a empoisonné les microbes et qu'à force de vous en fourrer dans le sang et les tissus on vous a habitué à vivre, à végéter et à mourir en leur anodine compagnie — comme l'ivrogne, comme les morphinomanes vivent, végètent et meurent en tenant bon ménage, *jusqu'à la fin*, avec l'alcool, avec la morphine, la cocaïne, l'antipyrine et toutes les autres machines chimiques en *ine?*

Le corps humain s'imprègne facilement de substances contraires à sa nature ou à son état physiologique normal. Par exemple : de graisse, de bile, de lymphe, de poisons (arsenic, opium, alcool, mercure, etc.); de virus (syphilis, scrofules, tubercules, cancer).

De plus, ses tissus et ses humeurs s'altèrent facilement au contact permanent ou fréquent d'aliments malsains ou d'une atmosphère impure. Ainsi naissent la chlorose, l'hydrohémie, l'anémie des houilleurs, les fièvres intermittentes, le typhus, la fièvre jaune, etc.

Enfin, certaines maladies graves y laissent l'empreinte ou les reliquats de leurs manifestations morbides. Voilà comment se produisent le *sclérème* chez les petits enfants qui ont eu froid et qui n'ont pas été bien guéris, l'*hydropisie* chez les scarlatineux convalescents, la *phlegmatia alba dolens* chez les femmes en couches qui ont été imprudentes ou mal conseillées, les *abcès* et les ulcères chez les vaccinés, etc.

Voilà autant de maladies très fréquentes qui ne peuvent être bien traitées que par les dépuratifs, quoi qu'en disent les microbistes, *ineptes et ignares en fait de clinique.*

On entend par *dépuratif* tout remède, tout aliment ou toute boisson ayant pour effet de substituer à des humeurs organiques altérées ou viciées des humeurs saines, un sang frais, nouveau. On comprend maintenant le rôle et l'importance des dépuratifs.

Tout aliment *frais*, végétal ou animal, et toutes les boissons aqueuses naturelles font partie du *régime dépuratif.*

Parmi les remèdes dépuratifs, il faut citer, en premier lieu : les eaux minérales contenant des sels de soude et de potasse, à l'exclusion de la magnésie; et en second lieu : les purgatifs quelconques, à l'exception des composés de mercure (*calomel*, etc.).

Quant aux eaux arsenicales et aux préparations mercurielles telles que le sublimé corrosif, la liqueur de Van Swieten, les pilules d'iodure de mercure, etc., elles ne doivent jamais être employées, *nulle part, ni en aucun cas,* que pour faire crever les mouches, les punaises et autres bêtes nuisibles.

— Que faut-il penser des deux drogues qui ont joui d'une grande vogue comme agents dépuratifs, par exemple dans les cas de syphilis et de vaccination : l'*iodure de potassium* et le *bromure de potassium?*

Ces deux médicaments sont plutôt *altérants* que dépuratifs. On peut en user, *quelquefois, à petites doses.* Mais leur usage, continué à doses plus ou moins élevées, est toujours nuisible.

Mieux vaut s'en passer, les sels et les eaux minérales de soude et de potasse ordinaires, bien administrés, ayant les mêmes vertus et n'ayant aucun des inconvénients de l'iodure et du bromure de potassium.

DERMATITE, DERMITE. — Inflammation de la peau, érysipèle, etc. (Voir *Maladies de la peau*.)

DÉSINFECTION. — J'ai indiqué, souvent déjà, les meilleurs modes de désinfection; mais il est bon de les résumer ici.

Pour le *corps humain :* les bains savonneux et sulfureux.

Pour les *vêtements* et *linges :* le lavage à l'eau bouillante ou l'air chauffé à 110° dans une armoire spéciale.

Pour les *habitations*, les *voitures*, les *wagons*, les *navires*, etc.: les courants d'air, le soleil, le blanchiment, le goudronnement, le soufre brûlant, le chlore dégagé par le système Guyton de Morveau.

Pour les *parasites du corps :* le soufre en poudre.

Pour les *parasites d'appartement :* le sublimé corrosif dissous dans l'eau.

Pour les *égouts, aqueducs, lieux d'aisance :* le sulfate de fer.

Pour les *cadavres :* la chaux vive et l'incinération.

DIABÈTE. — Quand les aliments et les boissons sont incomplètement digérés ou consumés dans l'organisme, par suite d'une cause quelconque, les reins éliminent des quantités plus ou moins considérables d'urine souvent chargée de sucre, c'est-à-dire de *substances charbonneuses* non utilisées. En même temps, le malade dépérit visiblement.

Causes. — Le diabète est dû : tantôt à une altération du cerveau produite par une chute ou des chocs violents, tantôt à une détérioration générale de l'organisme par un défaut d'équilibre entre les substances ingérées et les substances consumées quotidiennement.

Traitement. — On ne peut opposer qu'un traitement palliatif au diabète provoqué par des accidents traumatiques, tels qu'une chute de très haut sur les pieds, etc.

Mais on peut traiter avantageusement et guérir le diabète occasionné par des perturbations physiologiques, telles que l'abus des plaisirs, un régime trop féculent, une alimentation irrégulière, des repas trop fréquents, une existence sédentaire, des marches forcées, etc.

Dans tous ces cas, le remède du diabète ne consiste pas, comme les classiques l'ont dit si longtemps à tort, dans telle panacée, tel régime spécial, dans l'abstinence de sucre, de fécule, etc.; mais dans une étude approfondie des *us et habitudes* du malade, pour supprimer ses écarts de régime ou de vie, et pour reconstituer sa santé en rétablissant l'équilibre dans ses fonctions physiologiques.

Voilà tout le secret de cette thérapeutique.

Aux diabétiques par abus des fécules, sans doute il faudra recommander un régime tonique; mais aux diabétiques épuisés par des excès divers, le régime tonique, d'*emblée*, serait préjudiciable, tandis que les aliments mixtes, féculents, sucrés et azotés à la fois, réussissent à merveille.

Le traitement du diabétique doit donc être essentiellement hygiénique en principe, et approprié individuellement à chaque sujet selon sa constitution, son tempérament, ses habitudes anciennes et l'état actuel de ses organes.

Qu'on ne vienne donc plus nous parler des vertus du pain de gluten et des dangers du sucre, chez les diabétiques. Ce qui fait du bien à l'un de ces malades peut faire du mal aux autres.

DIARRHÉE (*cholérine,. dysenterie*). — Flux des intestins, dont les causes sont nombreuses. Il y a des diarrhées qui proviennent de *causes externes,* par exemple du froid ou des épidémies régnantes; il en est qui résultent de *causes internes :* la dentition, le muguet, un mauvais régime, des maladies aiguës ou chroniques diverses, telles que la fièvre typhoïde, le diabète, etc.

Les diarrhées dues aux causes extérieures doivent être l'objet des soins immédiats suivants : mettre le malade au lit, le réchauffer parfaitement, lui administrer quelques élixirs toniques et lui donner ensuite, au bout d'un jour ou deux de ce traitement hygiénique, des aliments doux : lait, fécule et bouillons.

Les diarrhées produites par des causes internes n'étant qu'un symptôme d'une autre maladie principale doivent être combattues, en même temps que celle-ci, par des moyens analogues à ceux qui viennent d'être indiqués.

C'est dans les diarrhées chroniques par causes internes que les astringents conviennent le mieux, tandis que contre les diarrhées aiguës par causes externes : dysenterie, cholérine, etc., les boissons adoucissantes, les cataplasmes émollients, la chaleur du lit et les stimulants légers sont toujours préférables aux préparations pharmaceutiques de ratanhia, de bismuth, d'opium, etc.

DIATHÈSE. — Maladie constitutionnelle. On dit : la diathèse syphilitique, cancéreuse, tuberculeuse, etc.

DIFFORMITÉS. — Les difformités corporelles sont innombrables. Leur traitement relève tantôt de la gymnastique, tantôt de l'orthopédie, tantôt des opérations chirurgicales. Par exemple : le strabisme relève de la gymnastique; les courbures rachidiennes, de la gymnastique et de l'orthopédie; le pied-bot, le bec-de-lièvre, etc., de la chirurgie opératoire. (Voir *Scoliose.*)

DIPHTHÉRIE. — Angine avec fausses membranes qui envahissent parfois toutes les muqueuses. Dans tous les cas, le traitement de la *diphthérie* est celui de l'*angine* et du *croup.* Voir ces mots.

DIPLOPIE. — Les objets sont vus en double quand il y a défaut d'harmonie dans le fonctionnement des deux yeux. C'est souvent un accident passager; quelquefois l'indice d'une altération organique sérieuse.

DIPSOMANIE. — Soif excessive habituelle. Les ivrognes en fournissent de nombreux exemples, surtout chez les femmes. La soif devient une manie, une maladie à la fois nerveuse et viscérale.

DOSIMÉTRIE. Voir *Homéopathie.*

DIURÈSE. — Urines très abondantes. La diurèse se montre parfois comme solution naturelle d'une maladie aiguë ou chronique, telle que l'ascite, l'anasarque, etc.; parfois, elle n'est qu'un simple symptôme morbide d'une affection naissante ou ancienne, le diabète.

DURILLON (*cors, callosités*). Voir *Cors aux pieds.*

DYSCRASIE. — Mot baroque, insignifiant, inutile, pour dire : état morbide des humeurs du corps.

DYSENTERIE (voir *Diarrhée*). — Les épidémies dysentériques, autrefois si communes quand les populations méconnaissaient toutes les règles de l'hygiène publique, ne se montrent plus dans les localités bien tenues. C'est la fièvre typhoïde qui domine maintenant dans nos climats tempérés, grâce à l'incurie des personnes qui négligent de prendre sur elles et autour d'elles les précautions nécessaires de l'hygiène privée et publique.

DYSMÉNORRHÉE. — Menstruation difficile. (Voir *Maladies des femmes.*)

DYSPEPSIE. — Digestion laborieuse. (Voir *Embarras gastrique.*)

DYSPHAGIE. — Difficulté d'avaler.

DYSPNÉE. — Difficulté de respirer; il y a dyspnée dans l'asthme et dans certaines maladies des poumons et du cœur. Dans la grossesse et dans l'ascite, il existe quelquefois une dyspnée plus ou moins prolongée, qui disparaît avec la cause qui l'entretient.

DYSTOCIE. — Accouchement difficile, anormal.

DYSURIE. — Difficulté d'uriner; par exemple, après l'application d'un *vésicatoire* et dans certains *urticaires*. Tout ce qui irrite le système nerveux génito-urinaire peut occasionner la dysurie, qu'on guérit par des bains chauds et des boissons émollientes.

E.

ECCHYMOSE. — Tache bleuâtre à la peau, résultant d'une contusion ou d'un pincement. Pour faciliter la résorption du sang épanché à travers le tissu cutané qui forme l'ecchymose, il est bon de faire des frictions sèches assez fréquentes sur le point lésé et sur les parties de peau adjacentes.

ÉCLAMPSIE. — Attaques de nerfs ressemblant aux accès épileptiques qui se produisent quelquefois dans le cours ou à la fin de la grossesse. Voir *Maladies des femmes*.

ÉCORCHURES. — On a tort de ne pas prendre garde aux moindres écorchures. La peau, dépouillée de son épiderme, absorbe facilement tous les virus, les poisons et les miasmes avec lesquels elle peut être en contact.

D'un autre côté, l'irritation produite par des frottements ou des chocs, même légers, sur une plaie vive, peut amener des inflammations diverses du derme (*dermatite*), ou des vaisseaux lymphatiques (*lymphangite*), ou des tissus musculo-tendineux (*panaris*).

Enfin, des écorchures produites par des morsures suspectes ou des piqûres vénéneuses pourraient, faute de soins convenables, devenir le centre ou la source d'un grave empoisonnement du sang, ou du tétanos simple ou rabique.

Soignez donc toutes les écorchures et les piqûres : 1° en cautérisant avec une solution d'azotate d'argent celles qui sont d'*origine suspecte ;* 2° en recouvrant toutes les écorchures sans exception, cautérisées ou non, d'un peu de taffetas qui les mette à l'abri, non pas tant du contact de l'air dont on n'a jamais rien à craindre, mais du froid, des frottements et des corps étrangers.

ÉCOULEMENTS. — Toutes les ouvertures naturelles du corps aboutissant à des membranes muqueuses peuvent être le siège d'un écoulement mucoso-purulent, déterminé par l'inflammation des muqueuses mêmes, ou des organes avec lesquels elles sont en rapport. De là, des écoulements d'oreille, d'yeux, du nez, de l'anus, de l'urèthre, du vagin.

Quelle que soit la cause de ces écoulements, récents (*aigus*) ou anciens (*chroniques*), le traitement consiste dans l'emploi des moyens suivants : repos des organes affectés, lotions tièdes, régime doux, bains, sangsues et vésicatoires contre les écoulements *aigus ;* mêmes soins contre les écoulements *chroniques,* avec cette seule différence que les sangsues et les vésicatoires doivent être remplacés par des lotions ou des injections légèrement astringentes, et même quelquefois par une *cautérisation superficielle,* pour modifier l'état strumeux, pulpeux ou hypertrophique de la muqueuse ou du viscère malade.

ÉCROUELLES. — Tumeurs ou humeurs froides qui se développent au cou, aux aisselles, aux aines, chez des sujets lymphatiques ou chez des malades épuisés par une longue diète, surtout s'ils ont été traités au moyen de poisons tels que le mercure, l'arsenic, le salycilate de soude, etc.

Traitement. — Il faut modifier la constitution des lymphatiques par un régime alimentaire mixte, composé de bons légumes, d'aromates et de viandes jeunes ; et restaurer par des aliments choisis, en petite quantité d'abord, la santé des convalescents trop épuisés.

Quant aux humeurs froides elles-mêmes, on doit éviter d'employer contre elles les cataplasmes, les graisses et les applications irritantes telles que, par exemple, la teinture d'iode. Lorsqu'une semblable tumeur se forme, soit dans un ganglion du cou, soit ailleurs, il faut la recouvrir d'un emplâtre de poix de Bourgogne, de Bavière ou d'onguent de la Mère, jusqu'à ce que la résolution ou résorption de la lymphe épanchée soit complète, ou que la fonte purulente achevée permette au chirurgien de faire une incision au point le plus déclive du mal pour vider l'abcès à fond.

Mesures préventives. — Pour empêcher le développement des humeurs froides, on modifiera les tempéraments lymphatiques et les constitutions scrofuleuses par un régime et un genre de vie parfaitement conçus au point de vue hygiénique. Mais on aura soin surtout de *supprimer la vaccine,* qui est la *principale cause* de ces tristes constitutions et de ces mauvais tempéraments.

ECTHYMA. — Maladie de peau, caractérisée par des pustules de mauvais aspect. Cette affection est d'origine syphilitique ou mercurielle et se montre de préférence chez les enfants vaccinés.
Traitement anti-syphilitique.

ECTROPION. — Le bord des paupières, en se retournant au dehors par suite d'une blépharite chronique, forme ce qu'on nomme l'*ectropion.* Voir *Entropion,* qui est dû à une cause semblable.

ECZÉMA. — Maladie de peau consistant en petites vésicules, souvent produites par la gale, par la vaccine ou par des drogues mercurielles.
Traitement de la gale et, dans les cas rebelles, traitement de l'ecthyma.

EFFORT. — L'effort musculaire est le point de départ de beaucoup d'entorses et de luxations, de courbatures et de lumbagos, de crampes et de hernies.
Après un effort malheureux, il faut laisser reposer le point affecté et le soigner à l'aide d'onctions ou de sangsues, jusqu'à ce que toute douleur ait disparu.

ÉLÉPHANTIASIS. — Maladie cutanée provenant d'une altération du sang ou de vives et longues irritations du tissu cellulaire du derme.
Traitement dépuratif et purgatif, pour améliorer la constitution du sujet.
En même temps, dégorger les tissus malades par des frictions, par des topiques doux, de bons bandages ouatés.

EMBARRAS GASTRIQUE. — Les écarts de régime et les affections morales sont les principales causes des embarras gastriques. Quelques doux purgatifs, des aliments légers, aromatisés et convenablement répartis dans la journée, une bonne dose de philosophie, au besoin, triomphent aisément des embarras gastriques, qui ne sont pas le symptôme précurseur d'une maladie inévitable : un accès de goutte, une fièvre typhoïde, etc.

EMBOLIE. — Quelques petits caillots de sang, des parcelles minuscules de tumeur quelconque peuvent être entraînés dans les grosses veines, et des grosses veines au cœur, où elles occasionnent parfois un tel trouble dans les mouvements de cet organe qu'il en résulte le refroidissement des membres, la dyspnée, la congestion des poumons, de la face et de la peau, et la mort à bref délai.

L'aspect des malades atteints d'embolie a beaucoup d'analogie avec celui des cholériques.

Il faut les traiter absolument comme ces derniers, en essayant de réchauffer à tout prix tout le corps et surtout les extrémités inférieures.

EMBRYOTOMIE. — Opération exécutée sur un fœtus, mort ou non, pour sauver l'accouchée. Une opération de cette nature doit toujours être décidée sur l'avis de plusieurs praticiens réunis.

EMPHYSÈME. — L'emphysème pulmonaire s'appelle aussi *asthme*.

Après certaines blessures extérieures ou intérieures, de l'air peut s'infiltrer dans le tissu cellulaire sous-cutané du cou, de la poitrine, etc. Cet emphysème, dit traumatique, doit être traité par un bandage compressif avec ou sans incision préalable à la peau. (Voir *Asthme*.)

EMPIRISME. — Méthode de traitement fondée exclusivement sur des traditions vulgaires ou sur une expérience personnelle irréfléchie, non raisonnée. Un empirique est un ignorant.

La vaccine est une routine empirique que la science réprouve et que les faits condamnent.

EMPOISONNEMENT. — Ce sujet a été traité dans la *Première partie*. L'empoisonnement est rapide ou lent, selon la nature du poison. Il est criminel ou involontaire, selon les circonstances. On le dit miasmatique, infectieux, vénéneux, virulent, d'après l'origine et les propriétés spéciales du poison.

Disons un mot de quelques poisons particuliers.

1. — L'acide sulfurique joue aujourd'hui un grand rôle dans nos mœurs excentriques.

L'action des acides énergiques est si prompte que l'on n'arrive jamais à temps pour en conjurer les effets, qui sont absolument locaux. S'ils ont été appliqués sur la peau, celle-ci est instantanément corrodée ; s'ils sont absorbés par la bouche, la muqueuse bucco-stomacale est aussitôt désorganisée. Que faire en ces cas? Boire immédiatement des litres d'eau salée (avec le sel de cuisine) pour laver les muqueuses brûlées; laver à grandes eaux, salées aussi, les parties externes entamées.

C'est tout ce qu'il y a de plus simple, de plus rationnel et de plus efficace à conseiller dans ces cas.

2. — Les moules, les homards, les huiles animales, les potions iodurées

et les viandes conservées occasionnent souvent, quand un commencement de fermentation (*décomposition putride*) s'y est produit, des empoisonnements, généralement peu dangereux, caractérisés par une indigestion angoissante et un urticaire insupportable. J'ai vu des cas d'urticaires produits par des potions d'iodure de potassium préparées depuis six mois, et par d'anciennes pilules d'huile de foie de morue probablement décomposées.

Si, depuis l'ingestion de ces aliments altérés, il s'est passé peu de temps, on administre un vomitif quelconque. Après cela, on met le malade au lit et on lui fait boire, à petits coups, de petites doses de café, de bourgogne et de limonade citrique ou sulfurique, alternativement.

3. — Le vaccin empoisonne souvent aussi, mais lentement, les sujets qui se soumettent à cette odieuse coutume, indigne de notre civilisation. Cet empoisonnement est absolument de même nature que l'infection syphilitique et doit être traité comme celle-ci, par le régime végétarien et par les boissons alcalines dépuratives, la méthode purgative et la gymnastique.

EMPYÈME. — Pus accumulé dans la poitrine, dans les poumons ou la plèvre. On se débarrasse de ce pus par une incision ou une ponction à travers les muscles costaux et l'injection dans le foyer purulent d'eau tiède et de genièvre.

Autrefois on prenait mille précautions pour empêcher l'air atmosphérique de pénétrer dans les foyers purulents par l'ouverture chirurgicale, comme on s'ingénie aujourd'hui à employer des antiseptiques divers dans les liquides destinés aux injections.

Tous ces procédés sont dérisoires. L'air cautérise lentement, cicatrise peu à peu les plaies, tant internes qu'externes; et tous les antiseptiques chimiques ne valent pas les lavages hygiéniques fréquents à l'eau et au genièvre.

ENCÉPHALITE. — Inflammation du cerveau. (Voir *Méningite*.)

ENCÉPHALOCÈLE. — Hernie du cerveau. Difformité de naissance. Quelquefois, suite d'un traumatisme violent.

ENCHIFRÈNEMENT (*coryza*). — C'est le commencement ordinaire des bronchites et des maux de gorge. Si l'on soignait bien d'emblée les enchifrènements, on éviterait bien des rhumes. (Voir *Coryza*.)

ENDÉMIE. — Maladie régnant habituellement dans un pays. Le choléra est endémique sur les bords du Gange.

ENDOCARDITE. — Inflammation de la membrane interne du cœur. (Voir *Cœur*.)

ENFANTS. Voir *Maladies des enfants*.

ENGELURES. Voir *Cors* et *Durillons*.

ENGORGEMENT. Voir *Congestion*.

ENROUEMENT. — Altération de la voix, passagère dans les laryngites aiguës, permanente dans les laryngites chroniques.

ENTÉRALGIE. — Névralgie abdominale. (Voir *Névralgie*.)

ENTÉRITE. — Inflammation d'intestins.

ENTORSE. — Un effort musculaire violent, une chute ou une simple glissade de travers, peuvent occasionner un tiraillement ou un écart momentané des os d'une articulation du pied, du poignet, etc.; c'est l'*entorse*. L'entorse négligée ou mal soignée s'appelle une *foulure*. Quand les os de l'articulation sont déplacés, on dit qu'il y a *luxation*.

Traitement. — Dans l'*entorse*, recommandez le repos absolu de l'articulation blessée; des compresses de genièvre ou d'eau-de-vie camphrée pendant un ou deux jours; enfin, jusqu'à guérison, appliquez un bandage simple de ouate et de toile médiocrement serré. On ne permet de se servir de l'articulation qui a subi une entorse qu'après disparition complète de la douleur locale.

Pour la *foulure*, mêmes soins, mais plus prolongés que pour l'entorse. Quelquefois, dans ce cas, il est même nécessaire d'employer les sangsues.

La *luxation* réclame le secours d'un chirurgien pour replacer les os dans leur position normale.

Dans tous ces accidents, il faut se défier des *rebouteurs*, qui ne sont jamais nécessaires et qui ont trop souvent le triste privilège d'aggraver le mal.

Le *reboutage*, la *malaxation*, les *frictions énergiques*, l'*électricité*, sont des remèdes mécaniques qu'on ne doit mettre en usage qu'à bon escient dans les cas très rares de gonflement articulaire, sans douleur et sans inflammation des tissus, des tendons et des os constituants.

ENTROPION. — Bord des paupières renversé en dedans. Le contraire .de l'ectropion. C'est la suite d'une inflammation chronique des paupières négligée.

L'ectropion est une infirmité désagréable, mais l'entropion est une infirmité insupportable à cause des poils palpébraux (cils), qui sont en contact avec le globe de l'œil. Aussi le chirurgien doit-il s'empresser de corriger cette difformité en enlevant un lambeau de peau à la paupière pour relever le bord renversé.

ÉPHÉLIDES. — Taches cutanées de nature pigmentaire.

La grossesse est quelquefois accompagnée de taches faciales qu'on nomme le *masque de la grossesse*, lequel disparaît naturellement, au moins en partie, après l'accouchement. *Remède* : frictions fréquentes avec un linge sec.

ÉPIDÉMIE. — Maladie régnant sur une localité pendant un certain temps. La rougeole, la variole, le typhus, le choléra règnent *épidémiquement* en certaines années, dans nos climats tempérés.

ÉPILEPSIE. Voir *Maladies des femmes.*

ÉPISTAXIS. — Saignement de nez. Les sujets de faible constitution, les anémiques et ceux qui sont affaiblis par une maladie quelconque, saignent facilement par le nez. L'épistaxis peut être aussi avant-coureur d'une fièvre typhoïde ou éruptive naissante. On sait, enfin, qu'il est fréquent après une chute ou un choc sur la face.

Traitement. — Il faut arrêter l'hémorragie nasale, d'abord, et traiter ensuite la maladie qui l'a provoquée quand l'épistaxis n'est qu'un symptôme morbide.

Pour arrêter l'hémorragie nasale, il faut appliquer des compresses d'eau froide sur le front et à la nuque, qu'on renouvelle de minute en minute. Quand l'hémorragie est intense et rebelle, on tamponne les narines avec de petites boulettes de charpie enduites de perchlorure de fer.

Il se fait souvent que le sang des narines coule vers le pharynx, ce qui effraie à tort les personnes qui *crachent du sang* de cette manière.

Dans les cas où l'épistaxis se prolonge ou revient trop souvent, il faut donner des toniques astringents, potions de ratanhia, etc.

ÉPIZOOTIE. — Maladie régnant passagèrement chez les animaux : là pleuropneumonie des bêtes bovines, la clavelée des moutons.

ERGOTISME. — Le seigle ergoté est l'un des plus violents poisons végétaux. Il produit la gangrène des tissus. Cet ergot étant formé par des champignons microscopiques qui abondent dans les grains pendant certains étés chauds et humides, se mêle facilement à la farine et au pain. Il devient ainsi cause de ces terribles épidémies d'ergotisme, qui ont parfois décimé des villages entiers, alors qu'on ignorait la vraie cause du mal et que les difficultés de transport ne permettaient pas aux paysans qui se nourrissaient de ce poison de faire venir des grains étrangers.

Contre cet empoisonnement, il n'y a d'autres remèdes que des palliatifs, tels que le *laitage* comme aliment principal, et les *purgatifs salins* pour renouveler la trame organique altérée par l'ergot de seigle.

ÉRUCTATION. — Gaz et quelquefois matières alimentaires remontant de l'estomac vers la bouche dans le cours de certaines digestions laborieuses ou d'un repas précipité. Souvent aussi, l'éructation est le fait d'une mauvaise habitude, d'un tic contracté par des gens peu circonspects.

ÉRYSIPÈLE. — Inflammation de la peau et du tissu cellulaire sous-cutané, provenant d'une plaie mal soignée qui irrite les tissus, ou d'un refroidissement vif et subit d'une partie quelconque du corps : oreille, nez, face, etc.

Traitement. — L'*érysipèle chirurgical* exige des soins spéciaux. Il faut soigner la plaie proprement et tenir chaudement toutes les parties affectées.

L'*érysipèle médical* peut devenir rapidement mortel s'il occupe la face.

Lorsqu'il est violent ou mal traité, l'inflammation peut se propager aux yeux et aux membranes du cerveau.

En ce cas, il est nécessaire de tenir le malade dans une température chaude et humide assez élevée, d'appliquer des sangsues au cou ou derrière les oreilles, et de lui donner des boissons sudorifiques et des aliments liquides doux.

La méthode purgative peut être aussi avantageusement employée dans les cas graves.

Traitement topique. — Sur la peau érysipélateuse que faut-il appliquer? Des linges *secs* et doux ou simplement de la poudre anodine d'amidon, de folle avoine ou de lycopode, et des lotions d'eau tiède.

Tous les corps gras, onguents, graisses, et tous les liquides alcooliques, phéniqués, camphrés, tous les lavages à l'eau savonneuse ou sulfureuse, sont nuisibles, parce qu'ils accroissent l'irritation de la peau (la *dermite* ou la *dermatite*).

ÉRYTHÈME. — Inflammation superficielle de la peau chez les enfants qui urinent dans leurs langes, chez les femmes grasses, etc. On la traite comme un *érysipèle léger,* par la propreté sèche et les *poudres anodines.*

ESQUINANCIE. — Mal de gorge.

ESTOMAC. — Les différentes maladies de l'estomac ont été signalées chacune sous leur nom particulier dans ce dictionnaire. Il me reste seulement à parler ici d'un procédé thérapeutique étrange qui a été imaginé par les charlatans de l'école microbique. Sous prétexte que l'estomac, à la façon d'une chaudière métallique, se salit et s'incruste par l'usage ou se remplit de microbes, ils ont dit que ce viscère devait être de temps en temps lavé, récuré! C'est le lavage médical de l'estomac.

Laissons ces trucs aux exploiteurs de l'humanité ignorante et crédule.

ÉTERNUEMENT. — L'éternuement est l'indice d'un commencement de rhume chez certains individus. Le plus souvent, il est l'effet d'une irritation légère de la muqueuse nasale par des corps étrangers ou par du mucus desséché. C'est plutôt un remède donc qu'un symptôme de maladie dans ce dernier cas

ÉTOURDISSEMENT. — L'étourdissement est provoqué souvent par une position fort inclinée du haut du corps en avant; parfois, par une cravate trop serrée au cou, ou par une digestion pénible, ou par un commencement de congestion cérébrale.

On conçoit facilement, d'après cela, quels peuvent être les meilleurs moyens de prévenir et de guérir l'étourdissement.

ÉTRANGLEMENT. — Quand une hernie ne rentre pas et devient douloureuse, il faut prendre garde à ce qu'on appelle l'*étranglement herniaire,* accident grave qui doit être immédiatement combattu par l'un ou l'autre de ces procédés : faire rentrer la hernie dans l'abdomen par un massage doux et prolongé en plaçant le sujet horizontalement, les cuisses et les jambes plus élevées que le tronc. Lorsqu'on ne parvient pas à faire rentrer la hernie étranglée, il n'y a plus d'autre ressource que d'avoir recours à l'*opération*.

ÉVANOUISSEMENT. — *Défaillance* ou *syncope*.

EXANTHÈMES. — Taches diverses, avec ou sans ampoules, à la peau.

EXCORIATIONS. — *Écorchures* qui réclament les mêmes soins que toutes les plaies superficielles de la peau, spécialement l'application d'un taffetas anodin ou de linges fins, pour éviter le frottement et l'irritation des parties lésées.

EXCROISSANCES. — Les excroissances qui apparaissent sur le corps sont : les verrues simples, les polypes, les végétations syphilitiques, cancéreuses, etc., et les bourgeons charnus.

On traite les excroissances diverses par la cautérisation simple avec des liquides acides, quelquefois par l'excision avec des ciseaux.

Les bourgeons charnus qui se développent trop vivement dans les plaies en suppuration sont réprimés de la même manière avec la poudre d'alun, de tanin, le crayon de sulfate de cuivre, une solution d'azotate d'argent, le genièvre, etc.; et surtout par le contact de l'air.

EXOPHTALMIE. — Projection de l'œil en dehors par suite d'une tumeur orbitaire, ou d'une inflammation chronique intra-oculaire, ou d'une affection goitreuse spéciale.

L'exophtalmie n'est qu'un effet dont il faut chercher la cause pour la supprimer. La *méthode purgative* est indiquée dans le goitre exophtalmique prononcé.

EXOSTOSE. — Tumeur osseuse déterminée tantôt par une syphilis mal soignée, plus souvent par l'emploi thérapeutique des mercuriaux.

EXTASE. Voir *Maladies des femmes*.

EXTINCTION DE VOIX. — Les enrouements, les extinctions de voix ou l'aphonie proviennent généralement d'une maladie du larynx.

Mais une remarque essentielle à ce sujet doit être placée ici : la voix a des corrélations directes avec les fonctions génito-urinaires. C'est ainsi que l'abus des plaisirs sexuels, chez l'homme comme chez la femme, se traduit facilement par l'enrouement de la voix. Ce symptôme caractéristique est d'une haute importance pour reconnaître les causes vraies de certaines altérations chroniques de la voix.

EXTRAVASATION. — Liquides qui pénètrent dans les tissus à la suite de contusions diverses ou de maladies graves. Simple symptôme, qui n'a d'autre importance que celle de la cause qui le détermine.

F.

FAIBLESSE. — Ce mot s'entend dans le sens de défaillance passagère ou d'affaiblissement général permanent; faiblesse du sang, faiblesse de constitution.

FARCIN (*morve*). — Maladie du cheval transmissible à l'homme. Cette affection est occasionnée par une suppuration virulente très contagieuse, qui survient chez les chevaux blessés ou malades et mal soignés. Elle attaque les vaisseaux lymphatiques et les veines et décompose rapidement le sang.

Traitement. — On donnera aux sujets atteints de morve des boissons acidulées; on fera des pansements fréquents au genièvre, sur tous les points du corps atteints par la maladie, et on appliquera la *Méthode purgative*.

Mesures préventives. — Cautérisez largement les plaies, blessures, excoriations, etc., qu'on soupçonne avoir été en contact avec le pus farcineux et prenez de grandes précautions en soignant les chevaux morveux.

FAVUS (*teigne*). Voir *Maladies des enfants*.

FIBROME. — Tumeur dure, de nature fibro-plastique. Cette tumeur, en général bénigne, peut dégénérer en tumeur maligne quand la santé du sujet s'altère par une cause quelconque.

FIÈVRE. — Ce mot s'applique à une foule de maladies différentes. La fièvre, en général, est caractérisée par la chaleur de la peau, le pouls fréquent et dur, la sécheresse de la bouche, l'accablement et l'insomnie.

Jetons un coup d'œil sur les principales espèces de fièvres.

1° *Fièvre éphémère.* — État fébrile qui ne dure qu'un jour ou deux chez des sujets jeunes, qui ont été surchauffés ou surmenés légèrement. Le repos au lit et des rafraîchissements en font toujours justice.

2° *Fièvre bilieuse.* — Fièvre plus ou moins vive avec amertume de la bouche. Un vomitif ou un purgatif actif la guérit assez facilement;

3° *Fièvre catarrhale* (*grippe*). Voir *Bronchite*.

4° *Fièvre cérébrale.* — C'est l'encéphalite ou la méningite des jeunes sujets; quelquefois une forme particulière de la fièvre typhoïde. Traitement de la méningite ou de la fièvre typhoïde.

5° *Fièvres continues.* Voir *Fièvre typhoïde*.

6° *Fièvre de lait.* Voir *Maladies des femmes*.

7° *Fièvres éruptives.* — Tout le groupe des fièvres, qui se traduisent par des symptômes spéciaux à la surface de la peau, est compris sous le nom de fièvres éruptives : *rougeole, scarlatine, suette, variole* et leurs variétés.

Le traitement de ces affections doit être essentiellement *hygiénique :* repos absolu, douce chaleur au lit et dans les appartements, *suppression de la clarté* trop vive du jour, surtout pour la petite vérole; régime alimentaire doux, boissons légèrement tièdes, sudorifiques au début, plus ou moins acidulées dans le cours de l'affection.

A l'aide de ces moyens bien simples, on évitera les complications et l'aggravation de ces maladies, qui ne deviennent guère redoutables que par le défaut de soins hygiéniques et par l'usage des drogues.

8° *Fièvre hectique.* — Fièvre lente des phtisiques.

9° *Fièvre inflammatoire.* — Cette fièvre, simple mais ardente, dure de cinq à huit jours au plus, quand elle est soignée comme il vient d'être dit pour les fièvres éruptives.

Malheureusement, la médecine classique a inventé depuis quelques années : les *fièvres muqueuses,* qui ne sont pas de véritables fièvres typhoïdes, mais des états fébriles légers, simplement inflammatoires, que des diètes absurdes et des drogues intempestives prolongent et transforment, parfois, en inflammations consécutives des muqueuses digestives.

10° *Fièvres intermittentes (fièvres des marais, fièvres périodiques, rémittentes).* — La fièvre intermittente est causée par les émanations des marais. C'est un empoisonnement du sang; il y a aussi dans cette affection une perversion des fonctions de la peau sous l'influence de l'humidité tantôt froide, tantôt chaude, de l'atmosphère marécageuse.

Quoi qu'il en soit, des frissons suivis de chaleurs et de transpirations, revenant à intervalles plus ou moins réguliers, font reconnaître cette maladie.

Traitement. — Le sulfate de quinine a été considéré comme une panacée contre ces fièvres périodiques, et même contre tout mal périodique, fût-il névralgique, ou rhumatismal, ou syphilitique. Le fait est que cela est exagéré. On guérit la fièvre intermittente par une alimentation saine, tonique, amère, par la médication purgative et des soins hygiéniques conçus de manière à entretenir parfaitement et continuellement les fonctions perspiratoires de la peau, en hiver surtout.

Le sulfate de quinine à petites doses n'est qu'un amer, tonique comme tant d'autres, dont on peut souvent se passer; à hautes doses, c'est un remède plus dangereux que toutes les fièvres intermittentes et continues, etc.

Mesures préventives. — Quand on doit habiter des lieux marécageux, il faut vivre sagement, se bien vêtir le jour et se bien couvrir la nuit, chauffer ses appartements et adopter un régime alimentaire mixte, *assez tonique.*

11° *Fièvre jaune.* — C'est le typhus des pays chauds, une espèce de fièvre bilieuse grave, pernicieuse, qui atteint surtout les Européens non acclimatés, et les étrangers qui ne se conforment pas aux usages et coutumes hygiéniques des localités qu'ils habitent. La fièvre jaune produit parfois des symptômes analogues à ceux du choléra. Elle est endémique, et non contagieuse d'homme à homme, pas plus que le choléra et le typhus. — *Traitement* du typhus.

12° *Fièvre larvée.* — Certaines fièvres peuvent ne présenter qu'un ou deux symptômes apparents. Ainsi il arrive qu'un individu se plaint seulement de névralgie faciale ou cranienne périodique, rebelle aux soins ordinaires. S'il a habité des localités humides, on soupçonne l'existence d'une fièvre intermittente incomplète, masquée, dissimulée (*larvée*); on prescrit le traitement de cette fièvre et si le malade guérit, on assure qu'il a eu une *fièvre intermittente larvée!* On va jusqu'à dire, en médecine classique, qu'il existe des *fièvres sans fièvre*, des maladies *éruptives sans éruption,* etc. Nous le voulons bien, mais on admettra que ces cas pathologiques constituent plutôt des indispositions, des malaises dépendant d'une constitution climatérique ou d'une épidémie régnante, que des maladies réelles; et qu'il suffit de quelques soins hygiéniques pour en triompher.

13° *Fièvre lente.* — On nomme ainsi, dans le monde et au pays de Liège particulièrement, un état chronique chez des enfants, qui ont perdu l'appétit et qui dépérissent tout en grandissant. Cette fièvre lente est facilement combattue par de légers toniques, acidules et ferrugineux, composés comme il suit, par exemple :

Teinture martiale de Ludovic.	150 grammes.
Élixir de Garus.	50 —

ou bien :

Tartrate ferrico-potassique	4 grammes.
Eau distillée.	140 —
Élixir de Garus	30 —
Sirop de citron	30 —

On fait prendre à chaque repas principal une cuillérée à café de ces toniques aux enfants atteints de fièvre lente, et en peu de jours ils reprennent appétit et recouvrent leurs forces et leur gaieté.

14° *Fièvre miliaire.* — Elle est caractérisée par une éruption à la peau de petits boutons très fins ou de très petites vésicules; comme il en survient ordinairement après l'application de cataplasmes chauds ou d'une transpiration prolongée. Cette affection est bénigne et ne réclame que du repos et des boissons rafraichissantes pendant un jour ou deux.

15° *Fièvre muqueuse.* — Espèce de fièvre catarrhale, de grippe ou de bronchite épidémique; ou espèce de fièvre inflammatoire, dont les auteurs classiques ont fait un diminutif de la fièvre typhoïde, par un abus de mots et de drogues des plus regrettables.

Quand la fièvre muqueuse est de nature typhoïde, c'est une fièvre typhoïde. Quand elle est simplement catarrhale ou inflammatoire, c'est une grippe ou un état fébrile mal compris et mal soigné trop souvent, car elle n'a rien de commun avec la fièvre typhoïde.

Ce mot est donc aussi inutile, aussi peu clinique que celui de dartres.

On devrait le supprimer de la série pathologique.

16° *Fièvre puerpérale*. Voir *Maladies des femmes*.

17° *Fièvre rhumatismale.* — Rhumatisme aigu.

18° *Fièvre typhoïde* (*typhus des camps, des prisons*, etc.). — La fièvre typhoïde est une altération ou une décomposition du sang, qui se manifeste presque toujours par une *fièvre continue,* plus ou moins ardente, la soif, la diarrhée, la toux, un abattement profond, l'insomnie, le délire, des saignements de nez et des taches (exanthèmes) à la peau.

Causes. — Une alimentation malsaine, le séjour dans des endroits humides, insalubres : hôpitaux, collèges, casernes, camps, prisons; le défaut d'activité corporelle dans la jeunesse, la vie sédentaire et le surmenage physique dans de fâcheuses conditions physiologiques et hygiéniques, sont autant de causes qui concourent à dénaturer le sang et à faire naître la fièvre typhoïde, par contage infectieux, ou par évolution organique intérieure.

C'est en réalité une fermentation putride avec élimination des substances altérées, qui peut être considérée comme dépuratoire, comme une maladie nécessaire pour rétablir l'intégrité atomique du sang et des tissus viciés.

Traitement. — La fièvre typhoïde, étant la plus commune et la plus grave de nos maladies endémiques, a été l'objet d'une foule de préjugés ridicules et de remèdes insensés. Les classiques ont échafaudé sur cette maladie les théories les plus fantaisistes pour justifier, *a priori* ou *a posteriori*, les médications les moins rationnelles. Un volume ne suffirait pas pour réfuter toutes ces excentricités.

Le traitement de la fièvre typhoïde est d'une simplicité remarquable, malgré la multiplicité des symptomes qu'elle suscite dans tous les points de l'économie. Le malade sera tenu au lit. On le lèvera de temps en temps. Son appartement sera *bien chauffé en hiver;* on lui donnera des boissons aqueuses et acidulées autant que possible : principalement la *limonade sulfurique édulcorée.* Voilà les principaux remèdes contre cette affection.

Comme recommandations : changer souvent le malade de place dans son lit; lui mettre des linges propres tous les deux jours, en ayant soin de les *sécher* et *chauffer* parfaitement au préalable; le frictionner avec de la flanelle tous les jours; s'abstenir de cataplasmes et de drogues.

Enfin, pour régime alimentaire : du lait coupé, du *bouillon de bœuf* dégraissé, des sucs de fruits, des jus d'herbes, de la bière belge allongée d'eau, ou de l'eau légèrement vineuse, offerts à petites doses au malade durant les huit premiers jours. Au bout de huit à dix jours, on arrive peu à peu au café, aux crèmes légères, aux fécules, au ris de veau, aux viandes blanches, aux poissons d'eau douce frits, pour finir, dans la convalescence, par tous les légumes, tous les potages, toutes les viandes et toutes les boissons hygiéniques recommandables aux sujets affaiblis qui ne peuvent pas se donner encore beaucoup de mouvement.

Voilà le traitement rationnel de la fièvre typhoïde et du typhus.

S'il se présente des complications, l'homme de l'art s'attachera à les combattre. Mais, règle générale, tout typhoïdé traité convenablement comme il est dit plus haut, est exempt de complications, de rechutes et de réliquats.

19° *Fièvre traumatique.* — Après de grandes secousses physiques, une fièvre inflammatoire, avec ou sans complications organiques, se déclare souvent. On la nomme : *fièvre traumatique,* et on la traite comme une fièvre inflammatoire, en ne négligeant pas d'appliquer des sangsues, au besoin, sur les points affectés, menacés ou blessés, et même de pratiquer une saignée.

20° *Fièvre vermineuse.* — Les vers intestinaux agacent quelquefois les enfants et les adultes au point de leur donner une *fièvre lente.*

Ainsi, il est bon, quand les toniques légers indiqués contre cette dernière maladie ne produisent pas assez vite, chez les enfants, les bons effets attendus, de leur administrer des vermifuges.

Nous avons parlé des *oxyures,* petits vers de l'anus, à propos des maladies des enfants.

Les *ascarides lombricoïdes,* espèce de vers de terre ronds et allongés, sont expulsés par la santonine, principe amer extrait du *semen-contra.*

Quant au *ténia* (ver solitaire), il n'est guère expulsible que par des doses répétées de poudre ou de décoction d'écorce de racine de grenadier ou de kousso ou de semence de concombre.

Notons ici que le ténia se développe surtout chez les enfants et les adultes qui ont la pernicieuse habitude de manger de la viande crue.

La *trichine* occasionne surtout une fièvre vermineuse intense et sérieuse. Le traitement de la trichine consiste en purgatifs salins, en aliments végétaux et en boissons toniques, café, bières et vins.

On sait que la viande crue des porcs *trichinés,* c'est-à-dire entretenus malproprement dans des bouges infects, est la cause unique de la trichinose, si commune en Allemagne.

Les *dragonneaux* ou les *filaires,* vers très fins, peu connus ailleurs que dans les marécages des pays chauds, occasionnent aussi des fièvres vermineuses en s'insinuant non seulement dans les voies digestives, mais dans l'épaisseur de la peau des individus, *généralement malpropres,* qui vivent dans ces parages.

La propreté du corps et l'enlèvement de ces vers déliés à l'aide d'une aiguille, s'ils sont incrustés dans la peau, ou d'un purgatif amer, s'ils sont logés dans les intestins, sont les seuls moyens de s'en débarrasser.

FISSURES (*crevasses*). — Il se produit parfois des *fissures osseuses* dans certaines fractures.

FISTULES. — Trajet anormal résultant d'une blessure ou d'un abcès négligés.

Les fissures et les fistules, à l'anus ou ailleurs, doivent être traitées par des caustiques liquides légers et par des soins de propreté. Les fistules qui ne guérissent pas par ce moyen seront opérées par une large incision ou par des contre-ouvertures particulières.

FLUEURS BLANCHES. Voir *Maladies des femmes.*

FLUXION. — Congestion.

FO.E (*maladies du*). — Le foie peut être atteint de diverses maladies : *cirrhose* ou dégénérescence, *inflammation* (*hépatite*), *jaunisse, calculs biliaires,* etc.

Nous avons vu la *cirrhose.*

L'*hépatite* se traite comme toutes les inflammations des viscères par la saignée ou les sangsues, les vésicatoires sur la peau et les émollients à l'intérieur.

Quant à la *jaunisse* et aux *calculs biliaires,* leur traitement est exclusivement mécanique et chimique.

Contre la *jaunisse simple,* provenant d'une secousse physique ou morale, ou d'une maladie abdominale, on emploie des boissons aqueuses en abondance sous toutes les formes, des jus de fruits, des eaux minérales légères.

Contre les *calculs biliaires,* les sels de soude et les perles d'éther sont des moyens sûrs, parce qu'ils dissolvent les corps gras qui constituent ces calculs, pour en faire des composés solubles. (Voir *Calculs.*)

FOLIE. Voir *Maladies nerveuses.*

FONGUS. — Excroissances mollasses qui s'élèvent autour des plaies de mauvaise nature et qu'on réprime avec des caustiques légers.

FOULURE. Voir *Entorse.*

FOURBURE. — Inflammation aiguë ou chronique des pieds survenant à la suite de grandes fatigues et de longues marches. Les facteurs de postes comme les chevaux peuvent être atteints de fourbure.

Traitement. — Il faut employer, contre la fourbure, les sangsues et les ventouses, les lotions froides et le repos quasi absolu des membres inférieurs pendant au moins quelques semaines.

FRACTURES. — Dans tous les cas de fracture, il faut appliquer le bandage *ouaté* et *amidonné,* soit avec bandes roulées, soit avec bandelettes détachées à la façon de Scultet, à l'exclusion de tous les autres.

On doit toujours se garder de comprimer le membre trop fortement. Aussi, si l'on veut éviter la gangrène, il faut ouvrir souvent son bandage et vérifier de la main et de l'œil l'état des parties blessées.

Le *bandage plâtré* ne vaut absolument rien.

Nul chirurgien ne tient plus aucun de ses blessés ni de ses opérés à la diète, aujourd'hui.

FRÉNÉSIE. — *Folie* furieuse.

FURONCLES. — *Clous* (voir *Abcès*).

FUSÉES PURULENTES. — Quand le pus vient de n'importe quelle partie du corps, il faut sonder la plaie pour aller à la source du mal et *détruire la cause* qui l'entretient, que ce soit une carie osseuse, un corps étranger, un fragment de tendons ou une altération propre des tissus ou des viscères profonds.

Je suis allé bien des fois chercher de cette manière des aiguilles, entières ou brisées, des objets divers, entre autres un morceau d'oreille de chien qu'une balle de revolver avait poussé devant elle dans le sein d'une femme, qui, au moment où son amant tira sur elle, tenait un chien sur les bras.

G.

GALACTORRHÉE. — Flux laiteux. La grande abondance de lait résulte souvent d'une alimentation trop aqueuse, ou de l'abus des tisanes et des féculents peu farineux, tels que les *pommes de terre.*

On obvie à cette infirmité en adoptant un régime alimentaire plus sec et plus tonique.

GALACTOCÈLES. — Tumeurs laiteuses ou engorgement partiel du sein par obstruction des canaux (galactophores) qui conduisent le lait au mamelon.

Le froid et les corsets serrants sont les causes principales de ces engorgements.

Donc il faut appliquer sur ces tumeurs, généralement indolores, de la ouate, des cataplasmes chauds ou des emplâtres anodins, et soutenir le sein avec un bon corsage, qui ne comprime nullement les glandes mammaires.

GALE. Voir *Maladies des enfants.*

GLANDE. — Nom qu'on donne à certains viscères du corps : glande thyroïde, mammaire, etc. ; ou à certaines tumeurs lymphatiques du cou, des aisselles, etc.

GANGRÈNE. — Destruction ou mortification *accidentelle* des tissus par suite de blessures, de brûlures, de congélation, de pansements irritants, de bandages trop serrés, d'absorption de poisons lents, tels que l'ergot de seigle, les cantharides, le mercure, le cuivre, le plomb, etc.

La gangrène peut survenir *spontanément* aussi par suite d'une embolie, d'une artérite, de l'ossification des artères.

Il est bon de rappeler à ce sujet que l'usage du sel d'Angleterre (sulfate de magnésie) peut déterminer la gangrène spontanée, parce qu'il est une des causes de l'ossification des artères aussi bien que des calculs de la vessie ou des reins, vu l'insolubilité de la magnésie à l'état de phosphate ou de carbonate.

Or, on sait que le *sulfate de magnésie* (sel anglais) en contact avec les phosphates et les carbonates alcalins contenus dans les aliments, se transforme rapidement en phosphate et carbonate de magnésie.

Cette remarque est très importante.

GASTRALGIE. — Névralgie de l'estomac qu'on calme en appliquant sur la peau de cette région des linges très chauds, un rigolot ou des *vésicatoires volants*. (On entend par vésicatoires volants, de petits vésicatoires qu'on laisse en place cinq ou six heures, et qu'on n'entretient pas).

GASTRITE. — Inflammation de l'estomac par des causes diverses, des poisons irritants ou des aliments *trop chauds, trop épicés, malsains,* etc.

On a bâti jadis tout un système médical sur la gastrite. Broussais et ses disciples ne voyaient que *gastrite* dans toutes les maladies; de là est venu l'usage et l'abus des applications de sangsues et de cataplasmes, etc., sur la région de l'estomac, ainsi que des diètes sévères et prolongées. De là aussi, comme conséquence, ces populations entières de gastralgiques, d'anémiques et de chlorotiques que les médecins de la génération suivante ont eu à *raccommoder* après Broussais, au moyen des préparations de fer et des aliments toniques. J'ai connu des villages entiers (Courcelles et Souvret, par exemple) dont tous les habitants étaient devenus anémiques et gastralgiques par l'emploi fréquent des sangsues à l'estomac.

La médecine pratique a toujours été ballottée ainsi de système à système, au plus excentriques, en dépit du sens commun et de la raison qui sont aux sciences d'observation ce que le droit naturel est aux sciences juridiques.

GASTRORRAGIE. — Hémorragie venant de l'estomac. Ce symptôme est souvent l'indice d'une altération grave de ce viscère. Quelquefois, il provient d'efforts ou de contusions. Les boissons froides, acidulées, astringentes, les potions de ratanhia et de perchlorure de fer sont indiquées dans tous les cas possibles de gastrorragie.

GÂTEUX. — État de certains idiots, crétins, ramollis ou apoplectiques, qui n'ont plus conscience de leurs besoins.

GERÇURES. — *Crevasses, fissures.*

GINGIVITE. — Inflammation des gencives dans le cours de la dentition, du muguet, chez les enfants; ou par suite d'accidents ou de maladies diverses, chez les adultes.

S'il existe des dents cariées, il faut les soigner avec des lavages au rhum ou de petits tampons de ouate, imbibés de rhum, qu'on applique sur la carie

pendant 15 à 20 minutes. Après cela, les bains de bouche à l'aide de tisanes
émollientes produiront d'excellents effets dans les gingivites dentaires et
autres. Au bout de quelques jours, aux bains de bouche on substitue les gargarismes astringents.

GLOSSITE. — Inflammation de la langue. Mêmes soins que pour la
gingivite.

GOITRE. — Grosse gorge par le fait du développement de la glande
thyroïde ou de l'hypertrophie des tissus celluleux et des ganglions lymphatiques du cou.

Causes. — Les grands efforts de la voix et des muscles thoraciques aussi
bien que l'habitude des boissons glacées, le séjour dans des localités
humides et froides et une alimentation malsaine ou insuffisante, peuvent
donner lieu au goitre.

Traitement. — Régime tonique. Méthode purgative dans les cas rebelles,
surtout lorsqu'il s'agit du *goître exophtalmique,* qui est dû généralement à
un lymphatisme excessif, à un amas exagéré de fibrine et d'albumine dans
le sang et les tissus.

GONORRHÉE. Voir *Blennorragie.*

GOURME. — Tumeurs lymphathiques, qu'on doit traiter comme tous les
engorgements ganglionnaires par un régime convenable, les eaux minérales
alcalines (dépuratives), des frictions aromatiques générales, le grand air et
la gymnastique.

GOUTTE. — La goutte est moins héréditaire qu'on ne le croit. Un tempérament bilieux et l'usage trop régulier de la *viande* sont les seules causes
de la goutte. L'hérédité, les boissons alcooliques, la vie sédentaire ont peu
de rapport avec l'étiologie de la goutte. Un bilieux, grand mangeur de viande,
a toute chance de devenir goutteux ; personne autre.
   Y a-t-il quelque analogie entre la goutte et le rhumatisme?
   Le rhumatisme a pour cause essentielle : *le froid humide.* Mais le froid
humide produit d'autant plus facilement le rhumatisme que les sujets sont
plus imprégnés de sucs fibrineux, de jus de viande, par suite d'une alimentation trop azotée.
   Voilà la seule analogie qui existe entre ces deux catégories de malades :
goutteux et *rhumatisés.*
   La goutte se montre généralement par accès, à la suite d'une fatigue musculaire, d'une indigestion ou d'un refroidissement prononcé.

Traitement. — Repos absolu, chaleur autour du corps, transpiration
cutanée au moyen de tisanes sudorifiques, cataplasmes chauds, laudanisés
sur les articulations attaquées; si la douleur intense persiste malgré ces pré-

miers soins, faire une application de huit ou dix sangsues sur le mal lui-même, *surtout si le mal apparaissait à la nuque ou à la poitrine.*

Au bout de quelques jours de diète, de boissons aqueuses tièdes et de soins calorifiques, on ordonne des boissons alcalines, des purgatifs salins de soude ou de potasse, et une alimentation végétale.

Mesures préventives. — Tout goutteux qui devient *végétarien* se guérit.

Le goutteux, qui aime trop la viande pour l'abandonner au profit de sa santé, doit : 1° boire fréquemment des eaux minérales de Contrexéville, de Vichy, de Pougues, etc.; 2° éviter les grandes fatigues, les bons diners et les refroidissements à la chasse ou en voyage.

GRAVELLE. — La gravelle — légère — se produit souvent à la fin des maladies aiguës longues; c'est alors un signe de retour à la santé.

La gravelle — grave — se manifeste chez les sujets qui ont un régime alimentaire trop tonique ou trop échauffant. Elle accompagne, alors, volontiers la goutte et le rhumatisme aigu; et elle réclame des soins médicaux et hygiéniques analogues à ceux des *goutteux dans l'intervalle de leurs accès :* eaux minérales alcalines, boissons rafraîchissantes, alimentation végétale.

La gravelle négligée peut donner naissance aux calculs de la vessie.

GRENOUILLETTE. — Petite tumeur visqueuse sous la langue.

On la fend avec un bistouri et on injecte du genièvre ou une solution de teinture d'iode dans la cavité.

GRIPPE. Voir *Bronchite.*

GROSSESSE. Voir *Première partie* et *Maladies des femmes.*

H.

HALEINE FÉTIDE. — Si la mauvaise haleine provient des dents, faites les nettoyer et soigner avec des dentifrices alcooliques; si elle est due aux *amygdales* engorgées ou à des ulcérations nasales (*coryza chronique*, *ozène*), traitez ces infirmités comme il a été dit aux articles *amygdalite* et *coryza.*

Les mangeurs de viande ont généralement l'*haleine fétide.*

HALLUCINATION. — Trouble mental qui tient de l'extase, de l'hypnotisme, du somnambulisme; et qui peut se produire dans l'ivresse, le sommeil et les grandes contentions d'esprit.

HELMINTHIASE. — État des sujets qui ont des vers intestinaux, avec ou sans *fièvre vermineuse.* Voir *Fièvres.*

HÉMATÉMÈSE. — Hémorragie stomacale.

HÉMATIDROSE. — Sueurs de sang. (Voir *Purpura hemorragica.*)

HÉMATOCÈLE. — Tumeur sanguine, suite de contusions souvent.

HÉMATURIE. — Pissement de sang, suite de blessures au ventre, ou bien symptôme d'une blennorragie aiguë, d'un calcul dans la vessie, etc.

HÉMÉRALOPIE. — Faiblesse de la vue. La puissance visuelle diminue rapidement et disparait même à mesure que le jour baisse.

Symptôme initial de la cataracte et de l'amaurose.

HÉMICRANIE. — Névralgie d'une moitié du crâne, provenant d'un froid, ou de la migraine, ou d'une fièvre intermittente larvée.

HÉMIPLÉGIE. — Paralysie d'une moitié du corps, consécutive à une attaque d'apoplexie ou à des convulsions violentes. Avec de sages mesures hygiéniques, la gymnastique et le temps aidant, les hémiplégiques peuvent quelquefois espérer un retour *relatif* des mouvements musculaires dans les membres affectés; mais ils ne doivent rien attendre d'efficace de l'électricité, du galvanisme, ni des drogues violentes (strychnine).

HÉMOPTYSIE. — *Hémorragie* pulmonaire.

HÉMORRAGIE. — On peut ranger toutes les hémorragies en deux classes : les hémorragies *externes* par causes violentes, et les hémorragies *internes* par suite de maladies diverses ou d'accidents.

Avec des bandages, des tampons de linges, des astringents, et, s'il le faut, des opérations (ligatures d'artères, etc.), on arrête les hémorragies externes.

Contre les hémorragies internes on emploie des moyens multiples : repos, eau froide, injections astringentes; potions astringentes, principalement l'excellente potion antihémorragique au ratanhia. (Voir *Maladies des femmes.*)

HÉMORROIDES. — Varices à l'anus.

Causes. — La constipation habituelle, la grossesse, l'accouchement, des efforts violents de défécation, un pessaire vaginal, un régime échauffant, la vicieuse manie des enfants et des femmes de se retenir quand le besoin des évacuations alvines se fait sentir, sont les causes des varices hémorroïdales.

Traitement. — Tenir régulièrement la liberté du ventre par tous les moyens connus, c'est le meilleur moyen de faire disparaître peu à peu les hémorroïdes.

Quand les hémorroïdes deviennent fluentes (saignantes) que faut-il faire?

Il faut se garder de supprimer brusquement le flux sanguin par des astringents énergiques, par des caustiques ou autres opérations chirurgicales. On lave les hémorroïdes à l'eau froide, ou légèrement dégourdie par un peu d'eau tiède; on enduit la tumeur hémorroïdale d'huile d'olive ou de colza, et on veille à rendre, chaque jour, les selles faciles, par des clystères huileux.

Mesures préventives. — Il suffit de voir l'énumération des causes des hémorroïdes pour comprendre comment on peut prévenir cette infirmité.

HÉPATITE. — Inflammation du foie. Traitement de toutes les inflammations viscérales : *pneumonie, péricardite, ovarite.*

HERMAPHRODISME. — Mélange des sexes sur un même sujet. Pour comprendre l'anatomie des hermaphrodites, il faut se souvenir de ce principe que le corps humain est un *être double,* de la tête aux pieds, et que le sexe masculin est identiquement semblable au sexe féminin, avec cette seule différence que, par suite d'un degré d'évolution plus avancé, les organes génitaux externes de l'homme représentent identiquement, sous une autre forme, les organes internes de la femme : le *scrotum,* c'est la *matrice,* descendue et retournée de dedans en dehors pour recevoir les deux *ovaires* qui l'ont suivie dans cette propulsion pour devenir les deux *testicules.*

Or, dans l'évolution fœtale qui fait d'une fille apparente un garçon réel, il peut se produire des incidents, des temps d'arrêt, qui donnent lieu à toutes les variétés possibles d'hermaphrodisme.

Il n'y a donc pas de véritables hermaphrodites, mais des déviations ou des arrêts d'organisation sexuelle, qui font croire à l'existence d'un véritable hermaphrodisme.

HERNIE INTESTINALE. — Il a été question des *hernies infantiles* dans les maladies des enfants. Il nous reste peu de choses à ajouter ici.

Causes. — Les hernies des adultes proviennent de grands efforts musculaires ou d'une toux opiniâtre.

Traitement. — Toute hernie doit être nécessairement contenue par un bandage bien fait, doublé d'une *couche de ouate,* embrassant la pelotte.

On ne doit pas garder le bandage la nuit, au lit.

Au bout de quelques mois ou de quelques années, si le bandage a été constamment appliqué durant la veille, la hernie peut être radicalement guérie; l'ouverture fibro-musculaire qui avait donné issue à l'intestin est généralement resserrée assez, alors, pour s'opposer à la sortie nouvelle de la tumeur intestinale.

Ne vous fiez jamais aux charlatans, diplômés ou non, bandagistes ou chirurgiens, qui vantent et vendent des onguents ou des procédés curatifs *infaillibles* pour les hernies. En dehors du bandage, et de l'opération herniaire, en cas urgent seulement, il n'y a que de la farce.

HERNIES DIVERSES. — Ce que nous avons dit des hernies intestinales est applicable à toutes les hernies viscérales possibles. Un bandage contentif très bien fait est toujours nécessaire, si l'on veut éviter de graves accidents et de dangereuses opérations.

HERPÈS (*zona*). — Maladie de peau qui consiste en une éruption de petites vésicules, *agglomérées souvent* sur un même point du corps, aux lèvres, aux parties génitales, à la poitrine ou à la tête.

L'*herpès* de la poitrine est appelée : *zona*. Celui de la tête a souvent pour effet fâcheux de faire tomber les cheveux et de détruire leurs papules génératrices.

Causes. — Une irritation du sang, par suite d'écarts de régime ou de fatigues musculaires, est la principale cause de l'*herpès-zona*. L'*herpès capitis* (de la tête) est dû presque toujours à la vaccination. Quant aux autres espèces d'herpès, elles sont généralement la conséquence d'une irritation légère de la peau ou de la malpropreté au voisinage des ouvertures naturelles.

Traitement. — Un régime doux, des bains tièdes et des poudres anodines de lycopode, de riz, etc., constituent tout le traitement des herpès légers. Contre l'herpès de la tête, il faut recourir au traitement antivaccinal ou antisyphilitique et à des pommades sulfureuses légères sur la tête.

HÉTÉROPLASIE. — Expression baroque, inutile, inventée par des auteurs qui cherchent du nouveau *dans les mots*. La science médicale est bourrée de ces termes gréco-latins, qui ne servent qu'à encombrer notre littérature.

Les formations plastiques anormales, les dégénérescences des tissus et des viscères appartiennent au groupe fictif des *hétéroplasies*.

HOMÉOPATHIE. — Au nombre des doctrines médicales qui sont passées, de nos jours, à l'état de sectes scientifiques, on doit citer l'*homéopathie*, la *dosimétrie* et l'*allopathie*. Les autres petites écoles, telles que : l'*hydrothérapie*, la *microbie*, ne méritent pas même une mention, parce qu'elles ont un caractère particulariste trop restreint. Il y a du bon dans l'hydrothérapie et la microbie; mais les pratiques scientifiques qu'elles ont perfectionnées ne suffisent pas, loin de là, pour les élever au rang des *écoles médicales*, proprement dites.

— L'*allopathie*, c'est la médecine ancienne, l'hippocratisme *dénaturé* par l'abus des drogues les plus infernales, des poisons les plus funestes et des procédés vaccinatoires les plus odieux. Les médecins biologistes s'efforcent de ramener l'*art de guérir* dans sa voie hippocratique primitive, où l'hygiène joue un plus grand rôle que la pharmacie chimique.

A propos de l'*allopathie*, nous partageons la manière de voir, sévère et juste, de M. le Dr Martiny, homéopathe distingué, dont nous sommes loin toutefois d'accepter les errements anti-hippocratiques. Voici comment ce savant praticien s'exprime :

« Un grand nombre de médecins sont « fanatiques » de l'eau froide et font de l'*hydrothérapie* le pivot de leur thérapeutique, surtout dans les affections chroniques. Nous ne pouvons qu'applaudir à cette tendance, voici pourquoi : quand nos confrères de l'ancienne École (*allopathique*) prescrivent à leurs malades des doses énormes de remèdes, la plupart du temps insuffisamment étudiés, nous ne pouvons nous défendre d'un certain sentiment de crainte ; l'École allopathique a, il est vrai, pris pour habitude d'expérimenter au préalable les substances médicamenteuses sur les animaux, mais malheureusement l'expérimentation se fait presque toujours à doses toxiques, et fréquemment sur des animaux mutilés auparavant, ou curarisés ; les lapins et les cobayes sont les victimes expiatoires de ces recherches ; on se borne à constater, la plupart du temps, la manière dont les remèdes font mourir et l'on cherche la dose *maxima*. Les études de l'action physiologique des remèdes, faites par ces confrères, ne sont en dernière analyse que l'étude de l'action toxicologique des substances médicamenteuses ; la vraie action physiologique profonde, intime, souvent de très longue durée, n'y est guère mentionnée et est pour ainsi dire passée sous silence. Chez eux, pour qu'un remède ait une réelle valeur, il faut qu'il possède une action toxicologique puissante ; il faut qu'il tue rapidement un cobaye ou un lapin, pour ne pas être relégué dans la classe des remèdes *inertes, infidèles* ou *inusités*. Ils sont nombreux aujourd'hui ces remèdes déclarés inertes, et la matière médicale des Écoles officielles ne comporte plus guère que des poisons ; un grand nombre d'*excellents remèdes du règne végétal* sont aujourd'hui éliminés des traités de thérapeutique, sous prétexte qu'ils ne sont pas assez actifs. Aussi le nombre des remèdes *naturels* usités chez les allopathes, se restreint-il de jour en jour : ils n'emploient plus guère que les substances dites « énergiques », c'est-à-dire *toxiques*, et qui ont souvent de tristes conséquences. C'est une des raisons pour lesquelles nous applaudissons aux progrès de l'hydrothérapie. C'est pour des raisons semblables que, parmi les médications de l'ancienne thérapeutique, celle qui nous répugne le moins, qui nous paraît la plus inoffensive, est la *médication antiphlogistique*, c'est-à-dire les saignées générales et locales (sangsues, ventouses) ; la raison en est facile à saisir : quand on soutire à un sujet trois ou quatre onces de sang, on sait exactement ce qu'on a fait, et l'organisme humain est si admirablement aménagé qu'il a vite réparé cette petite perte de sang ; dans certaines circonstances des *saignées locales et générales* peuvent *même avoir leur utilité !* »

Ce dernier aveu est précieux de la part d'un homéopathe. Dans tous les cas, sa critique de l'allopathie contemporaine reflète trop parfaitement notre opinion personnelle pour que nous ayons renoncé au plaisir de la citer.

— La *dosimétrie* est un terme moyen entre l'allopathie et l'homéopathie. Elle a la prétention insoutenable de guérir et de *juguler* les maladies par un tas de poisons chimiques à *petites doses*, qui sont loin des doses allopathiques mais encore plus loin des doses homéopathiques.

— L'*homéopathie*, c'est la médecine hygiénique fondée sur un système idéaliste sans fondement et sur des remèdes sans vertu, pour amuser l'esprit des bonnes gens en leur donnant de sages conseils. L'homéopathie ancienne, qui admettait la *dilution infinitésimale*, c'est-à-dire une absurdité, une rêverie d'halluciné, s'attache aujourd'hui à se rapprocher de la dosimétrie, peu à peu, quant à la *quantité* des médicaments, plus ou moins actifs, qu'elle recommande.

. Chacune de ces sectes médicales possède des disciples d'un chauvinisme exaspérant, qui traitent, comme M. Pasteur traita M. Peter, d'homme incompétent, inepte, ignorant, tout savant qui s'avise de ne pas penser comme eux et de ne pas prendre au sérieux leurs incroyables assertions.

HOQUET. Voir *Maladies des enfants.*

HORSE-POX. — Vaccin-pus recueilli sur les jambes des chevaux. Les pustules du horse-pox sont identiques à celles du cow-pox et contiennent le même virus-vaccin, parce que leur origine est la même ainsi que leur nature propre. En effet, ce sont les mains des palefreniers, atteints de syphilis constitutionnelle, qui communiquent aux jambes des chevaux la syphilis humaine. Et c'est cette syphilis humaine qui, après avoir produit le *horse-pox* ou *vaccin primitif de cheval,* est inoculée ou réinoculée aux enfants.

Cela n'a pas empêché les vaccinateurs de préconiser l'inoculation de ce virus comme le moyen préservatif de la variole!

HYDATIDE. — Les hydatides sont des vers ou des kystes vésiculaires qui se développent, souvent en amas, soit dans les intestins, soit dans le placenta des fœtus malades, et dont on ne constate l'existence qu'au moment de leur expulsion naturelle ou accidentelle.

HYDRARTHROSE. — Hydropisie des articulations qui succède à des efforts, des écarts, des chocs, ou qui se développe dans le cours et quelquefois à la fin d'une maladie rhumatismale ou goutteuse.

L'hydrarthrose peut entraîner à sa suite une *tumeur blanche,* si on ne la soigne pas comme il est dit à l'article : *Arthrite.*

Les médecins d'autrefois avaient le tort de considérer toutes les maladies articulaires de nature inflammatoire : arthrite, hydrarthrose, tumeur blanche, comme la conséquence d'une constitution lymphatique et scrofuleuse. Les sujets atteints de ces affections souffrent et dépérissent plus ou moins; mais, en ce cas, c'est presque toujours le mal local qui a ruiné la santé et non la santé qui, devenue primitivement mauvaise, aurait causé le mal local. On doit se garder, surtout en médecine, de prendre l'effet pour la cause; ce qui, hélas! n'arrive encore que trop souvent aux praticiens irréfléchis!

HYDROCÈLE. — Hydropisie du scrotum. Cette hydropisie a généralement pour cause la fatigue, la marche prolongée, le froissement ou la contusion des bourses, à cheval ou autrement.

L'opération par ponction suivie de l'injection d'un liquide alcoolique procure une cure radicale, quand elle est bien faite.

C'est le seul traitement rationnel de cette maladie.

HYDROCÉPHALIE. — Sérosité accumulée dans le cerveau, par suite d'un vice de conformation congénital. (Voir *Maladies des enfants.*)

HYDRONÉPHROSE. — Hydropisie du rein par obstacle à l'écoulement des urines vers la vessie.

HYDROPATHIE. — Traitement par l'eau froide, qui ne convient pas à tout le monde, ni en toute saison, ni pour toutes les maladies, loin de là ! L'hydropathie ou hydrothérapie est indiquée principalement chez les sujets forts, qui sont atteints de syphilis constitutionnelle ou de maladies cutanées anciennes.

HYDROPÉRICARDITE. — Hydropisie du péricarde (enveloppe du cœur). Ce symptôme se montre parfois dans le rhumatisme et la goutte. Il faut le combattre tout de suite par des vésicatoires larges sur la région du cœur et par la transpiration.

HYDROPHOBIE (*rage*). — Maladie des chiens, transmissible à l'homme et à d'autres animaux.

Cette maladie naît presque toujours *spontanément* chez les chiens maltraités et mal nourris. M. Pasteur a prétendu, d'abord, *empêcher* le développement de la rage ; et, ensuite, la *guérir* en inoculant aux chiens et aux gens le virus atténué de la maladie. Cette absurdité a fait pendant quelques années le tour du monde sur les bras d'une presse *vénale* ou *incompétente*.

Traitement. — On doit abattre les animaux atteints spontanément de cette affection. Quant aux sujets mordus, gens et bêtes, il faut cautériser leurs plaies au plus vite, à l'aide d'une solution concentrée d'azotate d'argent et d'un petit pinceau.

Cette précaution détruit le virus sur place avant qu'il se soit infiltré dans le sang ou les nerfs, ou plutôt avant qu'il ait irrité les filets nerveux au point de provoquer de proche en proche une névrilémite étendue qui gagne le cerveau et produit le tétanos.

La rage n'est qu'un *tétanos* par suite d'une morsure virulente non cautérisée à temps.

HYDROPISIE. — Quand l'hydropisie occupe tout le corps, on l'appelle *anasarque*.

HYDROTHORAX. — Hydropisie des plèvres, suite d'une pleurésie aiguë ou chronique. L'hydropisie de poitrine peut être guérie par résolution ou résorption de la sérosité au moyen de la méthode purgative, des bains chauds, de la transpiration, des vésicatoires et des cautères sur le thorax. Quand ces moyens n'ont pas réussi, il faut pratiquer la ponction du thorax avec un trocart, sans aucune des précautions indiquées autrefois pour éviter l'accès de l'air dans les plèvres.

HYGROMA. — Petite tumeur séreuse très commune chez les houilleurs qui travaillent sur les genoux et les coudes.

C'est la pression, le froissement ou le frottement réitéré du coude ou du génou sur un corps dur qui produit cet épanchement de sérosité dans les petits sacs appelés : bourses séreuses sous-cutanées.

Lorsque l'hygroma s'enflamme, il survient un abcès chaud qui fait disparaître tout le mal. Quand l'hygroma ne disparaît pas ainsi, on l'incise et on en cautérise l'intérieur avec de l'alcool fort ou de la teinture d'iode.

HYPERMÉTROPIE. — Expression oculistique inutile signifiant que le foyer des images des objets tombe au delà de la rétine; c'est le contraire de la myopie. (Voir *Presbytie.*)

HYPERPLASIE. — On a jugé bon de remplacer parfois le mot : *hypertrophie*, par celui-ci : *hyperplasie.* C'est une monomanie chez certains écrivains scientifiques de créer des mots, pour rendre inintelligibles leurs écrits.

HYPERTROPHIE. — Tout organe qui fonctionne attire les sucs nourriciers à lui; s'il se développe outre mesure, on dit qu'il s'hypertrophie. L'hypertrophie du cœur est la plus commune de toutes.

HYPNOTISME. — Somnambulisme provoqué (voir *Maladies des femmes*).

HYPOCONDRIE. — Spleen. Les bilieux qui mangent trop, les gastralgiques et les chlorotiques deviennent facilement irritables et mélancoliques. De là à l'hypocondrie, au désespoir et au suicide, il n'y a qu'un pas, si une sage hygiène et une petite dose de philosophie n'arrivent à temps pour rétablir l'équilibre fonctionnel du corps.

HYSTÉRIE (voir *Maladies des femmes*). —Certains auteurs modernes, qui semblent prendre plaisir à embrouiller les notions, si générales et si simples, de l'art de guérir, et à égarer les praticiens dans un dédale de mots confus, ont eu l'audace de décrire une maladie nouvelle sous ce nom : l'*hystérie chez l'homme.* La bêtise humaine est insondable.

I.

ICHTHYOSE. — Maladie de la peau consistant en petites écailles sèches. Les dépuratifs, tels que le miel additionné de fleur de soufre, les sudorifiques et les alcalins sont les remèdes les plus efficaces contre cette affection, qui est souvent d'origine *syphilitique* ou *vaccinale.*

ICTÈRE. — Jaunisse. (Voir *Calculs biliaires.*)

IDIOTIE. — Défaut de développement cérébral congénital ou consécutif à une maladie grave.

ILÉUS (*colique de miséréré, volvulus*). — Une constipation habituelle, des bézoards, une tumeur abdominale, peuvent provoquer l'entortillement des intestins ou leur invagination et amener ainsi une interruption complète au cours des matières fécales.

Traitement.—Comme pour la hernie étranglée. On applique sur le ventre des cataplasmes chauds et on pratique un massage doux, prudent, méthodique sur les parois abdominales. En même temps, on passe de grands lavements d'eau et d'huile d'olive avec une seringue de cheval à petite embouchure ; ou faire boire de l'huile de ricin par cuillerées à potage à des intervalles rapprochés.

J'ai souvent réussi de cette manière à guérir des volvulus très inquiétants.

IMPÉTIGO. — Maladie pustuleuse de la peau, d'origine *vaccinale* ou *syphilitique,* qu'on doit traiter par les dépuratifs salins, les purgatifs et le régime végétal

IMPUISSANCE. — L'impuissance virile est le châtiment fonctionnel des masturbateurs. Il n'y a aucun médicament sûrement efficace contre l'impuissance.

L'unique remède à cette infirmité consiste dans une vie régulière, une alimentation saine, le mariage et des habitudes sages et périodiques, à plus ou moins longues distances, avec sa moitié.

INANITION. — Beaucoup de malades, jadis, sont morts d'inanition, victimes d'une diète absolue trop prolongée. La mort volontaire ou involontaire par inanition n'est pas aussi cruelle qu'on le croit. Au bout de quelques semaines, il survient généralement du dégoût pour les aliments.

INCONTINENCE. — L'incontinence d'urine ou des matières fécales est due à un relâchement involontaire des muscles sphincters, pendant le sommeil, chez les enfants ; en tous temps, chez les vieillards décrépits.

On a vanté mille ingrédients, tous au plus étranges, contre l'incontinence d'urine des enfants. Voici tout ce qu'il y a de mieux à faire :

On tonifie le sujet par des frictions aromatiques et par la gymnastique. Toutes les nuits, *à la même heure,* on l'éveille pour le faire uriner.

Les drogues ne signifient absolument rien contre cette infirmité infantile.

INDIGESTION. — L'indigestion n'est pas toujours occasionnée par la gourmandise. Il suffit souvent de manger, à la fois, ou à deux repas rapprochés, des substances qui sont incompatibles dans certains estomacs ; par exemple, j'ai souvent vu l'indigestion se produire après un déjeuner ordinaire, pain, café, lait, sucre et beurre, suivi, une heure ou deux plus tard, d'un simple lait de poule. Rien n'est plus indigeste, généralement, que des œufs crus ou cuits, ingérés dans l'estomac au moment où les aliments d'un repas précédent sont en voie de fermentation physiologique.

La coutume de faire prendre, à tort et à travers, ce mauvais breuvage, connu sous le nom de : *lait de poule,* cause encore tous les jours de nombreux dérangements d'estomac.

Quand les malaises de l'indigestion se présentent : sueurs froides, mal de tête, défaillance, maux d'estomac, coliques, il est nécessaire de se coucher, de boire de petites gorgées d'une tisane aromatique, de prendre de petits morceaux de pastilles de menthe et de mettre un cataplasme de farine de lin bien chaud sur l'estomac et le ventre. Quand l'indigestion est passée, avec ou sans évacuations abondantes, il faut laisser reposer l'estomac en n'y introduisant que de petites gorgées d'eau fraiche, acidulée par le jus de citron, d'orange, de groseille, etc. Plus tárd, on permet des aliments liquides, très doux : potages aux légumes, bouillons légers, café au lait, selon l'âge, les goûts et les habitudes de chacun.

INFECTION. — L'économie humaine est susceptible de diverses infections.

Infection purulente. — Après des blessures et des opérations graves, la suppuration des plaies peut amener une véritable infection de tout le corps, si les blessés ou les opérés sont mal nourris, mal soignés, tenus dans des endroits malsains, ou soumis à des variations insolites de température. Cette maladie tend à disparaître depuis que l'hygiène et la biologie sont entrées dans le domaine chirurgical avec ces deux procédés bien simples : une grande PROPRETÉ pour les plaies; de bons ALIMENTS pour les opérés.

Infection putride. — Dans certains cas, dans les cas de gangrène d'une partie du corps par exemple, au lieu de pus, ce sont des gaz infects qui pénètrent dans l'organisme et qui l'empoisonnent. Évidemment, il faut dans les circonstances d'infection putride, fournir aux patients bon air, bons aliments et supprimer au plus tôt les partis gangrenées.

Infection syphilitique. — Vaccinale ou non; *infection mercurielle, arsenicale, plombique, méphitique,* etc.

A toutes ces infections, il est urgent d'opposer des soins hygiéniques et médicaux multiples, qui facilitent le renouvellement du sang et des tissus imprégnés d'éléments nuisibles : l'air pur, le régime mixte principalement végétal, la méthode purgative ou dépurative, etc.

INFLAMMATION. — Spontanément par suite des fermentations intimes de l'organisme, ou accidentellement par le fait des agents extérieurs, les liquides ou les solides qui constituent le corps animal peuvent s'enflammer.

L'inflammation est *locale* si elle n'occupe qu'une partie du corps, où l'on constate, alors, l'existence d'une rougeur, d'une chaleur, d'un gonflement *insolites; ou générale.* Quand l'inflammation est générale, le sujet a la fièvre, le pouls dur, fréquent, et de la soif.

On combat l'inflammation générale par le repos, les rafraîchissements et quelquefois par une saignée; l'inflammation locale, par des émollients et des sangsues.

INFLUENZA. — Chaque épidémie régnante a son *influenza* ; c'est-à-dire que toute maladie épidémique, sans atteindre directement certains sujets, leur occasionne quelques malaises particuliers qui font dire aux médecins : ces sujets sont sous l'influence de l'épidémie.

L'influenza est un avertissement qu'on ne doit jamais négliger. Ainsi, durant le choléra, bon nombre de gens éprouvent ce qu'on appelle : la *cholérine*. Ceux qui se soignent bien, au lit ou dans la chambre, guérissent facilement; ceux qui bravent au contraire la cholérine arrivent souvent au choléra.

INSOLATION. — Les grandes chaleurs produisent deux maladies différentes chez les sujets qui travaillent beaucoup, soit à l'ombre, soit au soleil : les *coups de chaleur* et les *coups de soleil*.

Le coup de chaleur est un excès de calorique développé par le travail musculaire dans des saisons très chaudes.

Le coup de soleil ou insolation est un excès de calorique communiqué au cerveau à travers le crâne par le soleil.

Traitement. — Le *coup de soleil* doit être énergiquement traité par la saignée et par des rafraichissements locaux et généraux sagement et graduellement répartis.

Le coup de chaleur exige à peu près le même traitement.

C'est certainement au début de ces deux graves affections que les saignées générales, dont on a tant abusé autrefois et qu'on a proscrites trop inconsidérément ensuite, sont le plus efficaces et doivent être ordonnées avec fermeté si l'on veut sauvegarder la santé des malades contre les conséquences du mal. En effet, l'insolation comme le coup de chaleur conduisent au ramollissement du cerveau et de la moelle épinière, lorsqu'on ne les attaque pas énergiquement d'emblée.

INSOMNIE. — Ce symptôme est souvent l'avant-coureur d'une fièvre typhoïde, d'un trouble des fonctions intellectuelles ou l'effet d'une névralgie.

On a tort de faire prendre des narcotiques dans ces cas; il vaut infiniment mieux traiter bien la maladie ou le trouble fonctionnel, soit physique, soit moral, dont l'insomnie n'est que la conséquence.

— Les opiacés et les stupéfiants, la morphine, la cocaïne, le chloral, l'atropine, que l'école chimiatrique ou microbique moderne a mis à la mode, masquent et dissimulent généralement les symptômes des maladies, à tel point que toute thérapeutique rationnelle devient impossible et que les malades meurent rapidement, sans souffrir il est vrai, au moment où leur entourage les croyait guéris. Ces surprises et ces méprises arrivent tous les jours dans les mains et par la faute des médecins inoculateurs de poisons narcotiques.

INTERTRIGO. — Nom médical de l'*irritation* spéciale de la peau produite aux plis des fesses, etc., par l'urine ou par la transpiration chez les petits enfants et chez les adultes gras.

Traitement. — Soins de propreté, comme il est dit au mot *Irritation.*

IODISME. — Altération spéciale du sang et des organes par l'usage abusif des préparations d'iodure de potassium ou des alcalins en général. (Voir *Scorbut.*)

IRRITATION. — Diminutif d'inflammation. Les joues sont irritées par l'écoulement fréquent des larmes chez certains ophtalmiques. (Voir *Intertrigo.*)

Traitement. — Les irritations simples de la peau disparaissent, d'abord en supprimant la cause qui les entretient, ensuite en tenant la partie affectée à la fois sèche et propre. Il faut éviter le lavage fréquent à l'eau chaude ou à l'eau froide de la peau irritée. L'humidité est toujours nuisible dans les cas d'intertrigo. Il est infiniment préférable d'essuyer fréquemment à l'aide d'un linge de toile fin et très sec les points malades et de les saupoudrer ensuite chaque fois avec de l'amidon très fin, camphré ou aluné.

IRITIS. — Inflammation de l'iris. (Voir *Maladies oculaires.*)

ISCHURIE. — Suppression ou rétention d'urine.

IVRESSE. Voir *Première partie.*

J.

JAMBE. — Les maladies et les blessures de la jambe guérissent plus lentement que celles du bras. Est-ce parce que la jambe est plus éloignée du piston organique (le cœur) que le bras?

JAUNISSE. *Ictère.* (Voir *Calculs biliaires.*)

K.

KÉRATITE. — Inflammation de la cornée. (Voir *Maladies oculaires.*)

KYSTE. — Les kystes sont *extérieurs* ou *intérieurs.*

Le *kyste extérieur* (*kyste sébacé*) est un petit sac rempli de matière sébacée analogue à du fromage, assez commun sur la tête.

Le *kyste intérieur* (*kyste de l'ovaire*) se présente surtout dans l'ovaire, où il peut atteindre le volume d'une tête d'enfant et même plus.

Causes. — Les kystes sébacés proviennent des glandes sudoripares de la peau dont le goulot s'obstrue. Les kystes de l'ovaire sont généralement dus à des troubles accidentels de la menstruation.

Traitement. — On guérit les kystes par *ablation* ou par *cautérisation*. On ouvre le kyste sébacé à l'aide d'un bistouri ; on promène dans l'intérieur de ce petit sac un caustique quelconque, la pierre infernale (azotate d'argent fondu). Cette opération suffit pour obtenir en quelques jours une guérison radicale. Si l'on veut être plus expéditif, on enlève complètement le kyste, contenant et contenu.

C'est l'ablation complète à travers une incision du ventre qu'il faut employer pour la cure radicale des kystes de l'ovaire. Cette opération, qui semblait redoutable jadis, est passée dans la pratique ordinaire depuis qu'on a appris à *tenir propres* et à *nourrir convenablement* les opérés et les opérées. (Voir *Maladies des femmes.*)

L.

LACTATION. Voir PREMIÈRE PARTIE, *Hygiène.*

LADRERIE. — Trichinose du porc ou de l'homme. (Voir *Trichine.*)

LARYNGITE. — Inflammation du larynx. (Voir *Angine*, MALADIES DES ENFANTS.)

LÈPRE. — Maladie de la peau sous forme d'écailles sèches, dures, épaisses, rugueuses. Cette affection, si redoutée autrefois avec raison, a trois origines ou trois causes : 1° la gale ; une gale chronique, ancienne, méconnue ou mal soignée. J'en ai rencontré trois cas dans ma clientèle. 2° La syphilis ; une syphilis vaccinale ou non, enracinée, dégénérée, passée à l'état d'infection syphilitique. 3° Le traitement (ou l'infection) mercuriel.

Le traitement de la lèpre est le même dans tous les cas, quelle qu'en soit la cause ou l'origine : des bains sulfureux de temps à autre ou des onctions avec la pommade sulfureuse antipsorique (voir *Gale*). Des dépuratifs salins, alternés avec des électuaires de miel et de fleur de soufre. Un régime principalement végétal. Quelques purgatifs végétaux de quinze en quinze jours.

Il est peu de lèpres si anciennes qu'elles soient qui résistent à cette médication rationnelle.

LÉTHARGIE. — État de mort apparente. Défaillance ou syncope très prolongée. Cette maladie se termine souvent par un ramollissement aigu ou chronique du cerveau, après avoir commencé par la congestion.

Les causes de la léthargie sont physiques (chute, etc.) ou morales (un violent chagrin).

Le cas le plus long de léthargie que j'aie vu s'est présenté à l'hôpital de Bavière, à Liège, chez un sujet de 33 ans, que sa maîtresse avait brusquement abandonné. Il est mort *gâteux* une année après.

LEUCOCYTES. — Globules blancs du sang.

LEUCOCYTHÉMIE. — Maladie caractérisée par la prédominance dans le sang des leucocythes sur les globules rouges. C'est donc une *chlorose* qu'on doit traiter avec les préparations martiales, des aliments sains, des végétaux amers et des *purgatifs à certains intervalles.*

LICHEN. — Maladie de peau analogue à la lèpre. Elle en a les origines et elle doit être traitée de la même manière.

LIENTÉRIE. — Selles liquides composées en partie d'aliments non digérés, qui dénotent une altération notable des voies digestives.

Traitement. — Un régime alimentaire lacté, féculent, mais progressivement additionné de vin doux, tels que le vin de Tours, de sirop de quinquina rouge, de légers astringents (ratanhia, sulfate de fer) à petites doses, m'ont fait triompher de bien des lientéries chez les enfants, les adultes et les vieillards.

Dans ces cas, il faut éviter d'employer les peptones, les vins de quinquina, les viandes crues et un tas de drogues excentriques contraires aux besoins de l'économie humaine, en général, et à la nature de cette affection en particulier.

LIPOME. — Tumeur graisseuse, de nature bénigne, qu'on fait enlever seulement quand elle est trop gênante.

LITHIASE. — État morbide causé par des calculs vésicaux ou autres.

LOCHIES. Voir *Maladies des femmes.*

LOMBRIC (*ascaride lombricoïde*). — Ver intestinal long et rond, qui est facilement évacué par de doux purgatifs. Il est commun surtout chez les individus qui mangent des légumes et des fruits crus, *mal lavés.*

LONGÉVITÉ. — La vieillesse est une infirmité, une décadence, et cependant avec quel bonheur le vieillard parle de la longévité et s'ingénie à la prolonger ! Est-ce pour leur être agréable et pour caresser leur rêve ultime que Flourens avait posé cette règle : l'homme et les animaux parcourent en général cinq fois la période qui sépare leur naissance du moment où les épiphyses osseuses étant définitivement soudées au corps des os longs, la croissance est définitivement arrêtée ? Il en résulterait que l'homme peut vivre en moyenne jusqu'à cent ans, la consolidation épiphysaire ayant lieu chez lui de 20 à 24 ans.

Cette remarque de Flourens a, dit-on, été confirmée par divers observateurs dans plusieurs espèces animales.

Pour notre part, nous l'admettrions volontiers, en y ajoutant cette restriction que les soucis, les accidents et les luttes multiples de la vie humaine au sein d'une civilisation tourmentée et d'une concurrence sociale effrénée, empêchent trop souvent notre organisme de se développer dans des conditions physiologiques régulières, conformes à la nature des choses. De là, la rareté des centenaires.

Consolons-nous en disant qu'avec beaucoup de philosophie et un peu de chances, chacun de nous peut cependant atteindre cette limite extrême de la longévité naturelle : 100 ans !

LOUPE. — Nom donné au lipome et à toute autre tumeur *bénigne* de la tête, du tronc ou des membres.

On la garde toute sa vie; ou l'on s'en débarrasse par l'ablation, par la ligature du collet si elle en a un, ou par les caustiques.

LUMBAGO. — Douleur à la région rénale provenant d'un effort musculaire, d'une position vicieuse ou d'un refroidissement.

Dans tous les cas, c'est avec le repos du corps et la chaleur sèche ou humide *très prolongée* sur la région rénale qu'on guérit le lumbago.

LUPUS. — Ulcère rongeant de la face, d'origine mercurielle ou syphilitique.

Traitement. — On emploie la méthode purgative végétale : eau-de-vie allemande, élixir de Guillé, médecine Leroy, teinture de jalap, pilules de gomme-gutte et d'aloès, une ou deux fois par semaine; et une alimentation saine, végétale aussi.

Sur le mal même, on emploie des lavages au genièvre et des onguents de goudron ou d'huile de cade.

LUXATION. — On réduit les luxations *le plus tôt possible* selon les règles de l'anatomie animale. Il n'est pas nécessaire d'appliquer ensuite un appareil ou un bandage spécial.

LYMPHANGITE. — Inflammation des vaisseaux lymphatiques.

LYMPHATISME. — Sang blanc, tissus mous, défaut d'énergie vitale, qu'il faut combattre par l'hygiène, par la *gymnastique,* et par des aliments excitants en quantités modérées.

LYPÉMANIE. — Folie ou monomanie mélancolique.

M.

MAGNÉTISME. Voir *Maladies des femmes.*

MALADIES SPÉCIALES. — I. *cutanées;* II. *nerveuses;* III. *oculaires;* IV. *syphilitiques* ou *vénériennes.*

I. *Maladies cutanées.* — Nous avons peu de choses à dire ici de ce groupe d'affections. Les fièvres éruptives, les accidents et les altérations aiguës ou chroniques de la peau ont été décrites, chacune sous son nom respectif.

Faisons seulement remarquer d'une manière générale que la peau est un *tissu immense,* qui joue un grand-rôle physiologique dans l'organisme humain, et par suite dans la pathologie. De là, l'importance que les hygiénistes et les chimistes attachent à l'intégrité et aux fonctions de cette enveloppe extérieure, que les muqueuses intestinales et autres continuent au dedans du corps, de telle façon que la charpente et tout le mécanisme de l'être humain se trouvent enfermés dans une espèce de manchon, dont la paroi externe exhale sans cesse une buée de vapeur et de gaz dus à la combustion organique, tandis que la paroi interne emmagasine et absorbe les éléments ou les aliments de cette combustion, qui fait vivre l'animal ! (Voir page 235.)

II. *Maladies nerveuses.* — Les maladies nerveuses ont été étudiées aussi, en grande partie, sous leurs noms propres.

Il nous reste à parler de la *folie* et de ses variétés : les manies, monomanies, démences partielles ou complètes, vésanies.

Folie. — Il est bon de rappeler que le cerveau n'est pas un viscère simple, mais un amas de petits globules innombrables, dont chacun est un centre d'activité et de vie indépendant de tous les autres. Voilà pourquoi les maladies mentales sont si variées, si multiples; et pourquoi une partie du cerveau peut se reposer parfaitement pendant que les autres fonctionnent ou travaillent activement.

Causes. — Les grandes secousses sensorielles (physiques ou mor. les); les contentions cérébrales par le chagrin, par les revers de fortune; les passions violentes : la jalousie, la vanité, l'orgueil, l'ambition, le fanatisme; aussi bien que les anémies directes, résultant de maladies, de lactation prolongée, d'hémorragie abondante, d'abus du tabac, des alcooliques et des plaisirs sexuels, etc., sont les principales causes des maladies de l'encéphale, c'est-à-dire des monomanies, des vésanies, des lypémanies, hypocondries et démences, avec ou sans ramollissement et désorganisation de la pulpe nerveuse.

Examinons comment il convient de soigner ces diverses catégories de malades.

Traitement. — Règle générale : tout organe qui souffre doit être l'objet d'un repos à peu près absolu.

Comment appliquer ce précepte à l'organe de l'intelligence?

En contraignant ses cellules malades à ne plus fonctionner.

Et, pour cela, il faut chercher à empêcher ces cellules de vibrer, de réagir, d'exciter la pensée, la parole et tous les actes sensoriels, mais sans paralyser les nerfs qui alimentent toute la machine humaine en concourant à la digestion, à la respiration et à la nutrition.

Ce problème est facilement résolu au moyen des opiacés donnés à doses légères, graduées, intermittentes.

L'opium, habilement ordonné, est le véritable antidote de la folie, aussi longtemps que la substance nerveuse n'est pas complètement désorganisée.

Durant le traitement opiacé, il est urgent de tenir les malades isolés, d'éloigner d'eux tous les sujets et tous les objets qui pourraient leur rappeler les idées dominantes de leur égarement, et d'attirer, au contraire, leur attention sur les personnes, les choses, les faits ou les questions, qui n'éveillent en eux que des catégories d'idées raisonnables.

Pour saisir la portée de cette dernière recommandation, il est bon de remarquer que, sauf dans certaines *démences générales*, le cerveau de l'aliéné n'est que *partiellement* malade. Un certain nombre de cellules nerveuses sont, seules, irritées au point de ne produire que des vibrations discordantes, tandis qu'un plus ou moins grand nombre d'autres cellules sont restées intactes.

C'est pour cela qu'il y a tant de variétés de folies, et que tant de fous ne déraisonnent que sur tel ou tel sujet particulier, sur lequel ils reviennent volontiers, obstinément même, tout en conservant sur tout autre sujet une présence d'esprit, une lucidité, un fonds de jugement et de raison, qui n'étonnent que les spiritualistes et les personnes étrangères aux sciences anthropologiques.

Régime alimentaire. — Le régime alimentaire de l'aliéné durant le traitement opiacé doit être en rapport avec son état général : tonique, ferrugineux, alcalin, azoté ou farineux, selon le tempérament et la constitution propres à chaque sujet.

J'ai appliqué la méthode de traitement de l'aliénation mentale, qui vient d'être exposée, dans un grand nombre de cas, avec un succès si marqué que je compte par douzaines les monomanes, les fous, que j'ai guéris et qui sont, depuis de longues années, redevenus aussi sensés, aussi raisonnables et intelligents qu'ils l'étaient auparavant.

Mesures préventives (*maisons d'aliénés*). — C'est seulement en cas d'absolue nécessité, et faute de moyens curatifs suffisants, qu'il est permis ou sage d'envoyer les aliénés dans des maisons de santé, parce qu'ils ont toutes chances d'y rester, et bien peu de guérir, vu le milieu d'insensés dans lequel ils végètent et les soins plus ou moins *routiniers*, dont ils sont encore l'objet, si pas de la part des médecins, au moins de celle du personnel mercenaire de ces établissements.

Lorsqu'on a affaire à un fou violent, on le colloque chez lui dans une chambre spéciale. On lui fait laver la tête à l'eau froide, de temps en temps. On le saigne, on lui applique des sangsues, s'il le faut. On lui met, au besoin, un gilet de sûreté, ou des entraves aux mains et aux pieds, et on lui administre, par tous les moyens possibles, des doses graduées d'opium (sirop de morphine, par exemple), selon les prescriptions d'un médecin intelligent.

On tient le malade dans un état de demi-somnolence pendant dix jours, un mois, six semaines et plus, en le nourrissant convenablement, selon ses besoins et sa nature.

Ce traitement si rationnel est loin d'être ponctuellement appliqué dans les maisons de santé; aussi y guérit-on peu de véritables fous.

Folie (ses variétés). — La folie est une maladie si personnelle qu'il n'y a pas et qu'il n'y aura jamais deux fous semblables. Dans les ouvrages classiques on range tous les cas de folie par *groupes* ou *catégories,* à chacun desquels on donne un nom spécial. Tout cela, en pratique, ne signifie absolument rien. Il n'y a pas deux, ni trois, ni cent traitements possibles pour les cas si variés de folie : il n'y en a qu'un, à la fois *physique* et *moral;* c'est celui que je viens d'indiquer. Le traitement physique doit être approprié à la santé générale de chaque malade; le traitement moral est le même pour tous les fous sans exception, depuis le simple distrait et l'homme de génie jusqu'au maniaque et au ramolli.

III. *Maladies oculaires.* — Les oculistes ont eu l'habileté de faire un épouvantail, même pour les médecins, des maladies des yeux; or, comme on va le voir, il n'existe pas, dans le cadre nosologique, d'affections spéciales dont le traitement soit plus simple, plus facile, plus rationnel, plus réellement mathématique que celui des affections oculaires.

Ne nous occupons pas des *corps étrangers, poussières, mouchettes, poils,* etc., ni des *blessures* diverses qui peuvent atteindre les yeux et qui réclament les mêmes soins que dans les cas où ils atteignent les oreilles, le nez, etc.; arrivons directement aux maladies spéciales des yeux, qui ont reçu tant de noms, *inutiles pour le diagnostic et la thérapeutique.*

Inflammation des yeux. — Prenons tout le bagage des blépharites, conjonctivites, kératites et autres désignations semblables qui encombrent le dédale des traités d'ophtalmologie, et disons que dans la pratique médicale, dans la vraie clinique, auprès des malades, il n'y a que *deux espèces d'inflammations* des yeux : l'inflammation des tissus *externes* et l'inflammation des tissus ou tuniques *internes.*

Inflammations externes. — Quand les parties extérieures de l'œil, paupière, conjonctive, cornée, etc., deviennent rouges, douloureuses, larmoyantes, quelle qu'en soit la cause : un accident, un refroidissement ou une maladie telle que la rougeole, le rhumatisme, il faut placer le sujet dans une *chambre obscure,* à l'abri du contact, non pas de l'air, qui ne fait jamais de mal à personne, mais de la *lumière;* ou bien on laisse flotter au-devant de l'œil malade un petit linge de couleur sombre. Ensuite, on lave très fréquemment les parties sensibles à l'eau tiède simple.

Si la maladie ne disparait pas au bout de 8 à 10 jours et tend à devenir chronique, on met un petit vésicatoire derrière l'oreille du côté de l'œil malade, et on l'entretient avec la pommade de garou pendant 15 à 20 jours.

Enfin, si malgré ces soins il survient des boutons ou des rougeurs aux paupières ou des taches (taies) sur la cornée, qui persistent après que l'inflammation a disparu, voici ce qu'on fait : ces taies (albugo, etc.) étant formées de sucs fibrineux coagulés, il s'agit de les dissoudre ou de les faire résorber au moyen d'un *léger irritant acide*. Ce léger irritant acide doit être composé de quelques gouttes d'un acide quelconque (*vinaigre*), un peu de laudanum et d'eau distillée, que tout pharmacien compose facilement. On imbibe de ce petit collyre, trois ou quatre fois par jour, l'œil dont la vue est troublée par ces taches ou ces nuages, appelés : *taies, nubecula*.

Voilà toute la thérapeutique et la science oculistiques à propos des inflammations externes, aiguës ou chroniques, des yeux et de leurs reliquats, taies, etc.

Inflammations internes. — Les inflammations oculaires internes qui succèdent à de violentes contusions ou des maladies générales graves : la vaccination, la syphilis, le rhumatisme, l'emploi du calomel et des autres drogues ou onguents au mercure, sont caractérisées par une douleur profonde, sourde, intolérable, dans le fond de l'œil, par la vision complètement troublée et par d'atroces maux de tête.

Dans ces cas, il n'y a pas à hésiter ; il faut employer un *traitement décongestif* de l'œil, *énergique* : une *saignée* chez les sujets forts, des sangsues derrière l'oreille ou dans les narines, chez les sujets jeunes et faibles ; en outre, il faut recourir à des purgatifs drastiques, le repos au lit dans une chambre obscure, et des aliments doux exclusivement liquides.

Si l'inflammation résiste à ces soins, il passe à l'état *chronique* ; alors, un *vésicatoire* ou un *cautère* au bras doit être immédiatement appliqué et entretenu pendant plusieurs mois ; en même temps que la méthode purgative et le régime lacté seulement seront sagement appliqués avec persévérance, selon les cas et le tempérament des sujets.

Les collyres, onguents et autres moyens routiniers, qu'on conseille habituellement dans les ophtalmies internes ou externes sérieuses, font autant d'*effet utile* sur les yeux malades que sur une jambe de bois.

Maladies oculaires chroniques (infirmités diverses des yeux). — Citons les principales infirmités, difformités ou affections chroniques des yeux :

1° *Amaurose (goutte sereine.)*

2° *Amblyopie.* — Premier degré d'amaurose. Ces deux affections peuvent provenir d'une lésion cérébrale, d'une altération du sang (anémie), d'une inflammation oculaire chronique, d'une attitude vicieuse dans les travaux sur des objets brillants ou mal éclairés.

Traitement. — Supprimez, quand cela se peut, la cause qui produit l'amblyopie et qui conduit à l'amaurose — maladie incurable.

3° *Cataracte.* — Cette infirmité est très commune chez les ouvriers qui travaillent devant des feux ardents. Elle est aussi la conséquence fréquente de chocs violents sur l'œil ou de la fatigue de cet organe et de ses inflammations mal traitées.

On opère la cataracte comme nous l'avons dit au chapitre : *Maladies des enfants.*

4° *Ectropion.* — Maladie de la paupière dont le bord se tourne en dehors.

5° *Entropion.* — Maladie de la paupière dont le bord se tourne au dedans vers le globe de l'œil. On ne peut remédier à ces deux infirmités chroniques que par une opération chirurgicale.

6° *Myopie.* — Vue courte.

7° *Presbytie.* — Vue longue.

Arrêtons-nous un instant à ces infirmités.

Les *myopes* ne porteront de lunettes que pour travailler sur de petits objets. En promenade, en voyage, ils porteront leurs regards au loin, pour accommoder leurs yeux aux longues distances sans l'intermédiaire des verres concaves.

On a tort de considérer la myopie comme une *vue faible.* Vue courte, oui ; mais puissante dans sa sphère d'activité, et généralement plus durable que la vue longue des presbytes. A mesure qu'il avance en âge, le myope voit son champ visuel s'élargir, surtout si, de temps en temps, il s'attache à exercer ses yeux de la manière que je viens d'indiquer, sans lunettes.

Les myopes, comme presque tout le monde, ont, comme il vient d'être dit, un œil plus *faible* que l'autre, le gauche le plus souvent. La vision y est moins nette et moins étendue.

Cette particularité provient en grande partie de l'éducation, qui met en mouvement la main droite et tout le côté droit plutôt que la moitié gauche du corps. L'œil gauche, étant plus éloigné que le droit des papiers sur lesquels on écrit ou dessine de la main privilégiée, s'affaiblit lentement et tend à s'atrophier.

Mais l'exercice de l'œil gauche, en fermant l'œil droit, si celui-ci est le plus fort, et en prenant l'habitude de se placer convenablement pour travailler, de manière que les deux yeux agissent simultanément, aux mêmes distances et avec la même quantité de lumière rayonnante, suffit pour remédier à cet inconvénient.

Enfin, il faut toujours songer, pour sauvegarder ses yeux, à faire tomber la lumière du jour ou des lampes directement sur les objets de travail, en tournant le dos, ou au moins tantôt le côté droit, tantôt le côté gauche, à la source de la lumière, afin que les yeux soient à l'abri de son éclat et ne la reçoivent que par le rayonnement des points éclairés.

Cette précaution est de la plus haute importance.

J'ai vu des ingénieurs devenir aveugles parce qu'ils dessinaient du matin au soir, dans des bureaux très clairs en plaçant leurs grands papiers blancs sur une table, entre eux et la fenêtre.

8° *Staphylôme.* — Le *staphylôme* est l'une des difformités les plus fréquentes et les plus pénibles de l'œil. C'est un boursouflement qui proémine sur la cornée et qui résulte souvent d'une ophtalmie mal soignée, par exemple chez les enfants atteints de petite vérole.

Le traitement de cette infirmité est analogue à celui des taies, avec cette addition qu'il faut parfois inciser ou ponctionner le staphylôme pour le réduire à un moindre volume, par la sortie de l'excès d'humeur aqueuse qu'il renferme.

9° *Strabisme (faux trait de la vue).* — On doit traiter cette infirmité par la gymnastique (voir PREMIÈRE PARTIE) et n'en venir à l'opération (section des tendons musculeux) qu'en cas d'insuccès absolu.

Un fait à noter, c'est que tous les hommes et toutes les femmes, à peu d'exceptions près, *louchent* plus ou moins, parce que, règle générale, un de leurs yeux est plus fort, plus vif et plus actif que l'autre.

Il faut donc, à tout âge, obliger chaque œil à fonctionner de temps en temps seul, pendant quelques minutes. C'est un exercice très salutaire pour maintenir l'intégrité de la vision et prévenir le strabisme réel.

10° *Taies (nuages, ptérygions, taches sur la cornée).* — Tous les reliquats d'inflammations oculaires, plus ou moins anciennes, doivent être attaqués par de légers caustiques à doses simplement excitantes, qui avivent le travail de résorption organique. (Voir *Inflammation des yeux,* page 440.)

IV. *Maladies syphilitiques.* — Il ne faut pas confondre les inflammations des muqueuses génito-urinaires avec les maladies proprement dites : syphilitiques. Le pus fait pus, sans doute; il est des suppurations plus vives, plus facilement contagieuses les unes que les autres, mais jamais le pus d'une blennorragie ou d'une vaginite n'a donné lieu à la syphilis consécutive parce que le virus syphilitique est tout autre chose que le pus d'une inflammation des muqueuses, même violente.

La syphilis comprend deux degrés nommés : syphilis *primitive* et syphilis *secondaire.*

Syphilis primitive. — Toute personne qui, après des relations suspectes, s'aperçoit de l'existence d'une petite ulcération cuisante sur les parties génitales, doit cautériser cette ulcération (*chancre*) à l'aide du crayon ou d'une solution concentrée d'*azotate d'argent,* répétée deux, trois ou quatre fois au besoin en quelques jours.

Cela suffit pour empêcher tout développement ultérieur de la syphilis. Il n'est pas question, dans ce cas, d'absorber aucune drogue.

Le traitement des *chancres,* au début, est exclusivement topique, externe.

La syphilis a pour principe un suc âcre, un virus, avec ou sans microbe, qui prolifère dans l'épaisseur de la peau humaine, et se répand ensuite, au bout de huit à vingt jours, dans les vaisseaux lymphatiques, et, de là, dans tout l'organisme, pour produire ce qu'on nomme la *syphilis* ou la *vérole constitutionnelle.*

Ce virus se comporte absolument de la même manière que le vaccin, qui en est le diminutif. Seulement le premier est moins actif que le second parce qu'il a été *atténué* par sa migration à travers des organismes résistants.

Or, pour détruire ces virus, comme pour tuer tous les microbes, les ferments, les miasmes, les germes de n'importe quelle maladie contagieuse, il n'y a qu'un moyen certain, infaillible : c'est de les désorganiser par le feu ou par les caustiques.

Cautérisez donc les ulcérations syphilitiques naissantes, et les piqûres vaccinales avant leur complet développement, et vous décomposerez sur place, dans la peau, le principe même de la vérole et de la vaccination.

C'est ainsi, du reste, qu'on agit pour détruire le virus de la rage chez les sujets mordus récemment.

Syphilis secondaire. — Quand on a négligé la cautérisation rationnelle des chancres, la syphilis marche et envahit toute l'économie. Elle peut devenir alors *constitutionnelle,* c'est-à-dire que le malade arrive à l'*infection syphilitique.*

La médecine classique intervient, alors, avec ses prétendus spécifiques, avec le *mercure,* sous toutes les formes surtout.

Grave erreur, épouvantable abus !

Le mercure est cent fois, mille fois plus funeste pour la santé de l'homme et des animaux que la syphilis !

Après l'empoisonnement syphilitique, comme après l'empoisonnement vaccinal, lorsque les ganglions lymphatiques sont engorgés, que la peau est tachetée et ulcérée, le sang appauvri, que les muqueuses sont enflammées, les chairs et les os engoués, endoloris, que toutes les humeurs, la salive, le lait, le sperme, les ovules, sont imprégnés de ces virus infects, n'ajoutez pas à l'infection constitutionnelle le poison le plus redoutable et le plus indéracinable, *le mercure.*

Le mercure a tué des milliers d'enfants à l'état fœtal, des milliers de nouveau-nés, de nourrissons, de nourrices, de jeunes gens et d'adultes, et il a compromis pour le reste de leurs jours la santé de ceux qu'il n'a pas fait directement succomber.

Quel doit être le traitement de ces empoisonnements virulents : syphilis, vaccine, morve, farcin, etc., lorsqu'il n'est plus possible d'en supprimer le germe par la cautérisation ?

Le voici : régime végétarien principalement. Purgatifs végétaux, pris pendant quelque jours à doses convenables et répétées, tous les mois. Dépuratifs salins, gymnastique musculaire, vie active, voyages, sagement combinés, pendant plusieurs mois, pendant même une année ou deux, s'il le faut.

Les classiques admettent une *syphilis tertiaire,* qui se manifeste dans les os, par des caries, etc. Nous rejetons cette classification, parce que la *syphilis secondaire* ou *constitutionnelle* comprend tous les accidents consécutifs possibles de la syphilis et parce que, le plus souvent, les accidents dit tertiaires sont le fait de l'abus des mercuriaux, plutôt que de la maladie elle-même.

Complications de la syphilis. — On ne pourrait trop le répéter : les accidents de la syphilis, primitive ou secondaire, tels que les bubons (poulains), les choux-fleurs (crêtes-de-coq), les ulcérations des muqueuses à la gorge, etc., les douleurs ostéocopes, les taches cutanées, l'iritis ou l'amblyopie, les maux d'oreilles, les lymphangites, la carie, la nécrose, la gangrène, le ramollissement du cerveau, etc., sont plus fréquents et plus tenaces chez les sujets qui ont été *traités avec les mercuriaux* que chez ceux qui n'ont *pas été traités du tout,* et chez les *vaccinés* que chez les non-vaccinés.

Au contraire, jamais on ne voit survenir ces complications après l'application du traitement rationnel, si simple et si précis, que je viens d'indiquer et qui a constamment réussi à tous les praticiens qui l'ont employé. (Voir *Vaccin* et *Vaccine.*)

MAL CADUC. Voir *Épilepsie.*

MAL DE MER. — Il est peu de drogues qui n'aient été vantées par quelqu'un comme remèdes souverains contre le mal de mer. Or, toutes les drogues sont égales sous ce rapport : la meilleure ne vaut rien.

Voici tout ce qu'on peut dire et faire à ce sujet.

Le mal de mer, comme le mal de voiture, est le résultat de deux phénomènes physiques :

1° La sensation de descente et de remonte verticale du corps, dans le tangage, combiné avec le mouvement latéral de roulis du navire. Si l'on est debout, l'estomac qui flotte dans l'abdomen, avec tout ce qu'il contient, subit ces oscillations *d'une manière plus ou moins indépendante du corps,* comme un œuf placé dans une petite boite qu'on agiterait. De là, malaises, crises ou troubles de la digestion. Plus l'estomac est lesté d'aliments, plus il tend à faire corps avec le reste de l'économie, mais plus aussi son travail digestif court risque d'être entravé.

Pour obvier à cette première cause du mal de mer, il n'y a pas de drogue efficace; il faut se serrer l'abdomen avec une bonne ceinture et se coucher dans le sens de la longueur ou de la largeur du vaisseau, selon que le tangage est moins fort ou plus fort que le roulis. L'estomac dans ces conditions est aussi peu secoué que possible.

2° Les impressions spéciales de la vue. Le vertige stomacal vient vite aux personnes nerveuses qui n'ont pas l'habitude de voir osciller l'horizon autour d'elles. Cette seconde cause du mal de mer agit beaucoup plus qu'on ne le croit sur bien des sujets, qui s'attachent à regarder la mer ou le ciel pour jouir de la beauté du panorama maritime.

Pour éviter l'effet de cette seconde cause, il ne faut pas regarder au loin. On baisse les yeux, on les tient sous une visière ou on les ferme. On somnole ou bien l'on joue aux cartes, aux dominos. Mais on doit se garder de lire ou d'écrire aussi longtemps qu'on n'a pas pris l'habitude de la mer et du navire.

MAMMITE (*mastite*). — Inflammation du sein. (Voir *Abcès du sein.*)

MANIE. — Folie.

MARASME. — Épuisement extrême.

MASTURBATION. — Pratique honteuse qui mène à la *phtisie* et à l'*épilepsie*.

MATRICE (*utérus*). — Ce viscère joue un rôle important dans l'existence si accidentée de la femme. Nous en avons exposé l'hygiène et les maladies dans les deux parties de ce livre. Ajoutons seulement une réflexion, ici, à propos d'une pratique insensée qui tend à s'introduire en médecine sous les auspices de l'école chimiatrique : le *curetage de la matrice*. On doit appliquer à cette opération charlatanesque ce qui a été dit du lavage de l'estomac. (Voir *Estomac*.)

MÉDECINES et MÉDICATIONS. Voir *Allopathie, Homéopathie, Dosimétrie* et *Dépuratifs, Purgatifs, Révulsifs*.

Un mot seulement à propos d'une nouvelle doctrine qu'on a voulu introduire dans la pratique médicale sous le nom de *médecine hypodermique*.

Médecine hypodermique (*antisepsie sous-cutanée*). — Je ne cite que pour mémoire historique cette prétendue doctrine ou école médicale nouvelle dite : *médecine hypodermique*, qui s'est produite un peu partout à la fois, sous l'empire des aberrations microbiennes de la fin du XIXe siècle. Nous avons vu des professeurs et des médecins, des Académies et des Sociétés savantes donner dans ce travers, avec le même entrain que les mêmes autorités et les mêmes praticiens avaient déployé pour acclamer les découvertes médicales de Pasteur, en général, et la vaccine Jennerienne, en particulier. Ces insanités périodiques proviennent, d'ailleurs, toutes de la même source : l'ignorance *relative*. Oui, trop de médecins et de professeurs de médecine, encore de nos jours, ignorent absolument les sciences générales.

L'étude des infiniment petits a troublé la vue et la cervelle de quelques savants que le hasard des temps et l'engouement de deux ou trois têtes couronnées avaient mis en relief. Ces savants ayant pris la cellule ou l'atome organique (*microbe*), visible au microscope, comme l'origine de tous les êtres vivants et la cause première de toutes les maladies, la presse médicale et la presse politique se sont écriées à l'unisson que la thérapeutique venait de faire un grand pas. Alors, on s'est mis à l'œuvre pour découvrir, à l'aide de verres grossissants, le microbe de chaque maladie, et pour chercher dans la chimie le moyen de le tuer. On a donné à cette burlesque théorie, digne des alchimistes du moyen âge, le nom de méthode antiseptique, puis d'antisepsie, et aussi de *médecine hypodermique*.

Une minuscule seringue devait guérir tous les maux. « L'anémie et la chlorose disparaissent comme par enchantement à la suite d'une injection sous-cutanée de *sel de cuisine !* Les fièvres, les affections les plus graves, la syphilis, la rage, la fièvre jaune, le choléra, la variole, la scarlatine et les angines ne résistent pas plus que le mal de dent à une inoculation hypodermique de poison ou de virus quelconque, atténué ou non. » Voilà les blagues que des milliers de médecins et des millions d'imbéciles, aussi au courant les uns que les autres des sciences naturelles et de la biologie, firent retentir dans tout le globe civilisé durant quelques années !

Il suffit d'une simple réflexion pour confondre ce charlatanisme greffé sur l'ignorance de la *Biologie universelle*.

Quel est l'effet réel de n'importe quelle substance : virus, poison, sel de cuisine, sucre ou gomme arabique, injectée sous la peau en quantités plus ou moins petites? Selon son degré de causticité ou de virulence (la virulence est toujours caustique), toute substance injectée ou inoculée *irrite* plus ou moins les filets nerveux sous-cutanés avec lesquels elle est subitement mise en contact. Cette *irritation* plus ou moins vive excite, dans ces filets nerveux, des *vibrations* analogues à celles qui se produisent dans les fils téléphoniques ou télégraphiques. Ces *vibrations* anormales provoquent une *réaction* quelconque de la part du cerveau, d'où peut résulter : une anesthésie généralisée ou des convulsions mortelles quelquefois (rage); la stupeur partielle du système nerveux ou la folie paralytique (cocaïne, morphine, antipyrine, atropine, etc.); des accidents *gangréneux*, ulcéreux (vaccin animal, etc.); *ou* rien du tout — selon la quantité, la fréquence et la nature des injections hypodermiques de ces *virus* et de ces *poisons*.

Mais ces effets, dans le cas de maladie, étant produits sur le malade, qu'est devenue la maladie elle-même?

La *médecine hypodermique,* qui comprend la vaccine, les inoculations diverses et l'antisepsie sous-cutanée dans son domaine étroit, exclusif et insensé, a tué plus d'individus durant le cours du XIXᵉ siècle que ne l'ont fait, dans le même laps de temps, toutes les guerres et toutes les épidémies du globe.

MELÆNA. — Vomissement de sang noir décomposé. Symptôme d'une altération profonde de l'estomac.

MÉLANCOLIE. — C'est le symptôme le plus fréquent et le plus pénible des gens atteints de gastralgie, de maladies du foie, de gravelle, de jaunisse, d'anémie; ainsi que des individus d'un tempérament bilieux exagéré, des grands mangeurs de viande, des Anglais, célèbres par leur *spleen*.

MÉLANOSE (*anthracose*). — Les particules de charbon et les fines poussières s'insinuent partout, dans les poumons aussi bien que dans la montre des houilleurs et de quiconque vit et travaille habituellement au milieu d'une atmosphère chargée de ces éléments. Le charbon est inoffensif pour les tissus vivants. Il s'y implante sans les irriter. Aussi la poitrine de certains houilleurs en contient-elle des quantités inconcevables. A l'état de santé ordinaire, c'est à peine si ces amas charbonneux produisent un peu de faiblesse respiratoire; mais lorsqu'une bronchite ou une pneumonie se déclare, l'expectoration entraîne des flots de crachats noirs. C'est la mélanose ou l'anthracose.

Qu'il y ait ou non des crachats noirs, le traitement de la *bronchite* ou de la *pneumonie* reste le même. Voir ces maladies. Cependant, vu la faiblesse propre aux houilleurs mélanosés, il serait maladroit de les affaiblir par un traitement antiphlogistique direct. On se borne à leur appliquer des vésicatoires pour combattre leurs bronchites et leurs pneumonies à crachats noirs; et l'on a soin de les soutenir par des aliments et des boissons toniques, stimulantes même.

MÉNINGITE. — La méningite aiguë simple doit être traitée activement par la saignée, les sangsues et les purgatifs drastiques. La méningite chronique de nature tuberculeuse est aussi incurable que le ramollissement du cerveau.

On n'oppose à la *méningite chronique* que des palliatifs, des soins hygiéniques et ce qu'on appelle la *médecine des symptômes*, c'est-à-dire : donner à boire à ceux qui ont soif, des purgatifs aux constipés, des calmants aux agités, etc.

MÉNOPAUSE. — Cessation des règles. Retour d'âge.

MÉNORRAGIE. — Règles trop abondantes. (Voir *Maladies des femmes*.)

MENSTRUATION. — Voir *Première partie*.

MÉTÉORISME. — *Tympanite*. Accumulation insolite de gaz dans les intestins qui oblige quelquefois le praticien, surtout chez les animaux, à pratiquer une ponction abdominale pour leur donner issue.

L'accumulation habituelle de gaz dénote une paresse stomacale ou une alimentation vicieuse, ou l'habitude de prendre trop d'eaux gazeuses, qu'il faut nécessairement réprimer.

MÉTHODES MÉDICALES. — On entend par *méthode médicale* ou *médication* ou *médecine*, un mode de traitement applicable à diverses maladies et dans lequel des moyens thérapeutiques particuliers sont mis en usage. Ainsi on dit : méthode *antiphlogistique, méthode excitante, purgative, révulsive*, etc. Il est inutile d'entrer dans des détails à l'égard de ces médications dont la désignation seule suffit pour qu'on en connaisse le but spécial et les agents principaux. (Voir *Médecines* et *Médications*.)

On a voulu élever les antiseptiques au rang d'une méthode particulière, et dire : la *méthode* ou la *médication antiseptique*. C'est une erreur. L'antisepsie est une pratique hygiénique. Les antiseptiques sont des agents de salubrité privée et publique; rien de plus et rien d'autre. (Voir *Médecine hypodermique* et *Pharmacie*.)

MÉTRITE et MÉTRO-PÉRITONITE. — Inflammation de la matrice et du péritoine, suite de couches souvent. (Voir *Fièvre puerpérale*, MALADIES DES FEMMES.

MÉTRORRAGIE. — Hémorragie de matrice. *Traitement* de toutes les hémorragies avec tamponnement du vagin, au besoin, à l'aide de boulettes de charpies imbibées ou non de perchlorure de fer liquide. Si ces moyens ne suffisaient pas pour arrêter l'écoulement du sang, on injecterait dans la matrice une solution de perchlorure de fer.

MIASMES. — Effluves composés de gaz et de particules organiques qui se dégagent des marais et des lieux infects. Le mot : microbes n'a pas une signification aussi large.

MICROBE. — Être microscopique, que le chimiste Pasteur a mis à la mode. On disait jadis : miasmes, virus, entozoaires, vibrions, etc. pour désigner des germes morbides divers. Des savants ont créé le mot : *microbe*, dont Pasteur s'est emparé, pour en faire l'objet de ses recherches chimico-pathologiques. Le mot a fait fortune. Bientôt on n'a vu que microbes partout. Le microbe est devenu le germe, la cause de toutes les maladies, et la médecine ne devait avoir d'autre préoccupation que de chercher le microbe de chaque affection ainsi que l'antiseptique qui pouvait le mieux le tuer.

Ces aberrations ont fait tourner la tête à une foule de savants et de médecins de la fin du XIXe siècle peu dignes d'être comptés au nombre des gens sensés et instruits.

On a vu, ainsi, des professeurs et des académiciens cultiver les microbes dans des bouillons, pour les inoculer à tous les animaux de la création, y compris l'homme, et proclamer à l'univers que le meilleur moyen de n'être pas dévoré vivant par les microbes, c'est de se les fourrer tous, les uns après les autres, dans l'intérieur du corps !!!

MIGRAINE. — *Aigreurs d'estomac.* Douleurs de tête et malaise d'estomac qui reviennent périodiquement.

On se demande : est-ce l'estomac dérangé ou le cerveau irrité qui donne lieu à la migraine ? C'est tantôt l'un, tantôt l'autre.

Ainsi la migraine disparaît chez certains sujets par l'obscurité et le repos au lit ; chez d'autres, ce sont les élixirs stomachiques qui la calment.

Il y a donc, dans la migraine, corrélation entre le cerveau et l'estomac, et chacun doit choisir en tâtonnant le remède qui le soulage le plus.

MÔLE CHARNUE. — Fausse grossesse dans laquelle l'embryon ne s'est pas développé, tandis que le placenta a pris des proportions considérables.

MONOMANIE. — Folie portant sur une catégorie d'idées : monomanie religieuse, ambitieuse, etc.

MONSTRE. — Les hermaphrodites ne sont pas des monstres. Mais il arrive que deux embryons, se développant en même temps, se soudent ou se pénètrent, de diverses manières. De là, mille variétés de monstruosités, viables ou non.

Des fœtus isolés peuvent offrir aussi des vices de conformation, qui en font de véritables monstres.

L'imagination de la mère ne joue pas un rôle aussi réel dans la formation des monstres que dans l'apparition de certaines particularités physiologiques et anatomiques de peu d'importance. Sous ce rapport, l'empire de l'imagination est plus limité qu'on ne le croit généralement.

MORPHIOMANIE. — La détestable coutume thérapeutique d'inoculer des poisons calmants dans la trame de la peau, sous les prétextes les plus futiles, a fait naître une nouvelle espèce de névrose et de folie qu'on nomme : morphiomanie. La morphine, la cocaïne, l'antipyrine, l'atropine, etc., produisent absolument les mêmes effets *stupéfiants*.

Voici comment ces poisons narcotiques inoculés agissent : mis en contact direct avec les filets nerveux du derme, ils les paralysent par effet chimique. Cette paralysie, si le poison narcotique est assez fort, peut se communiquer de proche en proche jusqu'au cerveau.

La répétition fréquente de ces états de *stupeur artificielle* suivis de réaction vibratoire dans les filets et les centres nerveux, détraque et finit par désorganiser le cerveau ou la moelle épinière. De là, la morphiomanie.

MORSURE. — Toute morsure comme toute *piqûre* quelconque doit être immédiatement cautérisée au nitrate d'argent.

MORVE. Voir *Farcin*.

MUGUET. Voir *Rainette*, MALADIES DES ENFANTS.

MYDRIASE. — Paralysie de l'iris (dilatation de la pupille) obtenue avec certains narcotiques instillés dans l'œil, tels que le sulfate d'atropine.

MYÉLITE. — Inflammation de la moelle épinière.

La *myélite aiguë* provient presque toujours d'accidents graves. On la combat avec des sangsues en quantité suffisante.

La *myélite chronique* ou ramollissement de la moelle épinière est souvent la conséquence de marches forcées (facteurs des postes), de fatigues sur les jambes (machinistes et garde-convois), d'excès vénériens, ou d'une carie osseuse de la colonne vertébrale.

Traitement. — Supprimez la cause de la maladie, d'abord ; ensuite, prescrivez le repos du corps et un régime alimentaire restaurateur ; en même temps, appliquez un cautère à la peau vis-à-vis du point malade.

MYOPIE. Voir *Maladies oculaires*.

MYOSITE. — Inflammation du tissu musculaire.

N.

NÉCROSE. — Mortification osseuse.

NÉPHRITE. — Inflammation des reins.

NÉVRITE. — Inflammation des nerfs. (Voir *Névralgie*, page 346.)

NÉVROME. — Tumeur développée dans le tissu nerveux.

NÉVROSE. — Maladie nerveuse : l'hystérie est une névrose ; la nympho-manie est une névrose. (Voir *Maladies nerveuses*.)

NOSTALGIE (*mal du pays*). — Névrose inspirée par l'éloignement de la famille et du pays. Les jeunes filles qui se marient et qui quittent la maison et la localité où s'est écoulée leur enfance, sont souvent atteintes pendant quelques mois de cette névrose, à un degré quelconque. Les jeunes gens qui s'expatrient sont dans le même cas. A mesure que les progrès de la civilisation introduisent dans nos mœurs l'esprit et les allures du cosmo-politisme, cette névrose perd et de sa fréquence et de son acuité. Comme le sauvage errant, chasseur ou pasteur des peuplades primitives, l'homme de l'avenir ira planter sa tente, sans regrets et sans soucis, partout où il trouvera l'existence plus commode et plus facile.

On guérit la *nostalgie* en engageant les malades à se rendre au pays natal ou dans leurs familles, pour y séjourner quelques jours, à des intervalles de plus en plus plus éloignés. Quand ces voyages ne sont pas possibles, il faut distraire les nostalgiques en variant leurs plaisirs et en leur faisant parvenir fréquemment, de la part de leurs proches et de leurs amis d'ori-gine, des témoignages de souvenir et d'affection.

NYMPHOMANIE. — Névrose érotique qui est le résultat de lectures romanesques, d'habitudes honteuses, d'excès vénériens, ou d'une maladie locale des organes sexuels.

Supprimez la *cause*, vous supprimerez cet effet, *si la malade veut bien guérir*. (Voir *Maladies des femmes*.)

NYSTAGMUS. — Spasme des muscles de l'œil et des paupières qui fait osciller ces organes dans divers sens. C'est une affection exclusivement ner-veuse due à un état morbide du cerveau ou à une grande *fatigue* et un com-mencement de *faiblesse* de la vue.

L'hygiène oculaire est le meilleur remède du nystagmus. (Voir *Première partie*.)

O.

OBÉSITÉ. — La surcharge de graisse et de lymphe est une véritable infirmité qu'il est requis de *prévenir* et de *guérir*.

Mesures préventives. — Quiconque a une tendance à l'engraissement doit s'astreindre à une alimentation frugale bien choisie, en s'attachant aux fécules fermentées (pain), aux légumes amers et aromatiques, aux viandes maigres et aux boissons légèrement alcooliques et stimulantes. Il n'est nullement question de se livrer à des exercices musculaires énervants; au contraire, l'activité musculaire doit être méthodiquement exercée, régulièrement et sans exagération.

Traitement. — On a beaucoup vanté l'exemple du prince de Bismarck qu'un médecin avait fait maigrir ou empêché de trop engraisser.

Voici la méthode à suivre, qui a été en partie appliquée à cet homme d'État.

M. de Bismarck était, comme tous les obèses, un grand mangeur et un grand buveur. On lui a conseillé de manger et boire sobrement, de prendre chaque jour de moins en moins d'alcool, de bières, de viande et de graisse; de choisir ses aliments parmi les fécules fermentées et grillées (pain rôti, biscottes), les fruits, les feuilles et les tiges des végétaux amers et aromatiques, le café et le vin en quantités modérées ; et de s'adonner à des mouvements musculaires réguliers, sans efforts et sans fatigues.

ODONTALGIE. — Mal de dents. Les maux de dents proviennent de carie dentaire et des transitions brusques de chaud et de froid à la tête et dans la bouche.

S'il y a carie dentaire, il est nécessaire de faire *soigner*, et non pas arracher à tort et à travers, la dent malade. Aujourd'hui, on n'arrache plus si lestement les dents, et on ne les plombe plus guère. On les nettoie et les *cautérise légèrement* avec des acides adroitement appliqués sur le point malade seulement.

Quand il y a *rage de dents* provoquée ou aggravée par un refroidissement, on applique à la dent malade le traitement caustique indiqué plus haut. Ou bien on l'imbibe de rhum avec un peu de ouate; on irrite l'oreille et la joue avec des essences alcoolisées ; on enveloppe la tête d'un léger tissu de soie ou de coton ; et l'on se fait chauffer fortement, au lit, les jambes et les pieds avec des carreaux en terre ou du sable, préparés à cette fin.

En ce qui concerne les *fausses dents* et les *râteliers*, il faut le redire sans cesse : les vieux chicots indolores et les gencives durcies par l'usage valent mieux que tous ces corps étrangers, nauséabonds, infects et insupportables, qui ne remédient à rien, pas même à l'émission chevrotante de la voix.

J'ai toujours vu que les édentés intelligents arrivent à parler nettement et à mâcher bien, avec un peu d'exercice et de bonne volonté.

OEDÈME. — Enflure d'une partie du corps par suite d'un épanchement séreux provenant d'une maladie interne ou de contusions quelconques. L'œil de velours est un œdème des paupières avec ecchymose.

OESOPHAGISME. — Spasme nerveux de l'œsophage assez commun chez les individus qui boivent trop d'alcool ou qui ingèrent des potages, du café ou du thé quasi bouillant.

ONANISME. — Honteuses et vicieuses habitudes qui impriment à la physionomie un cachet spécial de timidité bête et qui ruinent la santé à jamais. (Voir *Première partie*.)

ONGLE INCARNÉ. — Les ongles mal coupés et mal soignés peuvent pénétrer dans la chair des doigts. C'est avec des ciseaux fins qu'on remédie facilement à cette infirmité, sans qu'il soit jamais besoin de recourir à l'arrachement de l'ongle, *opération aussi cruelle qu'inutile*.

ONYXIS. — Inflammation de la racine ou matrice d'un ongle. On la traite par les émollients et une ou deux sangsues, si la douleur est vive.

ORCHITE. — Inflammation du testicule. Cette maladie peut être la suite d'une contusion accidentelle. Plus souvent, elle se manifeste chez des sujets atteints de blennorragie, qui sont traités au moyen d'injections astringentes et de drogues excitantes (copahu, cubèbe), ou qui se livrent avant d'être guéris à des exercices musculaires fatigants.

Traitement. — Repos au lit, boissons sudorifiques, six à huit sangsues sur le point même du mal.

Notez bien que dans toutes les inflammations viscérales ou muqueuses, aiguës, les boissons froides, prises au début, aggravent toujours la maladie.

Cette remarque est de la plus haute importance.

OREILLON. — Gonflement des glandes parotides, qui se montre chez les enfants en certaines saisons froides et humides.

Un peu de ouate sur la face et la chaleur d'un bon appartement enlèveront, en peu de jours, cette petite indisposition, quelquefois épidémique, mais *jamais contagieuse*.

ORGEOLET (compère loriot). — Petit bouton rouge qui apparaît au bord des paupières chez les jeunes sujets dont le sang est un peu échauffé.

Traitement. — Un petit cataplasme chaud de bouillie d'amidon entre deux linges, appliqué sur l'œil, fait *mûrir* vite ce petit bouton qui donne une gouttelette de pus et disparaît bientôt.

Si on ne le soigne pas, il se durcit, *mûrit* mal ou ne *mûrit* pas, et fait tomber les cils de son voisinage.

ORTHOPÉDIE. Voyez *Gymnastique*, PREMIÈRE PARTIE.

ORTHOPNÉE. — Difficulté de respirer (*asthme*).

OSTÉITE. — Inflammation des os.

OSTÉOMALACIE. — Ramollissement des os.

OSTÉOSARCOME. — Dégénérescence des os qui deviennent d'apparence charnue.

L'*ostéite*, l'*ostéomalacie* et l'*ostéosarcome* sont généralement la conséquence de l'emploi des préparations mercurielles, plutôt que de la syphilis constitutionnelle comme tant de médecins l'ont cru à tort jadis.

OTALGIE. — Douleur névralgique de l'oreille, souvent due aux courants d'air.

Une capeline, un bonnet de coton et quelques frictions aromatiques autour de l'oreille, et, s'il le faut, un cataplasme de bouillie d'amidon enlèvent l'otalgie.

OTITE. — Inflammation de l'oreille. Traitement de l'otalgie.

OTORRAGIE. — Hémorragie de l'oreille.

OTORRHÉE. — Écoulement séro-purulent de l'oreille, accompagné de plus ou moins de surdité, de bourdonnements, de tintouins.

Causes. — La malpropreté, les rhumes de cerveau, du cérumen accumulé dans le conduit auditif mal lavé, une mauvaise constitution, des corps étrangers : poussières, graviers, etc., collés sur le tympan.

Traitement. — D'abord la propreté, un bon régime, des soins hygiéniques, la suppression des causes du mal.

Contre l'otorrhée on emploie les bains d'oreille tièdes, les lotions avec le genièvre ou l'eau-de-vie camphrée, plusieurs fois par jour.

— On ne doit jamais seringuer dans les oreilles avec quoi que ce soit, pas même avec de l'eau pure; ni introduire dans le canal de l'oreille aucun corps gras : lait, huile, etc. Il suffit, dans tous les cas d'otorrhée et d'otites, de laisser tomber avec le doigt quelques gouttes d'eau tiède ou de genièvre dans ce petit canal pour l'emplir : voilà le seul bain et les seules lotions d'oreille qui doivent tenir lieu de toutes les injections que les commères emploient si fréquemment pour soigner les oreilles saines ou malades.

OVARITE. — Inflammation de l'ovaire. (Voir *Maladies des femmes*.)

OXYURES. — Vers intestinaux. (Voir *Maladies des enfants*.)

OZÈNE. Voir *Coryza*.

P.

PALES COULEURS. Voir *Chlorose*.

PALPITATIONS. — Dans les conditions physiologiques on ne sent pas battre le cœur. Mais dans les cas d'altération du sang (chlorose, anémie, etc.), ou d'agitation nerveuse violente, on éprouve des palpitations plus ou moins pénibles, soit debout, soit quand on est couché sur le côté.

La guérison de la maladie principale fait disparaître ce symptôme.

Cependant les palpitations sont, parfois, l'indice d'une affection du cœur, qui réclame des soins particuliers ; en ce cas, elles se montrent plus tenaces et plus continues.

PANARIS (*doigt blanc*). — **Causes.** — Un éclat de bois, une poussière, une piqûre d'aiguille ou d'insecte sous l'ongle conduisent au panaris, si on néglige d'enlever le corps étranger ou si l'on continue de travailler avec le doigt blessé, malgré la douleur plus ou moins légère qu'on y éprouve.

Traitement. — Allez à la recherche du corps étranger, *au plus tôt*, en taillant l'ongle avec précaution. Si le doigt est enflammé, on y applique des sangsues et des cataplasmes émollients médiocrement chauds. Dès que la suppuration apparaît, on lui donne issue par un coup de lancette et on supprime les émollients, pour tenir le doigt dans un peu de ouate en attendant la cicatrisation complète. On ne doit plus mettre de cataplasmes chauds après l'incision, sous peine d'augmenter la mortification des chairs.

Les onguents *abortifs des panaris* qu'on débite dans le public n'ont aucune efficacité réelle. Ils enferment le loup dans la bergerie ou empêchent, au moins, les malades de suivre le traitement rationnel que je viens de décrire.

PANSEMENTS. — Voici le pansement naturel ou rationnel de toutes les plaies sans exception, grandes ou petites, spontanées ou accidentelles, pathologiques ou chirurgicales : *propreté* de la plaie par lavages à l'eau tiède et au genièvre, une, deux ou trois fois chaque jour ; *injections* d'eau tiède et de genièvre dans les trajets fistuleux ; *linges secs* et ouate pour recouvrir et tenir chaudement les parties blessées après chaque nettoyage. Voilà tout.

Il n'y a rien, absolument rien de bon à attendre, dans les pansements, des corps gras, graisses, onguents, charpies, mèches, drains, tubes et sondes à demeure ; encore moins des ingrédients chimiques ou microbiques : styrax, iodoforme, acide phénique, teinture d'iode, sublimé corrosif, qui ont été en vogue dans la chirurgie de l'École chimiatrique des Pasteur et des Lister, et qui n'ont jamais fait que *retarder la guérison des plaies*.

Les grands lavages à l'eau et au genièvre, les pansements de linge et de ouate absolument secs, que j'emploie depuis trente années chez tous mes blessés et mes opérés, sont, malgré leur simplicité, des remèdes réellement merveilleux, parce qu'ils sont conformes aux lois de la nature et aux propriétés de l'organisme animal. Sur ce point j'attends avec confiance le jugement des chirurgiens à venir, car la nature suit des lois simples et uniformes aussi bien dans le règne animal que dans le règne végétal et minéral.

La science doit être le reflet ou l'expression des lois de la nature.

PARALYSIE. — Suppression des mouvements, mais non de la vie, dans les tissus ou les organes.

PARAPHIMOSIS. — Gonflement inflammatoire du prépuce autour du gland.

Pour réduire ce gonflement, il faut employer des compresses d'eau froide; et, au besoin, des incisions avec un bistouri si le gland menace d'être étranglé ou gangrené par le prépuce.

PARAPLÉGIE. — Paralysie des membres inférieurs.

PARASITES. — Êtres vivant aux dépens d'autres êtres vivants.

PAROTIDITE. — Oreillons.

PELADE. Voir *Calvitie.*

PELAGRE. — Maladie de la peau plus ou moins analogue à la *lèpre* et au *lichen,* qui règne en Italie et dans les provinces françaises limitrophes, et qu'on a attribuée, à tort, exclusivement à l'usage du maïs. La mauvaise nourriture est la compagne de la misère, de la malpropreté, de la gale, de la syphilis et de l'absence de tout traitement médical rationnel.

La pelagre est la conséquence de toutes ces causes morbides réunies.

PEMPHYGUS. — Maladies de la peau, d'origine vaccinale ou syphilitique, qui se montre sous forme de phlyctènes ou bulles remplies de sérosité sanguinolente.

PENDAISON. Voir PREMIÈRE PARTIE, *Soins à donner aux pendus.*

PÉRICARDITE. — Inflammation de l'enveloppe séreuse du cœur, qui survient dans le rhumatisme, la goutte, etc., comme l'endocardite, et qui doit être traitée par les sangsues, les vésicatoires et les boissons alcalines.

PÉRIOSTITE. — Inflammation de la membrane qui développe les os et qui aide à former le tissu osseux.

La périostite succède aux blessures et surtout à l'usage du mercure. On la traite comme toutes les inflammations membraneuses par le repos, les sangsues, les cataplasmes et une incision large dès que la suppuration s'établit. Après l'incision on panse la plaie comme il est dit au mot : *Pansements.*

PÉRITONITE. Voir *Maladies des femmes.*

PERTES SÉMINALES. — Les individus qui ont contracté de funestes habitudes, les convalescents, les érotiques épuisés par des excès, se plaignent habituellement de pertes séminales nocturnes, rarement durant le jour.

Traitement. — Il faut restaurer la constitution de ces sujets par les soins alimentaires et hygiéniques ordinaires. On les fera coucher sur un matelas dur avec un oreiller en paille d'avoine. Outre la sagesse, on leur recommandera de laver le bas des reins en se couchant, et chaque fois qu'ils s'éveillent durant la nuit, avec un peu d'eau froide ; de se coucher toujours sur le côté ; de ne pas souper trop copieusement, tout cela afin d'éviter la congestion passive du cervelet et des reins.

PERTES UTÉRINES. — Voir *Avortement* et *Fausses couches*.

PESTE. — Le *choléra*, la *fièvre jaune*, les *fièvres intermittentes pernicieuses*, la *fièvre récurrente* ou *peste de Sibérie*, la *peste de Syrie* ou d'*Alep*, le *typhus des armées* constituent autant de maladies épidémiques de même nature miasmatique ou infectieuse qui, dans des pays divers, reconnaissent la même cause d'insalubrité locale : la pourriture des matières organiques accumulées dans des marécages, au bord des fleuves. ou dans des campements malsains.

Traitement. — Le traitement de toutes ces pestes doit avoir pour principe de soutenir l'organisme par des moyens externes et internes à la fois : tels que le calorique sec appliqué à la peau, aux muscles inférieurs surtout : les amers aromatiques, entre autres : les extraits de quinquina ou de ratanhia anisés ; les limonades acides et les potages de végétaux frais.

Mesures préventives. — Une vie sobre, régulière, conforme aux habitudes et aux usages des gens acclimatés dans les pays où l'on réside, sont les seules mesures préventives que l'on puisse recommander contre ces fléaux épidémiques, que les gouvernements pourraient anéantir, en appliquant dans leurs pays les règles de l'hygiène publique.

PÉTÉCHIES. — Taches cutanées analogues aux piqûres de puce, de punaises, etc. qui sont souvent l'indice d'une altération de sang.

PHAGÉDÉNISME. — Caractère d'une plaie, d'un ulcère ou d'un chancre de mauvaise nature qui s'étend dans tous les sens.

Au phagédénisme, il faut opposer un traitement général dépuratif ; potions salines et aliments toniques frais ; et un traitement local : chaleur sèche autour des plaies, avec linge et ouate en quantité suffisante, et lotions à l'eau et au genièvre une ou deux fois par jour.

PHARMACIE (*médicaments*). — Sydenham se flattait de mettre la pharmacie dont il se servait dans le pommeau de sa canne. Tous les cliniciens pourraient en dire autant, malgré le nombre de drogues de toute nature dont on encombre aujourd'hui les pharmacies. Les chimistes auront beau dire et beau faire, jamais les nouveaux principes élémentaires qu'ils extraient des

plantes médicinales ne pourront remplacer les anciennes préparations pharmaceutiques naturelles. Jamais la digitaline ne vaudra la poudre de digitale.
Jamais la quinine ne remplacera l'extrait de quinquina. Ainsi de tant d'autres
remèdes végétaux.

Ma pharmacie, à moi, est des plus simples.

1° *Pour les petits enfants :* sirop de rhubarbe, sirop et poudre d'ipécacuana, vin de Tours, vésicatoires.

2° *Pour les enfants d'un certain âge :* mêmes remèdes; en plus, un tonique
léger très utile, que je formule ainsi :

> Teinture martiale de Ludovic . . 150 grammes.
> Élixir de Garus . . . . 50 —

à prendre par cuillerée à café à chaque repas (voir page 416).

3° *Pour les adolescents :* je remplace le tonique précédent par celui-ci :

> Tartrate ferrico-potassique . . . 4 grammes.
> Eau distillée . . . . 140 —
> Élixir de Garus . . . . 30 —
> Sirop de citron . . . . 30 —

Une cuillerée à café à chaque repas.

L'huile de ricin, le thé Chambart, l'eau de Pulna tiédie remplacent aussi
les doux purgatifs de l'enfance, comme l'émétique remplace l'ipécacuana
en qualité de vomitif.

4° *Chez les adultes :* la pharmacie naturellement ici doit être un peu plus
compliquée. Cependant voici à peu près tous les remèdes actifs que je recommande :

Décongestifs. — Rafraîchissants : boissons acidulées; antiphlogistiques :
sangsues, ventouses, saignées; révulsifs : vésicatoires et cautères.

Éliminateurs. — Les maturatifs : cataplasmes et emplâtres divers; les
purgatifs et vomitifs; les dépuratifs : sels minéraux alcalins, le soufre et les
tisanes.

A propos de purgatifs, signalons les eaux minérales salines et les sels de
soude que nous prescrivons à l'exclusion absolue de toutes les préparations
de magnésie, la magnésie étant une substance réfractaire insoluble dans les
sucs gastriques.

Voici, par exemple, une formule excellente pour entretenir chez les adultes
la liberté du ventre :

> Sulfate de soude très sec . . . . 80 grammes.
> Crème de tartre . . . . 6 —
> Bicarbonate de soude . . . . . 4 —

A prendre une cuillerée à dessert dans un verre d'eau tiède, le matin à
jeun.

Reconstituants. — Les astringents : alun, tanin, ratanhia et perchlorure de fer; les toniques : extraits amers des plantes et composés ferrugineux; les excitants : aromates et sudorifiques.

Stupéfiants. — Les anesthésiques : chloroforme, les éthers; les narcotiques : l'opium; les sédatifs : la digitale, la glace.

— Jamais l'arsenic, le mercure, le plomb, le cuivre, l'or, ni les alcaloïdes végétaux violents, tels que l'atropine, l'ergotine, la cocaïne, la strychnine, etc., n'entrent dans aucune de mes prescriptions.

J'exclus aussi de la pharmacie tous les topiques baroques, inutiles : l'acide phénique, les onguents styrax, l'iodoforme, etc.

PHARYNGITE. — Inflammation du pharynx. Les buveurs d'alcool, les grands fumeurs et les gens qui prisent du tabac sont exposés surtout à cette affection, à laquelle on donne parfois le nom de *pharyngite granulée,* parce que les papules muqueuses engorgées ressemblent, alors, à de petites granulations.

Les *gargarismes* et les émollients ne serviraient à rien contre cette maladie, si l'on continuait à boire et à priser. Supprimez donc la cause.

PHIMOSIS. — Gonflement ou étroitesse du prépuce renfermant le gland. C'est l'inverse du paraphimosis. La circoncision ou une simple incision dans le prépuce suffit pour remédier à cet accident, quand il devient une gêne ou un ennui.

PHLÉBITE. — Inflammation des veines.

PHLEGMATIA ALBA DOLENS. Voir *Maladies des femmes.*

PHLEGMON. Voir *Abcès.*

PHLYCTÈNES. — Bulles séreuses qui s'élèvent sur la peau après une brûlure ou l'application d'un vésicatoire. On ne doit piquer avec une aiguille que les bulles très grosses pour en laisser écouler le contenu; il faut enlever leur pellicule épidermique quand on désire entretenir la plaie d'un vésicatoire avec la pommade de Garou ou le papier d'Albespeyre.

PHOTOPHOBIE. — Difficulté de supporter l'éclat du jour ou de la lumière. Dans certaines ophtalmies, on en voit quelquefois apparaître le symptôme, qui disparaît vite par le traitement rationnel de la maladie, notamment par les grands bains, l'obscurité. (Voir *Maladies oculaires.*)

PHTISIE PULMONAIRE. — Il est peu de maladies qui aient fait, et qui fassent encore tous les jours, autant de victimes que la phtisie. Il en est peu aussi qui aient été l'objet d'autant de controverses et de remèdes, *plus souvent nuisibles qu'utiles.*

Naguère une école médicale *nouvelle,* qui *renouvelle* seulement sous des noms *nouveaux* d'anciennes et fausses doctrines, s'est imaginée d'anéantir la phtisie en anéantissant la tuberculose au moyen d'un antiseptique qui tuerait le microbe de cette affection! Ces gens-là partent d'une série de prémisses *absolument erronées*, et, par suite, indémontrables; et ils concluent audacieusement comme s'ils étaient dans le vrai. La tuberculose n'est pas toujours la cause de la phtisie, premier point. La tuberculose et la phtisie ne sont pas le résultat d'un microbe extérieur qui se développperait en se multipliant dans l'organisme; second point. Enfin le germe, si germe il y avait, pourrait-il être tué par l'antiseptique dans les profondeurs du poumon sans que le poumon lui-même et le malade fussent tués en même temps? Troisième point.

Mais ne nous arrêtons pas à raisonner avec des spécialistes qui n'ont jamais cherché à voir clair dans les phénomènes de la nature, ni dans les symptômes particuliers et les causes réelles des maladies, tout pour eux se réduisant aux microbes-causes et aux antiseptiques-remèdes.

La phtisie pulmonaire est une altération profonde des poumons, qui s'ulcèrent, suppurent et se décomposent peu à peu, ou quelquefois assez rapidement. On dit alors que la *phtisie* est *galopante*.

Causes. — La misère, l'absence de munition suffisante, la débauche, les excès de toute espèce dans la jeunesse, une constitution faible mal soignée, des catarrhes, bronchites, pneumonies ou pleurésies, mal traitées; telles sont les causes directes, essentielles, principales de l'engorgement, de l'inflammation et du ramollissement des poumons, qui caractérisent les trois phases de la *phtisie* pulmonaire.

Qu'est-ce que les microbes ont à voir ou à faire là-dedans?... Bêtise ou charlatanisme!

Toute granulation organique, d'origine physiologique ou pathologique, portant le nom de microbe, il est naturel qu'on trouve des microbes dans les concrétions morbides de la phtisie et de la tuberculose, comme dans les fausses membranes du croup et dans tous les pus possibles; mais il est insensé de prétendre que les granulations ou microbes, *produits* d'une maladie pulmonaire (congestive ou inflammatoire), seraient la *cause* même de cette maladie, et qu'il suffirait de les tuer par un poison antiseptique pour la faire disparaître — lors même, prétendent les microbistes fanatiques, que les conditions morbides qui l'ont fait naître persisteraient!

Traitement. — Soutenir les forces du malade, modifier sa constitution, le placer dans un air pur, calme, bien oxygéné; c'est ce qu'on appelle le traitement général rationnel de la phtisie. Le traitement local consiste dans l'emploi de quelques topiques destinés à combattre les *inflammations chroniques* partielles qui couvent dans certains points des poumons — tout en évitant d'affaiblir trop les sujets.

Il n'y a aucun remède spécifique contre la phtisie, pas plus que contre les autres maladies : syphilis, fièvre intermittente, angine diphthéritique, etc.

Mesures préventives. — *Faut-il envoyer les phtisiques dans le Midi?* Ces déplacements ne sont jamais nécessaires. Les gens riches peuvent se créer chez eux des appartements et une atmosphère convenables, et les malades peu aisés ne trouveraient pas au loin plus de soins intelligents et salutaires que dans leur pays. Je ne fais exception que pour *Davos* (page 248).

La phtisie est-elle contagieuse? Pus fait pus, ai-je dit souvent. Les émanations, l'haleine et les sueurs des malades peuvent contaminer les sujets sains, directement (en *séjournant* constamment auprès d'eux), ou indirectement (en *couchant* dans leur lit ou en *mettant leurs vêtements*).

A cet égard, il faut donc prendre des précautions faciles à déterminer dans chaque cas particulier.

Les vêtements et linges bien lavés et bien désinfectés ne peuvent plus avoir aucune propriété contagieuse, évidemment.

PIERRE. — Avoir la pierre. (Voir *Calculs urinaires*.)

PIQÛRES. Voir *Blessures* et *Pansements*.

PITUITE. — Mucosités buccales provenant d'une irritation des muqueuses de la bouche, de la gorge ou de l'estomac. Quelques purgatifs doux et un régime alimentaire sec en triomphent facilement.

PITYRIASIS. — Desquamation de l'épiderme par suite d'irritation de la peau ou d'altération du sang. La malpropreté de la chevelure occasionne le pityriasis de la tête.

Des bains et des lotions tièdes émollientes, suivis de frictions au genièvre, à l'eau de Cologne, etc., sont les remèdes à indiquer contre le pityriasis.

PLAIE. Voir *Pansements* et *Blessures*.

PLÉTHORE. — Réplétion de l'organisme. On admet la *pléthore sanguine*, la *pléthore séreuse* et la *pléthore lymphatique*. Les pléthores sanguine et lymphatique ne sont rien autre que les tempéraments sanguin et lymphatique très développés. La pléthore séreuse est un état morbide caractérisé par la bouffissure des chairs, qu'on doit combattre par la méthode purgative, une alimentation tonique et peu de boissons aqueuses.

PLEURÉSIE. — Inflammation de la plèvre.

PLEURODYNIE. — Point de côté qui accompagne souvent la pleurésie.

PLIQUE POLONAISE. — La race juive, pauvre en Pologne, est d'une saleté repoussante. Certaines femmes y laissent pousser leur chevelure, l'engraissent d'huiles, et ne la lavent ni ne la peignent jamais. On conçoit que des milliers de poux grouillent sur leurs têtes. Leurs cheveux s'agglutinent, font corps ensemble et forment une espèce de queue pointue et fétide, qui saigne facilement.

PNEUMATOSE. — Gaz développé ou introduit par une blessure soit dans les intestins, soit dans une autre cavité du corps. (Voir *Emphysème*.)

PNEUMONIE. — Inflammation des poumons. Traitement de la bronchite aiguë en insistant au début sur les applications de sangsues, ou même en pratiquant une ou plusieurs saignées.

Chez les adultes comme chez les enfants, les grands vésicatoires sur la poitrine sont très efficaces contre la pneumonie.

Quant aux drogues, aux préparations de kermès, d'émétique, etc., ainsi qu'aux potions alcoolisées tant vantées en Allemagne, elles n'ont que des vertus équivoques, inférieures en tous cas aux soins hygiéniques et à la médication antiphlogistique que tous les hippocratistes ou les cliniciens biologistes recommandent.

PNEUMORRAGIE. — Hémorragie pulmonaire.

PNEUMOTHORAX. — Dégagement anormal d'air dans la poitrine par une blessure ou par une maladie de la plèvre pulmonaire ou costale.

PODAGRE. Voir *Goutte*.

POIREAU. Voir *Cors au pied*.

POLLUTIONS NOCTURNES. Voir *Pertes séminales*.

POLYDIPSIE. — Grande soif. (Voir *Diabète*.)

POLYPHAGIE. — Grande faim. Les individus qui ont ce qu'on appelle un estomac de canard, avec un pylore très large, sont atteints de polyphagie, de même que certains individus qui ont le ver solitaire.

POLYPES. — Excroissances qui se produisent sur divers points de l'économie, au nez et à la matrice surtout.

On les enlève par ligature, par torsion ou par arrachement.

POLYURIE. — Urines fréquentes et abondantes, symptôme ordinaire du diabète.

POURRITURE D'HÔPITAL. — Cette maladie était fréquente autrefois, quand on admettait la doctrine funeste et absurde des *pansements rares*, à la charpie et aux onguents irritants, avec la diète ou une alimentation insuffisante, pour tous les blessés ou les opérés sans exceptions.

POUX. — La propreté et la fleur de soufre tuent rapidement les poux de la tête, de la barbe et du pubis.

Inutile d'employer, contre les poux, l'onguent mercuriel ni le précipité rouge : le soufre suffit, vaut mieux et ne cause jamais d'accident.

PRESBYTIE. — Le presbyte a la cornée oculaire plus plate ou les humeurs oculaires moins denses que celles du myope. Il s'ensuit que chez celui-ci le foyer optique des objets se forme au-devant de la rétine, et au delà chez celui-là. Il faut donc au presbyte des verres convexes pour ramener le foyer optique sur la rétine même, et des verres concaves au myope pour arriver au même résultat.

PRIAPISME. — Névrose chez l'homme analogue à la nymphomanie chez la femme. *Causes* et *traitement* semblables.

PROLAPSUS. — Chute du vagin, de la matrice ou du rectum, qu'on corrige aujourd'hui avec des *pessaires adaptés à des ceintures abdominales*, placés le matin en se levant et enlevés le soir au moment de se coucher.

PROSTATITE. — Inflammation de la prostate. Traitement antiphlogistique et hygiénique consistant en sangsues au périnée, bains de siège, lavements huileux, purgatifs salins, repos au lit et régime doux : fécules, laitage et fruits.

PROSTRATION. — Accablement général.

PRURIGO. — Démangeaison et irritation cutanées provoquées par diverses causes légères : poux, malpropreté, etc.

PRURIT. — Démangeaisons. (Voir *Maladies de la peau*.)

PSEUDARTHROSE. — Fausse articulation. Quand les fragments osseux d'une fracture des membres ne se soudent pas bien, soit par un vice constitutionnel, soit plus ordinairement par la maladresse du chirurgien qui a laissé jouer les fragments les uns sur les autres dans un bandage mal fait, il peut se produire une *fausse articulation*, qui estropie le blessé pour le restant de ses jours.

Traitement. — Ouvrir les chairs, réséquer les bouts extrêmes des os non soudés et maintenir les parties opérées en contact intime, comme pour une fracture accidentelle.

PSOÏTE. — Inflammation du muscle psoas-iliaque (dans le flanc, au-dessus de l'aine).

L'inflammation du muscle psoas est provoquée par des coups violents ou des chocs répétés sur le flanc. J'ai vu un maréchal-ferrant, qui avait l'habitude de tenir le pied des chevaux contre le flanc, sur sa cuisse, pour les ferrer, contracter un abcès de la fosse iliaque.

Ces abcès sont très graves, parce que le pus formé dans les profondeurs du flanc passe facilement à travers les organes de l'abdomen et du petit bassin, si le chirurgien tarde d'intervenir *activement*.

Pour éviter ces conséquences souvent mortelles, il faut ouvrir l'abcès par le flanc avec le bistouri. On pourrait, dès le début de la maladie, avant que la suppuration soit établie, appliquer sur le flanc la poudre caustique

de Vienne. J'ai vu ce moyen, employé à temps, faire avorter des abcès nais-
sants du psoas ou les réduire à des proportions insignifiantes.

PSORIASIS. — Taches blanchâtres sur la peau, qui s'exfolient en petites
écailles et causent des démangeaisons (prurit) plus ou moins vives.

Le psoriasis est l'une des nombreuses variétés des maladies de la peau et
du sang, qui sont occasionnées par la vaccine, la syphilis et le mercure.

PTÉRYGION. — Excroissance musculaire sur la cornée qu'il faut traiter
et enlever avec des caustiques légers. (Voir *Maladies oculaires*.)

PTOMAÏNE. — Les microbistes prétendaient que tous les germes des
maladies contagieuses, ou virulentes, ou infectieuses, sont animés et organisés à l'instar des insectes microscopiques. A cette prétention on oppose la
découverte des ptomaïnes, c'est-à-dire de substances organiques ordinaires
qui, en se décomposant simplement, deviennent des poisons violents, des
causes morbides, plus ou moins redoutables, sans que les microbes y aient
la moindre part. L'expression microbe ne peut donc pas comprendre tous
les germes pathogènes de la nature. (Voir *Miasmes* et *Urticaire*.)

PTYALISME. — Flux de salive qui se produit dans tous les cas où l'on
emploie les mercuriaux à doses fractionnées pour en infester l'économie par
absorption. L'onguent mercuriel et le calomel font naitre très vite le ptyalisme, que les médecins alchimistes considéraient naïvement comme un
procédé révulsif efficace dans les cas de péritonite, de méningite et autres
inflammations des *séreuses* (membranes qui enveloppent les grands viscères).

Les biologistes et les cliniciens hippocratiques ont fait justice de ces lubies
auxquelles on pouvait appliquer le dicton : *Le remède est pire que le mal.*

PURGATIFS. — La *médecine, médication, méthode* ou *thérapeutique purgative* s'emploie dans les trois circonstances suivantes :

1° Pour régulariser les fonctions intestinales (*laxatifs hygiéniques*); 2° pour
combattre les constipations dans le cours des maladies ; 3° comme moyen
curatif principal de certaines affections, aiguës ou chroniques, du cœur, du
foie, du sang, des vaisseaux et de la peau.

C'est l'une des plus grandes ressources de l'art de guérir et de l'art de
vivre.

1° *Laxatifs hygiéniques.* — Les vieux classiques et les chimiâtres modernes
recommandent, pour régulariser les fonctions des intestins, une foule de
drogues ou de *spécialités* dont le principal mérite est de faire la fortune des
charlatans qui les exploitent.

Il faut rejeter toutes les pilules *purgatives* de Cauvin, du Pape Urbain,
d'Holloway, de Podophylle, du Dr Franck, Suisses, etc., et tous les granules
dépuratifs quels qu'ils soient. Ces *spécialités* composées toutes d'aloès, de
scammonée, de gomme gutte, de jalap ou d'autres purgatifs énergiques,

excellents dans certaines maladies, excercent les plus *funestes conséquences* sur le foie et les glandes abdominales, ainsi que sur les tuniques propres du tube intestinal, lorsqu'on les emploie habituellement. Elles provoquent des hémorroïdes, des engorgements de la prostate, des dégénérescences du foie et du cœur, chez les hommes; et chez les femmes, outre ces deux dernières maladies, des empâtements et déplacements de la matrice, des hémorragies utérines et des flueurs blanches, par suite de la congestion sanguine habituelle que les drastiques (*purgatifs énergiques*) déterminent dans les organes du petit bassin.

· Donc, ne croquez jamais des morceaux d'aloës, ne mâchonnez pas de la rhubarbe, comme le font, d'après des conseils erronés, tant d'individus qui veulent se tenir le *ventre libre.*

Les eaux minérales salines et les sels alcalins purgatifs sont les seuls laxatifs hygiéniques qui puissent être recommandés et impunément employés — avec méthode et mesure, comme je le dirai tout à l'heure.

Mais il est bon de savoir que je proscris absolument de la méthode purgative tous les sels, toutes les préparations pharmaceutiques et toutes les eaux minérales, *qui contiennent des doses notables de* MAGNÉSIE.

La *magnésie,* comme l'alumine, la silice, la baryte, etc., est une substance insoluble dans l'eau, réfractaire aux acides légers et aux ferments organiques à basse température. Introduite dans l'organisme animal sous forme de sel anglais (sulfate de magnésie), elle y rencontre des sels de soude et de potasse, qui lui enlèvent son acide sulfurique pour la laisser à l'état de phosphate ou de carbonate de magnésie, dont l'élimination par les matières fécales ou les urines n'est pas toujours complète. Qu'arrive-t-il alors? Que la magnésie devient le germe ou la base des calculs de la vessie (pierres), des reins, du foie, etc., et la cause principale de l'ossification des artères et de la gangrène qui en est souvent la suite.

Donc encore, employez les eaux et les sels de soude et de potasse comme laxatifs hygiéniques ; jamais les eaux ni les sels de magnésie.

Voici maintenant la vraie méthode laxative à suivre pour tous les sujets, sans exception ni distinction :

Céder *immédiatement,* à tous les âges, aux besoins d'évacuation, *à mesure qu'ils se produisent.* — S'habituer à se présenter aux sièges d'aisances, au moins *une fois par jour,* toujours à peu près à la même heure. — Si ces sages mesures ne suffisent pas, recourir de temps en temps, *le moins souvent possible,* à de petites doses d'eau de Pullna, de sel de Glauber, d'huile de ricin ou de thé Chambard (celui-ci en hiver surtout), selon les goûts et les convenances de chaque sujet habituellement constipé.

Mais notez bien que l'homme est le seul animal qui se laisse bêtement constiper, *de sa propre faute,* et qui doive alors faire usage des laxatifs.

— Voir, à l'article *Pharmacie,* une excellente recette de *laxatif hygiénique*

30

composé d'un mélange de sels de soude et de potasse, que tous les bons pharmaciens peuvent préparer eux-mêmes.

2- Pour combattre la *constipation* dans le cours des maladies, tous les purgatifs (à l'exception du calomel et des autres mercuriaux) peuvent être utiles. Le meilleur est celui que le médecin indiquera selon les cas et les circonstances. (Pour les *lavements,* voir page 210.)

3° Aux articles intitulés : *Suites* de couches, Vaccination, Syphilis constitutionnelle et Altérations diverses du sang, on trouvera l'exposé de la *méthode purgative,* plus ou moins énergique, qui convient à ces affections, et pour laquelle on a recours, alors, avec avantage aux drastiques : teinture de jalap composée, eau-de-vie allemande, médecine Leroy, élixir de Guillé, etc.

PURPURA. — Altération du sang qui se traduit par des taches rouges dans l'épaisseur de la peau et quelquefois par des hémorragies cutanées, comme dans les *stigmates* et l'*hématidrose.*

Le *purpura* se produit comme symptôme grave dans certaines fièvres éruptives : la scarlatine, la petite-vérole, etc.

Chez les ouvriers verriers et en général chez les travailleurs exposés à un feu ardent, le *purpura hemorragica* se présente sous forme de sueurs sanguines à la peau; c'est l'*hématidrose.*

Traitement. — Cette altération du sang doit être traitée dans tous les cas par les boissons acidulées, l'orange, le citron, la limonade sulfurique, les potions au ratanhia et au perchlorure de fer.

Jamais, au grand jamais, on ne donnera dans ces cas, pas plus que dans tout autre, l'ergotine ni aucune autre préparation de ce poison végétal si funeste : l'*ergot de seigle.*

PUSTULE MALIGNE. Voir *Charbon* et *Anthrax.*

PYOHÉMIE. Voir *Infection purulente.*

PYROSIS. — Sensation d'aigreur brûlante dans l'estomac. C'est l'indice d'une gastrite aiguë ou chronique, qu'il faut enlever avec un régime doux, lacté, des alcalins à petites doses, des frictions aromatiques sur toute la peau et des bains émollients.

Q.

QUANDROS. — Pierre extraite de la tête du vautour, qui avait pour vertu d'augmenter la sécrétion du lait — au temps où la médecine était pratiquée par des farceurs qui exploitaient effrontément, à l'aide des bourdes les plus insensées, la crédulité ou plutôt l'ignorance publique.

QUARANTAINE. — Séjour obligatoire, dans un lazaret ou dans un endroit spécial quelconque, des navires, des marchandises et des voyageurs arrivant d'un pays infecté par une maladie *présumée contagieuse.*

Les moyens désinfectants ordinaires suffisant pour détruire, *en quelques heures*, tous les virus, miasmes, microbes ou germes contagieux, les quarantaines et les cordons sanitaires n'ont plus de raison d'être.

QUARTE. — Fièvre intermittente dont les accès reviennent de trois en trois jours.

QUINTE. — Fièvre intermittente revenant de quatre à quatre jours.
Ces deux espèces de fièvres sont exceptionnelles et peu graves.
— On dit aussi *quinte* et *quinteux,* quand il s'agit d'accès de toux revenant par crises, comme dans la coqueluche et certaines bronchites chroniques.

R.

RACHITISME. Voir *Maladies des enfants.*

RAGE. Voir *Hydrophobie.*

RÉTENTION DU PLACENTA. — Le placenta ne doit jamais rester dans la matrice en aucun cas. S'il ne suit pas le fœtus ou l'embryon à quelques minutes d'intervalle, il faut l'aller chercher, et le décoller avec la main s'il était intimement soudé au corps de la matrice.

RÉTENTION D'URINE. — Cet accident est fréquent dans les couches, après l'application du forceps ou la version de l'enfant, ainsi que chez les sujets qui se sont trop longtemps abstenus d'uriner. La sonde métallique, plus sûre que les sondes en caoutchouc, est nécessaire alors pour débarrasser au plus vite la vessie.

RÉVULSIFS, RÉVULSION. — La *méthode révulsive* est sans contredit une des ressources les plus précieuses de l'*Art de guérir*. Les décongestifs directs (saignée, sangsues et ventouses) constituent sans doute, avec les vomitifs et les purgatifs, les meilleurs remèdes que les praticiens aient à leur disposition dans le traitement des maladies aiguës graves. Mais, après eux, viennent les révulsifs : les pédiluves, les cataplasmes, les sinapismes, les ventouses sèches, les vésicatoires, les cautères et le séton.

Lorsqu'on a dégorgé par les décongestifs directs les organes ou les viscères vers lesquels l'afflux sanguin s'est porté avec excès par suite de causes internes (inflammation, goutte), ou externes (chute, coups), il devient souvent nécessaire d'attirer cet afflux sanguin vers un point ou un organe moins important que celui qui a été affecté par le mal : c'est le but de la *révulsion*.

On sait que le corps humain est une vraie machine dont tous les rouages sont animés par le même liquide (le sang) et mus par le même appareil (le système nerveux). On sait aussi que l'adage hippocratique : *ubi stimulus, ibi fluxus* (où est le stimulant, va la fluxion) est universellement vrai, aussi bien dans la vie inorganique que dans la vie organique..

Il en résulte que pour empêcher le sang, et les humeurs qui en découlent (fibrine, albumine, lymphe plastique), de continuer à se porter avec excès sur le viscère, ou la partie du corps, qui a été atteint de congestion, il est indispensable de donner à ces liquides une autre direction, c'est-à-dire de leur faire opérer un mouvement *révulsif*. Or, à cette fin, le clinicien choisit un point de l'économie qui puisse supporter sans dommages sérieux cette congestion artificielle, médicatrice, pendant un temps qui varie de quelques minutes à quelques mois.

C'est ainsi qu'à l'aide d'un bain de pieds chaud avec ou sans potasse, moutarde, etc., on *détourne* ou *révulse* une congestion cérébrale — la congestion des pieds n'ayant pas les inconvénients de la congestion du cerveau. De même, un cataplasme, un sinapisme, un rigolot, peuvent en peu de temps attirer à la peau le sang qu'une stimulation accidentelle appelle dans les tissus internes. Mais lorsque la congestion anormale occupe un viscère important, les moyens précédents peuvent être impuissants pour la combattre; on emploie alors les vésicatoires, par exemple dans les *ophtalmies* et les *otites* infantiles, les *fluxions de poitrine*, les *inflammations* du cœur, du foie, de la matrice, etc. Enfin, si la congestion est étendue et déjà ancienne, *chronique* comme on dit, et menace de désorganiser un organe essentiel à la vie, ce sont les cautères et le séton qui sont indiqués en qualité de révulsifs énergiques et prolongés; c'est ce qui se présente dans les maladies chroniques du larynx, du cœur et de la moelle épinière.

Un cautère au bras entretenu pendant six mois m'a fait obtenir des cures remarquables dans les laryngites chroniques, avec extinction de voix.

Que penser maintenant de ces médecins baroques qui réclament dans les journaux et les sociétés de médecine la suppression de tous les révulsifs et notamment du vésicatoire, aussi bien que des décongestifs directs, les sangsues et la saignée, pour remplacer ces moyens de guérison héroïques par des inoculations de poisons chimiques, qui paralysent les malades, engourdissent les douleurs et laissent aggraver les maladies? Ces maladroits novateurs n'ont donc jamais traité des inflammations chroniques de l'œil ou de l'oreille, dans lesquelles un petit vésicatoire derrière l'oreille donne de si beaux et si prompts résultats? Ni une broncho-pneumonie catarrhale, qu'un ou deux larges vésicatoires sur la poitrine enlèvent comme par enchantement?

Laissez, gens du monde, baragouiner ces écervelés à tort et à travers; et lorsqu'ils se présenteront à vous pour soigner vos chers malades, envoyez-les parader sur les tréteaux de foire, ou caboter dans les cafés-concerts, en leur disant que, tout diplômés qu'ils soient, ils semblent mieux faits pour amuser que pour traiter leurs semblables.

RHAGADES. — *Crevasses* ou *fissures* à l'anus. Voir ces mots.

RHINITE. — Inflammation du nez. Rhume de cerveau.

RHUMATISME. — *Aigu* ou *chronique*. Le rhumatisme *aigu* ou *articulaire* est traité comme un accès de goutte. Le rhumatisme *chronique* ou *musculaire*, dit aussi : névralgie musculaire, soit du tronc, soit de la tête, soit des membres, qui attaque tant de monde dans nos climats tempérés, ne peut être efficacement combattu que par la chaleur constante de toute la peau, à l'aide de vêtements de laine ou de soie convenables, la nuit comme le jour.

Tous les autres moyens indiqués dans les livres classiques, onguents, graines, drogues diverses, ne font absolument aucun effet si la chaleur n'est pas maintenue constamment à la peau comme il vient d'être dit.

Donc, tous ces moyens palliatifs et empiriques sont absolument *inutiles*. Et quelquefois, à hautes doses, ils peuvent être nuisibles aux malades : c'est le cas du *salycilate de soude*.

RHUME. Voir *Catarrhe*.

ROUGEOLE. Voir *Fièvres éruptives des enfants*.

RUPIA. — Maladie de peau et du sang, caractérisée par des bulles remplies d'un liquide sanieux, qui est due à la *vaccine* principalement, comme la plupart des *affections cutanées chroniques*.
Traitement de la *vaccine syphilitique*.

S.

SAIGNEMENT DE NEZ. Voir *Hémorragie*.

SARCOME. — Tumeur cancéreuse.

SARCOCÈLE. — Dégénérescence cancéreuse du scrotum.

SATURNISME. — Empoisonnement général du corps par le plomb (céruse, etc.). *Traitement :* eaux minérales salines et régime lacté.

SATYRIASIS. Voir *Priapisme*.

SCARLATINE. Voir *Fièvres éruptives des enfants*.

SCIATIQUE. — *Névralgie* ou *Goutte sciatique*. On guérit la sciatique comme toutes les névralgies par l'entretien d'une chaleur égale et constante à la peau sur le trajet du nerf irrité. J'ai guéri beaucoup plus de sciatiques en faisant porter des caleçons chauds, jour et nuit, pendant quinze jours ou un mois qu'avec les onguents et les pilules térébenthinées à la mode. Toutefois, lorsque la sciatique est rebelle aux moyens ordinaires : flanelle, soie, etc., appliqués en permanence sur la cuisse et la jambe malades, il faut bien recourir aux frictions excitantes (Baume Opodeldoch, teinture d'iode, glycérine avec un peu d'huile de térébenthine, etc.), ou bien à de petits vésicatoires espacés le long du trajet douloureux, ou bien enfin au cautère de Vienne. J'ai dû employer ce dernier remède comme mesure extrême chez un cocher qu'aucun autre moyen n'avait pu débarrasser d'une sciatique, qui l'empêchait de marcher depuis six mois.

SCOLIOSE (*courbure, déviation*). — Les échevins de l'instruction publique, les instituteurs, les professeurs de gymnastique et tous les officiers de police devraient interdire absolument le jeu infantile du « cheval fondu », connu chez les Wallons sous les noms de : T'*chevau-godet* ou T'*chevau-mulet*.

Sur 10 cas de scoliose (courbure vicieuse à droite ou à gauche de l'épine dorsale) que j'ai rencontrés depuis quelques années, chez des sujets de 8 à 15 ans, j'ai constaté que cette difformité incurable avait pour causes : 1º une mauvaise attitude habituelle à l'école, dans 3 cas ; 2º des accidents traumatiques, dans 2 cas ; 3º le « cheval fondu », dans 5 cas.

Ainsi la moitié au moins des déviations latérales du rachis, dont j'ai recherché la cause première, est due à ce jeu, qui semble inoffensif à première vue.

Voici ce qui se passe :

Ce sont généralement les sauteurs les plus jeunes et les moins vigoureux, qui servent le plus souvent de « cheval ». Les secousses répétées qu'ils subissent alors sur la région dorsale et lombaire, impriment peu à peu à la colonne vertébrale ces courbures vicieuses incurables, qui constituent ce que les médecins appellent la *Scoliose*.

— Naguère, chez un garçon âgé de 13 ans, de Châtelet, nommé A. D., qui avait toujours joui d'une bonne santé et dont tous les parents sont sains et robustes, j'ai rencontré encore un cas excessivement prononcé et absolument incurable de *scoliose droite*, exclusivement due au *cheval fondu*, qui le rendra physiquement infirme toute sa vie.

SCORBUT. — Altération du sang et de l'organisme provenant d'une alimentation vicieuse : soit d'aliments séchés et conservés, soit d'aliments trop salés. Le scorbut est une décomposition des humeurs et du sang analogue à celle qui suit l'abus des préparations salines, telles que l'iodure de potassium, les eaux de Vichy, etc. (*Iodisme.*)

On a distingué le *scorbut de terre* et le *scorbut de mer*. Cela ne signifie rien. Le scorbut sur terre ou sur mer a la même origine et cède au même traitement : l'usage régulier des aliments et des boissons ordinaires, frais, naturels ; les fruits acides, les légumes nouveaux et les viandes jeunes. Quant aux accidents que le scorbut occasionne vers les gencives, la bouche, le pharynx et l'estomac, on les combat par de simples lotions vinaigrées, des gargarismes et des boissons acidules. On voit donc qu'à la dissolution alcaline de l'économie par l'abus des sels de cuisine ou autres, il est rationnellement ou mathématiquement indiqué d'opposer la condensation acide.

Voilà comment la chimie sert d'auxiliaire à la science biologique.

SCROFULES. — La scrofulose et la tuberculose ont donné lieu à de nombreuses dissertations scientifiques, que je ne veux pas juger ici. Il suffira de dire que les scrofules sont des infiltrations ou des dépôts de lymphe plastique, plus ou moins altérée, siégeant le long des vaisseaux ou dans les ganglions lymphatiques et jusque dans les tissus divers, cellulaires, fibreux et osseux. Les partisans de la microbie exclusive voient dans ces infiltrations plastiques des êtres spéciaux (microbes, cela va sans dire). En réalité, ce sont de simples concrétions anormales albumino-fibrineuses d'un sang malade qui, à un degré plus avancé de la maladie dont ils sont un des effets, prennent le nom, non plus de *scrofules*, mais de *tubercules*.

La scrofulose est une tuberculose en gestation.

Causes. — Tout ce qui altère la constitution humaine peut devenir cause de la scrofulose. Mais la *vaccine*, la *syphilis* et la *misère* en sont les principaux générateurs. (Voir *Comptes rendus des Congrès des Antivaccinateurs*, à Paris, Berne, Cologne, etc., de 1880 à 1889.)

Traitement. — Rétablir la santé et la constitution des scrofuleux par la suppression des causes morbides qui les ont altérées, et par l'application de tous les moyens hygiéniques dont ces sujets peuvent disposer, telle doit être la base du traitement.

Le traitement anti-scrofuleux comprend donc l'air pur, une alimentation saine, la gymnastique, des médicaments purgatifs et salins à petites doses, et les ferrugineux rationnellement répartis et continués *avec persévérance*.

Mesures préventives. — Si l'on pouvait prendre au sérieux les inconcevables blagues de l'école chimiatrique de Pasteur, qui a si longtemps fourvoyé la médecine française, on lui demanderait non pas seulement de guérir radicalement les tuberculeux et les scrofuleux en tuant les microbes qui, selon elle, seraient le germe initial et la cause réelle des scrofules et des tubercules, mais d'empêcher les microbes de pénétrer dans l'économie humaine.

Or, aller tuer par des caustiques (des microbicides) les microbes épars dans les profondeurs de l'organisme, sans lui causer préjudice, et rendre cet organisme réfractaire aux atteintes de ces microbes en les y insinuant peu-à-peu, ce sont de beaux rêves, mais il faut être halluciné pour les concevoir et pour chercher à les réaliser

Voilà deux affections cruelles, très communes, qui ont pour agents générateurs entre autres : la misère et ses complices, la saleté, l'insuffisance alimentaire, etc.; ces agents générateurs, à eux seuls, chaque jour, dans tous les pays, produisent les mêmes affections: la scrofulose et la tuberculose; et devant ces faits palpables, connus de tout le monde, on irait chercher la petite bête, le *microbe* : 1º pour expliquer l'origine de ces maladies, 2º pour les guérir, 3º pour empêcher leur développement.

Oui, sinistres plaisants, cherchez le *microbe de la misère !* Supprimez ce microbe, qui engendre tant de *misérables* sans pain, sans feu, sans vêtements protecteurs, et vous n'aurez plus besoin, alors, de fonder des instituts splendides avec l'argent des riches imbéciles pour faire des rentes à un tas de faux savants, sous prétexte de chercher la *pierre philosophale* contre toutes nos maladies, si bien connues et si faciles à traiter aujourd'hui !

SECRET PROFESSIONNEL. — Le secret professionnel est-il absolu ? Nullement. Jamais l'homme de l'art ne doit divulguer des *secrets médicaux* qui lui ont été confiés dans l'exercice de sa profession. Jamais il ne doit divulguer non plus les propositions médicales qui lui ont été adressées dans l'exercice de sa mission. Mais il n'est pas tenu au secret pour les faits, les paroles et les écrits parvenus à sa connaissance, n'importe de quelle manière, concernant des actes quelconques prévus par la loi commune et absolument étrangers à l'exercice de son mandat.

Exemples : un accoucheur est appelé pour délivrer une femme. Il ne peut révéler ce qui s'est passé dans l'accomplissement de ses fonctions ; mais il est tenu de dénoncer à la société la naissance d'un nouvel être, si personne autre que lui ne le faisait. — Un médecin arrive auprès d'un malade mourant empoisonné ; il doit déclarer que la mort est due à un empoisonnement. — Enfin, un praticien accepte un service sanitaire relevant d'un règlement public connu de tous les intéressés, ouvriers et patrons, actionnaires et administrateurs ; il doit s'y conformer.

Le secret professionnel n'est donc pas absolu. J'ai entendu parfois des magistrats, des avocats et des journalistes soutenir le contraire. Mais il y a des pauvres d'esprit dans toutes les catégories sociales, chez les magistrats et les avocats aussi bien que chez les journalistes.

SEPTICÉMIE. — Infection putride.

SOMNAMBULISME. Voir *Maladies des femmes* et *Maladies nerveuses.*

SPÉCIALISTE, SPÉCIALITÉ. — En médecine, le mot *spécialité* a deux significations. Il s'applique aux *praticiens* qui exercent *spécialement* une ou plusieurs branches de l'art de guérir à l'exclusion de toutes les autres : dentistes, oculistes, syphiliographes, laryngistes, etc. D'autre part, il désigne les médicaments *spéciaux,* qui se débitent dans le commerce tout préparés, sans l'intervention propre du pharmacien ou du droguiste qui les vend.

Les spécialités médico-chirurgicales prennent aussi le nom de *spécialistes.* On ne peut disconvenir que les spécialistes s'occupant continuellement d'une même espèce de maladies ou d'opérations chirurgicales, n'acquièrent des connaissances et une aptitude approfondies dans leur genre. Ce sont, en général, des praticiens recommandables en qualité de *consultants,* dans les cas spéciaux qui les concernent. Mais trop souvent, sous le spécialiste on

trouve un charlatan habitué à exploiter toujours la même corde professionnelle et, par suite, enclin à voir chez tous les malades qui paient, l'affection
spéciale qu'il cultive.

Le spécialiste qui ne traite que les syphilitiques est toujours porté à
reconnaître la syphilis, ou des *tâches* de syphilis, chez tous les sujets qui le
consultent — fût-ce même, par exemple, pour des cors aux pieds.

En réalité, les *spécialistes* sont absolument inutiles en médecine. Mais ils
peuvent rendre des services dans les cas de chirurgie et d'accouchement.

— Les spécialités pharmaceutiques ont pris une extension excessive dans
la seconde moitié du XIXe siècle. Il est peu de ces médicaments, fabriqués
en gros et en masse dans les usines ou les grands laboratoires industriels,
qui soient dignes de confiance. Aucun d'eux n'est nécessaire ; quelques-uns
sont utiles, comme les perles d'Éther ; la plupart ne méritent aucune estime.

Les médecins et les pharmaciens instruits dédaignent ces drogues de paco-
tille, qui sont aux médicaments frais, récemment préparés, ce que l'extrait
Liebig et le lard ranci sont au bouillon de ménage.

SPERMATORRHÉE. Voir *Pertes séminales.*

SPHACÈLE. Voir *Gangrène.*

SPINA BIFIDA. — Monstruosité consistant dans un arrêt de développement de la colonne vertébrale chez le fœtus.

SPLEEN. — Mélancolie propre aux sujets bilieux, atrabilaires, désœuvrés
et gourmands. (Voir *Hypocondrie.*)

SPLÉNITE. — Inflammation de la rate. Souvent la splénite s'arrête à
l'état congestif, et se dissipe vite par le repos et la chaleur.

Ainsi, quand on marche vite immédiatement après un repas copieux, il
survient un point de rate ou point de côté, qui est une splénite au début.

La rate, il est bon de le savoir et de le rappeler, est un organe inutile dans
le corps humain. C'est le vestige ou le reste d'un foie avorté. L'homme étant
un composé de *deux êtres vermiformes,* soudés ensemble longitudinalement
à l'origine des temps, le foie droit a pris une prédominance absolue sur le
foie gauche, qui est devenu inerte et qui finira par disparaître complètement
du corps humain dans un certain nombre de siècles.

SQUAMES (*maladies squameuses*). — Un assez grand nombre de maladies cutanées sont caractérisées par une éruption plus ou moins sèche,
écailleuse, *squameuse;* citons l'eczéma, le lichen, l'icthyose, l'impétigo, le
psoriasis, etc.

Toutes ces affections reconnaissent pour causes : 1° une altération du sang,
héréditaire ou acquise; 2° la misère et la malpropreté; 3° la vaccination ou
la syphilis constitutionnelle.

Traitement. — Les soins de propreté ordinaires à la peau et les bains émollients suffisent pour combattre efficacement les maladies de peau *squa-meuses,* quand elles ne reconnaissent d'autre cause déterminante que la malpropreté. Si la misère a contribué à leur développement, il est évident qu'un régime alimentaire convenable doit être prescrit en même temps.

Dans les cas où ces affections sont la conséquence d'une altération du sang, soit héréditaire, soit acquise (*syphilis, vaccination, gale invétérée,* etc.), on devra recourir, en outre, aux remèdes dépuratifs, purgatifs et reconstituants, que nous avons indiqués à propos de chacune de ces dernières affections.

SQUIRRHE. Voir *Cancer.*

STAPHYLOME. Voir *Maladies des yeux.*

STÉATOSE. — Dégénérescence graisseuse du foie, du cœur, etc., chez les personnes grasses, et spécialement chez les alcooliques ou les grands buveurs de bière.

La stéatose est une des causes de la cirrhose du foie et des morts subites par cessation des battements du cœur, qu'on attribue trop légèrement dans le monde à de prétendus anévrismes du cœur.

STERNALGIE (voir *Angine de poitrine*). — Il y a des douleurs du sternum qui sont loin d'avoir la gravité de l'angine de poitrine. Ainsi, dans certaines bronchites, au début, il existe parfois des douleurs sternalgiques très vives et très pénibles qu'on parvient à calmer facilement avec de bons cataplasmes de farine de lin très chauds.

STIGMATES. — *Stigmates,* en médecine, signifie : petites cicatrices ou marques provenant de la vaccination ou d'une blessure insignifiante, ou de la variole; on appelle aussi *stigmates* les plaies saignantes que les extatiques, que j'ai désignées dans mes mémoires académiques sur Louise Lateau, la stigmatisée de Bois-d'Haine, sous le nom de *Christomanes,* présentent sur diverses parties du corps.

Pour les détails historiques et scientifiques relatifs aux *stigmates,* je renvoie au GRAND DICTIONNAIRE UNIVERSEL DU XIXᵉ SIÈCLE par Pierre Larousse, *tome quatorzième,* page 1105, art. *Stigmate,* que j'ai écrit à la demande de l'auteur de cette magnifique Encyclopédie.

STOMATITE. — Inflammation de la bouche par suite de maux de dents, de la présence de fausses dents ou d'un râtelier; souvent aussi par suite de l'usage de pommades mercurielles. (Voir *Gingivite,* page 421.)

STRABISME. — Loucherie, berlue. (Voir *Maladies des yeux.*)

STROPHULUS. — Éruption localisée de petits boutons sur la peau chez les scrofuleux vaccinés.

SUDAMINA. — Petites vésicules qui s'élèvent sur la peau après certaines transpirations abondantes, dans le cours des fièvres éruptives surtout. On voit parfois des *sudamina* se produire à la suite de l'application des cataplasmes. Les auteurs anciens ont voulu faire une maladie *spéciale* de la *fièvre miliaire* ou *fièvre à sudamina*, qui n'est rien autre qu'une fièvre inflammatoire ou éruptive ordinaire (rougeole, etc.) accompagnée de transpirations soit spontanées, soit provoquées, et de sudamina.

SUEUR. — Les mains et les pieds sont exposés à produire chez certains sujets lymphatiques ou gras, une transpiration excessive, inodore ou fétide.

Cette infirmité est fort pénible et doit être réprimée, autant que possible, par un régime alimentaire tonique et dépuratif à la fois, tandis qu'on applique aux pieds ou aux mains une médication hydrothérapique modérée. On lavera donc les mains et les pieds, chaque jour, à l'eau froide, d'abord; au genièvre ou à l'eau de Cologne, ou au vinaigre de Bully, ensuite.

A propos de sueurs, notons qu'il est extrêmement dangereux de supprimer brusquement la transpiration cutanée lorsque celle-ci est quelque peu abondante; et d'enlever trop tôt au printemps ses gilets de soie ou de laine.

La cause d'un grand nombre de maladies réside exclusivement dans le refroidissement subit ou prolongé de la peau : *qu'on ne l'oublie jamais.*

Que jamais non plus on n'oublie que la transpiration cutanée, habilement et promptement rétablie ou provoquée, est l'un des moyens les plus efficaces du traitement rationnel, que les cliniciens biologistes s'efforcent d'opposer à la plupart des maladies aiguës et chroniques du cadre nosologique, surtout chez les enfants.

SURDITÉ. — On peut devenir sourd par l'accumulation du cérumen dans le canal auditif, par la rupture de la membrane du tympan, par l'inflammation chronique des tissus auriculaires, par l'oblitération de la trompe d'Eustache, par une tumeur ou une maladie du cerveau.

Traitement. — Lavez, nettoyez l'oreille et enlevez le cérumen accumulé; combattez l'inflammation et les écoulements de l'oreille; désobstruez la trompe d'Eustache par des injections d'air et d'éther dans ce conduit.

Tout l'art des spécialistes de l'oreille est renfermé dans ces trois indications. (Voir *Révulsifs.*)

Mesures préventives. — Tenir les oreilles propres; soigner les moindres rhumes de cerveau, surtout chez les enfants; éviter de porter dans le canal de l'oreille des corps durs, épingles à cheveux, cure-oreilles en métal, ou d'y injecter quoi que ce soit avec une seringue; ne pas y mettre de corps gras, huile d'amandes douces, lait, etc.

En un mot, n'employez jamais pour les oreilles et leur conduit externe que l'eau, le genièvre et l'éther; tel est le plus sûr moyen de conserver jusqu'à la plus extrême vieillesse une excellente, fine et juste ouïe.

SURMENAGE. — Depuis quelques années, les maisons d'éducation de tous genres sont entrées dans une voie nouvelle. Elles ont profondément modifié les méthodes d'enseignement, ce qui n'est pas un mal; mais elles ont aussi surchargé leurs programmes à tel point que l'intelligence des enfants est littéralement surmenée. Les réformes conduisent toujours les réformateurs *trop zélés* aux abus. Espérons qu'on reviendra de cet engouement injustifiable et qu'on comprendra qu'il faut *apprendre aux enfants à apprendre,* et non s'attacher à encombrer leurs cervelles d'un tas de choses inutiles, qui devraient rester à leur disposition dans les dictionnaires.

SYCOSE. — Papules et excroissances, généralement de nature syphilitique et d'origine vaccinale. (Voir *Acné* et *Verrues.*)

SYNCOPE. — *Lipothimie, défaillance.* Tomber en faiblesse. (Voir *Soins à donner,* PREMIÈRE PARTIE, *Hygiène*).

SYNOVITE. — Inflammation des synoviales, membranes séreuses des articulations. (Voir *Arthrite* et PREMIÈRE PARTIE, page 54.)

SYPHILIS. Voir *Maladies vénériennes.*

T.

TACHES DE ROUSSEUR (*éphélides*). — Il faut se frictionner la face avec un linge sec ou du rhum tous les jours, vivement, jusqu'à guérison.

TAIES. Voir *Maladies oculaires.*

TEIGNE. Voir *Maladies des enfants.*

TÉNESME. — Spasme de l'anus ou du col de la vessie empêchant les évacuations. On emploie en ce cas les bains locaux, des sangsues, des fumigations émollientes et des onctions d'huile laudanisée.

TÉNIA. — Ver solitaire. Le ténia se développe principalement chez les mangeurs de viande crue.

On s'en débarrasse en faisant bouillir longtemps, 50 à 60 grammes d'écorce de racines de grenadier pour obtenir une décoction de 250 à 300 grammes. On reste à jeun pendant 24 heures. Puis on avale le breuvage, qu'on fait suivre, à l'instant, d'un peu de café fort non sucré; et, deux heures après, de 40 grammes d'huile de ricin lavée à l'éther.

Le ténia étourdi, mort, tombera en paquet dans le vase de nuit avant la fin de la journée.

THÉRAPEUTIQUE. — La thérapeutique est l'art de traiter les maladies. Nous avons vu aux mots : *Allopathie, Homéopathie,* etc., et *Méthodes médicales, Spécialités,* etc., les principaux systèmes de thérapeutique en vogue de notre temps. L'histoire nous a gardé le souvenir des méthodes ou des systèmes qui eurent cours. jadis, en médecine, depuis Hippocrate jusqu'à nous.

Nous ne connaissons qu'une seule thérapeutique qui soit digne d'être mise en pratique; c'est la *thérapeutique hippocratique* fondée sur l'hygiène et sur l'observation des lois de la nature. (Voir *Pharmacie*.)

On sait le rôle important que la *chaleur* joue dans cette thérapeutique rationnelle et positive; et combien les drogues chimiques, les poisons violents et les procédés bizarres y sont peu employés.

TÉTANOS. — Le tétanos naît spontanément par refroidissement prolongé du corps, par suite de morsures d'un animal malade en furie, ou de blessures mal pansées ou exposées au froid.

Des microbistes écervelés ont voulu prétendre que le tétanos était dû à un microbe venant du cheval! Il n'est pas de sottises qui n'aient trouvé des prétendus savants pour les formuler et les défendre.

Traitement. — Il faut exciter immédiatement par tous les moyens possibles une grande transpiration, et l'entretenir pendant plusieurs jours pour guérir le tétanos, quelle qu'en soit la cause. (Voir *Hydrophobie*.)

TICS. — Spasmes habituels provenant d'une maladie nerveuse ou de la répétition inconsciente des mêmes gestes. Il y a un tic, dit : *douloureux de la face*, qui est la conséquence du froid sur la figure, et qu'on peut guérir par la chaleur.

TOPIQUES. — Remèdes divers qu'on applique sur le mal même.

TORTICOLIS. — Contraction des muscles du cou, comme le *lombago* est la contraction des muscles dorso-lombaires. Même traitement.

TOURNIOLE. — Petit abcès ou petite ulcération serpigineuse, qui tourne autour de l'ongle. Cette inflammation doit être traitée par des cataplasmes de bouillie d'amidon.

TOURNIS. — Maladie du cerveau due à des vers microscopiques provenant des animaux domestiques. Cette maladie est rare chez l'homme. Celui qui en est atteint *tourne* sur lui-même toujours du même côté.

TRAUMATISME. — Ébranlement du corps causé par des blessures graves. On doit opérer les blessés pendant le traumatisme, pourvu qu'ils ne soient pas en syncope. (Voir *Soins à donner*, PREMIÈRE PARTIE.)

TREMBLEMENT. — Tic convulsif partiel ou généralisé, dépendant de l'âge ou d'une affection cérébro-spinale.

TRISMUS. — Contraction de la mâchoire par suite d'un grand refroidissement ou du tétanos.

TRICHINOSE. — Ladrerie. Maladie causée par des vers microscopiques, provenant de pourritures organiques, qui se développent dans les intestins et qui peuvent parfois passer dans le tissu cellulaire, chez le porc et chez l'homme.

Le malade tombe dans l'abattement et dépérit, si on ne vient pas à son secours en changeant sa nourriture et en lui donnant des soins de propreté bien entendus.

On a cependant exagéré beaucoup la gravité de la trichinose chez l'homme. Les trichines sont simplement des larves d'ascarides lombricoïdes, qui abondent dans les aliments malpropres ou corrompus Un régime sain et quelques vermifuges tuent ces parasites.

TRICHOMA (*plique polonaise*).

TRICOCÉPHALE. — Ascaride très fin, très délié, comme un cheveu, qu'on expulse aussi facilement que les lombrics avec un simple vermifuge de semen-contra (*santonine*).

TUBERCULOSE. — C'est la scrofulose à un degré supérieur. Les tubercules peuvent se développer partout : au cerveau (*méningite tuberculeuse* ou *méningite granulée*), dans le ventre (*péritonite tuberculeuse, carreau*), dans les poumons (*phtisie tuberculeuse*) et dans tous les viscères.

TUMEUR. — Nom générique de tout gonflement organique anormal.

TUMEUR BLANCHE. — Inflammation chronique des parties d'une articulation (synoviale, os, etc.). Pour le traitement voir *Coxalgie*.

TYMPANITE. — *Météorisme*. Développement de gaz dans les intestins par des causes diverses.

TYPHLITE. — Inflammation du cul-de-sac intestinal connu sous le nom de cœcum. Cette entérite circonscrite est causée souvent par l'accumulation, dans ce point de l'intestin, de substances réfractaires à la digestion, telles que des noyaux de cerises, des pépins d'orange, etc.

Traitement de toutes les inflammations graves d'intestins : sangsues, etc.

TYPHUS. — *Fièvre typhoïde.* (Voir *Fièvres.*)

U.

ULCÈRES. Voir *Pansement, Plaies.*

ULCÈRES VARIQUEUX DES JAMBES. — Des ulcères larges et profonds surviennent d'ordinaire chez des sujets atteints de varices aux jambes, qui reçoivent un choc ou une blessure quelconque sur les parties du corps et qui négligent de se soigner immédiatement.

Dans ce cas, le meilleur pansement curatif est celui-ci : on coupe des bandelettes d'emplâtre de Bavière larges de deux centimètres et assez longues pour faire le tour de la jambe. On applique ces bandelettes les unes à côté des autres, de manière à recouvrir tout l'ulcère. Ce pansement doit être renouvelé tous les deux jours au moins.

URÉMIE. — Accumulation d'urée dans le sang. Ce fait se produit si rarement qu'on a mis en doute l'existence de cette maladie. D'ailleurs, l'excès d'urée dans le sang constitue une véritable infection rapidement mortelle résultant d'une altération incurable des reins.

URÉTRITE. Voir *Blennorragie.*

URTICAIRE. — Maladie du sang et de la peau produisant des démangeaisons insupportables qui peuvent être occasionnées par des moules, des poissons, de la viande, et même de simples potions d'iodure et de bromure de potassium, altérés, gâtés, décomposés.

La décomposition de ces éléments ou substances engendre des principes toxiques spontanés, nommés *ptomaïnes,* qui sont de violents poisons organiques et qui n'ont rien de commun avec les corpuscules qu'on désigne aujourd'hui sous le nom de microbes.

Le traitement de l'urticaire a été indiqué à l'article *Empoisonnement.*

UTÉRUS. — Matrice. (Voir *Maladies des femmes.*)

V.

VACCIN. — Virus recueilli au *pis* de certaines vaches ou aux *jambes* de certains chevaux, atteints de boutons pustuleux qui leur ont été communiqués par des vachères ou des palefreniers syphilitiques.

C'est par les mains de ces personnes que la transmission du virus syphilitique se fait aux animaux.

Le vaccin syphilitique provenant de la vache s'appelle *cow-pox ;* celui du cheval : *horse-pox.*

On leur donne aussi le nom de vaccin *primitif* pour les distinguer du vaccin humain et du vaccin animal — tout à fait secondaires — qu'on cultive et recueille chez des sujets et des animaux sains auxquels on a inoculé le vaccin primitif.

Le vaccin primitif diffère seulement du virus syphilitique constitutionnel ou diathésique en ce que ce dernier, ayant été inoculé à des êtres sains, s'est atténué, modifié, affaibli, dans ses propriétés essentielles.

Le *vaccin primitif* n'est donc, en somme, que le virus de la vérole dilué et amoindri par son évolution dans le corps d'animaux ou de sujets sains.

Le *vaccin secondaire,* lui, est un vaccin primitif, atténué encore, de nouveau, par son inoculation dans des organismes sains.

VACCINE. — Méthode prophylactique imaginée par Jenner pour combattre les épidémies de variole, qui décimaient les populations à l'époque où cette maladie, réputée nécessaire au corps humain, était transmise volontairement et directement par le pus varioleux lui-même à tout le monde.

Jenner, en inventant cette méthode, qui était une *atténuation considérable* de cette vaccination ancienne dite : la *variolisation*, a rendu service à l'humanité, en ce temps-là.

Mais ses disciples, en continuant à appliquer cette méthode aux générations présentes alors qu'il est démontré que la vaccination, infiniment moins funeste que la variolisation sans doute, est non seulement illusoire et dérisoire comme mesure préventive, mais trop souvent nuisible encore à la santé des vaccinés, sont devenus de véritables malfaiteurs de l'humanité.

En effet, outre le principe syphilitique originel du vaccin primitif, le vaccin secondaire peut contenir, dans ses corpuscules microbiques, le germe ou les propriétés morbides des maladies diverses, dont les premiers vaccinés (enfants, veaux, etc.) peuvent être atteints.

De là, on le conçoit, les innombrables accidents et infirmités pathologiques qui sont le résultat de la vaccine, dans tous les pays où cette dégoûtante et absurde pratique est restée en vogue.

Dans un voyage aux Indes occidentales, notre ami William Tebb, l'infatigable anti-vaccinateur, a constaté que l'introduction de la vaccine dans ces contrées y avait fait naître de nombreux cas de *lèpre syphilitique.*

VACCINATION. — Deux grandes méthodes de vaccination s'acharnent encore à corrompre le corps humain : la *vaccination jennerienne* et la *vaccination animale.* La première se pratique avec du vaccin pris sur un enfant. La seconde avec du vaccin pris sur une génisse. Les partisans de ces méthodes se jettent des objections et des accusations réciproques à la tête.

Ils ont tous également tort et ils devront finir par s'apercevoir qu'ils ont fait fausse route et que vaccination, vaccine et vaccin, soit humain, soit animal, doivent être absolument répudiés comme des préjugés et des pratiques indignes de notre civilisation.

La vaccination est obligatoire, de par la loi, dans certains pays (Allemagne, Angleterre, etc.), sous peine d'amende et de prison. Dans d'autres (Belgique, France, etc.), elle est administrativement *imposée* à tous les enfants, employés, militaires, etc., sous peine d'exclusion des écoles ou de vaccination forcée à l'armée.

Mœurs de sauvages, coutumes de barbares, qui disparaîtront tôt ou tard.

VACCINIDES. — Maladies et accidents produits par la vaccine, qui tue encore 25,000 enfants par an en Angleterre. Pour les *causes* et le *traitement,* voir *Maladies syphilitiques.*

Mesures préventives. — Pour empêcher le développement des vaccinides, il faut immédiatement, après que la vaccination a été pratiquée, cautériser toutes les petites plaies vaccinales à l'aide d'une solution d'azotate d'argent, absolument comme pour les chancres syphilitiques. Le virus vaccin étant détruit, ses conséquences morbides ne se manifesteront point.

Que tous les gens sensés retiennent et mettent en pratique ce conseil partout où la vaccine est appliquée obligatoirement, soit par les législateurs, soit par les administrations civiles.

VAGINISME. — Spasme du vagin, qu'on combat avec des bains et des émollients locaux.

VAGINITE. — Inflammation du vagin. (Voir *Maladies des femmes.*)

VAPEURS. — Spasmes et malaises bizarres que les femmes éprouvent dans diverses circonstances : chagrins, soucis, indispositions, surtout à l'époque de la puberté et du retour d'âge.

VARICES. — Développement anormal des veines.

Lorsqu'il existe des varices gênantes aux membres inférieurs, il est prudent de porter des bas élastiques en fil ou en soie.

Si une varice venait à s'ouvrir, on doit appliquer tout de suite un ou deux doigts sur l'ouverture béante, pour arrêter l'hémorragie veineuse, en attendant qu'on puisse appliquer sur le point lésé un bandage convenable, comme après la saignée.

VARICELLE, VARIOLOÏDE, VARIOLE. — Ce sont trois degrés de la même affection. La *varioloïde* et la *varicelle* sont d'une bénignité absolue. Quant à la *variole*, elle est rarement grave lorsqu'elle est traitée selon les règles de l'hygiène thérapeutique.

VARICOCÈLE. — Varices à l'intérieur du scrotum. C'est un cas de réforme définitive pour la milice, la marche prolongée étant impossible avec cette infirmité.

VÉGÉTATIONS SYPHILITIQUES. — Excroissances de nature syphilitique qui se produisent sur les organes externes du petit bassin, et qui doivent être l'objet d'un double traitement, *local* et *général* à la fois. Le traitement *général* est celui de la syphilis constitutionnelle ou secondaire. Le traitement *local* est celui de toutes les végétations, excroissances, verrues, dont il a été question dans ce livre : cautérisations légères et répétées avec divers caustiques liquides; grands soins de propreté; et, s'il le faut, ligature ou excision des végétations les plus saillantes, suivie de l'application des astringents solides ou des caustiques liquides connus, tels que les poudres d'alun, de tanin; les solutions d'azotate d'argent, de perchlorure de fer, etc.

VÉROLE. — Syphilis.

VERRUES (*mentagre, sycose*). Voir *Cors* et *Durillons*.

La face, chez l'homme comme chez la femme, est fréquemment le siège de rougeurs, de boutons, de croûtes ou d'excroissances d'origine et de nature diverses, que les gens du peuple confondent sous le nom générique de *verrues de la figure*. L'acné ou *couperose* est dans ce cas. Le *sycosis* ou la *sycose* également. Les *syphilides* et les *vaccinides* envahissent aussi la face sous forme de rugosités plus ou moins dures et saillantes, qui occupent, tantôt la racine des *poils* de la barbe, tantôt leurs interstices cutanés, aussi bien que les parties de la figure dépourvues de barbe, et que toute la tête, velue ou chauve.

Traitement. — La *sycose,* qu'on appelle aussi *mentagre* quand elle ne siège qu'au menton, est assez souvent rebelle, de même que les syphilides et les vaccinides.

Quand elle est légère, on la traite comme l'acné. Quand elle est invétérée, le traitement général des vaccinides et des syphilides doit être employé, même lorsqu'on aurait la certitude que les *verrues faciales,* pileuses ou non, ne sont pas la conséquence de la syphilis ou de la vaccine.

Indépendamment de ce traitement général, il est indispensable, si le *sycosis* s'est développé dans les poils de la barbe (*mentagre*), de recourir à un traitement local, qui consiste principalement dans l'*épilation*.

Toutes les verrues profondes et rebelles de la face, en résumé, seront combattues : 1° par le traitement dépuratif propre aux vaccinides, etc.; 2° par des *soins locaux*.

Soins locaux. — Quand les boutons ou croûtes se trouvent dans les parties poilues de la face, il faut toujours éviter d'employer le rasoir; on coupe les poils de la barbe, favoris, moustaches, etc., très courts à l'aide de ciseaux; ou mieux on arrache, un à un, avec une fine pince les poils qui sont au centre d'une *verrue*. C'est ce qu'on appelle : *épilation*.

Cela fait, on applique sur toute la surface de la figure où les verrues se sont développées une pommade sulfureuse, composée comme suit :

Axonge récente.	30 grammes
Soufre	5 —
Carbonate de potasse.	1 —

Cette pommade doit être légèrement appliquée, en petite quantité à la fois, sur les points malades à l'aide d'un doux pinceau de cheveux, tous les soirs jusqu'à guérison.

VERS INTESTINAUX (*entozoaires, helminthes, parasites des intestins*). Voir *Ascarides lombricoïdes, ascarides vermiculaires, ténia, trichines*. On a beaucoup exagéré la fréquence et l'influence des trichines, qui ne sont en réalité que des ascarides lombricoïdes à l'état de *larves ;* ces larves constituent chez le porc la *ladrerie* et chez l'homme la *trichinose*, affections qu'on guérit rapidement et facilement avec les vermifuges ordinaires.

VERTIGE. — Éblouissement ou étourdissement passager, généralement sans importance. Symptôme de l'ivresse, de l'anémie, de la chlorose, etc.

VÉSANIE. — Les anciens médecins donnaient le nom de *vésanie* à la plupart des maladies mentales. Aujourd'hui, on réserve cette expression aux affections du cerveau qui portent principalement sur les facultés affectives, sur les sentiments, telles que la mélancolie, le dégoût de la vie, les aberrations de l'amour maternel.

J'ai connu une dame qui, à chacune de ses maladies aiguës ou chroniques, était prise d'une désaffection complète pour ses enfants, qu'elle chérissait pourtant et dont elle était adorée. Cette vésanie durait quelquefois deux mois encore après la convalescence.

J'en ai connu une autre très riche, très affectueuse, qui se crut la plus malheureuse des femmes durant les dernières années de sa vie, parce que, disait-elle, son gendre, qui avait pour elle les attentions les plus délicates, lui avait ravi l'affection de sa fille !

VESSIE. — Les maladies de la vessie, à part les calculs vésicaux dont il a été question à l'article *Calcul,* sont identiques à celles de tous les viscères du corps humain et réclament le même traitement.

VIEILLESSE. Voir Première partie et *Longévité.*

VIRUS. — Germe morbide transmissible par inoculation directe. Le mot microbe a failli supplanter celui de virus, qui est plus général.

VITILIGO. — Le *vitiligo* consiste en taches blanches sur la peau dues à une simple altération de la matière pigmentaire de ce tissu. Ces taches sont indélébiles. Elles se présentent chez les noirs comme chez les blancs, sans maladie ni cause connues.

VOLVULUS. — *Coliques* de miséréré. *Invagination* des intestins.

VOMITIF. — Le vomitif (sirop et poudre d'*ipécacuana* pour les enfants, *émétique* pour les adultes) est un agent thérapeutique précieux *au début* des maladies aiguës chez les jeunes sujets. Mais il ne faut l'employer qu'une fois par jour, même dans les cas de croup ou de bronchite.

Chez les adultes, le vomitif n'est guère recommandable que dans les cas d'empoisonnement par les moules ou par d'autres substances toxiques.

Dans toutes les autres circonstances, les purgatifs sont infiniment préférables aux vomitifs.

VOMISSEMENT. — C'est un symptôme tantôt d'une indisposition légère, tantôt d'une affection aiguë naissante, tantôt d'une maladie chronique grave.

On remarque souvent chez les personnes âgées, qui abusent des boissons aqueuses, fermentées ou non, bière, tisane, etc, des vomissements qui se reproduisent tous les matins et qui ont reçu en médecine, par suite de leur cause déterminante, le nom peu délicat de *vomissements crapuleux*. Les houilleurs, grands buveurs de petit café et d'eau, sont très fréquemment atteints de cette incommodité.

Il suffit de prescrire un régime sec, légèrement tonique, pour voir disparaître, au bout de quelques semaines, ces vomissements matinaux.

VULVITE. — Inflammation de la vulve, accompagnant souvent l'inflammation du vagin.

Le *traitement* émollient et antiphlogistique consistant dans le repos du corps, les bains de siège et les cataplasmes chauds, des sangsues même, triomphe facilement de cette affection. Cependant il peut se produire un abcès des grandes lèvres qu'il faut ouvrir avec la lancette, dans les cas où l'inflammation est très violente, surtout si l'on a tardé à prendre, dès le début, le repos et les soins nécessaires.

X. Y. Z.

XÉROSIS. — Maladie oculaire incurable, dans laquelle la cornée se dessèche et se flétrit, soit par la paralysie des nerfs qui entretiennent sa vitalité, soit par obstruction des vaisseaux qui la nourrissent.

YAWS (*pian, frambœsia*. — Maladie de la peau propre à la race nègre et à certaines peuplades de l'Amérique, qui est caractérisée par des éruptions tuberculeuses saignant facilement, d'aspect assez semblables aux *framboises*.

Causes. — La syphilis et la gale, autrement dit : la luxure et la malpropreté engendrent facilement le yaws chez les sujets malingres, scrofuleux, mal nourris.

Traitement. — Des soins de propreté à la peau et des lotions avec le genièvre ou le vinaigre, d'une part; de l'autre, une alimentation saine en rapport avec le climat, et des médicaments dépuratifs, tels que les alcalins, le soufre, associés à des toniques astringents, aux extraits de quinquina et de ratanhia. Tels sont les moyens que les nègres opposent avec succès à cette maladie.

Mesures préventives. — On prévient le développement de la *frambœsia*, comme celui de l'éléphantiasis, de la lèpre, du lichen et de la plupart des affections de la peau, en observant les règles de l'hygiène, de la biologie et de la morale, qui s'accordent toujours facilement entre elles.

YEUX. — Maladies des yeux. (Voir *Maladies oculaires.*)

ZONA (voir *Herpès*). — Le zona (herpès en ceinture) ressemble à l'érysipèle. Il se montre fréquemment à la poitrine, quelquefois aux cuisses, aux jambes, etc. Il est l'indice ou d'une altération passagère du sang comme l'urticaire, ou d'une irritation locale de la peau, à la suite d'un refroidissement prolongé ou par le contact d'une substance plus ou moins caustique.

Les émollients, cataplasmes d'amidon, tisanes sudorifiques, et le repos au lit; au besoin, quelques purgatifs doux, tels sont les remèdes indiqués contre ce mal, plus douloureux que grave.

Nous avons dit souvent que beaucoup de maladies de la peau sont le résultat d'une mauvaise constitution plus encore que de la malpropreté. Les houilleurs nous fournissent de fréquents exemples de la justesse de cette remarque. En général, les houilleurs sont propres autour d'eux Par profession, étant couverts souvent de poussière de charbon, ils sont obligés de se laver tous les jours des pieds à la tête. Mais ces malheureux, presque toujours mal nourris et privés la plupart du temps d'air et de soleil, deviennent malingres et scrofuleux. Aussi les affections cutanées se montrent-elles chez eux fréquentes et variées. C'est là un des tristes privilèges de ce rude métier. Dans le TRAITÉ DES MALADIES, DES ACCIDENTS ET DES DIFFORMITÉS DES HOUILLEURS, que j'ai publié en 1862 (un vol. in-8°, chez Fischer à Bruxelles), j'ai fait ressortir cette vérité qu'il n'existe pas de maladies proprement dites *professionnelles* chez les houilleurs, pas plus que dans les autres professions, mais que certaines maladies communes s'y montrent particulièrement tenaces. De ce nombre, sont le zona, la teigne et la mentagre (*sycose*).

Le *zona*, chez les houilleurs, prend facilement un caractère de chronicité remarquable. Je l'ai vu durer de trois à quatre semaines. Mais chez eux comme chez tous les autres sujets, il faut s'abstenir d'appliquer sur les points malades des topiques irritants, tels que la teinture d'iode, les eaux phéniquées, sulfureuses, etc. C'est aux bains, aux émollients, aux boissons laxatives ou rafraîchissantes, qu'on doit accorder la préférence. Parfois pour calmer les douleurs et le prurit insupportable qui suit l'apparition des vésicules du zona dans les cas où la maladie dure quelque temps, il est bon de recouvrir l'éruption d'un emplâtre de poix blanche.

On doit s'attacher aussi, dès que la maladie est entrée dans sa période de dessiccation et de retour, de modifier autant que possible la constitution des houilleurs par une bonne hygiène, par un régime tonique mais *frugal* où les végétaux dominent et par les préparations amères et aromatiques, qui sont indiquées, avec les doux dépuratifs, contre toutes les nuances et toutes les variétés de la scrofulose et de l'anémie.

AUX LECTEURS DE L'ART DE VIVRE.

L'*Art de vivre* est terminé. Dans sa partie *hygiénique* comme dans sa partie *médicale*, je me suis attaché à exposer les notions et les procédés que la science nous révèle, tant pour conserver notre santé que pour nous prémunir contre les maladies, et pour triompher de leurs atteintes quand elles nous surprennent ou quand il ne nous a pas été possible de nous soustraire à leurs coups.

Partout j'ai employé un langage simple, précis et clair, de manière à être compris des gens du monde, tout en donnant sur chaque sujet des renseignements et des explications propres à éclairer les esprits et à les convaincre de la justesse de mes conseils. Un *dictionnaire*, par sa forme alphabétique, n'est, au fond, qu'un recueil de documents isolés, bons à consulter au besoin ; cependant, je me suis efforcé de rendre attrayante et instructive en même temps, la lecture de celui qui constitue la *Seconde partie* de ce livre.

Je disais en commençant que, grâce à l'inouï développement des connaissances humaines dans le cours du XIXᵉ siècle, aujourd'hui l'*hygiène* est une science positive et la *médecine* une science rationnelle. J'ai dit aussi que « l'*Art de vivre*, aussi bien dans sa partie *hygiénique* que dans sa partie *médicale*, serait exempt de toute conception philosophique, de toute théorie doctrinale, de toute hypothèse et de toute méthode préconçue ».

Je crois avoir tenu parole.

L'école hippocratique, ou l'école de la nature, est la seule dont je relève et dont je me suis inspiré dans tous mes écrits. C'est, d'ailleurs, la seule école hygiénique et médicale qui survivra à toutes celles qui lui ont succédé et qui sera professée et pratiquée dans l'avenir.

On s'extasie souvent, avec raison, devant les admirables découvertes et les ingénieuses inventions des savants de notre époque, et l'on est enclin à en conclure et à croire que le progrès des sciences est indéfini. En ceci on a tort. La nature, dans ses principes et dans ses lois, est d'une extrême simplicité. L'homme n'invente ni ne crée rien; il découvre et il explique, et chacune de ses découvertes ou de ses explications ne fait que confirmer la simplicité, l'uniformité des moyens par lesquels sont accomplis tous les phénomènes si multiples et si variés qui se passent dans l'univers. De telle sorte qu'on peut dire que plus l'intelligence humaine s'éclaire et s'enrichit en parcourant le cycle des sciences physiques, et plus elle reconnaît l'identité des causes et la similitude des procédés qui régissent les manifestations et les propriétés, le mouvement et la vie de tous les êtres.

Fidèle et scrupuleux observateur des principes des sciences exactes et des lois de la nature, j'ai parcouru ma studieuse carrière à travers tous les systèmes scolastiques et toutes les méthodes fantaisistes que j'ai vus naître ou vus reproduire dans le domaine de l'*Art de vivre*, en me conformant aux sages préceptes de notre premier maître à tous, Hippocrate, qui s'abstint toujours de substituer à la réalité des choses les rêves de l'imagination.

A leur aurore, les sciences d'observation sont parties de l'étude des faits ou des effets, qu'elles constataient simplement sans y rien comprendre. Chaque jour apportait des découvertes nouvelles; et le désir de les comprendre et de les expliquer fit naître mille théories diverses. Mais ce fut seulement à partir de Galilée, de

Pascal, de Newton et de Lavoisier que le voile, jusque-là impénétrable, qui cachait aux savants le mécanisme si peu compliqué auquel obéit tout l'univers, commença à s'entr'ouvrir. Jusque-là, tout était mystère. On avait imaginé des fluides, des forces, des systèmes innombrables, pour expliquer les moindres phénomènes de notre globe terrestre : la pluie, les vents, la chaleur, la lumière, le mouvement, etc. Aujourd'hui, fluides, forces, systèmes, s'évanouissent tour à tour. On sait parfaitement que tout vit et marche, naît et meurt, se produit et se disloque, dans le monde, en vertu de simples mouvements provoqués par l'essence même de la matière et transmis par elle au moyen de ses vibrations intimes. Le son est une vibration de l'air, des gaz, des liquides ou des solides, mis en branle; la chaleur, la lumière, l'électricité, sont absolument dans le même cas. Un choc est provoqué quelque part à quelque chose; ce choc est transmis par contact direct aux choses quelconques du voisinage, qui vibrent à l'unisson de l'objet ou de l'être mis en mouvement ou en branle; et, selon que ce choc et ces vibrations sont plus ou moins violents et rapides, les mêmes êtres et les mêmes objets produisent le son, la chaleur, la lumière ou l'électricité!

N'est-ce pas d'une simplicité merveilleuse?

Tous les phénomènes de la vie organique relèvent des mêmes causes et obéissent aux mêmes lois que ceux de la vie inorganique. La physiologie et la pathologie humaine, la physiologie et la pathologie des animaux et des plantes tendent à se confondre sous le nom d'une science générale : la *biologie*, qui étend son empire de plus en plus, chaque jour, sur les faits du règne, dit : inorganique ou minéral, et qui finira par les embrasser dans ses lois universelles.

N'est-ce pas d'une merveilleuse uniformité?

L'homme donc n'invente, ne crée rien; il découvre et il

explique. Mais lorsque ses découvertes et ses explications lui ont fait connaître la nature réelle des choses, il ne pourra jamais faire que ce qui est vrai, positif, exact aujourd'hui, ne le soit plus demain — les lois primordiales et les causes originelles de la vie des êtres et des métamorphoses des éléments étant immuables, éternelles.

Ces considérations sommaires suffiront pour faire comprendre que les vérités, actuellement acquises, et les explications, scientifiquement démontrées, en hygiène et en médecine, resteront acquises et démontrées jusqu'à la fin des siècles. Les systèmes fantaisistes et les conceptions doctrinales greffées sur des théories préconçues, qui ont eu et qui ont encore cours dans les régions universitaires, disparaîtront avec les entités dogmatiques de forces, de fluides, d'agents mystérieux, impondérables, auxquels on attribuait des influences catalytiques. Dans un temps plus ou moins éloigné, on ne parlera plus, même chez les gens du monde, d'allopathie, d'homéopathie, de dosimétrie, de microbie, d'inoculations et de vaccinations virulentes ; on se bornera à suivre, dans l'art de maintenir la santé et de la rétablir quand elle a été ébranlée, les principes, les procédés et les pratiques hippocratiques qui sont exclusivement fondés sur l'essence, les lois et les phénomènes de la nature.

Après s'être égaré dans le dédale des hypothèses — qui ont eu, il faut le reconnaître, l'avantage d'exercer et de stimuler la sagacité des savants qui nous ont précédés, et de les aider à chercher et à découvrir les vérités scientifiques que nous possédons — l'esprit humain, déchirant le voile qui lui masqua si longtemps le mécanisme de l'univers, se trouve maintenant devant la réalité lumineuse, simple, exacte, positive, des causes et des effets, de l'essence et des propriétés qui enchaînent, dans un mouvement perpétuel, tous les éléments et tous les êtres de la nature.

L'*Art de vivre*, basé sur ces principes et conçu dans cet ordre d'idées, n'aura pas, j'ose l'espérer, une existence éphémère. Il contribuera, croyons-nous, et c'est la seule récompense de nos labeurs que nous envions, à vulgariser dans toutes les classes de la société des notions saines et des pratiques utiles pour les aider à vivre convenablement et longtemps, selon les lois de l'*hygiène*, les prescriptions de la *médecine* et les règles de la *morale*, qui s'harmonisent parfaitement dans les sociétés bien constituées et qui forment aujourd'hui les bases essentielles de cette admirable science moderne qui, comme je l'ai dit déjà tant de fois, résume toutes les autres : la *biologie*.

HUBERT BOËNS.

Raismes, 1er juin.

TABLE ANALYTIQUE DES MATIÈRES.

TROISIÈME CHAPITRE.

SECONDE ENFANCE.

QUATRIÈME CHAPITRE.

ADOLESCENCE.

CINQUIÈME CHAPITRE.

ÉCOLES.

SIXIÈME CHAPITRE.

JEUNESSE.

Hygiène des organes externes.

SEPTIÈME CHAPITRE.

VIRILITÉ.

SECONDE PARTIE : MÉDECINE.

T.

U. V.

X. Y. Z.